全国高等医学院校教材

供基础、临床、公共卫生、口腔类专业用

YIXUE KEYAN FANGFA

医学科研方法

（第四版）

主　编　苏秀兰　杨宏新

副主编　韩汶延

编　委　苏秀兰　杨宏新　韩汶延　苏丽娅

　　　　李筱贺　苏依拉其木格　　王敏杰

　　　　赵灵燕　张星光　崔宏伟　于　蕾

　　　　高　冰　王　妍　刘秀兰　胡志德

　　　　徐亚楠　师迎旭　杜　华　刘小锋

　　　　孔令慧　杨　雷

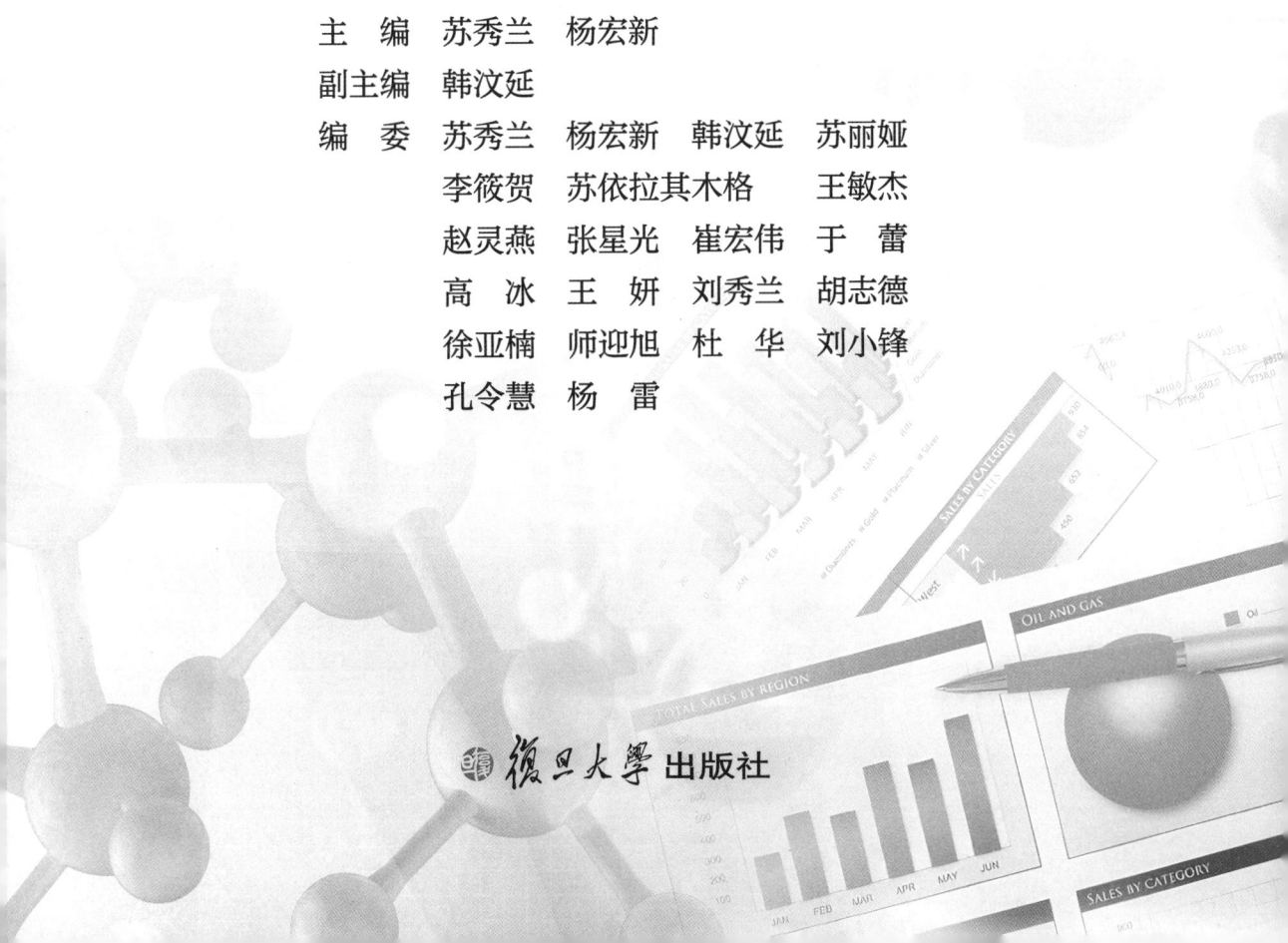

复旦大学出版社

F 序
Foreword

科学研究是推动医学发展的重要力量,而科学研究又依赖于技术手段的发展。几十年来,中国的医学科技发展迅猛,使我们逐渐融入国际科技学术领域,参与科学发现和转化应用的贡献之中。科学研究的成果极大地提高了人们对人体生理、病理状态以及疾病规律从宏观到微观的认识,进而大大提高了疾病预防、诊断和治疗的水平。

医学是一门综合性学科,主要涵盖临床医学、护理学、基础医学、药学以及公共卫生学科等。这些学科的理性思维既包含理工科常用的"还原论",更有社会科学中的"概率因果观"。在研究中会涉及不同的方法论和相应的技术。

无论何种方法论,一般来说,实证研究的有效路径是:提出有价值的科学问题→遍览前人工作→大胆提出合理的假设→设计验证性实验→选择恰当的研究方法与技术手段→开展实验→获取结果→数据分析、解释→恰当的结论。

多年的医学教育经历让我认识到医学教育在各学历阶段均很少讲解方法论,由于"理科生"学医的无形导向,许多医学从业者自觉或不自觉地认为医学只属于理科范畴。而教育更多地只强调具体的医学知识本身,导致大多数医学从业者在面对研究工作时,只能被动地选择与追随研究路径及方法学,抑或对具体的技术方法无处寻觅。

我国的医学科技进步和发展与研究生教育的发展是同步的。医学研究生是科技的年轻主力军。在医学实践中,尤其是研究工作,最有成效的学习是在实践中学、在干中学、带着问题学,因需求而学。当学生们进入实践、边干边学的阶段时,用这本《医学科研方法》作为教材,可谓恰到好处。书中涵盖的技术方法广泛而实用。多次的再版更新,特别体现了编者团队认真负责和敬业的精神。这是他们通过实践、思考、征集和总结的贡献,相信本书一定会让年轻读者有所收获。

柯杨

北京大学医学部

P前言
reface

　　医学科学融合自然科学和人文科学于一体,借助现代科学技术和思维方法服务于人类,其目标在于预测、预防、探索疾病的发生及发展规律,从而有效治疗疾病,促进健康,提高生命质量及延长寿命。随着科学技术的发展进步以及人类基因组计划的完成,医学科学已取得瞩目的成就。但是,人类尚需对自己有更深刻的认识,不论是预防医学、基础医学,还是临床医学,仍然存在诸多亟待解决的问题,包括如何确定疾病的病因及发病机制,如何确定干预措施,如何早期发现、诊断和个体化疾病治疗,如何正确判断疾病的预后,以及如何使得医学实践更具有成本效益等问题仍然亟待解决。

　　运用医学科研方法学开展深入细致的研究,是解决医学科学中诸多问题的途径,而医学科学研究与论文写作是医学工作者成长过程中的必经之路。医学科研方法是每一位从事医学科学研究人员需要了解的基本知识。

　　本书在原版的基础上完善内容,以医学研究中涉及的基本内容为主线,针对本科、研究生教学特点与需求编写而成,适用于本科生、研究生学习,同时也适用于工作繁忙的临床医生及科研人员使用。本书遵循适宜、实用、具有指导性的原则组织编写,在内容上更强调医学研究的道德,医学科研方法学的原则与方法,书后附有参考文献,便于读者查阅原文,同时也体现了对原著者的尊重。

　　本书的编者均是活跃在教学与科研一线的学者、博士,他们在繁忙的工作中抽出时间参与了本书有关章节的编写工作,在此表示衷心的感谢!相信本书会对读者的科研工作有所启发,有所帮助。

　　此外,在本书的编撰过程中,参考了有关学者的论著和资料,谨向原著者致以诚挚的谢意!尽管书中某些章节的内容略有重复,但编者的视角不同,各有千秋。由于本书的内容、实现形式尚需不断探讨和研究,而且编写时间仓促,难免有纰漏之处,恳请广大读者提出批评和改进意见。

苏秀兰

内蒙古医科大学

C目录
ontents

第一章 概 论

第一节 医学科学研究的概念及分类

一、概念

科学研究是一个严谨求实的探索和思维过程,是人们以科学的观点与方法,对未知事物进行探索、研究、观察和分析,从而揭示客观规律,创造新理论、新技术,发展有关科学知识的认识活动。医学科学研究是对人体健康和疾病的发生、发展变化及其规律所进行的研究活动,包括对发病机理的探讨、治疗方法的改进、新药的研发、疫苗的开发等。

在医学科学研究活动中,运用科学的实践和理论思维的技巧,充分发挥科研工作者的智慧,探索正常与疾病之间的联系或规律,从而发现疾病的发生机制,进行疾病预防与治疗以及提出新理论的途径、手段、工具和方式的科学方法称为医学科研方法。它主要涉及医学研究的选题、设计、研究与评价、传播等问题。科学研究作为一种探索未知的认识活动,必然要求具有良好的科学研究方法。而医学科学研究由于其研究对象的复杂性,对方法的要求则更高。

二、医学研究的分类

(一) 按照研究目的分类

1. 观察性研究(observational study) 医学研究由于其研究对象的特殊性,在很多科研活动中,研究者往往无法主动控制研究因素。在自然状态下,观察疾病发生发展过程中表现出来的特点和规律,以阐述疾病的分布特征,认识疾病的病因和影响因素的研究方法,称为观察性研究。观察性研究分为描述性研究和阐述性研究。描述性研究回答"是什么?",而阐述性研究回答"为什么?"。两者都是科学地认识未知事物所不能缺少的。

(1) 描述性研究:是医学研究中最基础的研究类型之一,其核心目的是客观描述疾病或健康相关事件在人群中的分布特征（如时间、地点、人群特征），并探究其发生的可能影响因素。它不涉及对研究对象的干预，属于观察性研究的范畴，通常用于疾病流行状况的初步探索，为后续阐述性研究提供线索。

1）现况研究：也称横断面研究（cross-sectional study）或患病率研究（prevalence study），是客观描写记述研究对象的某些现象特征的研究，是研究特定时间点与特定范围内人群中的有关变量（因素）与疾病或健康的现况及其相互关系。其特点是研究过程中没有人为施加干预措施，而是客观观察和记录某些现象在某个时间断面上的现状分布及其相关特征。

根据研究对象的范围，现况研究可分为普查、抽样调查和典型调查。

A. 普查：对特定范围内人群中的每一成员于某一特定时间内进行调查，可避免抽样误差，了解全貌。

B. 抽样调查：在研究对象总体中随机抽取一部分有代表性的人群（样本）进行调查，通过样本的调查结果来估计总体参数。这是以局部估计总体的调查方法，节省人力、物力和时间，但要求所选取样本要具有较好的代表性，调查实施和数据分析比较复杂。

C. 典型调查：又称案例调查。指在对事物做了全面分析的基础上，选择特征典型和集中的观察单位做进一步调查，有利于更深入了解事物特征。但典型调查没有经过随机抽样，观察单位不能代表总体，故不能用于总体特征的推断和估计。

2）常规资料分析报告：常规资料一般指医疗卫生系统的工作原始记录，是医疗卫生机构不断积累并长期保存的可供随时查阅、提供医学研究信息和评价防治工作的资料。包括病历和定期整理归档的统计报表两类，如传染病登记报告，医院病案、门诊登记资料，疾病监测资料，职业病、地方病防治资料和健康检查资料等。医学研究工作者可以根据实际需求，到相关部门查阅，与疾病资料结合分析。

3）生态学研究（ecological study）：在搜集疾病或健康状况及某些因素的资料时，不是以个体而是以群体为分析单位进行。它描述的是疾病或健康状况、各种暴露因素（特征）在人群中所占的百分比，分析人群中疾病或健康状况分布与人群中哪些特征分布相关，故也称为相关性研究。由于生态学研究是以人群为单位，缺乏个体数据，它只是一种粗线条的描述性研究，只能提供病因线索。

4）病例报告/个案调查是研究疾病过程最基本的医学研究方法。通过对特殊病例个案进行资料收集和整理，了解其发病的"来龙去脉"。某些传染病往往还需要进行病例调查，包括对患者、患者家属和周围情况等的调查。

（2）阐述性研究：是一类用于探究疾病或健康相关事件因果关系的重要研究方法，其核心目标是通过系统分析来检验假设，揭示暴露因素与疾病结局之间的关联。例如，生物活性肽对小鼠移植性胃肠道肿瘤疗效机制的研究。

1）队列研究（cohort study）：又称定群调查或前瞻性研究。指选择两组人群进行追踪调查，其中一组人群处在所研究的危险因素影响中（暴露组），另一组人群除了不处于这个危险因素影响中以外，其他方面应尽可能与前一组人群相同（非暴露组），两组对象在入组时都不患有所要研究的疾病。通过研究这两组人群发病率的差异，来判定危险因素与发病有无关联以及其关联程度的大小。队列研究是"由因及果"的前瞻性研究，可直接获得发病率或死亡率，可靠性好，并可同时调查多种疾病与暴露的关系。

2) 病例对照研究(case-control study)：又称回顾性研究或病例比较研究。指根据研究目的，选定患有某病(病例)和未患某病(对照)的人群，分别调查其既往是否受过某种或某些致病因素的影响以及影响程度(即暴露于某个或某些危险因素的情况和程度)，从而推测、判断所暴露的危险因素与疾病在统计学上的相关性和关联程度，主要用于探索疾病的危险因素或病因，是对病因假设进行检验的一种方法。它是一种从"果"到"因"的回顾性调查研究，需要设立对照组。

3) 其他衍生类型：随着医学研究的发展，特别是分子生物学技术的引入，要求医学研究方法的效力有所提高和改进，因而阐述性研究尤其是病例对照研究衍生出了许多经过改进、非传统的病例对照研究方法。主要包括巢式病例对照研究、病例-队列研究、病例交叉研究、单纯病例研究等。其中巢式病例对照研究又称套叠式病例对照研究或队列内病例对照研究，是将队列研究和病例对照研究的一些要素进行组合后的一种设计方法，是一种将两种不同的流行病学分析方法相结合的一种新方法，因此，它与传统方法相比有独特之处。病例-队列研究的基本设计方法是队列研究开始时，在队列中按一定比例随机抽样选出一个有代表性的样本作为对照组，观察结束时，队列中出现的所研究疾病的全部病例作为病例组，与上述随机对照组进行比较。病例交叉研究是通过选择发生某种急性事件的病例，分别调查事件发生时，以及事件发生前的暴露情况及程度，以判断暴露危险因子与某事件有无关联及关联程度大小的一种观察性研究方法。单纯病例研究是近年来被广泛应用于疾病病因研究中评价基因与环境交互作用的一种方法，该方法仅通过某一疾病患者群体来评价基因型与环境暴露的交互作用，但不能评价二者各自的主效应。

2. **实验性研究**(experimental study)　是一类在人为控制一些条件和因素的基础上，主动给予研究对象某种干预措施，继而观察或观测由此引起的结构、功能、生化或疾病过程的变化，通过对相应指标进行分析，揭示客观事物发生发展规律的研究方法。其特点是研究者能人为设置处理因素；研究对象接受处理因素的种类或水平由随机分配决定，因而能较好地排除外界因素的干扰，有效控制误差，从而获得更为可靠的科学数据。

(1) 实验性研究的类型：

1) 实验室实验：主要包括动物实验和体外实验等。其中，动物实验是把动物作为研究对象，在动物身上施加处理因素，对其效果进行评价，再根据实验结果，逐步过渡到人体实验性研究，是临床试验的基础。动物实验较易进行随机化分组，设计对照组，研究者可以根据研究目的设计较为理想的实验条件。细胞是生命的基本单位，了解细胞的功能和行为对于理解生命的本质至关重要。细胞、动物整体实验是指将细胞或组织作为整体，进行一系列的实验操作，以研究其生长、分化和生理功能等方面的规律。这种实验方法对于揭示生物体的生命活动规律，以及疾病的发生和治疗具有重要的意义。

2) 临床试验：研究对象是人，存在更多的复杂因素，因而不能简单地将动物试验结果外推到人，还需要进行针对人体的临床试验。

临床试验(clinical trial)是一类经过精心设计，受试对象知情的情况下、局限于对研究对象身心健康无害的实验研究方法。临床试验是评价临床疗效的研究，如研究药物、临床治疗或理化因素的效应，营养与护理等辅助措施与预防措施的作用，或对一整套治疗方案或某种特定形式的治疗措施的效果进行评价。常见的临床试验设计类型包括：随机对照试验(randomized controlled trial，RCT)、随机自身交叉同期试验、半随机同期对照试验、单个病例的随机对照试验、自身前后（阶段）对照试验和交叉试验等。

3) 现场试验(community trial)：是以健康人为研究对象，研究对象是某一特定人群。采取药物、健康教育、饮食或环境改变等干预措施，干扰某些致病因素或施加某些保护性措施，从而观察其对人群产生的效果，并对这些干预措施进行考核的一种试验。例如观察饮水中加氟预防龋齿或某些营养食品对儿童身体发育的作用等。由于现场试验有时难以将研究对象进行随机分组，又称为半试验性研究(quasi-experimental study)。

上述几种设计方法并非彼此完全独立，在某些医学研究中，需要结合多种研究设计。如新药开发必须经过低等动物到高等动物，再到人体试验（包括急性、慢性实验和毒理学实验、致畸实验等）的三阶段研究。如果是预防性药物，还需开展人群预防性干预试验。针对新药的临床试验一般分为四期，再经国家药品监督管理局批准。

各期临床试验观测包括如下。①Ⅰ期临床试验：初步的临床药理学及人体安全性评价试验。观察人体对于新药的耐受程度和药代动力学，为制订给药方案提供依据；②Ⅱ期临床试验：治疗作用初步评价阶段。其目的是初步评价药物对目标适应证患者的治疗作用和安全性，也包括为Ⅲ期临床试验研究设计和给药剂量方案的确定提供依据。此阶段的研究设计可以根据具体的研究目的，采用多种形式，包括RCT；③Ⅲ期临床试验：治疗作用确证阶段，要求具有足够样本量的随机对照试验。目的是为进一步验证药物对目标适应证患者的治疗和安全性，评价利益与风险的关系，最终为药品注册申请的审查提供充分的依据；④Ⅳ期临床试验：新药上市后的应用研究阶段。目的是考察在广泛使用条件下药物的疗效和不良反应、评价在普通或者特殊人群中使用的利益与风险关系以及改进给药剂量等。

(2) 实验性研究的基本要素及基本原则：实验研究的目的就是要阐明某种处理因素对受试对象产生的效应。实验性研究包括的三个基本要素，即：受试对象(subject)、处理因素(treatment)和实验效应(experimental effect)。在实验设计时，为了更好地控制非处理因素对结果的影响，以较少的受试对象获取较为可靠的信息，达到经济高效的目的，必须遵循对照(control)、随机化(randomization)和重复(replication)的原则。

1) 对照原则：在确定接受处理因素的试验组(experimental group)时，应同时设立对照组(control group)。只有设立了对照，方能较好地控制非处理因素对实验结果的影响，从而将处理因素的效应充分显露出来，将效应归因于处理因素。不设立对照往往会误将非处理因素造成的偏倚当成处理效应，从而得出错误的结论。对照的形式有多种，可根据研究目的和内容加以选择。

A. 安慰剂对照(placebo control)：安慰剂是一种不含试验药物的有效成分，但其外观如剂型、大小颜色、重量、气味等与试验药物相同，且不能为受试对象所识别的制剂。设置安慰剂对照的目的在于克服研究者、受试对象等由心理因素导致的偏倚。对于急、重或器质性疾病的研究不适宜使用安慰剂对照。

B. 空白对照(blank control)：对照组不接受任何处理，在动物实验和实验室方法研究中最常见，常用于评价测量方法的准确度，评价实验是否处于正常状态等。在临床试验中，空白对照虽然简单易行，但涉及伦理方面的问题，且实施过程中容易引起试验组与对照组在心理上的差异，从而影响结果的可靠性，因此较少使用。

C. 实验对照(experimental control)：不施加处理因素，但施加某种与处理因素有关的实验因素。当处理因素的施加需要伴随其他因素，而这些因素可能影响实验结果时，应设立实验对照，以保证组间的均衡性。如研究膳食中强化铁预防缺铁性贫血的试验中，试验组使用强化铁酱油烹饪的饭菜，实验对照组则为普通酱油。这里酱油是与处理因素有关的实验因素，两组区别在于是否加入强化铁，其他处理条件一致，再去分析酱油中铁的作用。

D. 标准对照(standard control)：用现有标准方法或常规方法作为对照。标准对照在临床试验中应用较多，因为不给患者任何治疗是不道德的。

E. 自身对照(self control)对照与实验在同一受试对象身上进行，如身体对称部分或实验前后两阶段分别接受不同实验因素，一个为对照，一个为实验，比较其差异。自身对照简单易行，使用广泛。注意，当实验前后某些环境因素或自身因素发生了改变，并且可能影响实验结果，这种对照就难以说明任何问题。

2）随机化原则：是采用随机的方式，使每个受试对象都有同等的机会被抽取或分配到试验组和对照组。随机化使大量难以控制的非处理因素在试验组和对照组中的影响相当，并可归于实验误差之中，它也是对资料进行统计推断的前提，各种统计分析方法都是建立在随机化的基础上。随机化应该贯穿于实验研究的全过程中，随机体现在三个方面。

A. 随机抽样(random sampling)：每个符合条件的受试对象被抽取的机会相等，即总体中每一个体都有相同机会被抽到样本中。它保证所得样本具有代表性，使实验结论具有普遍意义。

B. 随机分配(random allocation)：每个受试对象被分配到各组的机会均等，它保证大量难以控制的非处理因素在对比组间尽可能均衡，以提高组间可比性。

C. 实验顺序随机(random order)：每个受试对象先后接受处理的机会相等，它使实验顺序的影响也达到均衡。

3）重复原则：重复是指在相同实验条件下进行多次实验或多次观察，以提高实验的可靠性和科学性。广义来讲，重复包括以下三种情形。

A. 整个实验的重复可确保实验的重现性，从而提高了实验的可靠性。

B. 用多个实验对象进行重复，可避免把个别情况误认为普遍情况，把偶然情况或巧合的现象当成必然的规律,将实验结果错误地推广到群体。

C. 同一受试对象的重复观察可保证观察结果的精密度。

（二）按照科技活动类型分类

1. 基础研究(basic research)　又称基础理论研究,旨在增加科学技术知识和发现探索领域的任何未知的创造性活动,解决理论问题,而不考虑特定的实际应用目的。基础研究的特点是对研究手段要求高,研究结果是新观点和新信息,这类研究未知因素多,探索性强,研究周期长,成果对广泛的科学领域产生影响,并常常说明一般的和普遍的真理,其成果成为普遍的原则、理论或定律,产生社会效益。

2. 应用研究(applied research)　是将理论发展成为实际运用的形式,是指为获得新知识而进行的创造性的研究,它主要是针对某一特定的实际目的或目标开展的研究,是使用基础研究获得的科学理论直接解决当前临床具体实际问题的研究。应用研究是预防医学和临床医学主要研究的内容,其特点是具有针对一定的实际应用目的去发展基础研究成果的性质,又是为达到某些特定的和预先确定的实际目标提供新的方法或途径。其成果对科学技术领域的影响是有限的,但针对性强,可产生社会效益。

3. 开发研究(developmental research)　是研制新产品、新技术,直接产生经济效益。此类研究工作是运用基础研究和应用研究的知识,推广新材料、新产品、新设计、新流程和新方法,或对之进行重大的、实质性改进的创造活动。它与基础与应用研究的区别在于基础研究与应用研究是为了增加和扩大科学技术知识,而开发研究则主要是为了推广和开辟新的应用。

（三）按照研究对象所属学科领域分类

1. 专科性研究(disciplinary research)　研究对象属于某一专门学科领域的研究。例如精神病学研究、神经病学研究等。

2. 交叉学科研究(interdisciplinary research)　是指跨领域、跨学科,融合多学科知识与方法所开展的科学研究、技术研究、应用研究。交叉学科研究有利于加深对研究内容的认识,进而解决单一学科无法解决的问题。其研究对象属于2个或多个原有专门学科互相渗透、交叉的领域。交叉学科研究能够极大提升研究的原创性,助力研究者在新的科学发现、工作方法和研发新型技术产品等方面取得突破性进展。跨学科协同研究是21世纪科学技术研究的总趋势,这一趋势是由医学研究本身的复杂性以及科学认识在当前阶段所肩负的历史任务所决定的。

第二节｜医学科学研究的特征、基本任务

一、医学科学研究的特征

现代科学的发展呈现出高度分化与高度综合并存的态势,而交叉学科正是培养创新

学术思想的沃土。当下,现代医学科学研究日益凸显多学科交叉综合性。综观疾病的防治研究史,每取得一项重大的研究成果,不仅需要临床医生及科研工作者个人的潜心研究,还需要一个优化组合的多学科群体的通力协作方能实现。因此,在开展医学科研工作时,要重视对跨学科、跨系统联合攻关的管理研究。党的二十大报告提出:"加强基础研究,突出原创性,鼓励自由探索。"在新的历史背景下,如何进一步增强我国医学基础研究的实力,进而引领医学科技创新的发展方向是需要思考的问题,这就需要医学与化学、工学、理学、材料科学、光学、大数据、人工智能等多个学科开展联合研究。故而具有开拓性、颠覆性特点的医学基础研究,以及具有应用性强的临床研究取得创新性成果,既取决于其与其他领域学科的交叉深度与广度,也直接决定人类对生命科学认知的水平。

(一) 探索性与创新性

这是科研工作区别于一般劳动性工作之所在。探索的目的在于获得新的认识、发现新的事实、阐明新的规律、建立新的理论、发明新的技术、研制新材料、新产品。探索是手段,创新是目的。

(二) 继承性和积累性

科学研究工作需要不断积累,通过大量的科学研究所积累的科学方法和知识继承、坚持、拓展、深化。同时,我们在科学研究中的创新,也为科学的发展积累了新知识。收集和积累相关信息,尊重他人成果的基础上,对他人的研究工作、思路、方法进行分析、评价,提出自己的研究目标、任务和方案是科研工作者必备的品德。

医学科学研究还具有研究对象的特殊性和研究工作的复杂性。

医学研究的对象包括:①人,正常人和患者;②离体组织、细胞以及分子;③动物。

医学科学研究的层次:①分子水平:研究分子结构、功能和相互作用,包括基因、蛋白质、细胞信号分子等;②细胞水平:研究细胞的结构、功能和生理特性,包括细胞分化、增殖、凋亡、自噬、焦亡、铁死亡、铜死亡等;③器官水平:研究器官的结构、功能和生理特性,包括心脏、肺脏、肝脏、肾脏等;④个体水平:研究个体的生理、生化、遗传和环境因素对健康和疾病的影响,包括流行病学、遗传学等;⑤系统水平:研究生物系统的结构、功能和生理特性,包括生物信息学、系统生物学等。

二、医学科学研究的基本任务

(一) 揭示医学活动中已知事物的未知规律

医学科研的重要任务之一在于揭示人体生命本质和疾病的机制,认识健康和疾病相互转化的规律,并按此规律发展、创新防病治病的理论与技术,揭示已知事物外在表现(现象)的本质及内在联系(规律性)。

(二) 探索医学活动中已知规律及应用

这是探索医学科学的基本规律,在防治疾病和增进身心健康方面的应用是医学科研的基本任务之一。

（三）验证与发展医学中已有的理论和学说

任何真正的科学理论与学说都需要不断修正、补充和发展。例如，对休克的认识，经历了脱证、动脉压骤降、微循环灌流不足、弥散性血管内凝血（disseminated intravascular coagulation，DIC）、氧自由基骤增、促炎-抑炎因子失衡、细胞凋亡等一系列逐步深入的认识过程。时至今日，感染性休克并发 DIC 死亡率仍然很高，说明现有休克理论和学说仍需要再完善，还需要进一步修正、补充和发展。由此可见，验证和发展已有理论与学说是医学科研促进医学进步与防治疾病水平提高的另一重要任务。现代的临床医学已进入循证医学（evidence-based medicine）时代。循证医学的两大基本支柱是大规模多中心的随机对照试验和 Meta 分析。它的中心内容就是通过临床科研对基础研究提出的线索和临床工作积累的经验进行验证和发展，为临床实践提供最佳的证据。

（四）发现医学中未知事物与未知过程

随着人类基因组计划的完成，人类对遗传与疾病的研究进入后基因组时代。后基因组时代的主要任务之一，就是阐明每个基因的功能以及基因与其产物间的相互作用，即所谓功能基因组学。它将研究每个基因在何位置，并在何时以及在什么条件下怎样表达，相关基因为何在时间、空间和功能上相互配合，从而在维持机体稳态和疾病发生发展中发挥作用。当前，医学技术的发展已经达到了前所未有的高度。基因编辑技术已经取得重要进展，尽管当前存在不可预知的安全问题、技术可操作性、道德和法律方面的问题，但是科学家们已在动物模型上成功治疗一些遗传性疾病，包括囊性纤维化和免疫缺陷病等，为人类治疗难治性疾病提供了新途径；干细胞技术已经在组织工程、再生医学、器官移植等方面呈现出广泛的应用前景；多组学技术可以评估药物治疗的有效性和副作用，帮助医生制订个体化的治疗方案，提高治疗效果和生活质量。将多组学技术整合在一起是现代生物学的发展趋势，有利于我们更好地理解生命的复杂性，提供丰富的信息知识，为疾病的预测、预防、诊断、治疗、预后分析提供新的策略，进而推进患者的个性化医疗。人工智能技术在医学领域中已经显示出具有广泛的应用前景。

基础医学是研究生命和疾病本质及其规律的科学，其主要任务是为应用医学提供理论指导，引导应用医学的发展，促进医学技术的进步，是整个医学科学发展的基础。随着科学技术的发展，日益凸显基础医学各个学科间的交叉和渗透。临床医学是对疾病进行诊断与治疗的科学，属于应用医学的范畴，同时肩负认识人体生命活动本质与疾病本质的任务。

第三节 医学科学研究的主要内容

一、病因学研究

基础医学、临床医学和流行病学均将病因研究作为主要任务之一，并各自建立了相应的研究方法。病因指外界客观存在的生物的、物理的、化学的、社会等的有害因素,或者人体本身的心理及遗传的缺陷,当其作用于人体,可以引起致病效应者,均称为病因,或致病因素。关于外因,中医学归纳为风、寒、暑、湿、燥、火六淫邪气和疫疠之气,其中既包括理化性致病因素,也包括生物性致病因素。关于内因,泛指能导致疾病发生的人体内在的一切因素,其中中医学特别强调七情内伤,即喜、怒、忧、思、悲、恐、惊的过度刺激,能使人体防御疾病的能力减弱,故易受外界邪气的侵袭而发病。病因学是研究致病因素如何侵袭人体,在内外环境的综合作用下,引起人体发病,并结合发病机制开展的科学研究。这三类研究方法各有所长、特点鲜明、互相补充、紧密协作、循序渐进,共同致力于探索病因。流行病学研究和临床研究可作为基础研究提供病因线索,而基础医学和临床医学对病因研究的结果需要根据流行病学研究作最后判断。病因的研究是医学中的重要课题,疾病的预后、诊断、治疗都与病因的认识相关。

二、发病机制研究

疾病发病机制是指导致疾病发生、发展及转归的全过程中,机体的组织结构、生理功能和代谢活动所发生的一系列复杂变化及其内在规律,即从病因作用于机体到疾病最终形成的具体环节和机制。发病机制研究是基础研究与临床研究中的重要课题之一。了解疾病发病机制对于预防、诊断和治疗疾病具有重要意义。其研究可以从分子、细胞、组织、器官和系统等多个层面进行。根据不同的疾病类型和病理过程,疾病发病机制可以分为遗传性、环境因素相关性和免疫相关性等多种类型。通过研究疾病发病机制,可以揭示病理生理过程中的关键因素,为疾病的预防和治疗提供科学依据。

三、临床医学研究

(一)疾病诊断研究

正确的诊断在临床工作中意义重大,它是选择针对性防治措施的基础。临床医生研究和掌握现有诊断试验的特性和临床价值,以指导临床应用。随着自然科学的进展,新的诊断试验日益增多。因此,应结合流行病学研究,对疾病的症状、体征的诊断开展科学、严谨且周密的研究。

(二)疗效评价研究

临床疗效研究和评价是指在临床实践中对治疗效果进行系统、客观和科学的研究和评估,其主要目的是为医学实践提供有效和可靠的证据,是医学领域中至关重要的一环,旨在解决临床实践中的问题,为医学实践、医学决策提供科学依据,推动医疗质量的提升,推动医学的发展与进步。

(三)疾病预后研究

预后是指预测疾病的可能病程和结局,它既包括判断疾病的特定后果(例如康复,某种症状、体征和并发症等其他异常的出现或消失及死亡），也包括提供时间线索，如预测某段时间内发生某种结局的可能性。疾病预后评估是临床研究中的重要课题之一，它通过对疾病的发展趋势、病情的严重程度以及治疗效果的预测，能够帮助医生和患者做出更准确的治疗决策。预后研究的水平是现代科学技术水平、医学科学研究水平的真实反映，是医学进步的动力之一。

（四）疾病预防与控制研究

疾病预防和控制是指通过采取各种有效措施，减少或消除疾病在人群中的发生、传播和流行，从而保障人群健康的一系列工作。预防和控制疾病是医学领域的基础工作之一，其重要性不言而喻。通过对患者进行早期干预、对患者周围环境进行改善等手段，可以有效地减少疾病的发病率，提高人群整体健康水平。在医学领域，疾病的预防和控制始终是一个重要的研究方向。随着人类社会的发展和生活水平的提高，各种疾病给人类健康带来的威胁日益增加，疾病预防和控制对于个体和社会都具有重要意义。因此，科学家们致力于通过研究预防和控制疾病的方法，保障人类健康。通过积极的健康管理和生活方式干预，降低个体及群体患各类疾病的风险，延长寿命，提高生活质量。有效的疾病预防和控制可以减少医疗资源的浪费，降低医疗成本，提高国民健康水平，促进社会稳定与发展。

第四节 医学科学研究的程序及学习的意义

一、医学科学研究的四大核心程序

（一）立题

科学研究过程就是提出问题和解决问题的过程，立题就是提出问题，不言而喻，没有问题就不需要进行医学研究，因而必须先提出需要解决的问题。在这个过程中，全面系统地查阅、分析、理解文献，可以了解问题的历史、现状，避免重复劳动。另外，可以借鉴经验，启发研究思路，益于对研究的整体设计。对所提问题要进行分析，将大的问题分解成较小的、局部性的问题，以便能更细致地揭露问题的性质，并提出解决的办法。确立研究的课题，就是确立本研究所要认识的或要解决的科学问题。这是科学研究的第一步，是取得科研成果的前提。只有课题选得准、立得牢，才有可能取得成果，因此科研立题要求具有明确的目的性、充分的科学性、水平的先进性、现实的可行性，以及潜在的成果转化前景。为了理解所发现的问题，需要找出问题的核心，包括各个问题中具有全局性、共性的问题。

立题的过程是科学思维过程，或是科学假说形成的过程，需要根据前期实践积累的经验（包括文献资料和访问中获得的间接经验知识），全面分析研究对象的内部联系，提出对该问题的可能答案或解释。这种预先假定的答案或解释,称之为假说(假定的说明,也称假设 hypothesis)。可把假说看成对问题的一种初步分析和综合。立题的一般程序为:先建立假说,再设计一些实验或观察加以验证。如果实验观察结果与假定的答案一致,那么后者就有可能是问题的真正答案或解释。需要强调,医学文献中广泛存在着假说这种形式,而且它是解决科学问题的必经阶段,在阅读有关文献时要有意识地注意学习作者如何建立科学假说,如何在这种假说指导下设计新的实验,收集新的材料,又如何根据后者修正甚至推翻他原先的假说,提出自己新的假说。一个好的假说,应该是比较简单明了,符合已知的事实材料,且可以被验证的。

总之,医学研究中提出的问题要逐一加以研究解决。总的思路是:先从总的方面考虑,提出各方面的问题,再针对某一具体问题的实际研究,可避免迷失方向,容易获得成功。

(二)设计

科研设计是完成科研课题科学的实施方案,设计是否严密,直接关系到实验结果的准确性和结论的可靠性。科研设计的每一步都需要坚实的专业知识和统计知识做基础,科学方法论作为指导。设计要求高效性,严格性和合理性,即科学性,方能保证科研设计正确无误,保证完成研究课题所确定的任务,取得科研的实验观察资料是全面的,而不是片面的、客观的、主观的。高效性使科研工作提高效率,加速科研进程,缩短科研周期。可见,科研设计需要积极的科学思维活动,需要收集科学资料,大量查阅文献,也需要预实验,以提供设计所需要的各种实验条件、实际资料和数据。设计内容主要包括:①处理因素的设计;②受试对象的设计;③观察指标和实验方法的设计;④误差控制的设计;⑤对照和分组的设计;⑥统计处理的设计等。如果说立题是确立战役目标,那么设计则是实现目标的战术计划。

(三)实验和观察

观察和实验是用科学的方法收集感性材料的科学实践。假说的真实性还有待实践来验证,即假说的验证工作。医学研究大多是实验或观察,有些研究需要用动物模型及数学模型。验证假说的过程一方面是拟定由假说推出的结果,另一方面是设计实验或观察,再将拟定的预期结果与实验观察的实际结果相比较。如果结果一致,该假说可能成立,并能借此预见新的事实现象,且实践中多次被证实,该假说可转化为科学理论。验证假说的实验观察要事先经过周密设计,所收集到的资料才有代表性、可比性、精确性,并可实现可重复性。

(四)结论与解释

科学研究经过设计和根据设计收集数据资料,并对其进行统计学处理后可从中做出结论。结论要回答原先建立的假说是否正确,从而对所提的问题做出解答。另外,还应对实验中发现的现象和收集到的资料做出理论解释。实验观察结论指的是从实验观察结果本身概括或归纳出来的判断。具有理论与实践意义的结论要持慎重的态度表述。

二、学习医学科研方法的意义

（1）掌握正确的科研思维方法和研究工作方法，增长及促进科研人员创造性才华。

（2）使研究者及学生了解医学科研的基本方法和基本程序，开阔科学研究的视野，激发学生对医学科学研究的兴趣以及对本专业的热爱。

（3）培养和增强学生的创新意识、创新能力、科学态度、科研能力、科研道德、科研诚信和社会责任感，并且为毕业课题论文的完成奠定基础。

（4）使医学科研工作者提高科学素养，增长才干，提高科学的见识力，从而认识科学发展的主流和趋势、前沿和远景，以恰当地安排研究工作。

（5）使医学科研工作者早出成果，多出成果。

（6）在正确观点指导下，采用科学的理论思维和方法，做既有知识，又能善于捕捉信息，不断进行科学创新、技术创新的人才，成为信息密集时代发展知识经济所需的人才。

（韩汶延　编写　苏秀兰　审校）

第 二 章　医学科研道德

　　医学科学研究的基本任务是认识和揭示人类生命运动的本质和规律,探索疾病的发生、发展和转归过程,提出防治疾病,增进人类健康的有效措施和方法,以达到提高医学科学水平,保障人类健康,促进社会发展的目的。医学的发展与道德具有互为依存,互相影响,相互促进,共同发展的关系。医学科学本身就要求医学工作者必须具有高尚的医德,而高尚的医德又是医学科学事业的必要保证。尽管医学科研的实验对象较为广泛,包括人体实验、动物实验和尸体解剖等,但是研究成果最终要运用到临床,直接关系到人的生命安危和健康长寿。因此,医学科学研究具有它的特殊性,注定我们的科研活动不仅要有理性层面的要求,同时亦需要感性的统一。这里的感性就是指对科学的热爱,对患者和实验对象的关爱,以及致力于人类健康的强烈责任心。但是,我们也不能忽略在医学科研过程中存在的科研工作者、受试者、医学、社会等方面的利益冲突;同时许多新技术的出现也使得伦理学进退维谷。因此,作为医学生以及医学科研工作者,更需要遵循医学科研道德原则,以规范思想和行为,保证医学科研的正确方向。

　　科研道德包括科研诚信、伦理道德、学术纪律与学术规范,其中诚信是灵魂。科学探索通常需要有"板凳甘坐十年冷"的精神,而恪守科研诚信道德是从事科技工作的基本准则,是履行党和人民所赋予的科技创新使命的基本要求。诚信精神是社会主义关键价值体系的主要内容;科研诚信是科技创新的基石;是激发科技工作者创新活力的重要基础;是科技工作者的安身立命之本。

　　2024 年,教育部印发《高等学校学术不端行为调查处理实施细则》的通知,采取八项措施,全面治理高校科研诚信和学术不端行为。规范高等学校对学术不端行为的调查处理工作,推动科研诚信、学术规范建设,营造风清气正的良好学术风气。因此,重视学术规范教育势在必行。教育是加强学风和学术道德建设的基础,而对学术规范的无知和意识薄弱是导致学术失范的重要原因。

第一节 医学科研道德的内涵和规范科研道德的意义

一、医学科研道德的内涵

在科学社会化、科研职业化、科技全球化的背景下，随着科学技术的发展，科学道德问题日益凸显。近年来，国内外出现的科研不端行为屡屡被披露，已经引起了全球科技界的高度重视和社会的普遍关注。因此，重建现代科学技术的发展和社会进步所依赖的良好科研道德，成为科研人员不能回避的问题。

（一）医学科研道德的思想性内涵

医学科研道德是一种职业道德，属于社会道德范畴，是在一定思想支配下，带有明确的人类共同动机性的理性活动。著名的科学家往往也是伟大的思想家和优秀品格的典范。爱因斯坦先生在悼念居里夫人时的评价："像居里夫人这样一位崇高的人物，在结束她的一生的时候，我们不仅仅满足于回忆她的工作成果对人类已经做出的贡献。我们在折服于她在科学上取得的伟大成就的同时，往往更加被她的良好的道德品质所吸引。"而今，被国际同行誉为"杂交水稻之父"的我国科学家袁隆平，正是怀着解决人类吃饭和生存问题的伟大思想和责任，以坚韧的毅力从 20 世纪 60 年代开始，历时几十年创造出人类农业史上的奇迹，被誉为"第二次绿色革命"。医学科研道德的思想性内涵是医学科研的动力源泉。

（二）医学科研道德的社会性内涵

科学推动了人类社会的进步，同时又是社会发展的产物。医学科学的服务领域和研究领域是人类自身，"健康所系，性命相托"，人类的生存和发展问题是人类社会的核心问题。医学科研的成果能否迅速适应保障广大人民群众健康的要求，医学科研的方式、方法、途径和价值是否与我国社会与经济文化发展的现实相适应；能否在现有的资源条件下，获得更大的社会价值，这一切都是医学科研工作者需要思考的问题。

远古时期，先辈们开展的科学研究主要基于科学家本人好奇心的驱动，他们自发地观察世界的多种现象、探索自然界的各种奥秘，通过这种探索满足自己的求知欲望。而现代科学技术则与政治、经济及社会发展密切联系、相互影响和作用，重要目标之一是为国家战略发展服务，为健康事业的发展服务，而随着社会及经济发展，科研人员也面临着职称评定等激烈的竞争，存在着浮躁和急功近利的心态，也受社会环境的影响，使得科研界难以保持一片净土，科研人员难以独善其身，科研道德受到竞争的撞击和利益的诱惑，治学者期待着一鸣惊人，名利兼收，从而引发科研道德冲突和行为失范现象。科研人员的不端行为不仅是道德问题，逐渐成为一个社会问题。因此，医学科研道德的社会性在我国社会经济迅速发展的条件下，显得更为突出。

(三) 医学科研道德的科学性内涵

医学科研是一种理性的社会行为,医学科研道德是医学科研的重要组成部分,没有道德内涵的科研活动是失信行为;科研和道德是互相促进的关系,道德是科研的重要支撑。

医学科研道德的科学性内涵要求医学科研工作者崇尚道德,尊重科学,唾弃虚假和急功近利的行为,以严谨的科学态度和坚韧不拔的毅力从事医学科研工作。科学虽然可以始于猜想,但最终要求实证,这也是科研道德的核心。诺贝尔医学和生理学奖得主丹尼尔·卡尔顿·盖杜谢克(Daniel Carleton Gajdusek)博士作为朊病毒(疯牛病、人脑海绵样变)的发现者,曾只身深入非洲的原始森林与猩猩为伴,在观察、期待的漫长岁月中也曾使他萌生怀疑和放弃的念头,但最终毅力战胜了退却,获得了发病的实证,他也因此获得了诺贝尔奖。反之,世界上有名的"着色老鼠事件"成为一个典型伪科学案例。1969年,美国某肿瘤研究所的研究人员宣布,他们在延长移植皮肤的存活方面有了新的突破,已经完全克服了皮肤移植中的排斥反应。1974年被研究者发现,老鼠身上的有色皮肤不是移植上去的,而是涂上了一层颜色,导致这些研究人员声名狼藉,终被逐出科学的殿堂。科学来不得半点虚假,这是医学科研的生命力所在。科学是道德发展的重要支撑,道德是科学进步的重要动力,道德水平与科学水平相一致,不具备科学性的研究工作必然是不道德的。

在现代社会经济快速发展的条件下,医学科研道德的科学性内涵更加要求医学科研工作者要崇尚道德,尊重科学,杜绝虚假和急功近利,以严谨的科学态度和坚韧不拔的毅力,踏踏实实地从事医学科研工作。

二、规范医学科研道德的意义

医学科研道德的意义在于:规范医学科研工作者的思想和行为,使之牢固树立推动医学事业的发展,防病治病,促进人类的健康利益高于一切的思想,保证医学科研工作的正确方向,促进医学科学的发展。

(一) 规范医学科研工作者的思想和行为

道德在社会意识形态中,起调节人际关系和价值取向的作用。在现代社会中,人们的思想和行为是靠道德、法律和社会意识形态共同调节的。法律是道德的表现形式和实现途径,二者不能相互替代。尽管各国对医学科学研究和医疗有许多法律方面的公约和规定,但是,由于医学科学研究存在着科研-人-社会的复杂性,决定了仅靠这些条文是不能完全解决医学科研的方向和价值问题,它在很大程度上依赖于道德的规范作用。在当今社会经济急速发展时期,医学科研工作不可避免地要受到一些社会思潮的冲击,在一定程度上影响了部分医学科研工作者的思想和行为。由于科学研究的进展与成绩直接关系到职称晋升、经济收入、社会名望等利益,少数人不能以严谨的科学态度对待科研工作,急功近利,只重"结果"不重过程,数据不真实,方法不规范;只重个人利益,重视论文发表数量，忽略质量，忽略社会效益，造成经费和资源的严重浪费。对于这些不端行为和作风，我们既不能因为存在外在的社会因素而宽宥那些道德失范的个人，也不能只追究道德失范者的个人责任而看不到这些失范行为所产生的社会根源。对待科研道德失范问题，既要加强提升科研人员提升科研道德观意识，同时要重视对科技人员的思想道德教育，也要努力建立社会各方面的监督约束机制，营造良好的科学研究生态环境。

医学科研人员要做到自律，也要他律。医学科学研究最终服务于人，要尊重人的生命权，其独特性要求所开展的科学研究容不得弄虚作假。从事医学科学研究人员的道德自律和他律是保证其行为规范所不可缺少的重要方面。科技人员道德自律的建立要靠提高思想道德素质的提高和建立终生学习的理念，提高综合素养。

（二）保证医学科研工作的正确方向

医学科研的根本目的在于揭示生命活动的本质和规律，认识疾病的发生、发展过程，增进人类健康，同时医学科研存在复杂性，需要研究者通过调查分析、实验研究、临床观察以及对收集到的信息进行综合分析判断和反复验证的复杂过程。医学科学研究涉及人；人既有心理活动，也有生理活动，并有社会性，因此在科研活动中科研人员自身的道德修养尤为重要。无数医学科学家为了增进人类健康，解决人类生存与发展的问题，耗尽毕生精力和心血，甚至献出自己宝贵的生命。他们的崇高精神和坚强毅力铸就了一种坚定的信念，就是为促进人类的健康、幸福而献身，而不是把从事科学研究作为个人沽名钓誉和满足某些人的好奇心而去标新立异、哗众取宠。在现代医学科学研究活动中，要求科研人员坚持医学科研的正确方向，不仅需要发挥研究者的聪明才智，更需要研究者不断培养自身高尚的医德修养和加强相应的医学伦理学、生命伦理学和社会伦理学知识的学习。辩证唯物主义告诉我们，事物的发展取决于外因、内因两方面。外在的制约主要靠法律法规和其他社会调节机制；内在的制约主要靠研究者加强自身在医学伦理道德、科学理念、时代精神和时代责任方面的学习与提升，方能保证医学科研的正确方向。

（三）促进医学科学的发展

崇高的道德修养对医学科研工作者的激励作用是一种永恒的内在动力，其比任何一种时尚的、潮流的、片面的激励措施更持久。急功近利者在任何社会条件下都是存在的、不可避免的，但往往是昙花一现，而真正拥有科学精神和造福人类的科学家，是那些为了人类的健康、幸福和发展医学事业而坚韧不拔、勇于献身的人们。

医学科研成果的取得，每一步都是先辈们的聪明才智、高尚品格、崇高献身精神和坚强毅力综合发挥的结晶。1900 年，美国医生拉奇尔（J·W Lazear）为了研究黄热病的传播媒介，亲自前往黄热病流行猖獗的古巴开展研究，发现蚊子可能是传播黄热病的元凶。他用自己的身体做实验，不幸染上黄热病，在古巴献出了自己年轻的生命。我国的李国桥教授为了摸清疟疾的流行情况，足迹遍及海南和云南的 20 多个县，深入穷乡僻壤，为了研究疟原虫的生长规律和最佳治疗时机，曾两次引疟上身，验证了恶性疟原虫裂体增殖周期引起两次发热的理论和事实。英国细菌学家弗莱明从葡萄球菌被抑制的现象开始追踪，发现了青霉素。但在弗莱明之前，斯葛特就看见过葡萄球菌被抑制的现象，但没有进行深入研究,因而与医学史上的这一划时代的发现失之交臂。

事实证明,只有那些具备崇高道德理想和道德情操的人,才能在医学科研中勤于实践、尊重科学、实事求是、不断创新。随着医学科学的迅速发展,医务人员将面对更加复杂的医学难题和社会问题,现实需要医学科研人员对道德、义务有更深层次的理解和升华;需要有更强的团结协作精神和集体攻关实力;需要有置身科技发展前沿的超前意识和时代精神,只有这样才能推动医学科学的不断进步。

三、加强科研道德建设的必要性

(一)科学本身的需要

科学及以其为基础的技术,在不断揭示客观世界和人类自身规律的同时,极大地提高了社会生产力,改变了人类的生产和生活方式,同时也发掘了人类的理性力量,带来了认识论和方法论的变革,形成了科学世界观,创造了科学精神、科学道德与科学伦理等丰富的先进文化,不断升华人类的精神境界。科学家将追求真理、造福人类作为价值追求,不仅为科学赢得了社会声誉,而且也促进了科学自身的进步。当今在科技界存在着科学精神淡漠、行为失范和社会责任感缺失等令人遗憾的现象。科技工作者作为这一神圣行业的主体,应该严格恪守与忠实奉行科学的价值观,自觉遵守和维护科研道德,守住科学这块净土。

(二)时代的需要

科研道德建设是社会主义精神文明建设的一个重要组成部分,规范科研道德行为是繁荣科学研究和科技创新的需要,也是促进我国科技事业健康发展、多出成果、多出人才的根本保证。如科研成果的客观性,同行评议的规范,科研中的信誉分配问题,科研中的利益冲突,科研中人体实验的规定,与企业合作进行研究的规定,科研和其他活动的规定,专利和版权的规定,科研中越轨行为的处理和处罚规定。当前,部分科技工作者浮躁、急功近利的心态导致的学术不端行为屡屡出现,主要表现在三个方面:第一是科研工作沾染了浓厚的功利色彩,学位、职称等功利目的削弱了科研的深入探讨,由此导致研究数据的可靠程度、研究的深入程度、规律的发掘深度都令人担忧;第二是科研中责任心不强,贪图眼前利益,不愿从事基础前沿的研究工作,热衷于热门专业和时髦行业的研究,削弱了科技发展后劲;第三,出现了科技界的"毒瘤"现象,剽窃他人成果,修改重要实验数据,谎报或夸大研究成果等。虽然这些丑恶现象并非学术界的主流,但如不及时纠正,将会毒化健康的学术氛围,破坏科技创新环境,必定会严重阻碍国家"科教兴国"战略的实施。

四、加强科研道德建设的有效方法和途径

(一)加强科研人员的学习和修养

科研人员要具备清晰的道德认知、明确的道德情感与道德意志,方能自觉自愿地按

照道德规范行事。了解作为一个科研工作者肩上的责任和任务是什么，不断学习、提高自己的科研道德修养。中国科学院发布的《关于科学理念的宣言》和《中国科学院关于加强科研行为规范建设的意见》，以及中国科协发布的《科技工作者科学道德规范试行》是我们科研工作者的行动规范。《科研道德：倡导负责行为》（*Integrity in Scientific Research：Creating an Enviroment That Promotes Responsible Conduct*）一书中总结了科研过程中的道德规范，直面将人作为研究对象等情形所涉及的道德诚信问题，强调科研机构在营造高尚道德环境方面所起的重要作用，阐述了科研机构需要为其工作人员提供这方面的培训和教育、政策和程序以及工具和支撑系统，包括如何建立有效的课程设置，使科研人员恪守科研道德，值得我国科技工作者学习和借鉴。要"知耻近乎勇""过而能改，善莫大焉"，对一些问题进行讨论，讨论的过程也是教育的过程，杜绝学风道德隐患。弘扬科技工作者应坚持科学真理、尊重科学规律、崇尚严谨求实的学风，勇于探索创新，恪守职业道德，维护科学诚信。

（二）加强科研道德的法律法规建设

定规范，有章可循。科研道德建设是一个长期的过程，法律法规需要不断健全和完善，营造良好的学术环境。科技工作者应以发展科学技术事业，繁荣学术思想，推动经济社会进步，促进优秀科技人才成长，普及科学技术知识为使命。以国家富强，民族振兴，服务人民，构建和谐社会为己任。把科研道德纳入科研活动绩效考核评价指标中予以考核。使科研人员自觉做到勇于承担重任，弘扬协作精神；工作唯实求真，严守国家秘密，保护知识产权，使得医学科学研究事业和谐、有序、持续健康地向前发展。

（三）加强和健全监督体系

健全监督、约束机制和组织机构。通过设立专门科研道德委员会，受理科研不端行为的投诉，加强科研行为规范建设。

第二节 医学科研道德的基本准则及意义

科技工作者应具有纯粹的职业动机、崇高的理想追求、对人类的责任感和事业心，以及为科技事业无私、无畏的献身精神。

一、造福人类的纯真动机和目的

造福人类是医学科研道德的根本原则，它是医学科学赖以发展和进步的永恒动力。医学科研的根本目的是探索疾病的本质和防治规律，维护和增进人类的健康，造福于人类。医学科研是永无止境的，造福人类的道德原则也必将不断发扬光大。

对医学工作者而言，端正自身的研究动机，明确研究目的是开展医学研究的首要的基本的理论前提，是纲，是本，是医学研究的灵魂，也是医学研究成功的保证。合乎医学研究道德的动机和目的归结为一点:在医学研究的过程中使自己的研究行为符合防病治病,增进人民健康,促进医学和人类健康事业的发展,造福人类的这一伟大目标。医学研究的目的如果偏向个人的私利,尽管研究者可能获得一时的功名,但最终会被科学的道德所唾弃。医学科研工作者只有树立了正确的科研目的和动机,方能端正医学科研的方向,树立起造福人类的责任感和使命感,才会激发科研热情和动力,发扬拼搏精神并取得丰硕成果。任何片面地从个人兴趣出发,凭主观臆造去选择研究课题,甚至从事有害于人类的研究行为,都是违背医学科研道德原则。马克思曾经指出:"科学不是一种自私的享乐,有志于科学研究的人应该拿出自己的学识为人类服务。"费尔巴哈认为科学家的工作不应只是为了获得荣誉和尊重,而应造福人类。达尔文指出:"名望、荣誉、享乐、财富同科学和事业相比,只不过是尘土罢了"。琴纳经过认真观察发现挤牛奶的女工从未有人患过天花,总结出了牛痘和不患天花之间的一种内在的必然关系,提出了接种牛痘预防天花的大胆设想,并在自己的家人中做实验。尽管有人污蔑他"神志不正常",嘲笑他是"牛医生",但这些都没有动摇琴纳的意志和决心,最终使这一方法被世人所接受,开创了人类免疫接种的先河,为攻克许多严重危害人类健康的传染病奠定了基础,成为医学史上的一次思想革命,是一个里程碑。1987年,世界卫生组织宣布天花在全世界已经绝迹,这一伟大功绩凝结着琴纳造福人类的汗水、心血和高尚品质。

二、实事求是,尊重科学

毛泽东主席曾经有过精辟的见解:"'实事'就是客观存在的一切事物,'是'就是客观事物的内部联系,即规律性,'求'就是我们去研究。"科学研究的基本使命是正确地揭示客观世界所有现象和过程的本质的、必然的规律。因此,科学探索的路程就是一个对客观事实不断分析不断总结的过程。事实是科学探索和求证的基础。科学探索和求证的过程也就是揭示事物发展的基本规律和内在的科学原理的过程,在掌握事物发展基本原理的基础上,进行"去粗存精,去伪存真,由此及彼,由表及里"的探索求真工作,经历着一次又一次的实践、认识、再实践、再认识完整过程,才能得到真实的结论。

由此可见,实事求是与创新,是科学研究的灵魂。科学的探索过程就是实事求是的过程,而科学研究人员是实施这一过程的主体。因此,作为科学探索主体的科学研究人员必须具备诚实、严谨、忠于事实的求实精神和善于分析、细心求证的崇尚理性精神。在科学研究领域中,离开了求实求真、实事求是,就会没有科学上的创新。学术诚信是我国科研道德建设的基石,诚信在科学领域着重求真,科学技术活动就其本质而言是一种求真的活动,作为人类"精英"的科学工作者,应在人类道德操守上率先垂范,塑造一个学者高尚的人格魅力。"真"比一切都重要。

三、勇于探索，开拓创新

古往今来，医学科研工作者之所以不顾及自己的名利甚至生命，为医学科研事业奉献自己的毕生精力，是因为他们真正理解医学科研对人类的生存和健康的重要意义和对医学发展的重要价值。他们对人类的健康怀有强烈的责任感，对真理和科学有着不懈的追求，在困难和挫折面前不退却，在打击和失败面前不低头。这种为医学事业勇于探索的精神，鼓舞和激励着一代又一代的医学科研工作者，为医学科学事业而不懈地求索。

在医学史上，为追求和捍卫真理而勇于探索、创新的事例不胜枚举。西班牙著名医生塞尔维特经过观察、研究认为血液从右心室经过肺动脉流向肺部，再经肺静脉流入左心房，发现了血液"小循环"。这一发现推翻了当时公认的古代医学权威盖伦关于血液流动的学说，与当时基督教会所支持的"血液产生于肝脏，存在于静脉"的观点对立，为捍卫真理而死。20 世纪 40 年代，摩尔根的基因学说曾遭到一些人的反对，在面对巨大压力，他顾及的不是自己的名誉，而是科学和真理，始终坚持自己的观点，从未放弃自己的学说。如今，人类基因组计划的重大突破不能不使我们怀念这些伟大的奠基者。李时珍为写《本草纲目》亲尝药性，钟惠兰夫妇对自体进行黑热病病原体注射实验。现代医学家兹格瑞不计个人安危，在自己身上实验艾滋病疫苗。享誉全球的农业科学家袁隆平先生，一生致力于杂交水稻事业，经过几十年的科研，最终实现了水稻高产，不仅养活了中国的十几亿人口，同时也解决了世界粮食危机，真正做到了"让人民吃饱饭"。屠呦呦 60 多年致力于中医药研究实践，带领团队攻坚克难，成功发现青蒿素，解决了抗疟治疗失效的难题，为中医药科技创新和人类健康事业作出了巨大贡献。他们都是我们的楷模。

四、严谨治学，精益求精

严谨治学就是在尊重科学、尊重事实的前提下，以严肃的态度、严谨的作风、严格的要求、严密的方法，探索事物发展变化的客观规律，反映客观事物的本质。明代李时珍一部《本草纲目》耗尽心血，他遍访名医宿儒，搜求民间验方，亲尝药性，参阅古书八百种，三易其稿，历时二十六载，为世人留下了宝贵的医学遗产。清代王清任的《医林改错》敢于质疑古人的经验，在很大程度上促进了医学的发展。

美国著名科学家塞宾发现疱疹病毒可以引起某些人体肿瘤，但是在一年后又宣布收回已经发表的材料，因为在以后的实验中无法证实其可靠性。这一尊重事实、对科学负责的态度，受到人们的赞誉。而那些违背求是性原则的事例却为人们所不齿。1987 年，《自然》杂志上发表的美国国立卫生研究所的一篇研究报告中指出："年轻的心脏病研究者约翰·达西博士，12 年间共编造假论文 100 篇以上"，成为国际上臭名昭著的"达西事件"。韩国某著名生物科学家发表在《科学》杂志上的干细胞研究成果均属子虚乌有。被指控诈骗、侵吞研究经费和非法买卖人体卵子，违反了《生命伦理法》，成为科研失信反面教材人物。

科学是实践的科学,科学的结论只能根据科学的事实做出,如果掺杂进任何与科学本身不相干的因素,则被视为不纯洁、不道德的失信行为。

五、团结协作,尊重他人

团结和协作是科学发展的必然要求,现代医学的突出特征是跨学科多层次的联合。现代电子技术、信息技术、核物理技术等在医学上的应用,使医疗和科研水平有了大幅度的提高。多学科的相互交叉和渗透,使医学逐步走出了传统的生物医学模式,进入了生物—心理—社会-环境模式阶段。医学科学的研究领域在不断的拓展中带动和拉动了相关学科、边缘学科的发展,集体攻关已成为现代医学科研的突出特征。"人类基因组计划"是在世界范围内协作完成的,我国承担了1%的部分,是在多学科、多领域的许多科研人员共同努力下完成。因此,一个医学科研工作者要具备谦虚谨慎、团结协作的道德素养和优良品格。正确对待他人和尊重他人的劳动、正确评价自己和自己的成就、正确处理不同学科间的关系。

一个医学科研工作者能否正确地评价和对待同行和合作者,是医学科研道德素养的基本表现。从科学的真实性原则出发,在科研成果的归属,论文、课题的署名,利益的分配上,应以实际所做的工作和贡献的大小确定。倚仗权势,掠人之美是不道德的;用挂名、替他人署名等方式"拉关系"甚至搞利益交换更是不道德的,这不仅破坏了科学本身,而且严重危害社会风气,造成人际关系的畸形发展。团结是在尊重科学的前提下实现的,科学观点的争论并不违背团结的原则;协作是在平等合作的原则下建立起来的,贡献有多少之分,水平高低往往表现在不同的研究领域,博采众家之长是科研协作的根本内涵。

总之,医学科研工作者只有认真遵循团结协作的道德原则,从维护人类健康的大目标出发,发挥优势、取长补短、相互学习、互相尊重,才能多出成果、快出成果,为医学科学的发展作出更大贡献。

第三节 | 医学科研工作者的基本道德要求和应具备的素养

一、 医学科研工作者的基本道德要求

(一) 科研选题的要求

(1) 科研动机端正,符合人类健康需要。

(2) 坚持实事求是,一切从实际出发。

（二）科研工作实施过程中的要求

1. 科学、合理地进行课题设计　课题设计要按照统计学的"随机、对照和重复"三原则进行。

2. 严肃、认真地开展科研　在医学科研实施阶段，要严格按照设计要求、试（实）验步骤和操作规程进行试验，切实保证试（实）验的数量和质量要求。要认真观察试（实）验中的各种反应，真实地记载试（实）验中的阴性、阳性结果，确保试验的准确性、可靠性和可重复性。

3. 客观、准确地进行数据分析　医学科研工作者必须客观、准确地进行数据分析，来不得半点虚假。在试（实）验过程中任何"各取所需"、篡改、伪造数据的行为都是不道德、失信的，甚至是违法的。

（三）对待科研结果的要求

1. 正确对待成功与失败　科学研究是无止境的，在成功面前要谦虚谨慎、戒骄戒躁。同样，科研工作中的失败也是难免的，在失败面前不可灰心丧气，而是要认真总结经验教训，坚持前行。应该看到，许多科学研究的成功往往屡遭失败，不少科研成果的问世曾历经磨难。一个献身医学科学的科研工作者，要胜不骄、败不馁，永远保持高尚的医学科研情操。

2. 客观地估价他人和自己的劳动贡献　首先要充分认识自己在研究过程中对前人或他人的成果做了哪些利用、吸收和借鉴，在此基础上以适当的方式给予充分的肯定。其次，要正确对待署名问题。最后，要正确对待科研成果的鉴定和评价。研究者要正确地对待他人对自己成果的鉴定和评价，要善于听取不同意见和批评，不应采取不正当的手段索取他人对自己成果的肯定和赞扬。

二、医学科研工作者应具备的素养

当今科技工作的主要趋势是"分工细、联系密"，学科间的相互交叉渗透使学科间的界限趋向模糊，从而要求科研工作者基础知识扎实、知识面宽厚，了解医学研究的前沿领域。

（一）德

"德"指的是科研工作者的思想道德和科学道德。在素质结构中，"德"的核心和实质就是学会做人，这对一个科研工作者至关重要，它是支撑科技大厦的形象、信誉和栋梁。在科研工作者的素质结构中缺少了它，科技大厦就会倾斜、倒塌，科研工作者也就失去了立足之地。科研工作者片面地认为只要有了学问，就可以搞科研、出成果，其结果将导致素质结构上的偏食。医学科研工作者"德"应从以下几方面做起。

1. 要热爱祖国，树立爱国主义精神　科学无国界，而科学家是有祖国的。毋庸讳言，科研工作者在自己的素质结构中，要心系祖国，做一个爱国主义者。爱国是对科研工作者道德素质的起码要求。热爱祖国、树立爱国主义并不是一句口号，而是要坚持用自己所掌握的科学技术为祖国的经济建设服务，心甘情愿地把自己的聪明才智、科学技能贡献于祖国的医学科技事业。

2. **追求真理,崇尚科学**　其核心是爱岗敬业,学会做学问。科研工作者在科学研究中,只有深刻地认识了"事实",揭示出"规律",还要清心寡欲、淡泊名利、潜心研究、崇尚科学。

(二) 胆识

纵观古今有胆识谋略之辈,不难发现他们的共同点,即博古通今,简而言之,要拥有广博的知识,并善于运用知识且敢于尝试。

在科研工作中"胆识"主要是指科研工作者在正确的思想认识路线指导下,应具备较强的识别能力、判断能力和预见能力。具备了这些能力,在科研工作中才能辨别真伪,做出正确的判断;具备了这些能力,在科研工作中才能有胆有识;具备了这些能力,在科研工作中才能做出新发现、新发明,才能出新成果、大成果。所以"胆识"二字对科研工作者来说是至关重要的,是不可缺少的素质条件。例如,在科研选题、科研设计、科研资料收集与整理、实验操作与试(实)验结果观察、试(实)验结果的数据整理与分析等科研工作的许多重大环节中都需要有胆识,需要辨别、判断和预见。

1. **科研意识的强弱取决于胆识**　在科学研究中,科研意识是自始至终在许多方面起作用的因素,例如要不要搞科研? 所从事的科研工作是否将作为终生奋斗的事业? 在阅读书报、收听广播、收看电视、在与他人交往的社会活动中,是否有意识地着眼于科研方面的内容,是否能发现与科研有关的问题? 承担研究课题时是否积极主动、勇挑重担? 还是消极被动、甘当助手? 在做研究课题的过程中是否能认真负责、分秒必争、争取多出成果、出好成果,还是粗心大意、拖拖拉拉、对研究结果无更高的要求? 如此等等都是由科研意识的强弱决定的。因此,所谓科研意识,是指科技工作者在胆识的支撑下,不仅要意识到自己要搞科研工作,而且还要在思想和行动上,对科研工作表现出一种强烈的愿望和追求,并以高度的责任心协调好研究过程中的各种内外关系,做好科研工作,争取多出成果,出好成果。胆识越大,科研意识越强,科研成果也越多。胆识的大小与科研意识的强弱和科研成果的多少成正比。

2. **前沿性的、有创新的课题取决于选题人的胆识**　世界著名的物理学家李政道曾经指出:"随便做什么事情,都要跑到最前线去作战,问题不是怎样赶上,而是怎样超过。要看准人家站在什么地方,有些什么问题不能解决。不能老是跟,那就永远跑不到前面去。"因此在选择科研课题的时候,我们应该少选,甚至不选那些"重复""可选可不选"的课题,而要选那些前人或他人没有涉足过的或者至少是科学家们都处在同一起跑线上的课题。而选择这样的研究课题需要胆识,没有胆识是难以做到的。

3. **在观察和实验中根据一定的事实提出假说是需要胆识的**　在科学研究中,科学假说是科研工作者根据一定的科学理论和一定的科学事实,对所研究的对象及其本质或规律做出的假定性的说明。假说在科学认识体系中是处在从"事实→假说→理论"过渡的中间环节的位置上,起着从"事实→理论"转化的桥梁作用,它既有可能向前发展、经过实践检验转化成为科学理论,它又可能向后倒退、经过实践检验而被证明是错误的。根据一定的科学事实提出某种假说是难能可贵、需要胆识。

我国科技界提出了"原创思维"，倡导"原始创新"。原创思维要求科研工作者在目前科技发展较高的起点上，寻求新的发展领域和发展路径，以实现"原始创新"的目的，而进行"原始创新"是需要胆识的，有识无胆或有胆无识都难以进行"原始创新"。

（三）才

"才"指人的才干、才能、能力。科研工作者的才干、才能和能力有其自身的含义，概括地说就是要善于把用于科学研究的知识、方法、技巧等巧妙地应用到科学研究的实际工作中去，转化为进行科学研究的实际能力，出色地完成科研任务，为促进医学科技事业的发展做应有的贡献。

科研工作者的"才"，或者说科研中的实际能力涉及多个方面，包括发现有研究价值的基础或临床医学科学问题或技术问题的能力；提出科学问题的能力和科研课题的设计能力；实（试）验过程中的洞察力、鉴别新旧事物的判断能力；科研经费仪器使用的组织运筹能力；科学事实材料的统计计算能力；各种理性思维方法的创造应用能力；撰写科学论文和研究报告的表达能力等等。其中最基本、最主要的是"观察与实验能力"和"思维创新能力"。科研工作者不仅会操作，而且要善于操作；不仅会思索，而且要善于思索。21世纪是一个信息和知识密集的时代，科研工作者需要高度地树立科研意识，将自己拥有的知识转化成各种科学研究、科技创新的实际应用能力。只有那些既拥有知识、善于捕捉信息，又能够不断进行科学创新、技术创新的人，才是信息和知识密集时代发展知识经济所需要的科研工作者。因此，科研工作者需要具备两种不可缺乏的才能：一种是发现才能，包括敏感性、观察力和动手操作的能力；另一种是创新才能，包括辨别真伪的能力、发散联想的能力和抽象概括的能力。科研工作者只有具备了这些能力，方能在科学研究过程中创造出新的科研成果。

"知识就是力量"：科学工作者怎样才能把知识转化为力量？知识如何转化为力量？需要从以下三个方面着手。

第一，要勤于和善于积累知识。古人云"天下之势，单少则平，积多则神"。在自然界中，一洼浅水，声势平平，谈不上什么力量，可是如果把它汇积起来，形成滔滔江河，那它就会显示出磅礴之势，便可用来航船发电、造福人类！自然界的力量是这样形成的，科研工作者的知识转化为能力也不例外，也有一个由少变多、积累成才的过程。从科学史上，科学研究不仅需要热情、智慧和好的传统，还要有耐心和积累。因为在医学科学研究中没有知识、技能、经验的积累，不可能进行智力活动。

第二，对于知识的积累，要做到对自己所学的知识融会贯通。做到"精其选""解其言""知其意""明其理""善其用"。实际上这是科研工作者的学习目的和学风问题。学习目的和学风对科研工作者至关重要。仅仅能够背诵"知识"的条文，掌握许多被称为"知识"的词句，不能转换成科研工作中解决实际问题的能力。只有把"明确知识"融会贯通变成"默会知识"才能将所学知识转化成能力，创造性地运用知识。

第三，要创造性地运用知识就是要在继承前人或他人已有知识的基础上，解放思想，拓宽思路,最终以一种新的观念或新的方法认识所研究的对象,完成所研究的课题,达到创造性运用知识的目的,实现由知识向能力的转化。哈维在研究人体血液循环时,创造性地把风马牛不相及的自然界的"下雨—蒸发—再蒸发"的知识同人体血液循环运动进行类比,创立了"血液循环论";奥恩布鲁格在研究人体胸腔积液、化脓等疾病时,创造性地运用了长辈用手指关节叩击木质酒桶来判断酒桶中还有多少酒的声学知识发明了医学上的叩诊法。在科技史上,这些造诣高深的科学家在进行科学研究的过程,都有很强的创造性运用知识的能力。

(四) 学

"学"指科研工作者的学习、学问、知识。在知识更新和技术更新加快的年代里,科研工作者要适应、要发展、要做出成就,必须读书学习。既要树立终生学习的意识,又要做一个会学习的人,懂得学什么和怎样学的人。所谓"终身学习的意识"就是指科研工作者在自己的一生中,从思想到行动上对学习都要有一种强烈的愿望和追求,活到老、学到老,孜孜不倦地不断获取新知识。在继承有用知识的基础上,自觉进行知识更新和技术更新,使自己拥有的知识与科学技术的发展永远保持着同步增长的态势。"学习意识"是科研工作者的基础性素质。

在科研工作者的素质中,"德""识""才""学"这四个方面,"德"是统帅,是灵魂,但它们在科学研究的实际过程中是相互渗透、彼此统一的。

第四节 | 人体试验与医学伦理

一、人体实验的概念

(一) 人体实验的定义

通常指的是在医学、生物学及心理学等领域中,为了研究正常人体发育衰老规律或某种药物、治疗方法、设备或其他干预措施对人体的效果和安全性,而在人类受试者身上或利用遗体、人体的组织、器官、血液、分泌物等进行检验检测的实验均可称为人体实验。这些实验对于科学进步和医疗发展至关重要,但同时也伴随着伦理和道德上的挑战。人体实验的定义包括以下几个方面的内容,首先是人体实验的目的是验证某种假设或理论,测试新的治疗方法或药物的有效性,其次人体实验必须遵循严格的伦理准则,确保受试者的安全、尊严和权利得到保护,再次,在进行人体实验之前,需要进行充分的动物实验和安全性评估,以减少对受试者的风险和受试者必须在充分了解实验的性质、目的、方法、潜在风险和预期效果后,自愿地给予知情同意。

(二) 人体实验的类型

人体实验可分为两类:自然实验和人为实验。

1. **自然实验**　是指实验的产生、发展和结果是一个自然发展过程，不受研究者意愿的影响，通常是基于过去的数据进行的回顾性研究。

2. **人为实验**　人为实验是研究者依据随机对照原则，对参与者进行有计划的观察和实验，旨在验证科学假设，通常具有前瞻性。进一步细分为自体实验、自愿实验、欺骗实验和强迫实验。或者又分为临床试验：这是医学研究中常见的一种实验，通常用于测试新药物或治疗方法的安全性和有效性。

（1）研究型临床试验也被称为临床研究或临床试验，是一种医学研究方法，旨在评估医疗干预措施（如新药、治疗方法、医疗设备等）在人体上的效果和安全性。临床试验的主要目的是验证医疗干预措施的有效性和安全性。实验设计必须基于科学原理，确保结果的可靠性和有效性。实验必须遵循伦理原则，确保参与者的权益得到保护。实验通常在控制条件下进行，以减少变量的影响。大多数研究型临床试验是前瞻性的，即在干预措施实施前就已设计好研究方案。其主要分以下几类：Ⅰ期临床试验；Ⅱ期临床试验；Ⅲ期临床试验；Ⅳ期临床试验。每种类型的临床试验都有其特定的设计、目的和参与者，研究者会根据研究目标选择合适的实验类型。同时，所有临床试验都必须遵循严格的伦理和科学标准，以确保研究的质量和参与者的安全。

（2）治疗型临床试验：该临床试验是一种研究方法，旨在评估医疗干预措施（如药物、手术、物理治疗、心理治疗等）应用于人体的效果、安全性以及最佳使用方法。治疗型临床试验是针对患者群体进行的研究，目的是确定某种治疗方法对特定疾病或健康状况的治疗效果，以及评估其安全性和副作用。治疗型临床试验的设计必须遵循严格的科学和伦理标准，确保研究结果的可靠性和参与者的安全。不同类型的试验适用于不同的研究目的和阶段，研究者会根据具体情况选择合适的试验设计。

每种类型的人体实验都有其特定的伦理、法律和社会考量，需要在进行前进行严格的伦理审查和风险评估。自然实验是对自然过程的记录，不涉及人为干预，因此不存在伦理问题。然而，人为实验，包括自体、自愿、欺骗和强迫实验，是由研究者主导和设计的。不同类型的实验会带来不同的社会影响和道德考量。因此，对各种人体实验进行详细的伦理评估是必要的，这有助于为医疗工作者在进行人体实验时提供伦理指导。

（三）应用

人体实验在医学研究和临床实践中有着广泛的应用，例如用于评估新药物的安全性、有效性和最佳剂量的新药开发或主要目的为探索疾病的病因、发展过程和病理机制的疾病机制研究；测试和验证新的诊断工具或生物标志物的诊断方法验证实验；评估新医疗设备的性能、安全性和有效性的医疗设备测试实验等。

无论是何种类型的人体试验，它们都是推动医学进步、提高患者治疗效果和生活质量的重要手段。通过这些实验，能够不断发现新的治疗方法，验证现有治疗方法的有效性，并为临床决策提供科学依据，并有助于提高医疗质量和效率，降低医疗成本。

第五节 | 人体医学研究伦理准则

一、赫尔辛基宣言

（一）基本介绍

《赫尔辛基宣言》又称为《世界医学协会赫尔辛基宣言》，是针对人体受试者的医学研究的伦理准则。这份宣言不仅涵盖了涉及人类参与者的生物医学研究的道德标准和条件限制，而且作为人体实验领域的第二个国际性文件，其内容比《纽伦堡法典》更为全面、详尽，并在伦理指导上更为完善。

（二）基本伦理要求

《赫尔辛基宣言》规定，根据《日内瓦宣言》世界医学会要求医生将患者健康放在首位。《国际医学伦理标准》同样强调，在开展涉及人类受试者的研究时，医生必须遵循国家和国际的伦理、法律和法规标准，医生在提供医疗服务时，应始终以患者的福祉为最高准则。医生肩负着提升和维护患者健康的责任。医生应运用其专业知识和道德判断，致力于履行这一责任。医学研究的核心目的在于探究疾病的起源、进程和影响，以及优化预防、诊断和治疗策略，即便是当前被认为是最佳的治疗方法，也需通过持续研究来评估其安全性、效果、成本效益和质量。医学研究应遵循的伦理准则是尊重所有参与者，确保他们的健康和权益得到保护。医学研究不应侵犯参与者的基本权利和利益。参与医学研究的医生有责任维护受试者的生命、健康、尊严、公正性、自主权、隐私和个人信息安全。涉及人类受试者的医学研究应由经过适当伦理和科学培训、具备相应资质的专业人员执行。当医生将研究与临床实践相结合时，患者应只参与那些公平、具有潜在的预防、诊断或治疗价值，并且有理由相信不会对患者健康造成不利影响的研究。对于因参与研究而遭受伤害的受试者，必须确保他们获得适当的补偿和必要的治疗。

二、人体实验的伦理原则

（一）正当目的原则

正当目的原则通常指的是进行人体实验必须有一个合理的科学目的，这个目的应当是为了增进医学知识、改善疾病预防、诊断和治疗方法，或者提高公共卫生水平。首先要保证科学合理性，实验目的必须是科学上合理和必要的，不能仅仅是为了满足好奇心或进行无实际意义的研究。其次是优先级，即人体实验不应替代其他可行的实验方法，只有在没有合适的替代方法时，才应考虑使用人体作为研究对象。再次为预期受益，通常认为实验预期能够为受试者本人或社会带来直接或间接的益处，这些益处应当超过潜在的风险。还有知识贡献，即实验应当能够为医学知识或公共卫生实践提供新的见解或有价值的数据。而风险评估也是必不可少的，在确定实验目的的正当性时，必须进行风险与受益的评估，确保受益大于风险。同时也要做伦理审查，即实验目的及其设计必须经过独立的伦理审查委员会的审查和批准，以确保符合伦理标准。实验目的和方法应当对受试者、科学界和公众透明，以保证研究的诚信和责任，不应损害受试者的利益，包括他们的健康、尊严和权利，应考虑到对社会的长远影响，包括对弱势群体的潜在影响，实施必须符合相关的法律和法规要求。正当目的原则是人体实验伦理审查的重要组成部分，确保研究的合理性、必要性和对社会的贡献。

（二）知情同意原则

人体实验知情同意原则是医学伦理学中非常重要的一部分，它基于对个体生命尊严和自主权的尊重。知情同意原则确保受试者在充分了解实验的所有相关信息后，能够自愿地做出是否参与实验的决定。受试者必须被提供关于实验的所有重要信息，包括实验目的、过程、潜在风险、预期效果、替代方案等；受试者必须能够充分理解所提供的信息或者需要以他们能够理解的语言和方式传达；受试者一定为自愿的，不受任何形式的强迫、诱导或欺骗，必须具备做出知情同意的决策能力；在整个实验过程中受试者都应有机会撤回他们的同意，受试者具有完全决策能力的成年人，未成年人或认知能力受限的成年人，可能需要法定监护人或代理人的同意。在紧急情况下，如果无法立即获得受试者或其法定监护人的同意，可以由医生根据受试者的最佳利益做出决定。

在某些情况下，如果事先知情同意不可能或不实际，可以在研究后向受试者解释并寻求其同意。在研究涉及特定群体或社区时，可能需要获得群体代表的同意，而不仅仅是个别受试者。对于已经收集的数据，如果计划用于其他研究目的，可能需要再次获得受试者的同意。知情同意需要确保受试者的权益得到充分保护，并且实验的进行符合伦理和法律要求。

（三）科学性原则

科学性原则是确保实验设计、执行和结果分析的合理性和有效性的基础。科学性原则应确保实验的参与者选择是公平的，避免任何形式的歧视或偏见。这包括确保所有潜在受试者都有平等的机会参与实验，并且实验结果不会因受试者的性别、种族、社会地位等因素而受到不公平的影响。实验不应该对受试者造成不必要的伤害或风险。要求在实验设计阶段进行风险评估，并采取适当的预防措施来最小化潜在的伤害。实验应对受试者或社会带来潜在的利益，其科学和社会价值应该超过可能的风险和负担。实验应该基于科学的方法论进行设计，确保实验的可重复性、有效性和可靠性，这包括选择合适的研究设计、样本量、数据收集和分析方法。以上原则是人体实验伦理的基础，旨在保护受试者的权利和福祉，同时确保研究的科学价值和社会贡献。在实验设计和执行过程中，研究者需要综合考虑这些原则，以确保实验的伦理性和科学性。

（四）伦理审查原则

人体实验的伦理审查是确保实验符合伦理标准和法律规定的重要环节。伦理审查原则和要求主要包括伦理审查委员会(Institutional Review Board,IRB)或伦理委员会应独立于研究团队,以保证审查的客观性和公正性。

审查过程和结果应向所有相关方公开,确保透明度和可追溯性。伦理审查应在研究开始前完成,以避免对受试者造成不必要的风险;应涵盖实验的所有方面,包括研究设计、受试者选择、风险评估、知情同意过程、数据收集和分析方法等;应确保受试者的权益得到充分保护,包括生命安全、隐私权、知情同意权等;应评估实验的潜在风险和预期收益,确保收益大于风险;应确保研究设计尽可能减少受试者的风险,包括使用替代方法或控制组等;应确保受试者的个人信息和数据得到妥善保护,遵守数据保密和隐私保护的规定;审查不仅是一次性的过程,还应包括对实验过程的持续监督和评估,以确保实验的伦理性;应确保实验遵守所有相关的法律法规,包括但不限于国家法律、地方性法规和国际公约;应考虑受试者的文化背景和社会环境,确保实验设计和实施尊重受试者的文化价值观,最后审查应识别和管理可能的利益冲突,确保研究的客观性和公正性。

三、医学研究中人体样本采集与保存

在医学研究中,人体样本的采集与保存至关重要,它直接关系到研究的准确性和可靠性。样本采集的原则首先要具有代表性和准确性,在多中心和长周期项目中,应使用统一的样本采集和保存方法,样本在离体后应及时进行处理和低温保存,以减少样本中蛋白质在活性蛋白酶、自然降解、环境微生物等因素影响下发生的变化,样本的采集、保存、转运和使用过程应严格遵循生物安全相关的法律法规等。在医学研究中,人体样本的采集与保存是一个复杂而重要的过程。只有严格遵守相关原则和要求,采用适当的采集和保存方法,才能确保样本的准确性和可靠性,为医学研究提供有力的支持。

(一) 样本采集与资料使用与管理

在医学研究中,人体样本的采集是关键环节,涉及样本的确定、规范取材以及样本的规范保存等多个方面。样本确定原则首先包含代表性和准确性原则,即样本的采集应充分考虑研究课题的研究价值和应用价值,确保所采集的样本能够准确反映研究目标,样本的采集部位和类型需按照实验设计要求及时、准确分离待检测部位或成分,确保样本的代表性;其次为一致性和可追溯性原则,在多中心和长周期项目中,使用统一的样本采集和保存方法至关重要,以确保所有样本在取材部位、采集时机、处理过程等方面保持一致,样本应具有统一的标记规则、规范的保存记录以及详尽的临床信息,确保样本的可追溯性和可管理性;最后为生物安全性和信息安全性原则,即样本的采集、保存、转运和使用过程应符合相关法律法规,如《中华人民共和国生物安全法》和《病原微生物实验室生物安全管理条例》等,涉及样本采集、转运、检测等过程的合作单位应依法享有知情权和防护权,确保样本的生物安全和信息安全。

保证样本的规范取材,首先要选择合适的采集器具,根据不同类型的样本选择合适的采集器具,如血液样本可选用针头或接触式采血器;尿液样本可选用尿杯或尿袋等,在使用采集器具前必须进行消毒或灭菌处理,以防止交叉感染。其次要正确选择采集部位,根据不同类型样本选择合适部位进行采集,如血液标本可采集在肘部静脉或手背静脉;尿液标本可采集在中段尿等。在选择采集部位时应考虑安全和便捷性,避免对患者造成不必要的伤害。再次要准确采集标本量,必须准确掌握所需的标本量,过少会影响检测结果的准确性,过多则浪费资源和增加患者的不适。

样本规范保存包含深低温冻存即样本应尽快进行深低温冻存,如使用液氮(−196℃)或气相液氮(−150℃)进行超低温冻存。在不具备液氮保存条件的生物样本库,可使用−80℃深低温冰箱来保存组织样本。此外,要分类保存,不同类型的样本需采用不同的保存方法,如血液标本应保存在冰箱中,尿液标本应保存在常温下等,确保样本在合适的温度和环境下保存,减少蛋白质在活性蛋白酶、自然降解、环境微生物等因素影响下发生的变化。最后要详细记录,在保存样本时,必须记录详细信息,如患者基本信息、采集时间、采集部位、采集器具、采集量等,这些信息对于后续的检测结果分析和研究具有重要意义。

总之,在医学研究中,人体样本的采集和保存需要遵循一系列原则和规范,确保样本的准确性和可靠性。通过严格遵循样本确定原则、规范取材以及样本规范保存等要求,可以为医学研究提供高质量的样本支持,促进科研工作的顺利开展。

四、签订知情同意书

知情同意书在人体实验过程中具有极其重要的意义,它确保了实验的伦理性、合法性以及受试者的权益。签订知情同意书的目的如下:①保护受试者权利,知情同意书确保受试者在充分了解实验的所有相关信息后,能够自愿做出是否参与实验的决定。②信息公开,知情同意书要求研究者向受试者提供实验的详细情况,包括实验目的、程序、潜在风险、预期效果、可能的不适以及任何其他相关信息。③自愿参与,知情同意书强调受试者的参与必须是自愿的,没有来自研究者或任何第三方的压力或诱导。④风险评估,受试者在了解所有可能的风险后,可以做出明智的决定,权衡参与实验的利弊。⑤法律保护,知情同意书为受试者提供了法律保护,如果实验过程中出现任何问题,受试者可以依据知情同意书提出法律诉求。⑥伦理审查,知情同意书是伦理审查过程的一部分,确保实验设计和实施符合伦理标准。⑦记录和证据,知情同意书作为文档记录,证明了受试者在实验前已被充分告知并同意参与实验,这在实验过程中或之后可能需要作为证据。⑧促进信任,通过透明的沟通和知情同意的过程,可以增强受试者对研究者和研究过程的信任。⑨教育,知情同意书还可以作为教育工具,帮助受试者了解他们将要参与的实验以及相关的健康知识。⑩促进研究质量,当受试者充分理解实验过程并积极参与时,可以提高研究的质量和可靠性。

知情同意书是人体实验中不可或缺的一环,它体现了对受试者尊严和自主权的尊重,同时也是科学研究和医疗实践中伦理责任的体现。

五、伦理申请

人体实验伦理申请是指在进行任何涉及人类受试者的实验之前,研究者必须向伦理委员会或审查机构提交申请,以评估实验的伦理合理性。这一过程主要包括以下几个方面。

(1) 保护受试者:伦理申请确保受试者的安全、健康和权益得到保护,避免他们受到不必要的伤害或风险;

(2) 遵守伦理准则:伦理申请要求研究者遵循国际和国内的伦理准则和标准,如赫尔辛基宣言等;

(3) 风险与收益评估:伦理委员会对实验的风险和潜在收益进行评估,确保实验的科学价值和社会效益大于对受试者的风险;

(4) 透明和公正性:伦理申请过程要求研究者提供详尽的实验设计和方法,接受伦理委员会的审查和监督,增加了研究的透明度和公正性;

(5) 法律合规性:伦理申请确保实验符合相关法律法规的要求,避免法律风险;

(6) 促进科学发展:通过确保实验的伦理性,伦理申请促进了科学研究的健康发展,避免了因伦理问题导致的研究中断或声誉损失;

(7) 提高研究质量:伦理委员会的审查可以帮助研究者发现和改进实验设计中的缺陷,提高研究的科学性和可靠性;

(8) 教育和培训:伦理申请过程也是对研究者进行伦理教育和培训的机会,提高他们的伦理意识和责任感;

(9) 社会信任:通过伦理审查,可以增强公众对科学研究的信任,特别是在涉及敏感领域或弱势群体的研究中;

(10) 国际合作:伦理申请和审查过程有助于国际研究合作,确保不同国家和地区的研究者遵循相同的伦理标准。

人体实验伦理申请是科学研究中不可或缺的环节,它体现了对受试者尊严和生命价值的尊重,是科学研究伦理责任的重要体现。

六、受试者信息采集

在人体实验中,受试者信息的采集和管理对于确保研究的科学性、伦理性和有效性至关重要。以下是受试者信息采集和管理的几个主要意义。第一,确保研究的准确性:准确的受试者信息有助于研究者对数据进行正确分析,从而得出有效的研究结论。第二,个性化医疗:通过收集受试者的详细信息,研究者可以更好地理解不同个体对治疗或干预措施的反应,为个性化医疗提供依据。第三,风险评估:受试者信息有助于评估参与实验的潜在风险,确保只有符合条件的受试者参与,从而降低风险。第四,为知情同意:在收集信息的过程中,受试者有机会了解实验的目的、过程和潜在风险,从而做出是否参与的明智决定。第五,保护隐私:受试者信息的管理和保护是伦理审查的重要组成部分,确保受试者的隐私不被泄露。第六,数据完整性:良好的信息管理确保数据的完整性和可靠性,避免数据丢失或错误。第七,法律合规性:受试者信息的收集和管理必须遵守相关的法律法规,如数据保护法和医疗保密法。第八,促进研究透明度:透明的信息收集和管理过程有助于增强公众对研究的信任。第九,后续跟踪:在某些长期研究中,受试者信息的收集有助于后续的跟踪研究和长期效果评估;最后为促进研究创新:受试者信息的深入分析可以揭示新的研究问题和方向,促进科学创新。

在管理受试者信息时,研究者应遵循以下原则:①最小化原则:只收集对研究目的绝对必要的信息。②去标识化原则:去除或隐藏受试者的个人识别信息,以保护其隐私。③安全存储原则:确保受试者信息的安全存储,防止未经授权的访问或泄露。④数据保护原则:遵守数据保护法规,定期进行数据安全审查。⑤透明沟通:向受试者清晰地说明信息收集的目的、方式和使用范围。

总之,受试者信息的采集和管理是人体实验中的关键环节,需要在确保科学性和伦理性的同时,严格遵守法律法规和隐私保护原则。

七、人类遗传资源保护

人类遗传资源是指含有人体基因组、基因等遗传物质的器官、组织、细胞等遗传材料,以及利用这些遗传材料产生的数据等信息资料。保护人类遗传资源的内容和意义主要包括以下方面。

(一)伦理审查

所有涉及人类遗传资源的研究必须通过伦理审查,确保研究符合伦理原则。

(二)知情同意

在采集人类遗传资源时,必须事先告知提供者采集目的、用途等信息,并获取其书面同意。

(三)隐私保护

尊重和保护遗传资源提供者的隐私权,确保个人信息安全。

(四)技术规范

遵守相关技术规范,确保人类遗传资源的采集、保藏、使用和对外提供活动规范进行。

(五)数据管理

对人类遗传资源产生的数据进行严格管理,防止数据泄露或滥用。

(六)国际合作

在国际合作中保护国家利益,确保人类遗传资源的安全和合理利用。

(七)保护、维护生物多样性

人类遗传资源的多样性是人类适应环境变化的基础,保护这些资源有助于维护生物多样性。

（八）促进科学研究

合理利用人类遗传资源可以推动生命科学、医学等领域的研究,提高人类健康水平。

（九）保障国家安全

防止重要遗传资源非法外流,避免对国家安全构成威胁。

（十）提升国际竞争力

通过有效管理和利用人类遗传资源,增强国家在生物技术和医药领域的竞争力。

（十一）符合伦理道德

保护人类遗传资源体现了对人类尊严和权利的尊重,符合伦理道德的要求。

（十二）支持生物医药产业发展

合理利用人类遗传资源有助于发展生物医药产业,推动经济增长。

我国政府已经制定了《中华人民共和国人类遗传资源管理条例》及其实施细则,明确了人类遗传资源管理的法律框架和操作规范,以加强人类遗传资源的保护和合理利用,这些规定不仅涵盖了上述保护内容,还强调了在保护的基础上促进科学研究和生物医药产业的发展,以及加强监督检查和法律责任,确保人类遗传资源的安全和合规使用。

伦理申请参考模板请参考如下。

研究名称:（需与伦理审批文件一致）

研究机构:（牵头单位及合作单位）

伦理批件号:（由伦理委员会颁发）

版本号/日期:

一、研究目的与背景

本研究旨在探究_____（研究目的）,以期为_____（疾病/健康问题）提供更有效的诊疗方法。研究由_____（资助方或发起单位）支持,已通过_____（机构名称）科研伦理委员会审查批准。

二、研究内容与流程

参与内容:

您需接受_____（具体操作,如药物干预、血液采样、影像检查、问卷调查等）。

研究周期约_____（时间）,包括_____次随访(注明随访频率及方式)。

分组说明(如适用):

本研究采用_____（如随机、双盲、对照设计）,您可能被分配至_____组(如实验组/对照组),对照组将采用_____（常规治疗或安慰剂）。

三、潜在风险与补偿措施

可能风险

常见不良反应包括_____（如头晕、恶心等）;

罕见但严重风险包括_____（如过敏反应、器官损伤等）。

风险应对：

若发生与研究相关的损害，研究者将提供免费医疗救治及合理补偿（依据《涉及人的生物医学研究伦理审查办法》）。

因个人未遵循方案或医疗事故导致的损害，不承担补偿责任。

四、潜在收益

个人层面：可能改善症状/获得免费检查或药物（若适用），但效果无法保证。

社会层面：推动医学进步，惠及未来患者。

五、隐私与数据保护

（1）您的个人信息将以编号形式存储，仅限研究团队、伦理委员会及监管部门查阅。

（2）研究结果可能发表于学术期刊，但不会泄露个人身份。

六、自愿参与和退出权力

（1）参与完全自愿，拒绝或中途退出不会影响您的常规医疗权益。

（2）若退出，研究者可能要求完成安全性评估（如必要检查）。

七、联系方式

研究负责人：_____（姓名及职称）

联系电话：_____

伦理委员会监督电话：_____

声明与签署

我已充分理解上述内容，自愿参与本研究，并确认获得本同意书副本。

受试者签名：_____　日期：_____

研究者签名：_____　日期：_____

（韩汶延　苏丽娅　李筱贺　编写　苏秀兰　审校）

第 三 章　医学科研的基本要素

　　科研设计是医学科学研究中的重要组成部分。完善科学的实验设计方案能够有效指导实验的顺利开展，合理安排实验观察内容，以较为经济的人力、物力和时间获得相对准确可靠的结果。完善的科研设计要求我们明确科研设计中的基本要素，遵循随机、对照、重复、盲法和均衡等设计原则。其中，受试对象、被试因素和实验效应组成科研设计的"三要素"，在任何一项实验中都包括这三个基本要素。这些要素一般都应反映在科研项目的题目中，如"观察某降压药物的降压效果"，受试对象是高血压患者，降压药物为被试因素，实验效应指标是血压值。"三要素"在整个实验设计中的安排与处理是否科学、合理、完善，是科研设计中的关键问题。

第一节　受试对象

　　受试对象是指实验所用的材料，亦称实验对象，受试对象或观察对象。受试对象的选择非常重要，它对实验结果有着极为重要的影响，受试对象地选择合适与否，对实验成败是很关键的。如果进行动物实验，对实验动物的基本要求是对拟施加的被试因素反应敏感，反应稳定，尽可能近似于人，并且经济可行，容易获得。特殊要求是健康合格，种属一致，品系相同，年龄、窝别、体重差别不大，性别要求雌雄各半。

一、受试对象的确定

　　受试对象的确定取决于实验目的。医学科研的受试对象绝大多数是人或动物，也可以是器官、组织、细胞或分子，在药物研究中可以是植物。整体实验和离体实验是医学研究的两大重要途径，在医学科研中究竟在什么层次上进行实验，要求服从于科研假说检验的需要。整体实验即采用整体作受试对象，在体内（*in vivo*）进行实验，反映人体或动物的实际情况，实验结果对临床医学参考意义较大，适于综合性研究。但整体实验受体内神经体液调节和各种复杂因素的干扰，较难深入了解事物的本质和各种变化的细节与内在规律。所以分析生命机制和药物作用机制时，往往结合离体实验，即采用器官、组织、细胞、亚细胞或分子作为受试对象,在体外(*in vitro*)进行实验,即离体实验,适于分析性研究,并可排除体内各种复杂因素的干扰,可进行直接观测,并获得准确、精细的结果。也可采用先体内后体外的方式进行实验,这类实验属半体内(*ex vivo*)实验。体外实验或半体外实验主要用于深入探讨作用机制。究竟在什么层次上进行科研,必须服从于科学假说的需要。例如研究参考值(正常值)范围,应当选择健康人作为受试对象,通常需要在不同性别与不同年龄分别选择较多的健康人或"相对健者"(指未患有影响该指标的疾病和未患有重要脏器疾病的人)。

二、受试对象的条件

受试对象的选择十分重要,对实验结果有着极为重要的影响。中药种植中培育品系的研究则将药用植物列为受试对象。在医学科研中,作为受试对象的前提是所选对象必须同时满足以下基本条件:①敏感性:是指受试对象必须对被试因素敏感;②稳定性:是指受试对象必须对被试因素有比较稳定的反应。例如:临床上观察某个药物对高血压病的疗效,Ⅲ期高血压患者对药物不敏感,Ⅰ期患者,本身血压波动范围较大,而Ⅱ期高血压病患者无论是在症状还是对药物的敏感性都趋于稳定,因此一般应选择Ⅱ期高血压病患者作为观察对象。③特异性:是指受试对象接受被试因素后,只产生特定的实验效应。在临床疗效科研中,应当选择具有明显变化的客观指标的患者作为受试对象。例如,冠心病研究中,根据临床症状无法反应冠心病的特异性,因此,相关研究应筛选有缺血性心电图改变的患者为受试对象,不宜选择仅有心前区不适症状的患者。④经济性:是指受试对象较容易获取,且研究费用便宜。⑤可行性:是指受试对象便于施加被试因素,不仅易于取样,安全性好,而且应当以有利于患者诊治为原则。⑥相似性:是指动物产生的实验效应尽可能与人体近似。

在临床研究中,存在以下情况之一者,不宜作为一般临床科研的受试对象:①患者存在影响实验结果的相关并发症;②患者处于危重状态;③患者对多种疗法无效(机体反应性或致病因素与一般病例不同);④患者不能配合研究工作者。但若要特殊研究合并症、危重病症或顽固性(难治性)病症时,则需另当别论。

三、受试对象的基本特征

(一) 动物

将动物作为受试对象具有操作方便、安全性高、价格相对便宜等特点,且不会涉及人类的医德问题。同时,饲养、管理及观察动物十分方便且容易做到。但是选择动物进行试验时,需要考虑的因素也很多,例如动物的种类、种属、品系、窝别、性别、年龄、体重、健康状况,是否容易饲养和存活,对施加的被试因素的反应特征等。

(二) 人体

选择人体作为受试对象进行科学研究过程中,首先注意需要签订知情同意书,使受试者在了解研究目的状态下参与研究。其次,还应考虑以下特征。

1. **一般条件** 包括性别、年龄、民族、个人嗜好、生活习惯、居住地区等。

2. **健康状况** 包括既往病史、家族成员病史、健康状况,身体发育状况等。

3. **社会因素** 包括职业、文化程度、经济条件、居住条件、家庭状况、心理状况、个性特征、患者及其家属的合作态度等。

4. **疾病因素** 包括病种、病型、病期、病程、病情、诊断方法、诊断标准、试验研究的时间期限等。

5. **材料** 标本的获取部位、获取条件、新鲜程度、保存方法、培养条件、运输及传送方式等。

6. **外界环境因素** 医院规模、医疗水平、医疗设备、医护人员的水平及素质、病房的大小、病房中患者人数和受试对象的纯化。

医学科学研究过程中,受试对象的疾病应依照国内或国际统一的诊断标准,诊断明确且临床表现具有典型性。非典型的特殊病例不宜作为受试对象,因为特殊病例提示机体或致病因素与一般病例存在差异。受试对象的病情一般不宜过重或过轻,因病情过重,死亡率很高,不易反映被试因素的疗效;若病情过轻,稍加处理即可痊愈,难以区分不同被试因素的优劣。因此,只有通过对病情中等病例得到肯定结论后,才宜扩大观察轻、中、重三类不同病情患者。患者的既往史也很重要,如第二、第三次心肌梗死患者的死亡率明显高于初次发作者,因此,它亦应作为纯化分层的依据之一。疾病诊断与病情分级的标准务必按照全国有关专业学术会议的规定;如无统一规定,则可邀请三个以上其他单位的专家集体讨论、制订,切忌个人主观臆断。中医临床科研受试对象的诊断除应有中医诊断外,还必须有西医诊断。

四、受试对象的纯化

所谓受试对象的纯化,即应考虑受试对象构成的均匀性,减少个体差异,提高样本的同质性。

(1) 受试对象的具体指标应是明确的,且不受其他因素的影响。如在临床科研中,要求受试对象的症状、体征、辅助检查结果具有典型性与代表性。

(2) 疾病病史明确(尤其是传染性疾病),符合流行病学规律(如某病的潜伏期、隐性感染,预防接种史等)。

(3) 疾病诊断与病情分级的标准务必按照有关规定,且临床表现具有典型性,非典型的特殊病例不宜作为受试对象,因为特殊病例提示机体或致病因素与一般病例存在差异。

(4) 受试对象要有可靠的依从性,中途不可间断。故受试对象的病情一般应是中等的,若因病情过重,死亡率很高,不易反映被试因素的疗效;若病情过轻,稍加处理即可痊愈,难以区分不同被试因素的优劣。因此,只有通过对病情中等病例得到肯定结论后,才会扩大观察轻、中、重三类不同病情患者。

五、受试对象影响因素的控制

医学科研中，影响受试对象的因素诸多，首先应注意性别和年龄的均衡性，不同性别与年龄的人，他们的激素、代谢与器官功能均有一定的差异，这些因素对许多疾病的疗效都有一定的影响。一般实验首先选择中青年人作为受试对象，只有肯定疗效后才能扩大到儿童与老年进行观察。除非专门研究妊娠有关课题，一般不应选择孕妇作受试对象。其次，生活习惯与嗜好也可以影响实验结果。如吸烟可使前列环素（prostaglandin－1－2，PGI_2）合成减少，明显影响动脉粥样硬化与慢性阻塞性肺疾患的治疗效果。此外，居住条件与家庭负担等因素也可影响疗效，尤其是发病与精神因素有关的疾病更是如此。饮食因素也与许多疾病的发生、发展有关，如刺激性强的食物易使胃部疾病复发；食用大量黑木耳可能导致出血倾向。

控制上述影响因素，住院患者较易做到，门诊患者往往难以实现。所以，临床疗效的研究最好以住院患者为受试对象，将用药的种类、剂量、次数与服药时间严格控制，使之一致，这样实验才真正具有可比性。只有无法对住院病例进行观察时，才能选用门诊患者作为受试对象。

在动物实验中，根据研究目的不同，对实验动物的选择要求也不同。动物的选择应有针对性地注意种类、品系、年龄（月龄）、性别、体重、窝别和营养状况及饲养条件等。为保证实验效应的精确性，对某些动物的生活环境有严格的要求，例如裸鼠实验，必须在符合要求的洁净级条件下开展实验。

六、受试对象的依从性

受试对象的依从性指他们按预定计划接受被试因素的合作程度，绝对的依从只有在麻醉动物实验中才能见到。在临床研究中，患者由于心理、社会、经济等多方面原因可能出现忘记服药、中途退出实验或换组等情况，而这些不依从性的表现必然干扰实验计划的完成。研究人员必须充分关心体贴患者，做好患者的思想工作，使患者建立对医务人员的充分信任与依赖的心理状态，从而提高患者的依从性。还应当控制实验时间，实验时间过长，患者依从性往往会降低。此外，在设计时应制订一旦出现不依从情况的补救措施。

第二节 | 被试因素

一、被试因素的确定

被试因素简称处理因素、暴露因素、探索因素或研究因素，是根据不同的研究目的，施加于受试对象并引起直接或间接效应的外界干预。它可以是外源性的,如人为给予的物理因素、化学因素、生物因素;或外界客观存在的,如气候、季节等;也可以是内源性的自身特征,如性别、年龄、心理、遗传因素。例如,在《雌二醇对肺成纤维细胞增殖的调控》研究中雌二醇属于被试因素,《不同季节环磷酰胺对小鼠精子细胞致畸效应的研究》研究中环磷酰胺属于被试因素,在《性别和年龄与心肌梗死患者死亡的关系》研究中性别和年龄属于被试因素。

在医学科学研究中,研究者应正确、恰当地确定被试因素,确定被试因素过程中应注意以下几点。

(一) 根据研究的目标,抓住实验研究中的主要被试因素

研究中的主要被试因素按照以往研究基础上,提出的某些假设和要求决定。一次实验中涉及的被试因素不宜太多,避免增多分组,受试对象的例数增加,使得研究人员在实验中难以控制误差。然而,被试因素过少,又难以体现实验的广度和深度。因此,根据研究目的的需要与实施的可能性确定关键性的因素。

(二) 实验中及时确定和处理非被试因素

除了确定的被试因素以外,凡是影响实验结果的其他因素都称为非被试因素。非被试因素所产生的混杂效应也会影响被试因素产生的效应的对比和分析,所以这些非被试因素又称为混杂因素。

处理非被试因素的方法包括:①确定被试因素的同时,还须明确哪些是非被试因素;②将非被试因素,作为误差来源严格控制,减小非被试因素影响;③不能减小的非被试因素时,应使实验组与对照组保持均衡一致。例如,研究中成药物治疗缺铁性贫血患者的研究中,非被试因素可能有年龄、性别、营养状况等,如果实验与对照两组患者的年龄、性别、营养等构成不一,则可能影响药物疗效的比较,因此,设计实验时,要设法控制这些非被试因素,以消除其干扰作用,减少实验误差。

(三) 被试因素必须标准化

被试因素的强度、频率、持续时间与施加方法等,都要通过查阅文献和预备试验找出各自的最适条件,再制订有关规定和制度,并使之相对固定,否则会影响试验结果的评价。如家兔注射药物观察血压变化的实验中,被试因素为药物,非被试因素为引起家兔血压升高的诸多因素,如动物固定过程,实验过程中引起的疼痛或药物进入血管后血容量增加等。

二、水平的选定

水平指被试因素的不同的量或状态。研究中的被试因素作用于受试对象引起的效应与被试因素的水平有着依赖关系。例如,以药物作为被试因素,药物的剂量是被试因素的水平。在科研中,被试因素水平的选择,取决于实验目的。被试因素不能过大或过小。因为被试因素过大可能会引起受试对象的损害或中毒,过小则不可能观察到应有的

效应。例如，以观察一个新药物的效应为目的的研究中，必须确定剂量-效应关系的存在；如果没有剂量-效应关系，这种药物的作用属于一种非特异性作用。在药物研究中，在药物最小有效量与最大安全量范围内，根据研究目的的不同，使用剂量也应有所不同。例如，进行药效筛选实验是为了避免漏掉有效药物，应选择最大安全量，通常采用半数致死量（LD_{50}）的 1/10 左右进行研究。若研究药效的影响因素，则应采用半数有效量（ED_{50}）计量为宜，因为在这个水平药效曲线的斜率最大，如果某些因素对药效有影响，则可明显地反映出来。假如进行毒性实验研究，则应选择超过最大安全量的不同剂量，以分别找出半数致死量（LD_{50}）与绝对致死量（LD_{100}）。但若进行两种药物的药效比较实验，则两者均应采用多个不同剂量，以便对两个药物的剂量-效应曲线进行较全面的分析。由此可见，科研设计中正确选定被试因素的水平是十分重要的。

（一）被试因素与水平的组合

科研设计中，依照被试因素与水平的数目，可产生四个不同类型组合，实际也就是四类不同的实验。

1. **单因素单水平** 是科研中最常见的实验类型。例如，研究"夏枯草提出物对原发性高血压患者降压作用的观察"属单因素单水平实验。单因素单水平组合的实验的优点为实验的条件较易控制，相对简单易行。其缺点有，若有多个因素待试时，实验进度则太慢。

2. **单因素多水平** 属单因素多群组的实验，如，比较不同剂量药物对某病的疗效观察。特别是珍贵药物、毒性较大的药物或新药最佳用药剂量选择的实验研究往往需要采用这类实验。如不同分子量肝素对大鼠内毒素血症的疗效比较。

3. **多因素单水平** 这类实验研究会比较不同药物、不同疗法、不同复方、同一复方中的不同单味中药、同一单味中药中不同有效成分的疗效，或者比较不同因素在某一疾病中的作用等。如中西医结合研究中，比较中药与西药联合的疗效。

4. **多因素多水平** 事物之间的联系是复杂的，生物效应更是如此。在许多情况下，应当考虑多个因素联合作用。在多因素联合作用中，究竟哪些因素起主要效果？哪些因素是次要的？它们彼此之间有无交互作用？回答这些问题，需要采用多因素多水平实验。例如，研究酶学实验的最佳反应条件、探索联合用药方案、研究中药复方等研究中，多因素多水平组合便是常用的实验类型。

（二）被试因素的施加

1. **确保被试因素被施加** 被试因素确定后，按照研究设计准确地施加被试因素是保证研究结果准确的重要环节。为此，要考虑到以下方面：①被试因素（如药物注射）要注意取量的准确性。②对口服被试药物，患者是否真正服用实验药物，应以观察者督促受试对象服下为准。③在动物实验中，慢性实验采用空腹灌胃，急性实验最好采用十二指肠给药。

2. **施加条件标准化** 被试因素的强度、频率、持续时间与施加方法等，都应通过查阅文献和预备实验找出各自的最适条件，再拟定有关规定和制度，使之相对固定。一旦进入正式实验,不允许轻易改变;如确需改变,一般应将被试因素实验条件改变前后的实验结果分别予以处理。如被试因素是药物,应当在科研全过程使用同一批药物,以防批间差异干扰实验结果。如被试因素系中药,则应正确选择药物剂型,并使之标准化和相对固定化。同一中药或复方,不同剂型的有效成分及其含量是不同的;即使同一煎剂,由于煎法不同,其有效成分与含量也会有所差异。因此煎煮方法与时间都应选择最佳条件,并将其固定下来。

3. 给药时间固定化　在临床医学科研中,药物是最常见的被试因素。由于生物节律的存在,不同时间药物的毒副作用与疗效存在差异。例如普萘洛尔(心得安)的半数致死量在下午 7 点为 98.5 ng/kg,上午 11 点则为 129.4 ng/kg。由于给药时间不同,相同剂量药物的作用强度可有很大的差异。例如同剂量洋地黄,夜间给药可比白天给药敏感性高约 40 倍;糖尿病患者凌晨 4 点左右对胰岛素最敏感,因此,每天给药时间应当固定。药物毒副作用与疗效的大小,不仅有昼夜节律,而且还存在季节性节律的影响。例如环磷酰胺的致畸作用在春夏季较高,冬季最低。考虑到时间因素影响,故对比性实验应当强调平行进行,绝不能将实验组与对照组分别在不同时间与季节进行。

4. 正确选择给药途径与剂量　给药途径不同,药物吸收速度与作用方式也不同。一般说来,就药物的吸收速度而言,肌肉≈腹腔>皮下>胃肠道。口服由肠道吸收,相当一部分有效成分首先在肝脏中进行生物转化;皮下、肌肉与静脉注入后,一部分有效成分首先在肺脏中进行生物转化;动脉内给药则主要作用于被灌流器官。因此,同一药物口服与非胃肠道给药,其作用可能并不完全相同。正确选择给药途径对于医药科研是十分重要的。此外,不同途径给药的用量亦应不同。若以口服量为 100% 时,灌胃亦为 100%,灌肠(直肠)为 100%~200%,皮下注射为 30%~50%,肌内注射为 25%~30%,腹腔注射为 25%~30%,静脉注射 20%~25%。

第三节　实验效应

被试因素取不同水平时,在实验单位上所产生的反应称为实验效应或反应(reaction)。实验效应是反映被试因素作用强弱的标志,其必须通过具体的指标来体现。要结合专业知识,尽可能多地选用可观测性强的指标,在仪器和试剂允许的条件下,应尽可能多选用特异性强、灵敏度高、准确可靠的客观指标。对一些半客观(如读pH 试纸上的数值)或主观指标(对一些定性指标的判断),要事先规定读取数值的严格标准,只有这样才能准确地分析实验结果,从而大大提高了实验结果的可信度。效应指标的正确选定是非常重要的。

一、效应指标的分类

（一）定量指标

定量指标指可以用具体的度量衡单位来表示的指标。如人体的身高用厘米表示，体重用千克表示，脉搏用每分钟的次数表示。

（二）定性指标

定性指标是按受试对象的属性或特征先分类，再计数各类的个数。用绝对数或相对数来表示。如某检测指标的结果可以用"是"或"否"，"阴性"或"阳性"来表示。

（三）等级指标

等级指标是按试验效应的程度分为若干等级，并计数各等级的个数。该指标介于定量及分类指标之间。如用某治疗方案治疗患者，其观察结果可以分为四个等级，即：无效、显效、好转、痊愈。这四个等级可以用一个或多个具体量度指标来确定。

二、效应指标的要求

（一）指标的关联性

选用的指标必须与所研究的题目具有本质性联系，且能确切反映被试因素的效应，这就是指标关联性的体现，这些指标可以通过查阅文献或根据以往经验而获得。所选指标是否符合关联性要求，这往往反映科研工作者的专业知识与技术水平。在指标选择中，切忌有"想当然"的做法。一般来说，功能性指标应与所反映的功能存在本质联系。对于血糖测定，若用班氏实验，易受体内还原物质的影响，读数往往偏高，应采用特异性高的葡萄糖氧化酶方法。但是必须明确，人类科学技术是不断发展的，科研工作者应当及时了解最新信息，不断查新，以使自己的科研工作应用的指标具有高度关联性。

（二）指标的客观化

指标包括主观指标和客观指标。主观指标和客观指标的划分是由指标数据的来源决定的。主观指标的数据是由观察者或受试对象根据主观感受程度判定。如中医诊病中，望、闻、问、切是靠受试者的回答和观察者凭借感受而收集病情信息。主观指标较易受观察者与受试者两方面的主观因素的影响，易受心理状态与暗示程度的影响，并且主观感受往往由于背景条件与对比诱导可发生较大的差异。因此，在科研中应减少采用主观指标。

客观指标是指通过精密设备或仪器测定的数据，能真实显示实验效应的大小或性质，排除人为因素的干扰。如心电图、血细胞自动计数等就属于客观指标。其缺点包括：①目前生物科学技术还不够发达，有些反应尚无适当的客观指标衡量。②有些客观指标灵敏度远不如主观感受。

科研中要正确运用主观和客观指标。对于主观指标，在可能范围内应尽量消除观察者的主观因素影响。例如,胸片中的阴影,尽管照片本身是客观的,但报告描述与取值则是主观的,故仍属主观指标。由此可见,对于这类指标应采取多人、分别观察、盲法判定,而后采用加权平均值法,从而消除主观因素的影响。因为多人判断可以防止片面性,分别观察可以消除彼此之间的干扰与影响,盲法可以防止偏见。

(三) 指标的灵敏度

指标的灵敏度通常是由该指标所能正确反映的最小数量级或水平来确定。例如,在形态学方面,光学显微镜可判断组织和细胞水平的改变,电子显微镜可判断亚细胞超微结构的改变,细胞分光光度计可以测定细胞内某些物质含量的改变。对于溶液中物质含量的测定,除测出下限值以外,还可测出最低改变浓度来反应灵敏度。作为科研指标,要求其灵敏度能正确反映被试因素对受试对象所引起的反应,并不是灵敏度越高越好。例如,测定全血的血红蛋白含量,则可用氰正铁血红蛋白法,以 g/L 为单位;测定小鼠体重,以感量为 0.5 g 的药物天平即可,若采用感量为 0.1 mg 的分析天平,显然是不必要的,也是不应该的。

(四) 指标的有效性

指标的有效性是由该指标的敏感性(敏感度)与特异性(特异度)来决定的。临床医学研究中,对于疾病状态下,理想的实验是阳性结果只出现在本病存在的条件下,本病不存在时实验是阴性。但是绝大多数生物学与医学实验,生物个体之间存在差异与实验结果呈正态分布或拖尾的偏态分布,故从实验结果来看,患本病者与未患本病者通常在分布上存在不同程度的交错重叠现象。例如,测定年龄、性别、民族和地区相同三群人的身高(巨人症、正常人、克汀病),不难发现正常人中个别高个子与巨人症中的矮个子的身高值有重叠,正常人中的矮个子又与克汀病中的高个子身高值有重叠。另外,对于大多数实验而言,在样本含量确定的条件下,在选择指标时,宜将指标的敏感性与特异性综合起来考虑。

(五) 测定的精确性

精确性包括指标的精密度与准确度的双重含义。准确度是测定值与真实值接近的程度,即测定正确性的量度。通常以偏差系数(coefficient of bias, CB)来表示。精密度是指各次测定值集中的程度。它与变异系数(coefficient of variation, CV)成反比。

重复性则指在相同条件下多次取样测定结果的精密度。平时强调实验结果的可重复性,就是在相同条件下多次取样测定结果的精密度。从设计角度分析,第一位必须准确,第二位要求精密。既准确又精密最好,准确但精密度不理想尚可,但精密度高而准确度差则不符合科研要求。对于不同指标,偏差系数与变异系数的要求是不同。即不同指标的精确性要求也是不一致的。指标的精确性除与检测指标的方法、仪器、试剂及实验条件有关外,还取决于技术水平及操作情况。因此,在固定其他条件后,以此来考核科研人员的技术情况。

(苏依拉其木格 编写 苏秀兰 审校)

第 四 章 科研方向、专业目标与科研课题的选择

第一节 | 确定科研方向及专业目标

一个人的生命有限,学习时间有限,科学研究的能力也有限。因此,任何一个科研工作者,在现代医学研究中,都不可能再像"博"学的亚里士多德和"万能天才"的达·芬奇那样把各门学科都做研究,而只能把有限的生命、有限的时间和有限的研究能力集中用在"专业"的分支学科的研究上。所以,确定科研方向和专业目标是开展研究工作的基础。科研工作者在本学科或邻近学科领域内,把那些自己基础理论较好、学术造诣较深、最有发展前途,也有继续深入研究兴趣的一个学科或两个及两个以上学科的交叉处、空白区确定为自己今后长期为之奋斗的主攻方向,这些学科或交叉处就是确定的科研方向,即所谓"确定专业目标",就是在已确定的科研方向基础上,进一步把由某一基础学科分化出来的某一分支学科,选择为自己具体从事的工作,确定为自己研究的目标。专业目标实质上就是科研方向的具体化。

一个科研工作者确定方向是其从事科学研究的第一步。科研方向是一个科研工作者长期致力科学事业的主攻目标。方向确定以后,应沿着这个方向不断努力,有益于逐步提高学术水平,有望作出巨大的成就。科学研究必须有明确的、相对稳定的方向,只有科研方向确定后,才能有明确的前进目标,长期积累,不断提高。

一、确定科研方向及专业目标的原则

(一) 根据个人兴趣确定

兴趣是科研工作者在事业上成败的关键,也是科研事业上的行为动力。

在科学研究中,科研方向和专业目标确定后,科研工作者将为之奋斗终身。在科研工作者的人格结构中,兴趣可以促使人们的心理和行为去积极探索未知事物或为从事科研活动产生强烈的愿望与追求;同时,兴趣又是一种求知欲,它可以促使研究者获得更广泛的知识和技能。如果一个科研工作者对他所确定和从事研究的学科与专业不感兴趣,工作中将毫无热情,即使研究条件再好,也不会倾注自己的心血把研究工作做好。反之,

如果一个科研工作者对他所确定的研究方向和从事研究的学科与专业有兴趣,他将热爱自己的研究工作,即使工作条件差,也会创造条件,克服困难、全身心地投入研究工作。在科学史上和现实生活中,这种由于兴趣确定某一学科、某一专业作为自己奋斗终生的科研方向与专业目标不乏其人。居里夫人、李时珍、爱因斯坦、巴斯德、陈景润、霍金、屠呦呦等就是典型的例子,他们所确定的科研方向和专业目标及其所取得的科学成就,都带有明显的个人兴趣的成分。当然,兴趣并非他们确定科研方向、专业目标和取得成就的唯一依据,其背后还涵盖了他们的品德、才能、社会需要等其他方面的考量。

(二) 根据社会需要和科学发展趋势来确定

兴趣对科研工作者的科研方向、专业目标的确定会产生一定影响,但个人兴趣还应与社会需要和科学发展趋势相一致。医学科学研究成果将服务于人类,服务于社会,学科间的渗透和交叉将是新世纪医学科学发展的主流,因此医学科研工作者在确定方向及目标时,更应注重国家、社会的需要。

(三) 根据个人的才能和其他人的意见来确定

由于每个人掌握本专业以及交叉学科领域的知识量、开展研究的能力以及对所选择研究方向、专业目标的认识度不同,为保证研究方向及专业目标的正确性,要正确评价个人的综合素质,并多方征求意见,重视反馈信息。

(四) 通过实践,慎重考虑

对于"年轻(初涉医学科学研究)"的科研工作者来说,定方向是一件大事,既需要调查了解科学发展动向,又需要根据主观条件,深思熟虑,慎重从事,需要经过一段实践路程才能最后确定,而从实践中确定的方向易于持续下去。一个"年轻(初涉医学科学研究)"的科研工作者,最好是在定方向之前,根据工作需要先从事多方面的研究,以得到多方面的实践机会。在实践过程中会逐渐地形成和选定某个领域为其今后长期从事科学研究的主攻方向,水到渠成。反之,如果急求确定方向,仅凭一时的兴趣或仅从书刊情报确定方向,缺乏实践基础、轻率确定的方向,将会难以持续下去。

还应指出,优秀的科研成就往往是建筑在广博的知识基础之上,科研早期多方面的研究工作,正可为日后攀登高峰创造良好的条件。

(五) 专心致志,长期坚持

科学上没有平坦的道路。向着任何一个科研方向发展都会遇到许多困难。实践中确定科研方向仍需要付出极大的努力,敢于克服困难,专心从事研究,方能到达目的地。反之,如果半途遇到困难就丧失继续前进的信心,将会朝三暮四,频繁改变研究方向,导致难以获得大的成果,甚至一无所获。

二、确定科研方向及专业目标的意义

(一) 科研方向和专业目标决定了科研选题的方向与范围

一般而言,科研方向和专业目标确定之后,科研选题将围绕着所确定学科方向和专业范围进行。虽然选择和确定研究课题很重要，但在科学研究的整个过程中属第二步工作，它为科研方向和专业目标的实现服务。因此，科研工作者一旦把自己所主攻的科研方向或专业目标确定下来，研究课题就要根据科研方向确定选题，方能保证科研方向和专业目标的实现，有利于学科和专业的发展。

（二）科研方向和专业目标是培养与造就专家学者的有效途径

在现代医学科学发展中，科研人员不但要掌握本专业的知识与研究技能，了解交叉学科的知识，同时需要掌握的知识越来越专业化。因此，科研工作者只有通过确定科研方向和专业目标，并根据它们的指向和范围进行科研选题，再经过长期的研究与探索，创造出理论层次深、学术造诣高、高水平、高档次的创新性的研究成果，从而在本学科、本专业的学术界产生广泛的影响，造就有影响力的专家、学者。

（三）确定科研方向和专业目标对科学研究方法的选择有直接影响

现代医学的学科呈现增加、专业细化的趋势，科研方向和专业目标的确定，将直接影响到以后完成研究课题所应用的方法。

三、确定科研方向和专业目标时应注意的问题

（一）确定科研方向和专业目标要进行反馈调节

在科研工作中，一个人的科研方向和专业目标往往不是一次就能科学、准确地确定下来的。最好提出几种可供选择的方案，经相关研究领域的专家进行论证，再选择其中具有可行性的一两个方案作为科研实践，最后确定自己的科研方向和专业目标。这样经过一定论证、实践检验、反馈调节确定下来的科研方向和专业目标，更具备科学性、准确性和可靠性。

（二）确定科研方向和专业目标要考虑多方面的条件

在科研中，不论科研方向还是专业目标均应根据个人兴趣、社会需要和科学发展趋势、个人才能及其他人的意见等主、客观方面的条件来确定，防止从众心理、赶时髦；防止旁驰博鹜，切忌朝三暮四。确定科研方向和专业目标并非易事，而围绕着主攻方向和专业目标开展研究更加不容易。任何一门学科和专业均存在着很多未发现的事实尚待发现，未解决的问题有待解决，需要研究者不断地学习，既要及时发现机遇，又要耐得住寂寞，实事求是、精益求精地开展工作。

第二节 ｜ 科研选题的基本思路及原则

科研选题要求完整、严谨、具有明确的目的性、先进性与科学性。

万里之行始于足下。在研究方向和专业目标确定之后，如何选择研究课题成为科研人员开展研究工作的首要环节。选题确定之前，在查阅了大量的相关的国外有关文献

后,熟悉、了解和掌握相关学科领域的研究进展后提出科学的假说,再设计可行的研究方案和具体的研究目标。当一个选题确定后,研究者对于所选课题的主要研究内容、研究方法、技术路线和预期研究成果等就有了充分的认识。

一、科研选题的基本思路

(一) 提出问题

提出问题是科研选题的始动环节,是科研选题的重要部分,具有重要的战略意义。能否正确提出问题,往往决定着问题能否解决及解决的难易和优劣。在提出问题阶段,反复思考与谨慎分析是十分必要的。

任何一个拟研究或探讨的问题并非凭空产生,而需要在掌握较扎实的理论知识和实践的基础上,通过深入的分析,广泛的联想和反复的酝酿后形成。爱因斯坦指出:"提出一个问题往往比解决一个问题更重要,因为解决问题仅仅是以数学上或实验上的技能而已,而提出新的问题、新的可能性和从新的角度去看待旧的问题,却需要有创造性的想象力,而且标志着科学的真正进步。"海森堡曾经指出:"提出正确的问题,往往等于解决了问题的大半"。

范例 提出问题:A～D四个地区高血压患病率存在差异。研究者对 A～D 4 个地区(不同少数民族)的高血压进行了抽样调查,结果显示,A 地区的高血压患病率最低,B 地区的高血压患病率最高,对此,研究人员推测可能的原因是生活习惯、环境因素和遗传因素,因此采用遗传流行病学研究的方法开展研究,探讨 A 地区人群高血压发生的机制。

(二) 调查研究

提出问题之后要开展调查研究。针对提出的问题开展调查研究的主要方法有两个:一是去现场与有关的部门调查;二是查阅文献与有关资料。通过文献资料主要达到以下两个目的:①提出的问题是否在科学上具有创新意义;②了解国内外有关动态,为自己建立工作假说提供充分的材料与理论基础。在查阅文献并写出综述的基础上,应当针对自己提出的问题,建立工作假说。力求工作假说符合"创新性强、科学性好"的要求。

(三) 广泛听取专家与同行的意见

选题合适与否直接关系到科研的成败和成果的大小。一个良好的选题应当是"情况明、起点高、新意强、思路好"。为集思广益,选题应进行开题报告,对不同意见认真分析与借鉴。另一方面,选题必须有选题计划,用开题报告的形式,报请相关部门批准,并作为确定和安排工作的依据。选题计划的内容,一般包括下列几个方面:①项目名称(如果一个大的课题里包括几个小题,应加入小题名称;若本题属于某一大题中的子题,也应注明);②选题根据、目的和意义;③课题来源;④有关本课题的国内外研究现状,已有成就及存在问题。要附有主要参考文献;⑤要解决问题的研究内容、指标要求及预期结果;⑥预定开始和完成的时间,各个工作阶段的时间和进度;⑦主要措施;⑧经费来源和预算;⑨负责人及参加人员姓名,参加人员分工;⑩协作单位及其承担的任务。

（四）对所选择课题严谨设计

科研设计就是针对科研课题而制订的总体计划方案。科研设计应当包括专业设计和统计学设计两部分。专业设计是完成课题的专业思路、技术路线与方法的确定，它是科研创新性与学术水平的决定因素。其中统计学设计是控制误差、改善实验有效性的关键因素。由科研实践获得的资料，其数据总是离散的，但它们的分布存在一定规律性。这种规律性的揭示，则有赖于统计学分析。只有通过统计分析才能排除偶然，发现必然；才能根据局部(样本)结果，引出普遍(总体)结论。

（五）实践

实践是检验真理的唯一标准。通过实践，保证选题的正确性。在医学科研中常用以下三类实践方法。

1. **调查法** 判断某个未知事物是否存在、存在比率(或强度)如何以及哪些因素与之有关，都需要使用现场调查法。现场调查法在流行病学与病因学研究中具有重要的地位。

2. **观察法** 从自然存在的现象中搜集材料，观察法是最基本的方法。观察的层次可以是整体的、系统的、器官的、组织的、细胞的、亚细胞(细胞器)的、分子的甚至是亚分子的。在整体观念指导下观察层次越细越深入越好。

3. **实验法** 在人为地控制一些条件与因素的基础上，施加欲考核的因素于受试对象，观察由此引起的结构、功能、生化或疾病过程的变化，从而揭示事物的规律性的方法。与调查法比较，实验法具有主动性、精确、效率高的特点，所以它是取得典型材料的重要方法。

实验法实施前准备：①实验技术的可靠性检查：只有通过可靠性检查才能进行预备实验。②配合性检查：若实验有多个环节，涉及多个单位、多人、多指标相互配合时，应进行"集中培训"或"预演"，检查各环节衔接情况，做到统一规范，并且及时发现问题，将问题解决在正式实验之前。③预备实验：进行预备实验的目的，一是探明虚实，辨明方向；二是考察技术路线与方案，从而及时修改与补充实验设计。正式实验前的准备工作占整个工作量的 60%～80%。这也是科研中必须遵循的一条重要原则。

二、科研选题的基本原则

（一）创新性原则

科学研究既然是创造性的劳动，就必须考虑选题是否属于现代科学上的未知领域。正如李政道所说："向还没有开辟的领域进军，才能创造新天地"。创新是科研的生命线，也是科研选题赖以成立的根本条件。所谓创新，是将发明和创造运用于社会实践中实现其潜在的经济和社会价值的过程。简言之，创新是一种价值实现的过程，是比发明和创造更高层次的活动。

科研人员是科学研究的实施者，科研人员的科学性思维是科学研究具有创新性的基本保障，其本身的知识结构和研究思维在很大程度上会影响科学研究的创新性。因此，作为科研工作者,首先要保证自己知识的先进性,在不断学习的过程中做到创新。对于科研人员,创新的核心是知识创新,知识创新贯穿创新的全过程又是创新的终极结果。知识创新本质上就是获取和创造新知识,创新过程本质上就是学习的过程,学习过程贯穿了创新的全过程。通过学习,充分了解本课题领域国内外研究状况和水平,这是选题的首要前提。

(二) 需要性原则

医学科学研究的目的是造福人类。恰当的选题,其目的应十分明确,要充分考虑社会的需要,特别是医学、社会发展的需要。只有这样,才能获得社会的支持,才有强大的推动力。

第一,考虑课题的价值,即科学价值、实用价值、经济价值。

第二,考虑近期需要与长远需要的关系。

第三,正确处理基础理论和应用技术研究的关系。

对于"年轻(初涉研究领域)"的科研工作者来说,课题大小的选择,要大处着眼、小处着手。既要立大志、攀高峰,又要科学分析、实事求是,要根据自己和合作者的科研能力和实践经验等主观条件来确定课题。对于有经验的科研工作者,选题范围广阔,要跨学科、跨单位,并通过选择的课题培养后辈,这是责无旁贷的责任。

(三) 科学性原则

为保证选题依据的科学性,在专业上应该做到:①选题是建立在国内外迄今已有工作的基础上,不是主观臆想的;②正确处理继承与发展的关系,选题不能与已确证的科学规律和理论相矛盾;③选题必须具体而明确,能充分反映课题申报者的学术思路,清晰而具有深刻性。选题是否能较好地实现,主要取决于实验设计的科学性,在统计学上,实验设计类型与分析方法应当正确选择。在专业设计上,被试因素、受试对象与反应指标选择恰当,技术路线清晰,研究方案具体,实验步骤合理,实验方法先进。

科学性原则要求选题要有依据,符合客观规律,符合逻辑性,须有一定的事实根据或科学理论根据。

(四) 可行性原则

科研选题可行性是指研究课题的研究目标及主要技术指标实现的可能性。科学研究的选题,首先要基于前期的科研实践结果,前期的工作是新研究课题客观性和可行性的保证。"空穴来风"的无根据假想不是科学研究的态度。我们提倡创新,但是创新不是凭空瞎想,科学创新是以客观性和可行性为基础的。首先要明确课题的目的,是否可以解决某一问题,所制定的科研路线是否科学,可行;其次就要明确现有的资源、实验条件、资金、人员配备是否可以满足实验的需要。要注意主观条件、客观条件和个人条件。正确评价研究者的知识结构和水平,以及研究能力、思维能力及个人的兴趣;正确评价客观条件是否具备;发挥主观能动性,既论条件,又创条件。

在选题过程中,要考虑本单位和协作单位的现有仪器设备材料来源和科研经费等问题。另一方面,还应尽量发掘潜力,充分利用现有人才、物质条件开展科研工作。因此选题前要注意了解研究的对象，预做估计。例如，实施前的现场实地调查，文献分析，了解要解决问题的性质、难度和要求等，并经过充分考虑和研究小组的反复讨论，对开展工作后可能出现的问题，预先作出估计和论证，最后再确定课题，这样将有利于认识主客观条件，选题后可顺利开展工作。此外，可发挥有关人员的积极性，齐心合力地创造条件，圆满完成任务。

（五）专一性原则

专一性即意味着科研课题不宜太大，要选择其未发现、未涉猎的领域。在深入专一性研究中，可发现一些新现象、新问题，而成为进一步研究或选题的新起点，这就是科研的再深入。开展深入的专一研究，有利于新的突破和培育独特的专长，使自己始终站在领先的高度，甚至形成学派权威或学术思想体系。注意选题的数量要适当，注意确定重点。对于一个科研工作者，不要同时抓过多的课题，也不要平均使用力量，而应在某一时期内以某一选题为主攻对象，集中人力、物力、财力的优势，完成之后再抓其他重点课题。否则，会精力分散、一事无成。

（六）效益性原则

要注意社会效益、经济效益、科技本身的效益、生态效益。基础研究要有重要的科学意义，应用性研究要有应用前景，具有可开发性和可推广性。

三、选题的要求

选题是科学研究中头等重要的工作，同时要注意研究课题的方向，尽量选择在医药卫生保健事业中有重要意义，或迫切需要解决的关键问题，而能否作出成果，选题是关键。因此，选题必须经过慎重考虑，并要坚持到底。凡经确定的课题，除无法预料的特殊原因外，不能轻率停顿或半途而废，以免造成人力、物力、财力的浪费。邹承鲁院士曾经指出一个好的新研究课题必须遵循以下三个基本原则。

（一）重要性

科学研究贵在创新。科研成果体现的途径之一为发表研究论文，而论文必须在某些方面有所创新，否则没有发表的价值。因此，选择一个研究课题，首先要考虑课题的重要性。简单重复前人结果不是科学研究，没有创新就没有科学的前进与发展，在科学研究上只有第一。因此科学上的重要性，首先要考虑的是创新性。研究开始前进行文献全面检索很重要，以避免重复性研究。创新性首先要在科学思想上，是学术思想上的创新，其次才是研究方法上。这二者又密不可分，没有科学思想上的创新，就谈不上研究方法上的创新，而没有研究方法上的创新，科学上的创新思想又往往难以实现。重要性首先是课题完成后对学科领域今后发展可能产生的影响，影响的面越大重要性越大。一个新思想的建立有时能开辟一个全新的研究系列，甚至全新的研究领域。此类课题通常称之为所谓开创性研究。DNA双螺旋结构的确立开创了分子生物学新学科，从而改变了整个生物学的面貌，无疑是20世纪最重要的工作之一。

（二）可能性

1. 全面理解文献　确定了一个设想的重要性之后,还要着重考虑设想是否与现有的知识相矛盾。选题完成,开始实施前尚需进行文献查阅,既要查阅前人是否已经报道过类似结果,也要查阅是否与前人已有的结论相矛盾。与前人结论矛盾时,要深入文献分析及实验验证,或可能是纠正前人错误的一种创新,或为新的发现与创新。要全面分析过去、现在的文献,了解研究背景,已有的成绩,存在什么问题,正确对待文献中正反面的报道。应该看到,文献中的结果都是在一定实验条件下取得的,在不同实验条件下,可能出现不同的结果。避免对文献报道不加分析盲目轻信,文献中出现的错误结果,可能为设计实验考虑不周,对照实验不够,因而得到错误的结果,或为从正确的实验结果得出错误的结论。但是,也要避免对文献中经过前人大量工作已经牢固建立的结论随意否定。提出不同看法要经过认真、细致的分析,找出前人可能发生错误的原因,再提出自己的想法。推翻已经得到广泛承认的结论需要付出更多的艰苦的努力。

2. 继承性　科学有其连续性,所有的创新都必然建立在前人成果的基础之上。从前人成功的结果吸取经验,从前人失败的结果中吸取教训,方能超越前人,取得成功。学术思想上的创新和继承是一个矛盾的统一,只有充分理解了前人研究成果的科学意义才谈得上创新,否则只不过是无知而已。牛顿说得好:"我看得更远,是因为我站在巨人的肩膀上"。另外,如果仅在类似条件下盲目重复前人结果,可作为学习,但是作为研究则是浪费时间、财力、物力。

3. 热爱与坚持　一个新设想既可能正确也可能错误,一个新的实验设计既可能达到预期结果,也可能得到相反结果。做任何事情都不会是一帆风顺的,只有通过不懈的努力方能获取成功。水稻之父袁隆平研究水稻几十年,其间也曾经失败过,先生在经历了漫长的过程之后获得了成功。从事科学研究需要有一颗严谨、求实、淡泊、坚韧、勇敢之心。研究问题并不是一朝一夕之事,需淡泊名利、耐得住寂寞、抵得住诱惑、坚韧不拔、不轻易放弃。只有勇于迎难而上,想常人之不敢想,为常人之不敢为,不怕质疑权威,方能有所建树。

（三）现实性

有了一个新的设想,仅就现有知识看来实现新设想是重要的和可能性的,但是,还不足以开始进行研究,还不能说是已经提出了一个好的研究课题。例如,癌症治疗无疑是一个重要课题,并且也是可能实现的,但还必须有一个既是现实可行的而又是可望成功的具体研究方案。没有一个现实可行的实施方案,任何设想都只是空想。

全面考虑课题的价值。面对现代医学科学研究中存在的课题多而广、交叉性强的特点,在选题中,应该是重要性、可能性和现实性的综合考虑。对于意义重大的课题,即使难度再大,只要有一个现实可行的实施方案,集体攻关,团结协作尤为重要。

实例:结晶牛胰岛素,即牛的胰岛素结晶,是牛胰脏中胰岛 β-细胞分泌的一种调节糖代谢的蛋白质激素。其一级结构在 1955 年由英国科学家桑格确定,为人工合成提供了基础。1965 年 9 月 17 日,中国科学家在世界上首次人工合成了结晶牛胰岛素,这一成就标志着人类在认识生命、探索生命奥秘的征途中迈出了关键性的一步。这次合成不仅证明了二硫键形成的高选择性,还证明了蛋白质的高级结构取决于其一级结构,这一发现为未来人工合成更多更大的蛋白质开辟了无限的远景,也为蛋白质生物合成机制的阐明提供了有力的证据。人工合成一个有活性的蛋白质是人工改造生命的一个重要的里程碑。在人工合成或改造生命在世界范围内当时还没有提上日程的大环境中,这一课题一经提出,立即得到广泛的赞同,原因不仅是由于它的重要性,同时也因为它的大胆创新和它的现实性。当时蛋白质的合成,哪怕是像胰岛素这样一个仅含 51 个氨基酸残基的小蛋白,也是件令人生畏的事。在工作初期,研究者曾考虑了三种合成方案以供选择。其中从合成角度看最为简便易行的方案是分别合成 A 链和 B 链,再通过巯基的氧化使两条链正确组合。但是还原和分离后的 A 链和 B 链是否能通过巯基的氧化生成正确的二硫键,能否重新组合形成天然的胰岛素分子尚属未知数,而这一问题是人工全合成胰岛素成功的关键。研究小组正是吸取了前人经验,在温和的氧化条件下,将不稳定的巯基转化为稳定的二硫键,形成具有天然构象的胰岛素分子。结晶牛胰岛素的人工合成从总课题到各个分课题的提出、制订方案,到予以实施,至今仍然值得我们借鉴。

一个好的开始,就是成功的一半。同样,一个好的选题,往往是一个科研课题成功的保障。以上的原则是相互联系,又相互制约的。只有把握这些原则,才能最大限度地减少课题的风险,增加探索的成功率。

四、选题中注意的问题

（一）如何选题

是对研究者各方面能力的检验,包括:科学思维能力、理论认识能力、掌握前沿进展的能力、实验能力以及检验研究是否能达到预期结果。

（二）选题中容易出现的问题

（1）缺乏构思成熟的科学理论,或目标不正确。

（2）选题靶向性差。特别是科研实践经验、知识、研究技能积累不足的科研人员,在选题时须注意数量,研究要有靶向性。歌德曾经指出:"一个人不能同时骑两匹马,骑上这匹马就要丢掉那匹马"。聪明的科研工作者在科研工作中,实践性和秩序性都是很强的,他们在一定时间里,总是把精力集中在某一学科和某一专业上,选择一两个研究课题,完成后再选择新的研究课题,这样有条不紊地研究下去,能够早出成果、多出成果,为学科和专业的发展作出突出贡献。

（3）要防止厌战情绪,切忌急于求成。任何一项科研课题的完成涉及研究者的智慧和详细的研究方案;一个团结协作的队伍和相关部门的支持;经费的统筹安排(其中涉及如何获得经费,以及经费不足条件下如何走出困境);研究中可能出现的意外问题。急于求成只能导致研究工作半途而废,或者失败。

（4）贪大求洋,题目选得过大。没有正确评估自己,盲目跟踪前沿。

（5）手段、方法定的过高,甚至脱离现实和客观条件。

五、如何做好选题

(一) 解放思想,标新立异

科研是一种创造性劳动,科研工作者必须具有敢为人先的意识。不要拘泥于旧概念和旧观点,要善于根据自己的实验结果,巧妙地运用唯物辩证法,通过科学的理论思维,在学术上有所创新。

(二) 抓住苗头,逐步深入

在科研中一旦发现新的未知事物,要穷追不舍,顺藤摸瓜,步步深入。只要抓住苗头,逐步深入,才有可能得到研究成果。

(三) 勤奋学习,刻苦钻研

没有坚实的专业基础与统计学知识以及有关技能,难以圆满完成科研课题。病理学家贝弗里奇指出:"成功的科学家往往是兴趣广泛的人,他们的独创精神来自他们的博学。"就一位优秀的科研工作者而言,不仅要求在专业范围内有较深的造诣,而且应当对相关学科有一定广度和深度的了解。根深叶茂,触类旁通,就是这个道理。

(四) 一丝不苟,艰苦奋斗

科研是探索未知,对未知世界,需要有计划、有步骤地、一丝不苟地逐步深入地去探索。从事科研工作,必须有胜不骄败不馁,以及不畏艰险、百折不挠的精神。

(五) 认真观察,实事求是

科学研究必须强调求实,实验结果要经得起重复,科研成果要经得起时间的考验,因此在科研中要有认真观察与实事求是的工作作风,尤其要留心观察和分析那些事先没有考虑到的变化,杜绝任何弄虚作假行为。科研工作者在实践中要努力培养细致观察与正确分析的能力。

(六) 勤于思索,善抓机遇

唯物辩证法告诉我们:必然性往往通过偶然性表现出来,偶然性的内部隐藏着必然性。在科研过程中碰到偶然现象,这是机遇。机遇对每一个科研工作者都提供了新发现的可能性,关键在于谁能敏锐地觉察并及时地抓住机遇。微生物学家巴斯德指出:"在观察的领域中,机遇只偏爱那种有准备的头脑"。因此,科研工作者应当努力提高自己的科学素养和水平,做好迎接机遇的准备。只有不断实践,并在实践中认真观察与准确判断各种变化,方能碰到机遇和抓住机遇。

(七) 学科交叉意识

各学科之间的相互渗透已经成为现代科学发展的一个特点。各学科的边缘区是研究不充分之地;而各门学科之间的交叉点,往往是空白点。科学的"无人区"并非禁区,而是只待开垦的科学处女地。在选题中要做到:结合自身优势,拓宽思路,既熟悉本领域的研究进展,又熟悉相关领域的研究进展;课题不要远离方向和领域,注意从科研实践、临床或文献中凝练科学问题,要有明确的研究思路,选自己感兴趣的课题;加强合作,利用他人的优势充实和发展自己；注重运用科学的思维方法，这是提出新问题、产生思想火花、跳出旧框框的最佳途径；要做到知己知彼。

第三节 选题前的准备工作

一个科研课题，大体需要经过提出问题、文献查阅、假说形成、确立课题、确定实施方案及预实验，以及课题的实施、总结、分析数据资料以及撰写及发表论文等环节。

一、占有充分资料是提出问题的基石

确定选题后，通过查阅文献，整理资料，理出资料之间的关系，详细了解国内外目前的研究进展、研究状况、存在的问题。

文献检索的作用：①"桥梁"作用；②"钥匙"作用；③节约作用；④导向作用。文献是人类与疾病作斗争的总结和记录，是人类的重要精神财富。主要包括教科书、百科全书、字典、手册、年鉴、专著、论文集、会议录等。任何一项科研成果或创新都是在吸取和借鉴前人或他人研究成果的基础上，在自己的智慧、钻研和创新获得的。

（一）文献与情报资料的搜集与整理

面对浩如烟海的文献信息，首先要确定文献与资料种类与来源，再按照文献与情报资料的搜集原则进行收集。一般遵循的原则包括：①逆时法原则，可以在有限的时间内获得感兴趣研究的最新资料，了解前沿进展；②有限制原则。根据自己的工作需要及时间，在进行文献收集中限制文献的数量、文献发表时间、刊物类别等；③准确、可靠性原则。前期已经有文献或者工作的积累，按照需求准确收集所需要文献。

（二）如何阅读

1. 循序渐进　在掌握有关专业参考书内容的基础上再读新的综述、专著、进展等，以了解该研究课题的发展概况。综述性文章比较概括，在短时间内可掌握较多资料，有利于获得有效信息。阅读文章中的不同部分可以获得不同的信息。阅读题目，可以基本了解作者的研究目标；选择切合的题目后阅读摘要，可以阅读提要或摘要，借以了解全文内容；阅读序言，可以了解作者要解决的问题；阅读结论，可以概括全貌；阅读统计结果，分析和讨论，可以了解作者的研究思路和该课题相关的研究状况。

2. 浏览与精读相结合　现代的医学科学研究具有进展快，多学科间交叉的特点，科研人员不但要学习专业知识，要精通，同时需要不断地扩大知识面，阅读文献不应只限于一定的范围，要培养广泛的阅读兴趣。对于一般的期刊可以浏览，对于本专业或与研究工作相关内容，则要深入钻研，要求全部弄懂，做到浏览以求广，精读以求深。

3. 专题深入追踪　为了跟踪本专业或与自己相关的研究的新进展，积累文献资料，应选择集中于本专业或研究密切相关的期刊，制订阅读计划，坚持每期阅读、建卡片、做

摘录。"最淡的墨水胜过最好的记忆",许多学者成功的经验证明,阅读文献一靠积累,二靠记录,依赖于复印技术和计算机储存,容易疏于认真阅读,而认真阅读并做笔记是积累文献的最好形式。

二 建立假说,确定方案

科学研究的目的是要解决科学问题。为了解决一定的科学问题,人们根据已知的科学事实和科学原理,对所研究的问题及其相关的现象作出一种猜测性的陈述或假定性的说明。这种猜测性的陈述或假定性的说明,就是假说。按照《中国大百科全书》的定义,科学假说是指"根据已有的科学知识和新的科学事实对所研究的问题提出的一种猜测性陈述。它是将认识从已知推向未知,进而变未知为已知的必不可少的思维方法,是科学发展的一种重要形式"。哥伦布指出:"没有假说,实验无从谈起"。任何科研活动必须先有假说,实验只是验证假说的根本途径。建立假说是科研选题的核心环节,因此正确地提出假说是科研工作者的一项基本功。

(一) 科学假说特点

科学假说具有几个显著特点:①来源的科学性;②说明的假定性;③预见的可验性;④发展的螺旋性。

(1)假说同理论有着基本相同的结构和功能,但它不同于理论,它对事物未知本质和规律的认识是根据已知的科学知识和科学事实推想出来的,具有一定猜测性质,它是否把握了客观真理,还有待于实践的检验。然而,假说又不同于一般的推测,它是以确实可靠的科学事实和经得起实践检验的科学原理为根据合乎逻辑地推论出来的,它又与简单的幻想和随意的猜测不同,因而具有科学性。

(2)假说的科学性表现在来源于已有的事实材料,是以科学理论为依据,绝不是随意的幻想和毫无根据的猜测。此外,在假说的事实和科学理论中,事实更为重要。因为科学理论虽然也是假说的科学依据,但科学理论不是真理,它只是相对完成的认识,需要随着新事实的发现而完善其内容,理论要服从事实,假说必须能解释事实。

(3)假说还具有猜测性或假定性。假说可以根据不完全、不充分的经验事实导出,允许有一定成分的想象和猜测。客观事物的本质和规律往往不是以纯粹的形式出现的,也不是一蹴而就而实现,而是逐步呈现,认识它们必须经历一个过程。假说是科学性和猜测性或假定性的辩证统一。

(4)正确认识假说。由于人们占有的材料不同,看问题的角度不同,知识结构不同,使用的方法不同等等原因,对同一种疾病的基础或临床研究,往往会有多种不同的假说,这些假说,也会随着实践过程中的新发现而变化或修改。科学的假说是一系列概念、判断和推理所掏成的复杂系统,需通过许多的推理(归纳、演绎、类推)才能实现。这就要求必须从整理和分析材料中做出推测,又反过来对事实材料给予解释,甚至预言新的事实。一个错误的假说,也往往会导致意外的或富有成效的发现。科学上称这种"歪打正着"为"第三类错误"。但是正确的猜测要比错误的猜测更容易收到成效,故假说又具有多样性和易变性。

一个科学假说的建立需要经历实践—认识—再实践—再认识的螺旋式发展过程。故假说的建立需要经过若干次假定—检验—再假定—再检验,根据检验的客观事实,不断修改与补充,逐步得以完善。有时前一假说虽不正确,但为后一假说的建立起到了启示和桥梁作用,这就是假说发展的螺旋性。

（二）假说形成的步骤

1. **假说提出** 科学研究始于问题,科学假说形成首先是研究者依据事实材料和已有的理论原理,围绕着问题,通过想象、思考、分析,对所遇到的现象产生的原因和发展的规律性作出初步的假定。这是假说的提出阶段。

2. **论证** 有了设想以后,再论证拟将解决科学问题的这个设想,搜集经验事实和理论证据。通过观测、调查和实验,以实践事实和理论证据去论证原先提出的科学设想,这就是假说的论证阶段。研究者获得的证据能否成为这个科学问题的有效和可靠的证据,还需要用理性思维进行判断。

3. **检验** 根据假说的基本观点,结合一定的条件,演绎出关于可供直接检验的事实推论,再通过观察和实验对其进行验证,检验假说的真理性,即所谓假说的实践检验阶段。

设想、论证和实践检验是假说形成的三个基本步骤和基本阶段,其间每一阶段都要以实践作基础,都要有理论思维的指导,它体现了思和行（想和做）理论和实践、抽象和具体、逻辑和非逻辑的辩证统一。

（三）科学假说的作用

所有的科学理论,在其探索和完全确立的过程中,均需要建立假说阶段,通过科学假说而达到真理,同时不同假说的"争鸣"也有利于学术繁荣。科学假说和科学理论是自然科学发展的重要形式。观察和实验是科学的躯体,假说和理论是科学的灵魂。有了假说,就需要进行新的实验与观测,就有可能导致新的发现。科学研究的过程就是提出假说、检验假说、修正和发展假说的过程,是发现、认识事物内在规律,建立新的科学理论必须经历的一个重要阶段和不可缺少的形式与方法。因此,假说正确与否决定着科研的成败。假说在科研工作中的主要作用包括为科研创新提供雏形及为实验设计提供方向。

1. **假说使医学科学研究带有自觉性** 假说是对未知的医学范畴中的现象及其规律性的一种科学的推测,研究者可以根据这种推测确定自己的研究方向,进行有目的、有计划的观测和实验,避免盲目性和被动性,充分发挥主观能动性和理论思维的作用。

2. **假说是建立和发展科学理论的桥梁** 科学理论是对自然界客观规律的正确反映,借助于假说这种研究方法,运用已知的科学原理与事实去探索未知的客观规律,不断地积累实验材料,不断地增加假说中的科学性的内容,减少假定性的成分,逐步地从现象深入到本质,从个别上升到一般,从感性经验达到理性认识,建立起正确反映客观规律的科学理论。随着实践的发展,又会出现原先的理论所不能解释的新现象,这就需要提出新的假说,建立新的理论。恩格斯指出:"只要自然科学在思维着,它的发展形式就是假说。"历史上的科学理论最初都是以假说的形式提出来的。不同假说的争鸣"有利于学术繁荣"。不同的假说的争论有助于揭露矛盾、启发思考、相互补充,有利于更全面、更深刻地揭示事物的本质。

(四) 科学假说贯穿于科研的全过程

第一阶段:选题过程。此阶段在提出问题之后将查阅文献,提出假说。此阶段主要是提出假说和选择验证手段,并对两者进行全面系统地说明,是选题者和审题者更清楚地判定选题的合理性、科学性,即假说验证的合理性。

第二阶段:围绕提出的假说安排实验,实验设计、收集资料。此阶段是围绕验证假说安排实验内容和从事实验工作,搜取论证假说的根据,收集资料和数据。

第三阶段:整理资料,完成论文。此阶段是整理验证假说所需要的数据,通过分析、综合、归纳、演绎等逻辑过程,使假说(论点)和资料(论据)有机地按照逻辑规律结合起来,完成具体论证过程,假说成为结论。

(五) 发现驱动的研究与假说间的关系

提出的科学问题在经过了初步的评价、分解和定位分析之后,根据科学问题的求解目标提出的科学假说,分为发现驱动的研究和假说驱动的研究。发现驱动的研究是指从背景知识出发,根据问题的指向和预期的应答域,利用已知的知识设计相应的科学观察、科学实验或科学调查等研究方案,从而获得所需要的答案。例如有关医学形态学方面的研究:直接利用相应的观察和实验研究,去揭示人体的正常形态结构及病理形态改变。随着现代科学研究的领域和对象不断地向微观各层次和宏观各层次深入,发现驱动的研究越来越依赖于高通量的技术手段和复杂的仪器设备以及庞大的研究团队,人类基因组学计划的完成是这类研究的典型案例。发现驱动的研究是科学研究中最基本的研究方式,是进一步研究事物本质及其规律所必需的,主要是为假说驱动的研究提供前提条件和新的线索。假说驱动的研究是指从背景知识出发,根据问题的指向和预期的应答域,利用理性思维方法对已知的相关科学现象和规律进行概括并构建科学假说,再根据所构建的科学假说进行理论推演和预测,再设计相应的科学观察、科学实验或科学调查等研究方案,从而对假说进行检验,并最终获得所需要的答案。

科学假说的形成需要有前期工作或者预备实验的支持,其是一个复杂的发展过程,往往需要经历多次的反复和曲折。

如果要研究生物活性肽摄入量和儿童免疫力之间的关系,可能会提出以下假设。

假设一:生物活性肽摄入量与儿童免疫力之间存在正相关关系。

假设二:生物活性肽摄入量可能通过增强免疫反应来间接提高儿童的免疫力。

科研工作者系统地构建和测试科学假设,以确保研究工作的有效性和准确性。一个创新性强的科研课题,吸引人眼球的其实就是科学的假设。

又如,A 分子通过调控 MAPK 通路中的 B 分子引起肿瘤耐药导致肿瘤复发的分子机制。这样科学的假设,往往能吸引一些评委的眼球。

(韩汶延　编写　苏秀兰　审校)

医学科研设计是运用科学、专业和艺术的思维方法对医学所研究的问题进行决策、规划的过程,是对医学科研具体内容与方法的设想和计划安排,是保证课题能够取得预期结果的重要环节。如果设计不合理、不严谨,将会导致整个研究工作的失败,造成人力、物力和时间的浪费。医学科研设计从定性分析到定量分析,从差异比较到误差控制,从静态研究到动态研究,从现场研究到实验研究,无不渗透着多学科的思维方法。

一个好的研究设计只有集多种相关学科的有效方法之大成,才能达到预期的研究目的,医学科研设计与医学科研规划相辅相成,又有不同。医学科研规划是指针对某一研究主题所制定的规模较大和周期较长的攻关计划;是指有关科研课题各方面,包括近期、远期的总设想、总部署;是对某一科学领域或拟解决长远的重大战略问题。如我国所制定的"863"计划、"973"计划、"星火计划"。因此,科研规划与科研设计是不相同的。科研设计的质量直接影响到实验结果的准确性、可靠性、严密性和代表性,是实验数据处理的前提,决定着科研的成败。

第一节 | 医学科研设计的基本概念

科学研究是一个具有明确目的的认识过程。研究目的是研究活动的内在动机,它决定着科学研究的方向、方式和方法。医学科研设计的目的是要制订出一个通盘的、周密的、安排合理的、科学性强的、良好的设计方案。它是科研开始之前的先导,是科研进行过程中的依据,是实验数据统计处理的前提,是所得结果准确可靠的保证。与其他科学研究不同,医学研究有其特殊性,因此,医学科研设计也有特殊的要求。

一、医学研究的特点

(一)研究条件不易控制

医学研究的对象主要是人和动物,而人同时具有生物属性和社会属性,因此,以人为对象的临床研究要比以动物为对象的研究复杂得多,实验条件也难以控制。

(二) 研究周期相对较长

为了充分保证医学研究的安全性,往往首先采用建立动物模型的方法,在实验动物模型上确认安全和效应后,方可进一步进行临床试验。因此,一个完整的医学研究,从细胞实验到动物实验,再到临床试验往往需要较长的时间周期。

(三) 实验中影响因素较多

细胞实验不能直接外推至人的应用,而动物和人在生理方面均存在一定的个体差异,导致影响医学研究结果的因素较多。因此,在研究的设计、实施和结果分析时要充分考虑、合理控制可能的影响因素,否则,得到的实验结果就可能无法正确地反映真实情况。

(四) 涉及伦理道德和生物安全问题

医学研究的对象主要是人、动物以及病原微生物,因此,涉及伦理道德和生物安全问题。在临床研究中应遵循知情同意的原则,并注意保护个人隐私。同样,也应该注意实验动物的伦理问题。在开展医学研究前,应向伦理委员会提出关于实验研究的伦理审查申请和生物安全说明,获得批准后,方可开展后续研究。

鉴于医学研究的这些特点,医学研究设计也有相应的严格要求。例如考虑到研究对象之间的个体差异,研究的样本量须具备一定数量。此外,为了平衡研究因素以外的其他因素的干扰,还需设立对照组等。

二、医学研究的类型及设计

根据研究者是否能主动地对研究对象施加干预,医学研究从整体上分为两大类:可以主动施加干预的实验性研究(experimental study)和无施加干预的观察性研究(observational study)。医学研究的类型不同,其设计方法也有所不同。

(一) 实验性研究

实验(experiment)是指在人为地控制一些条件与因素的基础上,对研究对象施加干预措施,观察或测量由此引起的结构、功能、生化或疾病过程的变化,并以效应指标来表示变化的程度,进而揭示干预后疾病的发生发展规律。如为研究某种药物 X 对小鼠血脂水平的影响,研究者可以将符合条件的小鼠随机分成 6 组,包括正常对照组、模型对照组、阳性对照药物组和药物 X 的低、中、高不同剂量组,给予不同干预后,在规定的不同时间点采取小鼠眼眶微量取血并分离血清,采用相应的试剂盒测定血脂水平,此即为干预性实验研究。

根据研究对象的不同,实验性研究主要分为以动物、病原微生物或生物材料为对象的动物实验(animal experiment)、以人为对象的临床试验(clinical trial)和以人群为对象的社区干预试验(community intervention study),如图 5-1 所示。

1. **动物实验**　以动物作为研究对象,再根据获得的结果逐步过渡到人体。如病理生理学实验、药理实验、药物的致畸、致癌、致突变实验等。其优点在于,实验可由研究者根

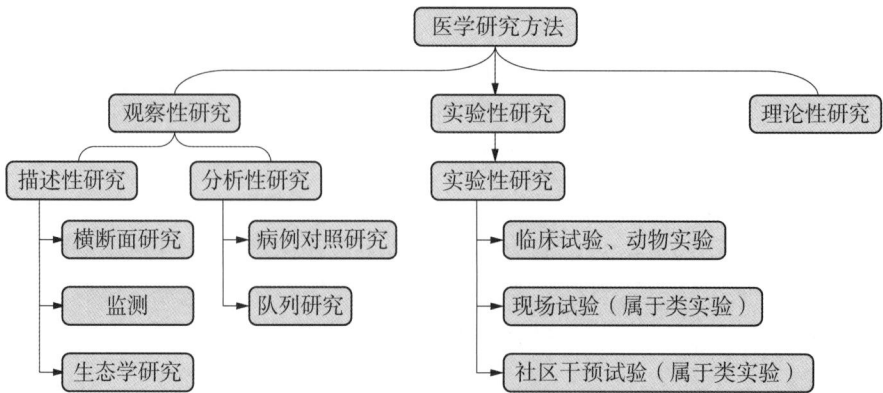

图 5-1　医学研究的类型

据研究目的安排，因而可使研究设计得更严密。但动物实验也有其局限性，动物实验的结果不能直接用来解释人类的疾病现象，例如用臭咸菜卤（浓缩）或霉玉米在小白鼠中诱发肝癌成功，并不能说明这两者就是人类肝癌的病因。此外，动物种系间生物学特点存在差异，不同种系的动物有不同的生物学特点（包括发病特点），例如在普通小鼠喂养高脂饲料也较难产生动脉粥样硬化斑块，而小鼠敲除 apoE 载脂蛋白基因后极易诱发动脉粥样硬化斑块。

2. 临床试验　以人作为研究对象，对治疗效果做出评价的实验性研究。一般局限于对受试者身心无损伤的试验。可以是短期观察，也可以是中期或远期追踪观察，目的多是为了观察某种药物或疗法的安全性和疗效。如采用某新型药物治疗糖尿病血管并发症的安全性和有效性研究等。

3. 社区干预试验　以社区人群作为对象的实验性研究，多在某地区的人群中进行，持续时间一般较长，其目的是观察某项保护措施对抑制某种危险因素致病的效果。如观察新生儿注射乙肝疫苗对预防乙型肝炎的作用；在克山病流行地区对人群加服硒剂，观察克山病发病率的变化等。

实验性研究可根据研究目的，对动物实验与临床试验的研究对象进行干预措施，以使各组间受试对象具有较好的均衡性，组间具有可比性，从而可以客观地评价干预措施的作用，更有效地控制误差，达到高效、精确的目的。

（二）观察性研究

观察性研究又称为调查（survey）。研究中，研究者只是"被动"地观察客观情况，不对研究对象施加任何干预措施，无须或不能对研究对象进行随机分组。例如调查了解某市2021 年居民过敏性鼻炎发生率。该市居民的过敏性鼻炎患病率在调查时已经客观存在，研究者只需客观记录调查结果。

一般而言，实验性研究比观察性研究能更好地控制误差，在医学研究中经常结合应用，相互补充。尽管调查研究在流行病学与病因学研究中具有重要的地位，但是调查所得的线索，往往需要实验室与临床试验的进一步结合研究，才可能得到较为可靠的结论。

三、医学科研设计的目的和意义

医学科研设计的目的是要制订出通盘的、周密的、安排合理的、科学性强的、良好的设计方案。它是科研开始之前的先导，是科研进行过程中的依据，是实验数据统计处理的前提，是所得结果准确可靠的保证。现代医学强调科研设计、科研的实践和结果的统计处理，三者是密不可分的统一体。

医学科研设计的意义在于：增强科研过程中的科学性，将误差控制到最低限度，保证科研结果准确可靠；保证科研结果能切实回答科研题目所提出来的问题；使科研工作能多快好省地进行，少走弯路，避免不必要的工作或多余的重复工作；保证实验数据的可统计性。

四、医学科研设计的一般原则

一个好的科研设计，应能做到：目的明确、根据充分、思路清晰、进退有序、指标具体、措施有力、认真踏实、负责到底；它应当能够引导科学研究少走弯路，取得有价值的数据和成果，在科研攻关的道路上打下一个前进的路标。在设计时，一般要遵循以下原则。

（一）使课题具体、细化

尽管在选题、确定课题的过程中，研究者经过了细致、周密地调查和分析，但那只是研究过程的起点，还必须将课题中涉及的每一个问题提出具体的解决措施。因此尚需要进一步明确课题研究包含的问题范围和界限，把模糊不确切的问题变成清晰、确切的问题。随着课题的具体化，就可以更加明确地规定研究的任务和目的。一个研究课题往往包含多个层次的问题、任务和目标，有比较直接和间接的，也有比较深远和浅近的，设计时要对此做出分析，对它们所处的层次和相互关系形成明确的概念，并且按由浅入深、由近及远的原则确定各研究阶段的目标和任务。一般来说，课题中包含的科学见解和思想只是对问题的某种认识，这种认识应该在课题的具体化和精确化过程中得以展开，并且能在研究计划中得到体现。

（二）确定解决课题的方式、途径和方法

科研设计还应该确定解决课题的具体方式和途径等。方向性的学术思想和研究纲领必须在设计中转化为具体的途径和方法，以达到解决问题的目的。要明确研究工作是通过抽样调查、个体调查或以观察法或实验法来完成。如果采用实验的方法进行，需要准备进行什么样的实验以及采用什么样的方法、手段等均要体现在实验设计中。研究方式、途径和研究的具体方法在很大程度上决定着研究的价值。正确的研究方式、途径和方法会提高研究的效率；反之亦然。

（三）拟定实施方案

科研设计中还应该具体地提出研究的组织和实施方案，明确研究过程要经历的每一个阶段以及各阶段需要开展哪一层次的工作，其效应指标又有哪些，都需要在设计中体

现。研究工作的每个阶段活动不同，其目的也有所不同。在准备阶段，应了解课题的理论基础、所涉及研究领域的历史和现状，以及查找资料的方法、途径和地点；在实施阶段如何体现实验、观察、所选指标的正确性以及理论概括等工作；在总结阶段，要确定研究的结果以及由此得出的结论及其适用范围等。在实施方案中，对研究人员的分工和协作、时间安排、经费预算等都应有明确、细致的规定。

（四）科研设计具有相对的稳定性和灵活性

科研设计实际上包括对所选课题提出实施的基本设想和如何实施的方案两个部分。基本设想在研究过程中起着纲领、指导性的作用，是研究计划的核心、方向；实施方案是对研究工作的组织安排，是基本设想的具体体现。显然，科研设计的核心部分应该具有相对的稳定性，一旦确定后要尽可能不变或少变；而研究方案应该根据研究中可能出现的问题具有相对灵活可变的特点，以便能更好地适应研究过程的动态性质。

（五）医学科研设计对照、随机和重复原则

（1）在确定处理因素、受试对象和实验效应后，就是要如何安排实验。在保证科学性、可行性和创新性的专业设计的基础上，还应遵守统计设计的原则，即所谓的对照、随机、重复和均衡的原则，而均衡是对照的基本要求，所以较为常用的还是前者的实验设计三原则。

（2）初步研究（即预实验）是预先对实验方法进行测试，探索项目的可行性，是科研设计方法中不可或缺的组成部分。首先，初步研究的结果需要对正式研究的可行性提供有价值的信息。比如，修正参考意见，实验方法的改进，样本数量的预测。只有提供新的以前未知的信息，预备性实验才有意义。其次要考虑的部分包括样本的数量和选择标准、受试者的召集、材料的预备和处理方法、实验的具体流程、数据的采集和分析方法以及整个实验过程的设计。

（3）初步研究的问题、方案以及数据分析、样本量计算等都要清晰，与正式研究保持目的一致。这样才能避免在正式研究中浪费大量的时间和经费。总之，预实验或初步研究是个很好的工具，可以提前测试科研项目的可行性。用小规模的投入，得到初步的结果，完善改进之后再展开大规模项目。研究工作开展以后，总会碰到在设计中未预料到的新情况、新问题，因而科研设计的实施方案、基本设想和实际进程之间也会出现有不完全符合的情况，因此要求研究者除了有对研究计划的依从性以外，还应有执行计划的灵活性，可根据研究工作实施过程中的实际情况及时修订计划。

总之，医学科研设计既要有明确合理的目的，也要遵循设计原则。医学研究设计是医学研究的重要组成部分，它对于医学研究的意义非常重大。

第二节 | 医学科研设计的主要内容与方法

医学科研设计是从事专业研究的科研人员对所要从事的研究工作的计划和具体实

施方案进行的设计和制订。目的是在实施科研工作前制订出比较周密、细致、完整、合理和科学性强的系统化的设计方案,是后续开展研究工作的科学依据,也是实验顺利开展和得到准确结果的有力保障。通过科学、合理的科研设计可最大限度地降低系统误差,保证科研结果的可靠和准确,减少重复工作,为科研工作者节省时间和资源成本。科研设计始终紧扣研究目的,科研设计的内容取决于研究的任务和目的,科研方法又是实现研究内容的重要手段。通常,一项科研设计主要包含有以下几项基本内容。

(1) 选题和确定研究目标。

(2) 提出科学的假说及依据。

(3) 具体实施方案和技术路线。

(4) 实验数据的统计和分析。

(5) 科研结论与研究报告。

一、选题和确定研究目标

医学科学研究是为探索和解决医学科学问题,具有明确目标的认识过程。选题是研究或者准备解决的问题,可以针对临床上某一疾病尚未解决的问题,但要具体明确。例如临床上发现哮喘患者更容易发生心血管疾病,因此可以针对此问题背后的病因机制而选题开展研究。选定好研究的问题后,才能确立研究目标和题目,提出科学问题,同时设计出实施方案是实现科学研究的前提。然而,在实际工作中。除了对较为熟悉的课题在开始时就有明确的目标外,大多数的研究都要经过探索性预实验阶段,才能提出比较合理的研究目标,在选题和确定研究目标时,应该注意以下几点。

(一) 选题要明确

医学研究中,从疾病发生到防治的诸多环节中,都有这样或者那样的科学问题值得探索。选题在一定程度上反映出科研工作者的水平,选题要有创新性、科学性和应用性,要有保证完成研究任务的手段,并且用简洁明了的文字凝练成题目。选题同时也要结合研究者的专业、兴趣、项目资助以及国家在医学科研中的规划指南等因素。总之,科学选题是医学科研设计的基础。

(二) 界定总体目标

将总体目标细化为特异性目标。如以研究"对居民进行高血压知晓性及对治疗态度的调查"为总体目标,仅仅如此还不够具体,缺乏明显的界定标准,还要进一步细分为:不同年龄、不同性别、不同职业、不同健康教育强度地区的居民对高血压的认知程度,仅仅确定总体目标难以获得预期准确的结果。

(三) 目标要具体

如"我国蒙古族人群胰岛素受体基因多态性与高血压关系的研究",要比"高血压相关基因研究"具体和明确,在实施过程中目标明确,成功率高。

二、提出科学假说的依据

科学假说是建立在查找大量科学文献的基础上,总结同行科研工作者的研究经验,并结合自己的工作实践,发现问题,提出问题和解决问题的过程。科学假说不是凭空设想,而是建立在充分的科学依据基础上,在多次的实验基础上逐步形成的。研究者根据假说来初步确定研究目标和方向,进而有计划地实验,以此避免研究的盲目性。假说具有两个显著特点,即科学性和探索性。

以"内蒙古西部某地区过敏性鼻炎与蒿草类植物花粉的关系"研究假说的形成过程为例。

一位内蒙古西部某地区三甲医院的耳鼻喉科医生在工作中发现,当地每年8、9月份是过敏性鼻炎的发病率高达19.1%,其发病率显著高于全国平均水平11.1%,而且症状、病情程度也高过全国绝大多数地区。因此,他首先提出疑问:导致内蒙古西部某地区过敏性鼻炎高发的原因是什么? 其次,根据提出的疑问,通过查阅文献初步认识导致过敏性鼻炎的主要为气传粉类物质。随后通过开展调查研究,每年3～10月为花粉多的季节,研究者针对花粉的种类和花粉量,以及过敏性鼻炎患者的患病人群分布等流行病学情况调研分析,发现此地区的8、9月份蒿草气传粉类为集中月份。因此,形成初步假说:内蒙古西部某地区8、9月份蒿草气传粉类为粉量和浓度过高,导致此地区居民发生过敏性鼻炎高发。最后要通过科研设计进而验证假说:采集内蒙古西部某地区8、9月份空气进行粉类物质的研究,并结合临床,内蒙古西部某地区8、9月份蒿草气传粉类为粉量和浓度过高,导致此地区居民发生过敏性鼻炎高发。最后要通过科研设计进而验证假说(如图5-2)。

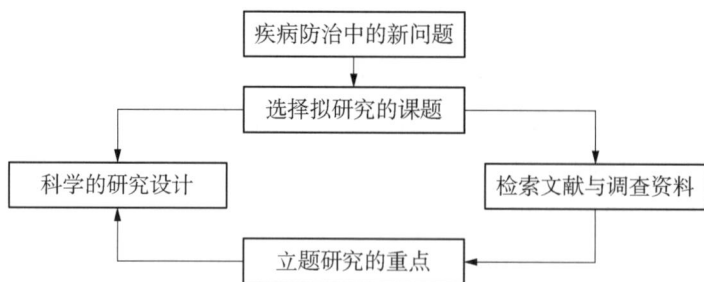

图 5-2 临床科研选题的步骤

三、为达到研究目标设计的具体实施方案和技术路线

(一)确定研究对象

研究对象是根据研究目的而确定的。研究对象可以是人、动物,或者微生物等,也可

以是取自人或者动物的材料,如器官、组织或者细胞等。研究对象可以是正常的,也可以是发生病理改变的。在制订研究方案时,必须明确规定选择什么样的研究对象,这些研究对象要具备什么样的条件与要求,医学研究中研究对象应具备的前提条件主要包括:①研究对象对处理因素敏感;②研究对象对处理因素有一定的特异性;③对处理因素的反应比较稳定;④临床病例容易获得,动物模型与临床反应类似。

研究对象为人时,应严格控制入选范围,也就是纳入研究的标准,以及不适宜对象的排除标准等。如实验的目的是观察原发性高血压用某一种新型降压药的临床试验研究中,那些由其他疾病继发的患者就不能作为试验对象。研究对象的选择,应注意以下几点。

(1) 研究对象为人:①研究对象的选择必须服从于调查目的,要考虑研究对象合作的可能性,即研究对象是否具有积极性并给予合作;②注意不要妨碍研究对象的正常活动,不能侵犯人权;③注意充分利用已有的样本资源和已有的临床资料,做到人尽其才,物尽其用。

(2) 研究对象为动物:①选用与人的功能、代谢、结构及疾病特点相似的实验动物。医学研究最终为临床服务;②选用遗传背景明确,具有已知菌丛和模型性状显著且稳定的动物。医学科研实验中的一个关键问题,就是怎样使动物实验的结果正确可靠,有规律,从而达到精确判定实验结果,得出正确的结论。因此,要尽量选用经遗传学、微生物学、营养学、环境卫生学的控制而培育的标准化实验动物,排除因实验动物带细菌、带病毒、带寄生虫和潜在疾病对实验结果的影响;排除因实验动物杂交,遗传上不均等,个体差异,反应不一致。尽量不选用随意交配而繁殖饲养的杂种动物或在开放条件下繁殖饲养的带菌、带病毒和带寄生虫的普通动物;③选用解剖、生理特点符合实验目的要求的动物;④选择对实验处理敏感的品种品系实验动物;⑤选用人畜共患疾病的实验动物和传统应用的实验动物;⑥考虑伦理道德与"3R"原则。充分考虑动物实验过程中的动物福利和伦理问题。"3R"原则指 reduction(减少)是指在动物实验中,在不影响实验数据的情况下尽量减少动物的使用量;replacement(替代)是指使用其他的实验材料或方法替代动物,开展实验。例如,外科的骨折实验能否用家兔或大鼠代替狗等大型动物,用鱼和蛙等低等动物代替一些较高等动物的生理实验。未来,类器官与类器官芯片可代替动物实验;refinement(优化)是指通过改进和完善实验程序,尽量减少对动物的伤害。

(二) 确定合适的研究方法

研究方法是研究目的得以实现的具体途径。选用什么样的方法是以研究目的、内容的要求和研究者对方法掌握的熟练程度为依据的,是根据研究目的和研究条件确定的,没有一种方法永远优于其他方法。研究方法对资料收集的可靠性、科学性和时效性的影响很大。一项研究可以使用一种研究方法,也可以将几种方法联合使用。现代医学研究更强调以多种方法去证实提出的问题的正确性。如研究某一药物对肿瘤细胞凋亡的影响,研究方法将涉及形态学、分子生物学的多种方法与技术,由浅入深,从不同角度、不同层次阐明其作用机制,而如果仅仅以形态学观察不足难以说明问题。

常用的研究方法包括描述性研究方法、阐述性研究方法、实验性研究方法以及社会学的定性研究方法等等，而每类研究方法中又可分为不同的亚类方法，研究者可以根据自己的研究目的和可以利用的条件选择相应的研究方法。

临床研究设计举例：从一个具体的研究问题开始。以两个研究问题的例子说明，一个来自健康科学，一个来自生态学。

示例 1：手机使用和睡眠。

想了解在睡觉前使用手机如何影响睡眠模式。了解一个人在睡觉前使用手机的时间长度如何影响他们每晚睡眠的时间长度。

示例 2：温度和土壤呼吸。

了解温度如何影响土壤呼吸。了解在接近土壤表面的空气温度增加时，从土壤中呼出的二氧化碳（CO_2）的数量如何受到影响。

为了将研究问题转化为实验假设，需要定义主要变量并预测它们之间的关系。首先简单列出自变量和因变量（表 5-1）。

表 5-1　医学设计中自变量和因变量

研究问题	自变量	因变量
手机使用和睡眠	睡觉前使用手机的时间长度	每晚睡眠的时间长度
温度和土壤呼吸	接近土壤表面的空气温度	从土壤中呼出的 CO_2

其次，还需要考虑可能的外部变量和混淆变量，注意在实验中控制（表 5-2）。

表 5-2　医学设计中外部变量和控制方法

	外部变量	控制方法
手机使用和睡眠	不同个体之间睡眠模式的自然变异。	统计控制：测量有手机使用和无手机使用时睡眠的平均差异，而不是每个处理组的平均睡眠时间。
温度和土壤呼吸	土壤湿度也会影响呼吸，湿度随着温度的升高而降低。	实验控制：监测土壤湿度并添加水以确保所有处理区域的土壤湿度保持一致。

最后，可以将这些变量组合成图表。使用箭头显示变量之间的可能关系，并包括符号以显示关系的预期方向（图 5-3，图 5-4）。

示例 1 提示：预测使用手机的时间长度对睡眠时间有负面影响，并预测自然变异对睡眠时间的影响是未知的。

示例 2 提示：预测温度的升高会增加土壤呼吸并减少土壤湿度，而减少土壤湿度将导致土壤呼吸。

（三）明确观察指标和评价试验效应

医学研究中，为完成研究目标，证实科学假说，需通过具体的指标观察、检测，以评价

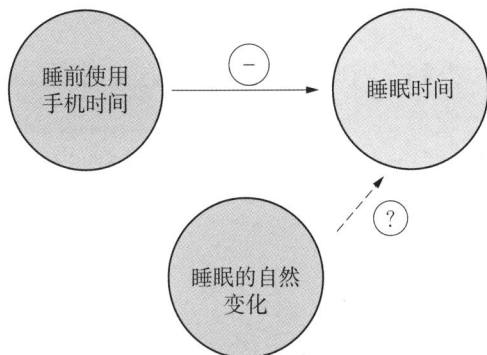

图 5-3 睡眠实验变量之间的关系

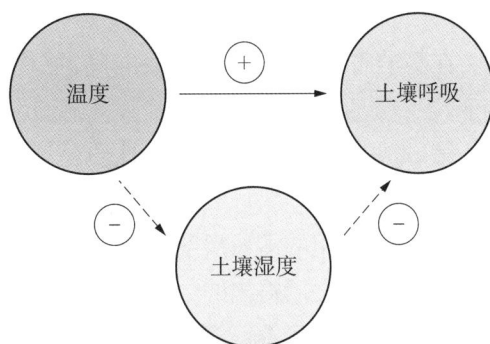

图 5-4 土壤呼吸实验变量之间的关系

试验效应而获得实验结果。如治疗糖尿病应以血糖、尿糖、糖化血红蛋白为主要的观察指标。因此,观察指标的选择是科研设计中至关重要的问题。为准确地反映实验效应,选择观察指标要既有定量,又有定性的评价指标。研究者应根据研究目标的不同,对所研究的问题有着较为全面的了解,抓住主要目标,避免遗漏重要观察指标。在选择观察指标时应遵循以下的基本原则。

1. **根据指标的性质选择合适的观察指标** 指标根据其性质可分为计数指标和计量指标。用数值、数据定量观察的结果即为计量指标,通常有度量单位,例如患者的年龄、血压、心率、血糖等。统计指标常用平均数±标准差来表示;用"是"或"否"定性观察的结果即为计数指标,其反映各多少例的指标都属于计数指标。如治愈多少,未愈多少;阳性多少;阴性多少等。研究者应根据研究的观察指标的性质选择。

2. **针对性和有效性** 指选用的指标必须与科研题意有本质上的联系并能确切地反映出处理因素的效果,验证实验前所提出的科学假说。这是指标应具备的首要条件。可通过查阅文献或理论推导来确定指标的有效性,然而最可靠的方法还是通过预备试验或用标准阳性对照来验证指标的有效性。

3. **客观性** 尽可能选择客观指标来评价实验效应,若是主观指标应力求将主观指标转化为客观指标。如在免疫组织化学观察时,应尽量选择组织的相同部位观察,以避免在选取观察视野是由于主动性造成的误差。

4. **特异性** 为了更好地揭示研究问题的本质,观察指标还应具备一定的特异性。例如在诊断糖尿病时,测定血糖的特异性要比测定尿糖的特异性要高,实验效应指标应当同时兼顾其灵敏性和特异性,尽量使灵敏性和特异性都高。

此外,指标设计时应注意以下几个问题:①指标的含义、范围、计算方法要统一,一致;②紧扣主题,要紧密围绕研究目标设置指标,使每一指标在收集资料与分析资料过程中起到作用;③所设计的指标要准确,对于所研究的问题具有显示度。指标不宜过多,一般的医学科学研究,由于人、财、物条件的限制,不可能完成过多的指标;④尽量选用客观、定量指标,原则上,这类指标要优于主观、定性指标;⑤指标要有特异性;⑥要规定指标的测试时间,如测量体重的时间是在饭后或是在空腹,测量的时间是在早晨还是在晚上等。

在医学研究中，要求测量很准确，往往难以办到。因此，在选择测量方法时要注意如下。

第一，要分析拟测量的事物性质是否是可以测量的，若不可测量，则不能选用这种方法。

第二，所采用的测量尺度应有理论根据。

第三，测量之后得出的数值应有价值。

第四，具体测量中可能会出现误差，应有减少或控制误差的办法。

（五）确定研究对象的样本量

研究结果往往受到多种因素的影响，若只调查少数对象，就很难得出确切的结果。所谓足够大的样本量，是指要在保证研究结论具有充分可靠性的条件下，所需的最少研究对象数。不同的研究方法，所需的样本量的计算推导公式、影响因素往往不同。以临床试验为例，通常研究对象的多少可以受到以下几个因素的影响：①研究的疾病在人群中的罹患率的高低。罹患率高，受试对象可以少些；反之，则需要增加样本。②拟采取的措施（如药物或手术）有效率的高低。有效率高，观察对象可少些；有效率越低，观察的对象就越多。③要求试验精度的高低：试验精度的要求越高实验对象就越多；反之，就越少。④要求实验把握度（$1-\beta$）的大小。把握度越大，所需观察对象就越多；反之，就越少。⑤要求实验组与对照组差异显著性的程度。要求两组有较高的差异显著性时，需要观察的对象数就越多；要求两组的差异一般显著时，则观察对象可少些。⑥实验组和对照的均衡性（如种族、民族、性别、年龄、职业等）的好坏。均衡性越好，所需观察对象就越少。⑦研究分组的多少。研究分组越多，观察对象就越多，反之亦然。⑧拟采用双侧还是单侧检验。通常，双侧显著性检验所需的样本量要大于单侧检验。

（六）确定抽样方法

抽样方法有多种，大体上分为概率抽样与非概率抽样两类。

1. 概率抽样 是指用科学方法，在总体（即研究对象的全体）中随机抽取有代表性的样本进行调查研究，用样本的指标来估计总体的情况。最为常用的概率抽样方法有单纯随机抽样、系统抽样、分层抽样、整群抽样以及多级抽样。

（1）单纯随机抽样：这种方法的基本原则是每个抽样单元被抽中选入样本的机会是相等的。抽样前需先有一份研究对象（人、户、班级）的总名单，在该名单中对每个个人或单位编号，然后根据样本大小利用随机数字表抽取研究对象。适用于小规模研究。

将总体中所有单位编号，根据编号中最大数确定使用随机数字表中若干列或行，然后从任意列或任意行的第一个数字起，向任何方向数去，碰上属于总体单位编号范围内的数字号码就定下来作样本。例：从总体 50 个单位中抽取 5 个单位作为样本，1～50 号编号，编号最大的是 50，两位数，在随机数字表中抄写小于 50 的数字 5 个即可。

（2）系统抽样：这个方法是按照一定的顺序，机械地每隔一定数量单位抽取一个单位进入样本。例：从 100 名学员中抽取 10 名学员，第一步：将 100 名学员编号；第二步：计算抽样距离 K＝100/10＝10;第三步:在头 10 个学员中随机抽取 1 个个体,假设为 5;第四步:从 5 开始,每隔 10 个学员抽取 1 名学员,其结果为:5、15、25、35、45、55、65、75、85、95。

(3) 分层抽样:先根据研究对象的某种特征将总体分为若干个层,如不同的年龄性别区域等,再从每个层内进行单纯随机抽样,组成一个样本。例:一个班级的学生是一个调查总体共计 100 人,要从中抽出 10 名同学进行教学质量评估,首先将其分为 2 层:科研型 20 人,临床型 80 人,从科研型研究生 20 人中抽取 2 人——子样本,从临床型研究生 80 人中抽取 8 人——子样本。适合目标人群某些特征相差较大的,分层后可使样本更具有代表性。

(4) 整群抽样:当目标人群很大时,可以小群体作为抽样或分配单位,再按随机的方法进行。该方法是从研究人群中直接抽出若干群体(如居委会、村、班级等)作为观察单位组成样本,而不是以个体为观察单位,然后调查每个群体中的所有对象,这种抽样方法称为整群抽样。例:评价呼和浩特市社区卫生服务质量,所有的社区居民为调查总体,按照居民所居住的社区分成众多的子群,假设按随机原则从中抽出 4 个社区,则这 4 个社区中的所有居民合起来即为总体样本。

(5) 多级抽样:一些大型调查时常用的抽样方法。它同时将上述几种抽样方法结合起来使用,把抽样过程分为不同的阶段,不同的阶段采用不同的抽样方法,最后抽到所需的样本,这就是多级抽样。我国近年进行的慢性病流行病学调查均是采用多级抽样。例如:呼和浩特市城乡肺癌流行病学调查。

分层多阶段整群不等比例抽样方法如下。

第一阶段:将所有的市区/县依次编号,从中随机抽取 5 个市区/县。

第二阶段:从第一阶段抽取的市区/县中,将所有的居委会/村编号,按 2 000 人为一抽样群(不足 2 000 人的合并,多于 2 000 人的分为几个群),随机抽取 5 个居委会/村。

第三阶段:将抽到的社区或村中符合条件的调查对象登记。

2. 非概率抽样　在医学研究中也常用,最为常用的有以下几个种。

(1) 方便抽样:也称简便或偶遇抽样。就是从方便起见,只挑选总体中方便而有效的极小部分单位进行调查,所以又称小块抽样。比如,临床医生对前来就医的门诊患者进行调查,便是其中事例。这种方法虽然代表性不好,但能够节省时间和费用。

(2) 定额抽样:又称配额抽样。就是抽样时规定了一定的样本含量,并规定了一些与研究现象有关的标准,将样本变量按一定的标准加以分配,然后在符合标准的对象中主观地抽取样本。这种方法简便易行,快速灵活,在一些临床研究中经常使用。

(3) 立意抽样:又称判断抽样。它根据研究目的的需要并结合研究者主观判断力选取样本。研究人员在调查中,不像定额抽样中那样从各种人群中选一个定额,也不像方便抽样那样就近就方便地寻找研究对象。而是研究人员凭借自己的经验,选取自认为最合适的观察对象。

(4) 滚雪球抽样:当无法了解到总体情况时,则常从总体中少量成员入手,对他们进行调查。再向他们询问还知道哪些符合条件的人,再去找这些人调查,进一步扩大调查对象和范围。这就如同滚雪球一样，可以找到越来越多的群体成员。但是这种方法的误差较大。

通常在医学研究中，最好采用概率抽样方法。但有时条件不许可，亦可考虑使用非概率抽样，此时要注意偏差对研究结果的影响。不同的研究，由于研究目的、类型等不同，采用的抽样方法各异。

（七）设立适当的对照

有比较才有鉴别，比较是科学研究重要的手段。而对照是比较的重要基础，故在研究工作中必须充分重视对照的重要性。忽视采用对照分析的严谨方法，将可导致研究结果出现问题，甚至失败。任何研究，无论实验的条件控制有多严，或多或少总会产生误差，避免误差的方法只有采用对照，才能充分估计这些偏差的大小。为此，研究中如何选择对照组和分组是个关键的问题。必须做到：①研究组和对照组的基本条件要保证均衡性；②研究组和对照组对某研究特征的易感性或机会必须具有可比性；③两组除干预措施以外，所采取的检查方法，诊断标准，观察指标以及所实施的所有措施应该一致。两组在研究中应受到同等的重视，防止倾向性等。对照的设立常根据研究内容，选用不同形式的对照。常用的对照形式有以下几种。

1. 空白对照　是指在不施加任何措施的"空白"条件下进行观察的对照。例如，对某种可疑致癌因素的动物诱癌实验中，需要设立与研究组动物同种属、同年龄、同性别、同体重的空白对照组，以排除动物本身自然患癌的可能性。

2. 标准对照　是以标准值或正常值作为对照，或在标准条件下进行观察的对照。

3. 实验对照　是指在有关实验条件下进行观察的对照。例如，为了研究中草药烟熏剂对动物皮毛灭菌作用，采用几种中草药对比。如果只采用空白对照（不给予任何处理），并不能最后说明某种中草药的烟熏作用。为了排除烟本身的灭菌作用，除设立空白对照外，还需要设立不加中草药的单纯烟熏作为对照，这种对照即为实验对照。

4. 相互对照　是指各种研究组间互为对照。例如，已知几种药物对胃癌治疗都有疗效，研究目的是比较其疗效大小的差别。此时就不必另外设立对照组，各组间互为对照进行对比即可。

5. 历史对照　将研究得出的结果与既往结果进行比照。如调查某一人群2000年的健康状况，可将其同2000年前后的结果进行比较。使用的前提是必须有完整的历史资料可以借用。但由于时间的变化可引起环境等多方面的条件大变化，因此可比性问题不易解决，历史对照是一种不可靠的方法。

6. 同期随机对照　按照随机的方法选择或分配的对照组，并要求与试验组同时、同地进行研究与观察。由于对照是按随机的原则产生可避免人为的选择偏倚，对照组与试验组在相同的时间和条件下进行研究可避免时间与环境变化的干扰作用，使结果更具说服力。以同期随机对照开展的临床治疗试验称为随机对照试验，是WHO推荐的首选研究方案。

7. 交叉对照　临床治疗试验的一种设计，即分为两个阶段，第一阶段的试验组与对照组在第二阶段时对换,适用于不能治愈的慢性病的治疗研究,并且第一阶段的治疗不影响第二阶段的试验。

(八) 研究对象的随机化分组

随机化分组即不是有意或无意地按某种倾向把研究对象分成研究组或对照组,而是使每一调查对象都有同等的可能性进入研究组或对照组。如果违背随机化的原则,将会人为地夸张或缩小组间差别,给研究结果带来偏倚。

如需要考核某种干预措施(如健康教育)对人们生活行为的影响,常需将合适的研究对象分为二组,一为研究试验组(施加健康教育),另一为对照组(不施加健康教育),研究目的是验证健康教育对改变人们不良行为的效果。此时,为了保证对比的两组间影响因素的均衡性,就必须采用随机化分组的方法。

(九) 确定研究的进度与期限

研究时间进度是完成研究任务的时间保证,也是研究任务本身的要求。从根本上讲,研究内容的要求与研究时间的要求应该是统一的。一般情况下,时间是根据研究目的、要求和完成任务的主客观条件来确定的。但也有特殊情况,例如研究的样本量大,研究的时间性要求很强,错过一定的时机,就会降低研究的价值。此时,时间本身就是研究任务的要求。在确定完成任务的时间以后,还需周密地考虑怎样更有效地利用时间的问题。一些研究者采用进度表,甘特图等形式来控制研究的活动进程,在进度表中列出各项工作计划及进度情况,以保证调查计划的按时完成。

下面列举一个实际研究进度的例子(表 5-3)。本例要抽取 1 000 个样本进行入户调查,平均每次访问约需 30 分钟。由于样本分布范围较大,每个调查员平均每天只能调查6 个样本。这次调查,由 5 位研究人员和 10 名调查员共同实施,总共用了 135 天的时间。在对这样大样本的研究,研究周期有一定的要求,为了保证研究工作的质量以及在要求的研究时间内完成工作,尚需制订一个较详尽的研究进度表。注意在安排时间进度时,一定要留有余地,以应对一些调查者所不能预期到的情况。

表 5-3　实际研究的进度

研究阶段	工作任务	所需时间(天)
选题	接受任务	1
	查阅文献、小型座谈会、访问有关人员	18
	做出研究假设、给出操作性定义	3
收集资料	确定研究对象、选择研究方法	2
	设计调查问卷,进行试验性调查	6
	修改问卷,印制问卷	7
	抽样	5
	编写调查员手册	3
	培训调查员	5

研究阶段	工作任务	所需时间(天)
	与有关部门协调	3
	实施入户调查	28
	抽查	4
	对回收问卷进行核查、核对	4
分析资料	问卷编码	2
	问卷录入	7
	数据分析	23
做出结论	撰写研究报告	7
	印制研究报告	5
	提交研究报告	2

引自：刘民.医学科研方法学[M].2版.北京：人民卫生出版社,2014.

四、实验数据的统计和分析

在制订研究计划时要考虑研究工作完成之后采用什么方法对收集到的资料归类、整理、综合分析。据此，又可对收集资料的方法和内容提出进一步的要求。如果未能认真考虑对所获得资料的处理方法，有可能因未能确定合适的统计分析方法而影响研究进程。或由于统计学方法的选择不当，而不能准确地反映出所获得的研究结果。在生物医学研究领域中，实验或调查的结果往往是不确定的偶然现象。通过重复观察发现这种不确定的偶然现象背后所隐藏的事件发生、发展的必然规律，是统计方法应用的显著特征。

医学统计方法在医学科研中的运用主要有 3 个方面。

（1）以正确的方式收集资料，这种"正确的方式"须在科研设计时确定。

（2）描述资料的统计特征。如数据归类简化、统计指标的选择与计算、统计结果的表述等。这里的描述仅针对样本。

（3）统计推断，得出正确结论。如根据不同的分布特点，对实验和观察结果存在的差异和关联做出统计推断，即由样本特征推断得到总体的结论。

正确掌握和运用统计方法是科研中最重要的基本功，在科研课题的选题，设计、实施、分析到总结成文的全过程中，统计方法已渗透到各个环节，尤其是设计阶段。有的研究者在设计阶段未考虑统计方法，得到数据以后再统计，这样的例子屡见不鲜，而其结果就可能如 R. A. Fisher 所说："统计学家或许只能告诉你研究失败的原因"。因此，没有坚实的专业基础和必要的统计学知识是不可能圆满完成科研课题的。

常用的医学统计方法主要有方差分析、t 检验和卡方检验（图 5 - 5）。

1. **方差分析**　方差分析用于分析定类数据与定量数据之间的关系情况，可以比较 2 组或多组数据的差异。方差分析按照自变量个数的不同，可以分为单因素方差分析、双因素方差分析以及多因素方差分析。单因素方差分析，可以比较一个自变量；而双因素

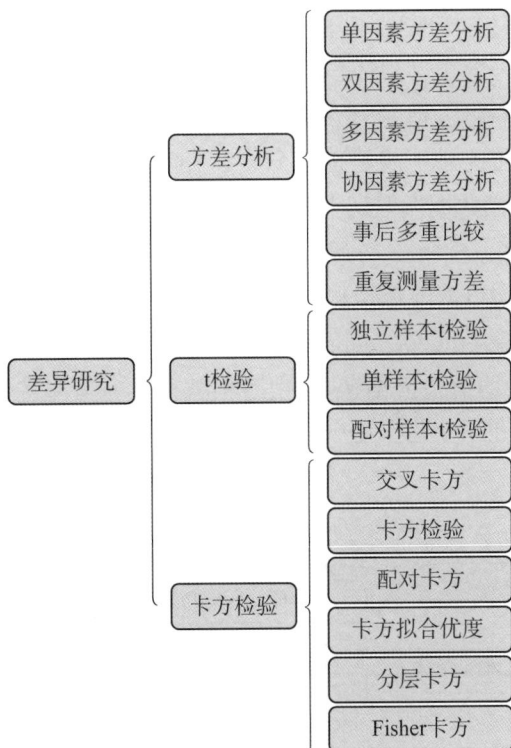

图 5-5 常用的医学统计分析方法

方差可以比较两个自变量;多因素方差可比较三个及以上的自变量。单因素方差分析在问卷研究中常用于分析个人背景信息对核心研究变量的影响(比如不同年龄段人群的高血压发病率是否有显著差异)。同时也可用于对聚类分析效果的判断。在得到聚类类别之后,通过方差分析去对比不同类别的差异,如果全部呈现出显著性差异,以及研究人员结合专业知识可以对类别进行命名时,则说明聚类效果较好。而双因素和多因素方差分析,可以研究多个自变量对因变量 Y 的交互影响。通常只有在实验研究中才会使用,一般的问卷数据很少使用(图 5-6)。

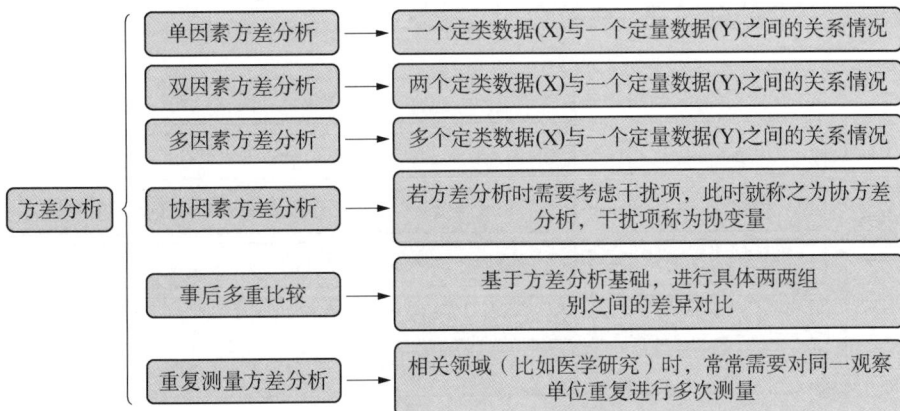

图 5-6 方差分析的分类和应用

2. t 检验 又称学生 t 检验(Student t-test)，是统计推断中非常常见的一种检验方法，用于统计量服从正态分布，但方差未知的情况。t 检验的前提是要求样本服从正态分布或近似正态分布，不然可以利用一些变换(取对数、开根号、倒数等等)试图将其转化为服从正态分布的数据，若还是不满足正态分布，只能利用非参数检验方法。不过当样本量＞30 的时候，可以认为数据近似正态分布。

t 检验最常见的三个分类(图 5-7)：①单样本均值 t 检验(one-sample t-test)：用于检验总体方差未知、正态数据或近似正态的单样本的均值是否与已知的总体均值相等；②两独立样本均值 t 检验(independent two-sample t-test)：用于检验两对独立的正态数据或近似正态的样本的均值是否相等，这里可根据总体方差是否相等分类讨论；③配对样本均值 t 检验(dependent t-test for paired samples)：用于检验一对配对样本的均值的差是否等于某一个值。

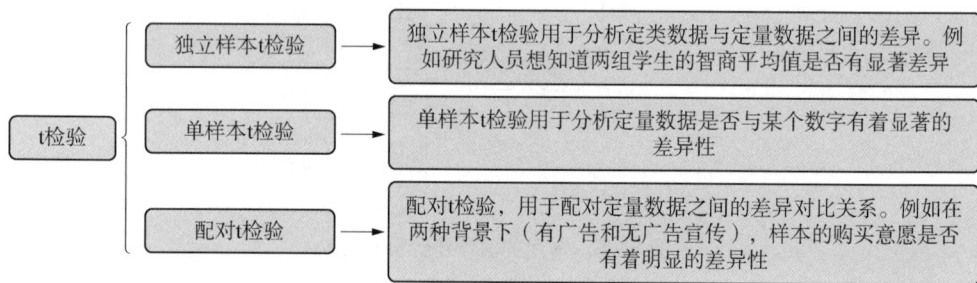

图 5-7 T 检验的分类和应用

3. 卡方检验 由著名统计学家 Karl Pearson 提出，广泛应用于分类变量(categorical data)的独立性检验中，也可用于分类变量的比较检验中。这两种检验都需要用到 R×C 列联表(R×C contingency table)，其中 R 表示行(row)，C 表示列(column)。卡方检验属于非参数检验，由于非参数检验不存在具体参数和总体正态分布的假设，有时被称为自由分布检验。参数检验和非参数检验最明显的区别是它们使用数据的类型。这些分类涉及名义量表或顺序量表，无法计算平均数和方差。卡方检验分为拟合度的卡方检验和卡方独立性检验(图 5-8)。

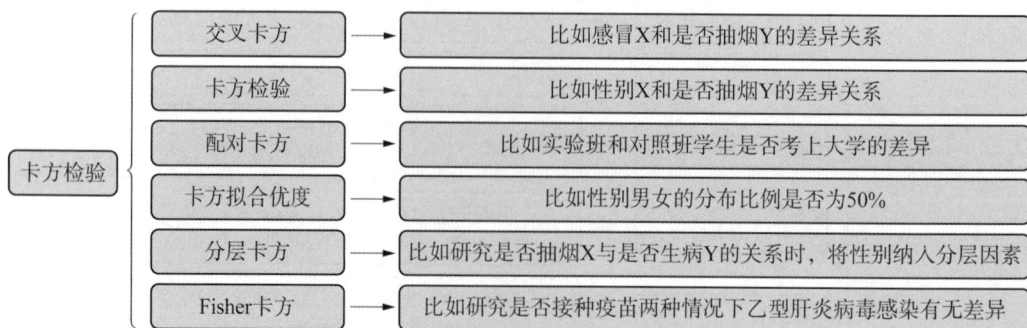

图 5-8 卡方检验的分类和应用

五、科研结论与研究报告

有了好的选题、设计路线、严格的实施与正确的分析之后,如何报告研究结果、给出合理的科研结论是医学科研成果分享的重要一步。科研结论要根据观察事实与统计分析结果,运用分析、综合、归纳与演绎方法,把感性认识上升为理性概念,在总结概括时应注意以下 2 个方面。

(一) 研究数据推理

在推理中既要不违背公理,又要不拘泥于传统观念,应当在继承的基础上发展,推陈出新。

(二) 结论

按照本次研究的范围得出结论,即推断在科研设计时所确定的总体的特征。轻易外延推断可能导致错误的结论。科研结论的基本形式是撰写科研论文。研究完成后应全面衡量研究的学术水平,选定相应的杂志,根据其要求进行论文撰写、投稿。科研论文撰写时有其基本格式与相应的统计学要求,如针对随机对照试验(RCT)的临床试验报告统一标准(CONSORT)清单和流程图,目前已被《柳叶刀》(*Lancet*)、《美国医学会杂志》(*JAMA*)、《英国医学杂志》(*BMJ*)等著名医学期刊所采用,成为当前公认的、最权威的随机平行对照试验的报告规范。我国医学类期刊也已开始采用标准的科研论文撰写的基本格式。此外,在论文发表之后,还需要注意收集论文被他人引用的情况与评价。医学科研的上述 5 个基本环节中,选题和设计最重要,能否把握住这 2 个环节是科研成败的关键。

第三节 医学科研设计中常见的问题

医学科研设计是确保研究科学性与可靠性的逻辑根基,其价值不仅体现在为研究各环节提供系统性框架,更通过严谨的方法论设计为研究结果的可信度构筑底层支撑。然而,若设计环节存在逻辑漏洞或方法缺陷,可能引发研究结果的系统性偏差,甚至导致研究因根基不稳而全面失败。现代生物统计学奠基人曾警示:"待试验终结后寻求统计学家协助,犹如请其为研究结果执行'尸检'。"这一论断深刻揭示了设计阶段融入统计学思维的必要性,当研究缺乏前瞻性的方法学规划时,统计学家往往只能追溯失败根源,却难以挽回设计缺陷对结果的决定性影响。事实上,科研设计的不合理性会以多样化的偏倚形式渗透于研究全周期:从样本纳入标准的模糊界定导致选择偏倚,到数据采集工具的误差引发信息偏倚,再到混杂因素失控造成结论偏移,每个环节的疏漏都可能使研究结论与客观事实产生背离。因此,研究者要在科研设计时密切关注医学科研设计中的常见问题,并尽可能避免,确保研究的顺利实施,以最小的资源投入(人力、物力、时间)获取最大化的研究价值,避免研究因底层逻辑缺陷而陷入"结论失真-资源浪费"的困境,为科研工作的顺利推进筑牢学术根基，更能从根本上夯实科研成果的科学性、可靠性与有效性。

一、选题与科学假说的问题

（一）选题创新性不足

在进行医学研究设计时，课题所要解决的科学问题、采用的研究方法、预期研究结论等方面缺乏创新性、突破性或显著的学术价值提升，对本学科发展、理论体系或知识体系的提升贡献度较低。选题已有相关研究报道，如"对二甲双胍治疗糖尿病的研究"，或选题过于宽泛，如"某中药治疗慢性呼吸系统疾病的研究"，缺乏明确疾病或指标。

（二）科学假说不明确

在进行医学研究设计中，提出的科学假说缺乏清晰的逻辑框架、支撑科学假说的研究基础和明确的研究指向，导致无法有效指导研究设计，进行实验验证及结果解读。这种"不明确性"会使研究陷入目标模糊、证据链断裂的困境。如"某基因可能参与肿瘤的发生"，未明确具体作用及可能机制或相关性。

二、研究设计问题

（一）研究组别设置不合理

研究组别设置是科研设计中常见的问题，合理的组别设置是保障研究结果可信的前提，而不合理的组别设置可能会导致结果偏差、统计效力不足或结论不可靠的问题。如组别设置中缺少对照组，仅对干预组疗效的疗效进行观察，而未设置安慰剂或空白对照组；对照不匹配，如研究儿童药物时，对照组选用成人数据不合理。

（二）样本量不足或抽样偏倚

在医学研究中，样本量不足和抽样偏倚是导致研究结果不可靠的重要因素。研究中纳入的样本数量，如患者例数、实验动物数不足以检测出真实存在的组间差异或效应，导致统计检验效力低下，无法保证结果的可靠性和可重复性。有可能导致假阳性研究结果、不可重复的结果等问题。

三、数据收集与统计问题

在收集研究原始数据，如患者临床病例数据、检测指标数据，或者实验动物观察研究数据的过程中，因方法、工具或流程不当，导致数据不完整、不准确或不具代表性。数据源头的缺陷会直接引入系统误差或随机误差，后续统计分析无法完全纠正。此外，在数据整理、建模或统计分析处理过程中，因统计方法选择错误或者假设不当，可能导致结论偏离真实效应。

分析结果与真实值之间的差值称为误差,分析结果大于真实值,误差为正;分析结果小于真实值,误差为负。根据误差的性质与产生的原因,可将误差分为系统误差、随机误差和过失误差。

(一) 系统误差

系统误差指的是由于某种固定的原因所造成的,使测定结果系统性偏高或偏低,在重复测量时,它会重复出现。这种误差的大小、正负是可以测定的,又称为可测误差。系统误差是影响分析结果真实性的主要原因。

(二) 随机误差

随机误差也称不可定误差,指的是由不确定原因引起的测量值与真实值之间的差异。随机误差的分布服从一般正态分布的统计规律。其多次测定结果的平均值更接近于真值。因此,对于随机误差,可通过采用普查或抽样调查的方法,扩大样本量来加以控制。

(三)过失误差

过失误差指的是由于研究者粗心大意,或不按操作规程所产生测量误差称为过失误差或粗大误差。这种误差数值较大,明显歪曲了测量结果。只要在试验过程中操作者责任心强、注意力集中,就可避免过失误差。

四、医学伦理的问题

在医学研究中,医学伦理是用以规范行为、权衡利益并保护研究对象权益的一套道德原则和行为准则,解决医学活动中涉及的道德困境,平衡科学探索、社会利益与个体权利之间的关系,以确保医学行为符合"善"与"正义"的价值取向。在医学研究中,常见的伦理问题主要涉及临床研究或实验动物研究。

(一)违背知情同意原则

研究信息告知不充分,知情同意书使用专业术语,未以通俗语言解释研究目的、风险和受益,或隐瞒研究的潜在风险如实验药物的副作用,隐瞒研究的真实目的,如将商业性研究解释为公益性研究等,导致参与研究的人员未完全理解研究内容,或剥夺其自主选择权利。

(二)隐私与数据安全保护不足

未妥善保护参与者的个人健康信息,导致隐私泄露,其本质上是对个体权益的侵害,也是科研伦理与合规性的重大漏洞。在当前医学大数据与精准医学快速发展的背景下,唯有通过制度规范与伦理审查的多重保障,才能平衡科学研究需求与个人隐私保护,维护公众对医学研究的信任。

(三) 未遵循 3R 原则

涉及实验动物研究要通过制定原则、规范和流程,减少动物痛苦,确保实验合理性与人道性,避免对动物权益的过度侵害。实验动物伦理的核心原则与框架为 3R 原则(国际

公认核心准则）

1. 替代（replace） 尽可能使用非动物模型（如细胞培养、计算机模拟、组织工程技术）或低等生物替代哺乳动物进行实验，避免直接使用活体动物。例如：用体外肝细胞模型替代动物进行药物肝毒性测试。

2. 减少（reduce） 通过优化实验设计（如合理计算样本量、共享数据）减少动物使用数量，同时保证实验结果的统计学有效性。例如：采用交叉实验设计，使同一只动物参与多个阶段实验，避免重复使用动物。

3. 优化（refine） 改进实验方法和饲养条件，降低动物生理与心理痛苦（如使用镇痛药物、改善栖息环境）。例如：采用无创采血技术替代传统手术采血，减少动物创伤。

减少医学科研设计中的问题，是确保科研结论可靠性、推动医学进步的关键所在，对科研工作具有不可替代的重要性与深远意义。规范的科研设计能有效规避选择偏倚、测量误差等问题。在科研资源利用方面，减少设计问题可避免资源浪费。错误的研究设计可能致使项目失败、数据无效，迫使科研人员重复开展研究，耗费大量时间与资金。相反，科学的设计能确保研究一次成功，将资源高效转化为有价值的成果，加速医学科研进程。对于学术价值而言，严谨的科研设计是维护学术诚信的基石。科学的科研设计是医学成果转化的保障。高质量的研究结论可为临床实践、公共卫生政策制定提供坚实依据，推动新疗法、新药物从实验室走向临床，最终造福患者，促进医学学科的持续发展与进步。

（王敏杰　编写　苏秀兰　审校）

在科研设计、实验过程及研究结果分析等各个阶段都可能产生误差。如果不加控制，即使出现明显的效果并做了统计处理，也将违背科研的科学性、真实性和可靠性的宗旨。不注意控制误差，研究结果的重复性也往往很差，甚至会得出相反的结论。所以，研究者应认识和掌握研究中的各种误差的性质、来源、规律，以及控制误差的方法，对科研工作是有着非常重要的意义。

第一节 误差公理与误差的表达

一、误差公理

误差(error)是指对事物某一特征的度量值偏离真实值的部分，即测定值与真实值之差，样本统计量与总体参数之差。在科学研究的实验过程中出现各种各样的误差，称为实验误差(experimental error)。鉴于误差产生的必然性在理论上已经被公认，在实践中已被证实无疑，因此，误差公理得以成立，即实验结果都会有误差，误差自始至终存在于一切科学实验的过程之中。

二、误差的分类

按产生的原因与性质，误差可分为三类：随机误差、系统误差、过失误差。
按误差的来源可分为自然误差和人为误差。
按误差的可控性可分为容易控制或避免的误差和不易控制或不可避免的误差，其中以第一种分类方法常用。

三、误差的表达

实验误差的大小通常用精密度和准确度来表达。

（一）精密度

精密度（precision）表示同一方法重复测定同一样品时，测定值的一致程度，即观察值与其均值的一致性程度。它的大小是由随机误差决定的，随机误差小，精密度高。衡量精密度大小的常用指标是标准差（standard deviation，S）和变异系数（coefficient of variation，CV）。标准差、变异系数与精密度成反比，即标准差、变异系数越小，说明精密度越高；标准差、变异系数越大，其精密度越低。

（二）准确度

准确度（accuracy）指测定值与真实值的接近程度。它的大小主要受系统误差控制，但也受随机误差的影响。误差越小，测定值越准确，即准确度越高，真实性越好。衡量准确度的指标是偏差系数（coefficient of bias，CB），偏差系数与准确度成反比，即偏差系数越接近 0，说明准确度越高，越接近 100%，其准确度越低。

（三）精确度

精确度（exactitude）指的是精密度与准确度的综合指数。精密度是保证准确度的先决条件，在实际分析中，首先要有良好的精密度，测定的精密度越好，得到准确结果的可能性就越大，可靠性越好。

第二节 | 随机误差

随机误差（random error）是一类不恒定的、随机变化的误差，由多种尚无法控制的因素引起。例如，在实验过程中，在同一条件下对同一对象反复进行测量，虽极力控制或消除系统误差后，每次测量结果仍会出现一些随机变化及随机测量误差（random error of measurement），以及在抽样过程中由于抽样的偶然性而出现的抽样误差（sampling error）。

一、基本特性

（一）随机测量误差

指对同一观察单位某项指标在同一条件下进行反复测量所产生的误差。实验过程中，即使严密控制研究条件，但由于一些偶然因素或就目前医疗技术水平尚无法控制的因素，也可使实测值与真实值之间产生一定的相差。这种误差一般没有固定的倾向，当观察次数足够多时，该值服从正态分布。实际工作中，即使测量仪器或方法再精密，测量误差也无法避免，但应控制在一定的允许范围内。

（二）抽样误差

指在随机抽样研究中，由于抽样而引起的样本指标与参数间的相差，其大小随样本不同而改变，它也是一个随机变量。

实验过程中,即使在消除了系统误差,并把随机测量误差控制在允许范围内,样本均数(或其他统计量)与总体均数(或其他统计量)之间仍可能有差异,这种差异是抽样引起的,是一种难以控制,不可避免的误差,但抽样误差是有一定规律性的,需用统计方法进行正确分析。抽样误差在随机误差中占有重要地位。由于随机误差的随机性,在单次测定中,随机误差的大小和方向无法预测,但在大量重复测定中,分布是有规律的,其值可正可负,可大可小,并以零为中心,呈正态分布,均值为零。

二、误差产生原因

(一) 随机测量误差产生的原因

由于一些暂时无法控制的微小因素或未知因素引起的随机测量误差,又称偶然误差(accidental error)。

在收集原始资料过程中,即使仪器初始状态,及标准试剂已经校正,但是由于各种偶然因素的影响也会造成同一对象多次测定的结果不完全一致。例如:实验操作员操作技术不稳定,不同实验操作员之间的操作差异,电压不稳及环境温度差异等因素造成测量结果的误差。

(二) 抽样误差产生的原因

有抽样,抽样误差就不可避免,这种误差产生的原因是:①个体之间存在变异;②抽样时只能抽取总体中的一部分作为样本。

第三节 | 系统误差

系统误差指在收集资料过程中,由于仪器初始状态未调整到零,标准试剂未经校正,医生掌握疗效标准偏高或偏低等原因,造成观察结果呈倾向性的偏大或偏小,这种误差称为系统误差。它对测定结果的影响比较稳定,在同一条件下重复测定中常重复出现。使测定结果不是偏高,就是偏低,误差随实验条件的改变按一定规律变化。在实验中,系统误差决定测定结果的准确性。其产生原因复杂,对结果影响较大,但又不能用统计方法考虑其影响的大小,必须依靠科学的研究设计和资料搜集,正确地进行分析与计算,将其减小或控制在最小范围内。

一、表现形式与特征

(一) 恒定系统误差

恒定系统误差(permanent systematic error)是系统误差最常见的形式,它表现为测定值总是偏在真实值的一侧(偏大或偏小),在同一实验条件下基本上是恒定的。与随机误差不同,只要找出原因,恒定系统误差是可能消除的或可以降低至最低程度。

(二) 线性系统误差

线性系统误差(linear systematic error)是指测定值随着测定时间或空间顺序而呈明显的倾向性的误差,称为线性误差。一般表现为测定值与测定时间或空间顺序之间存在线性关系。这类误差的产生大多是由于测定条件或测定物本身随着时间延续发生了改变的缘故。

(三) 非线性系统误差

非线性系统误差(non-linear systematic error)是相对于线性误差(linearity error)而言的。测定值随测定时间延续而呈曲线变化或周期性变化的误差,称为非线性系统误差。

二、产生原因

(一) 仪器误差

新的检测仪器未经校正;旧的仪器缺乏定期或及时维修;仪器设计上的缺点,刻度不准,安装不正确。测定量超过使用范围;仪器未调整到最佳状态;读数不在敏感区域,仪器本身不够精密,如天平、砝码和量器皿体积不够准确,或没有根据实验要求选择一定精密度的仪器等;长时间使用造成疲劳,如光电池疲劳。

(二) 方法误差

由采用的分析方法造成的。对同一指标,不同方法的测定值不同,近似的测量方法或近似的计算公式等引起的误差。如:重量分析中沉淀物沉淀不完全或洗涤过程中少量溶解,给分析测定结果带来负误差,或由于杂质等沉淀以及称量时沉淀吸水,引起正误差。又如滴定分析中,等摩尔反应终点和滴定终点不完全符合等。

(三) 试剂误差

试剂大体可分为六级: ① 保证试剂(guaranteed reagent,GR); ② 分析试剂(analytical reagent,AR); ③ 化学纯(chemically pure,CP); ④ 实验室试剂(laboratory reagent,LR); ⑤ 生物试剂(biotic reagent,BR); ⑥ 工业试剂(industrial reagent,IR)。不同敏感度的方法要求与之相适应的不同级别试剂。试剂或蒸馏水含有的微量杂质带来的误差。

(四) 条件差异

如外界温度、湿度、压力等引起的误差。测定物越微量,对实验室条件要求越严格。

(五) 顺序差异

样本的时间性改变、个体生物钟现象、前一因素对后一因素的影响、不同时间功能状态与反应速率不同,操作顺序非随机所致。

(六) 个人操作误差

不同检验人员的技术水平、经验、掌握操作规程、控制条件与使用仪器常有出入,测量人员的习惯和偏向或测量时的滞后现象,这些原因都会引起实验结果不一。不同的操作者对滴定终点颜色变化的分辨能力的差异,个人视差引起的不正确读数,读数偏高或偏低所引起的误差。

三、系统误差与随机误差的关系

图6-1可以说明随机误差和系统误差的特性。A 靶相当于一项研究或测量所得的结果既无系统误差的影响,又无随机误差的影响;B 靶相当于研究结果的系统误差小,但随机误差大;C 靶相当于研究结果有系统误差,但随机误差较小;D 靶相当于研究结果既有较大的系统误差,又有较大的随机误差。

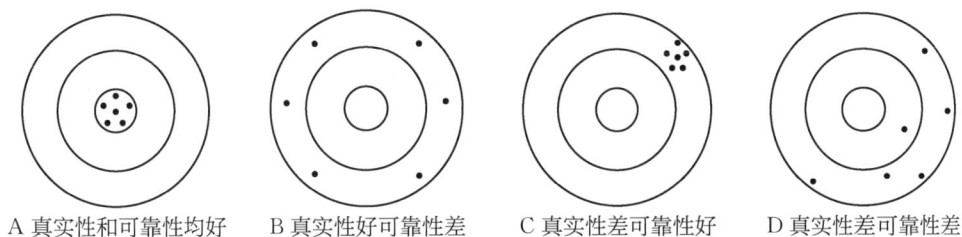

A 真实性和可靠性均好　　B 真实性好可靠性差　　C 真实性差可靠性好　　D 真实性差可靠性差

图6-1　真实性和可靠性的特点

随机误差和系统误差在误差的来源、对研究结果的影响、误差的控制等方面均不同。

随机误差来源于测量工具、个体内及个体间的无规律的变异,而系统误差则源于上述三者的规律性变异,以及不合理的抽样、测量、分析、结果解释与发表。

随机误差的大小和方向虽不可预测,但可用统计学方法来检验和量化。系统误差对结果影响的方向通常是可预测的。某些系统误差的大小也可预测,但大多数难以用统计学方法来检验和量化,只能根据流行病学和相关专业知识来推测和判断。

随机误差可通过改善研究设计、增大样本量、改善测量方法或工具来减少。系统误差则往往需要根据误差来源及其对结果影响的规律,从优化研究设计、校正测量方法和工具、科学严谨的实施、合理的资料整理、分析、解释与发表等途径采取针对性的措施避免和控制。

四、偏倚

由系统误差所致的错误称为偏倚(bias),它是人为造成的误差,可以通过一定的手段加以防止、控制或消除。为了保证研究结果的真实性,首先必须对偏倚因素加以认识。

例如,用某种新进口的西药与某种活血化瘀中药治疗冠心病,结果显示西药组疗效优于中药组。评价这项研究的结论,认为有两种可能性:一种可能该结论是真实的结果;另一种可能是偏倚所致。如果西药组比中药组病情轻,那么分组时带来的选择偏倚会导致两组疗效的差异。如果西药服用剂量小，且无特殊味道，而使该组对象比"中药组"能按时服用，结果研究对象的依从性偏倚使两组的疗效产生差异。如果西药是风行一时的新药，而中药是人人皆知的老药，医生和患者都倾向认为新的西药疗效好，结果在观察和测量疗效时，就会因主观因素造成信息偏倚。此外，如果西药组的研究对象多为青壮年，而中药组的研究对象多为老年人，而年龄与冠心病及疗效均有关，就会带来混杂偏倚。由此可见，偏倚可以产生于研究过程的任何一个环节，从研究设计到实施，以及最后的资料分析和结论推导，都可能出现偏倚。

偏倚是造成歪曲研究结果真实性的主要原因，其作用主要是降低真实性。偏倚使研究结果偏离真实值的大小和方向取决于偏倚的特点和严重程度，有些偏倚因素会夸大结果的真实性，有些偏倚因素则会减小结果的真实性，不同方向的偏倚因素都会使研究结果失去临床价值。临床实践和科研中所出现的偏倚按其性质和产生的阶段归纳为三大类，即选择偏倚（selection bias）、信息偏倚（information bias）和混杂偏倚（confounding bias）。选择偏倚主要在研究设计阶段产生，信息偏倚主要在研究实施阶段出现，而混杂偏倚主要是由于设计和资料分析阶段对混杂因素未加以控制和消除而影响研究结果的真实性。

（一）选择偏倚常见的种类

1. 入院率偏倚（admission rate bias） 也叫伯克森（Berkson）偏倚，在进行病例对照研究、临床防治试验、预后判断等研究时，利用医院就诊或住院患者作为研究对象时，由于入院率或就诊机会不同而偏倚。即由于具有某研究因素的患者与不具有该研究因素的患者被选为研究对象的概率不同，而研究因素与研究疾病形成虚假联系。产生的原因主要是用住院病例进行研究时可能没有包括：①抢救不及时而死亡的病例；②距离医院远的病例；③无钱住院的病例；④病情轻的病例。

某项研究在一般人群中和住院患者中研究骨和运动器官疾病与呼吸道疾病之间的关系，来源于一般人群的研究结果 OR 值为 1.06，而来源于住院患者的 OR 值为 4.06，研究对象来源不同，结果也不同。

2. 现患-新发病例偏倚（prevalence-incidence bias） 也称为奈曼（Neyman）偏倚，因现患病例与新病例的构成不同，只调查典型病例或者现患病例的暴露状况，致使调查结果出现的系统误差。

病例对照研究中的病例组和现况研究中的调查对象一般选择现患病例；队列研究中的病例是新发病例，两类病例疾病状况有差别，所得到的某因素与某病的关系就会出现偏倚。此外，某病的幸存者因疾病或其他因素改变了生活习惯，从而降低了某些危险因素暴露水平，从而低估了这种危险因素的作用。

例如：在医院心肌梗死患者中调查大量饮用咖啡者心肌梗死发病的危险性是否提高？得到的结论是：大量饮用咖啡对心肌梗死发病并无影响。但事实是：大量饮用咖啡心肌梗死发病危险性是对照的 2 倍。出现这种情况的原因是：50% 的心肌梗死患者入院前已死亡，研究对象仅是幸存者。入院的病例只是一般的饮用咖啡或已减少了饮用量，而医院的其他对照病例可能饮用咖啡的比例较一般人群高。

例如:Friedman 等人在美国弗明汉地区对心血管系统疾病的研究中发现:男性居民在队列研究中,具有高胆固醇水平者,患冠心病的 RR 值为 2.40;而另一项病例对照研究中,病例组与对照组却无明显差异,$OR=1.16$。进一步调查发现,冠心病患者在被诊断为该病后,其后来的生活习惯或嗜好发生改变,如开始戒烟、多食低胆固醇食物、进行体育锻炼,从而使血中胆固醇水平降低,因此病例对照研究的结论存在明显的差异。

3. 检出征候偏倚(detection signal bias)　指某因素与某疾病在病因学上虽无关联,但由于该因素的存在而引起该疾病症状或体征的出现,使患者及早就医,接受多种检查,该人群较高的检出率,以致得出该因素与该病相关联的错误结论的现象。

例如:1975 年,Ziel 等以病例对照研究,从美国加州洛杉矶妇女中调查口服雌激素与子宫内膜癌的关系,结果表明子宫内膜癌患者雌激素暴露比例明显高于对照组,认为子宫内膜癌与服用雌激素密切相关。1979 年,Horwitz 和 Feintein 提出疑问,认为这一结论是由检出征候偏倚所致,两者之间的高度关联是虚假的。他们指出,人群中有一定量的无症状的子宫内膜癌早期患者,服用雌激素会刺激子宫内膜增生,易发生子宫出血,以致其求医和接受检查的机会增加而被确诊。而那些虽然患子宫内膜癌但从未服用雌激素的患者,子宫不致出血,因而不去医院就诊,而不能被发现。由此,子宫内膜癌病例中服用雌激素的比重被人为夸大。

4. 无应答偏倚(non-response bias)　在流行病学调查研究中,由于无应答者与应答者在某些重要的特征或暴露方面存在差别而产生的偏倚。无应答者超过一定的比例,将会影响研究结果的真实性。

例如:1966 年 Taylor 报告了无应答偏倚的例子,研究人员调查美国西北部铁路职工冠心病分布情况。一般职员有 73.6% 参加,冠心病现患病率为 43‰。扳道工有 58% 参加,冠心病现患率为 24‰,两者差异有显著性。6 年后研究人员重新检查了上述员工的健康记录,包括死亡者的死因,并同时得到了 6 年前参加和未参加冠心病患病率调查研究项目的员工健康资料,经过分析证实上次检查时部分患冠心病的扳道工因害怕被解雇没有参加调查,所以当时冠心病现患率上的差别是由于无应答偏倚造成的。

无应答偏倚在观察性研究或实验性研究中均可发生。无应答的原因是多种多样的。如身体健康状况、对健康关心程度、对调查内容是否感兴趣、年龄、受教育程度、外出未归以及调查一些敏感问题等等均可影响研究对象的应答率。年龄大,文化水平低的,应答率低。无应答偏倚的大小主要取决于无应答率的高低和无应答者的特征,所以要注意无应答者的人数及发生原因。如果发生这些情况的原因是患病、死亡以及与研究因素有关的其他事件,则造成偏倚的可能性很大。调查报告中须交代清楚应答率、对影响因素的分析及对无应答者的处理方法等。公认的应答率最低限应为 80%。

5. 失访偏倚(loss of follow-up)　是无应答的另一种形式,在队列研究和干预性研究中,在随访研究过程中,研究对象未能按计划被随访,这是此类研究选择偏倚的主要原因之一。

失访一般有两种情况，一种是由于观察期限短于原规定的观察危险期，一般与所观察的暴露因素或结果无关，且经过统计学处理能把他们当作截尾数据（censored data）处理。虽观察不到他们发生某事件的概率，但与留在观察组中的非失访者是相同的，一般较少引起偏倚。另一种失访是在随访过程中因种种原因拒绝继续留在观察组中，他们的失访是主动的，多半同所研究的暴露因素或结果有关。若数量不大，不致引起偏倚，但若数量较大，则有可能产生偏倚。一项研究的失访率最好不超过 10% 或稍高，否则应慎重考虑对结果的解释。

6. 易感性偏倚（susceptibility bias）　观察对象可能由于不同主客观原因，不同暴露于危险因素的概率等，致使各比较组对所研究疾病的易感性有差异，从而可能夸大或缩小了暴露因素与疾病的关联强度，某因素与某疾病间的虚假联系而产生的偏倚。例如，1971 年 Stern 等报告，在口服避孕药的妇女中，子宫颈发育异常的频率比使用避孕工具的妇女高很多，该结果提示口服避孕药是子宫颈异常发育的危险因素。而深入调查以后发现，子宫颈发育异常的妇女在选择避孕方法时愿意选择对宫颈影响小的口服避孕药。由此可见若选择不同特征的对象进行比较，易感性偏倚就会导致因果关系倒置的错误结论。

7. 志愿者偏倚（volunteer bias）　一般情况下，志愿者与非志愿者在关心健康、注意饮食习惯、禁烟、禁酒及体育锻炼等方面可能存在系统的差别，因而，志愿者被选入为观察对象，而非志愿者落选，这样的研究结果往往有选择偏倚。例如，一项以体育锻炼预防冠心病的研究，干预组都是志愿者，而将非志愿者作对照，以比较该项措施的效果，这样就可能会得出不正确的结论。

（二）信息偏倚常见的种类

1. 回忆偏倚（recall bias）　在回忆过去的暴露史或既往史时，因研究对象的记忆失真或回忆不完整，使其准确性或完整性与真实情况间存在的系统误差。产生的原因：没有留下深刻的印象而被遗忘；研究对象记忆不清或已经遗忘；因研究对象对所调查的事件或因素关心程度不同，回答问题的多少及准确性有所不同。

例如：1956 年 Stewart 发表了幼儿白血病与母亲孕期接受 X 线照射的病例对照研究，结果显示多数白血病患儿的母亲于本次孕期接受 X 线照射的比例大于正常儿母亲的对照组，故 Stewart 认为幼儿白血病与母孕期接受 X 线照射有关联。

上述推论引起了一场争论，问题的焦点之一是回忆偏倚。有学者认为上述两组妇女孕期 X 线照射史可能不同，但不能排除两组妇女回忆上的差异。因为幼儿患白血病以致死亡会给母亲心理带来创伤，调查时她们会比较认真地回忆孕期各方面的情况，常带有主观性。对照组母亲无上述经历，母亲不能做到细致回忆，导致回忆偏倚，使幼儿白血病与母孕期 X 线照射的关联被人为地夸大。临床实践表明，当询问患者既往病史时，回答的真实性和完整性随发病时间与调查时间的时间间隔加大而降低。

2. 诊断怀疑偏倚（diagnostic suspicion bias）　由于研究者事先了解研究对象对研究因素的暴露情况，而带着"先入为主"的倾向性，怀疑其患某病或在主观上倾向出现某种阳性结果。如对暴露组或实验组进行非常仔细地检查,但是对非暴露组或对照组则不然,从而使研究结果出现偏差,由此而产生诊断怀疑偏倚,此类偏倚多见于队列研究和临床试验。例如美国弗明汉心脏研究有一项规定,即患者若在发病后几分钟内死亡,医师未发现其他病因或既往病史不能提供其他死因,则可确定为冠心病猝死。而事实上蛛网膜下腔出血、某些代谢病和呼吸系统疾病也可引起突然死亡。同时,由于公认心血管疾病危险因素与猝死有关,尤其是患者亦应具备这些危险因素时,医生在填写死亡证明书时就会将死因归入冠心病。进一步考察发现,只有38%的死亡病例生前有冠心病症状。这说明心血管疾病危险因素与猝死的关联由于诊断怀疑偏倚而被人为的夸大了。

3. 暴露怀疑偏倚(exposure suspicion bias) 与上述的诊断怀疑偏倚一样,研究者在收集并确定病例组的暴露比例时所具有的认真、细致程度远高于对照组,从而导致错误结论,此即暴露怀疑偏倚。这类偏倚多见于病例对照研究。例如:在一项中毒性休克综合征的病例对照研究中,研究者亲自调查询问病例组的情况,而对照组则采取被调查者自己填写调查表的方式去调查,因两组调查方式及调查深度、广度不同,从而影响了研究结果的真实性。如采用病史记录作为分析资料,因为询问病史的医生知道某些因素和某病发病有关,因此对病例组患者在询问病史时特别细致,常有阳性的记录,而调查对照组缺乏严谨性导致较多的阴性结果。对两组对象以不同的调查方法进行调查,从而产生偏倚。

4. 报告偏倚(reporting bias) 也称说谎偏倚,指研究对象因某种原因故意夸大或缩小某些信息而导致的偏倚。常表现于:研究对象有意反映治疗药物好,对照药不好;涉及被调查者的隐私、不愿公开的敏感问题,如研究未婚者人工流产,中、小学生吸烟情况,性乱关系等事件;有时在调查时涉及劳保、福利等问题,研究对象可能会故意夸大或缩小某些暴露因素的信息。

(三)混杂偏倚

混杂偏倚是在研究暴露与疾病的联系时,假如有一种外界因素既是与研究疾病的危险因素有联系,又在被比较各组中的分布不同,那么这一因素则称为混杂变量。由于混杂变量的存在,造成了观察到的联系强度偏离了实际情况,则称为混杂偏倚。这种外界因素称为混杂因素,基本特点有:必须是研究疾病的独立危险因子;必须与研究因素有关,不是研究因素与疾病因果链上的中间变量。

研究吸烟与肺癌的关系,性别是个外部变量,性别与肺癌有关,性别与吸烟暴露有关。故性别是该研究中的混杂因素。无论是队列研究还是病例对照研究,若性别在比较组中分布不均衡,研究将出现混杂。

例如:一项高血清胆固醇水平与心肌梗死的病例对照研究,从以往的研究得知,心肌梗死的危险性与肥胖症有关,总胆固醇水平亦与肥胖症相关。此项病例对照研究发现,60名心肌梗死的患者中36人有高胆固醇,占60%。而60名对照组中仅24人有高胆固醇,占40%。该结果提示高总胆固醇水平与心肌梗死危险性增加有关。当将肥胖症与非肥胖症者分开后考察二者的关联,结果就改变了。在肥胖症中40名心肌梗死的患者中

34 人发现高胆固醇水平,占 85%;而 20 名对照中发现有 18 人胆固醇水平增高,占 90%;在非肥胖症者中,20 名心肌梗死的患者中 2 人有高胆固醇水平,占 10%;而 40 名对照中有 6 人胆固醇水平增高,占 15%。由此项研究可知,外部因素肥胖症对结果起到了混杂作用。

混杂偏倚包括正混杂偏倚和负混杂偏倚。正混杂偏倚指由于混杂因素作用使暴露因素与疾病之间的关联被夸大。负混杂偏倚指由于混杂因素作用使暴露因素与疾病的关联被人为地减弱。例如,性格类型与冠心病关系的病例对照研究中,在 257 名冠心病患者 A 型性格有 178 人,占 69%,而在 514 名对照中 A 型性格有 243 人,占 47%。粗比值比(cOR)为 1.50。结果表明 A 型性格者较 B 型性格者易患冠心病。再将上述资料按是否吸烟分为两层,分层分析后校正比值比(aOR)小,均不到 1。说明性格类型与冠心病的关联由于吸烟的混杂作用而夸大。

再如,接触粉尘与慢性呼吸道疾病关联的病例对照研究,在 600 名慢性呼吸道患者中接触粉尘者为 200 名,占 33%,而对照组的 5 400 名对象接触粉尘者有 1 800 人,占 33%,cOR 值为 1.00。该结果提示接触粉尘与慢性呼吸道疾病无关联。进一步研究年龄的作用,将研究对象分为 <50 岁和 >50 岁两组,按年龄分层分析后,校正比值比(aOR)均 >1,说明接触粉尘与慢性呼吸道疾病的关联由于年龄的混杂作用而减弱。

第四节 过失误差

过失误差(gross error)是由于科研设计错误,实验者责任心不强,主观片面,检查核对制度不严,粗心大意,或故意修改等而引起的误差。如不遵守随机化分组原则、主观选择研究对象、技术路线不清,检查、记录、观察、录入数据错误等。过失误差是一种与实际事实明显不符的误差,明显地歪曲实验结果,误差值可能很大,且无一定的规律。

过失误差是错误,一般应杜绝。要养成一种科学严谨的作风,在测量或实验中,只要认真负责是可以避免这类误差的。过失误差一旦发生,应彻底纠正或剔除该实验数据,否则有可能得出谬论。

第五节 实验误差的控制

一、控制误差的关键

控制实验误差的总要求是:切实杜绝过失误差,尽量消除系统误差,努力减小随机误差。关于过失误差,只要加强工作责任心,严格规章制度管理,杜绝这类误差是完全应该而且可以办到的。在正确选定科研三个要素的基础上，认真贯彻实验设计的五个原则（对照、盲法、重复、随机、均衡），这是避免与控制系统误差和减小随机误差的关键所在。

二、减小随机误差的主要办法

随机误差可表现为随机测量误差和抽样误差。一次测定中，随机误差的大小与方向不可预言，但在大量重复观测中，它的出现具有统计规律性。随机误差不可避免，但可以进行估计，并可通过一定的方法减少随机误差。

（一）减小随机测量误差的主要方法

对于这种误差应采取措施，尽最大可能来控制，至少应控制在一定的允许范围内。一般采用以下措施。

（1）技术培训。

（2）指定固定实际操作员。

（3）加强责任感教育。

（4）购置一定精度的稳压器、恒温装置。

多次测量、重复实验，求其平均值：可以减少甚至消除随机测量误差。如①平均取样：根据实验要求并考虑生物材料特殊性如动物的种属、年龄、性别、生长状态及饲养条件，选取动、植物某一新鲜组织制成匀浆后取样，细菌通常制成悬浮液，经玻璃珠打散摇匀后，再量取一定体积的菌体样品。固体样品应于取样前先进行粉碎、混匀。②多次取样：根据偶然误差出现的规律，进行多次平行测定，并计算平均值，可以有效地减少偶然误差。

（二）减小抽样误差的主要方法

抽样误差是抽样机遇所致，是客观存在，不可避免的。这种误差可以通过统计方法估计，并在一定范围内控制抽样误差。

（1）改进抽样方法：可以增加样本的代表性。产生误差从大到小的抽样方法：整群抽样≥单纯随机抽样≥系统抽样≥分层抽样。

（2）增加样本含量：一般说来，样本含量越大，则抽样误差越小，样本的观察指标越与总体的该指标接近，即越能说明总体的规律。反之，样本含量越小，则抽样误差相应地越大。

（3）选择变异程度较小的研究指标：这需要在实验设计阶段反复研究定夺。

三、消除系统误差的基本方法

（一）系统误差可以通过实验设计和技术措施来消除或使之减少。

由于条件的限制，有时某些系统误差难以完全避免，这时系统误差可以转化为随机误差或受影响机会均等的办法予以控制。对于实验过程中产生的系统误差，若能找出原因,应当及时消除。例如:①操作误差一般可通过严格训练,熟练掌握技术,增强责任心等方面避免。②顺序误差:如中医针灸治疗中,有 A、B、C 三组患者,若每日就诊顺序安排都是由 A→B→C 患者依序捻针,由于刺激强度由强到弱,可能造成误差。分析结果可能 A 组患者有效,B 组患者次之,C 组患者最差。一般除应加强操作者的基本功外,尚可采用对不同患者单独操作,或随机安排操作顺序,或利用交叉或三位操作者同时进行的方式消除。③来自实验方法、仪器、试剂、测定温度、时间等造成的误差:一般严格操作规程,改善分析条件,提高技术水平,容易控制。可以针对不同的情况,找准主要影响实验误差的条件,改进仪器和实验装置,校准仪器,定期检查校核药物、剂量、仪器等。

在找不到原因时,可以采用校正办法。若为恒差系统误差,采取正负相消的方法;若属恒比系统误差,可以采用校正系数;如果恒差与恒比误差同时存在,则可按回归方程予以校正。实际上,凡是系统误差,不管它的表现形式如何,只要回归方程经过统计检验是成立的,原则上可采用回归方程校正办法。

总之,在分析测定工作中,应该注意合理安排实验系统,以尽量减少系统误差或使系统误差在测定中不起主要作用。

（二）偏倚的控制措施

1. 选择偏倚的控制 存在选择性偏倚的资料一般情况下很难给予纠正,因此应通过科学的研究设计和认真的实施,避免其发生。

（1）正确的研究设计:首先研究者对整个研究可能会产生的各种选择偏倚有充分的了解。在设计中,注意使被比较的各组有同等的概率受到调查,考虑可能出现的各种偏倚,以及会在哪些环节出现,只有在设计时考虑周全,并采取相应措施,在各个环节中阻断偏倚产生的可能性,才能防止或减少其发生。

（2）尽量采用多种对照:理想的是以人群中全体病例和非病例(或其有代表性的样本)作为研究对象。如以医院病例为研究对象,宜在多家医院选择对象,且最好有 2 个对照组,其中一个对照组来自社区一般人群,在队列研究中,最好也应设多种对照,以减少选择偏倚对结果的影响。

（3）严格掌握研究对象入选与排除的标准:使研究对象能较好地代表其相应的总体。如病例对照,一般可规定病例的入选原则为新发的确诊病例,以避免 Neyman 偏倚。在实验性研究中,应严格按照随机分配的原则,将研究对象分组,使两组除所观察因素外应具有均衡性、可比性。应避免将志愿者分为一组,非志愿者分为另一组;病情轻者分在一组,病情重者分在另一组等情况的发生。

（4）提高研究对象的依从性:在研究中应采取相应措施,尽量取得研究对象的合作,尽可能提高应答率,减少无应答率和队列研究中的主动失访,要做好组织、宣传工作,调查手段要简便易行,对调查中的问题应采取适当的处理技巧。若无应答或失访者超过 10%,应对无应答者或失访者进行随机抽样调查,对失访者和已随访者的特征做比较分析。对研究结果可能有影响有关数据与应答者进行分析比较,若两者差异有显著性,说明对结果有影响,在结论中应加以说明并应作慎重的分析。

2. 信息偏倚的控制

（1）搞好研究方法的质量控制：调查表的设计时，对所有调查内容、指标要规定明确、客观的标准，并力求量化所询问方式的调查内容；每个问题的答案应标准化。对调查人员要进行统一培训，使其充分了解调查的目的、意义，统一标准，统一调查技巧，调查询问方式相同，有相同的深度和广度。对所有调查方法应规定质量控制方法及标准，也要对研究对象做好宣传、组织工作，以取得研究对象的密切合作。

（2）尽可能采用"盲法"设计：为消除研究者和研究对象主观因素的影响，可在调查中采用双盲设计，使调查人员和研究对象均不知晓分组情况，以避免诊断怀疑偏倚、暴露怀疑偏倚、报告偏倚等。

（3）利用客观指标或客观方法收集资料：在研究中应尽量采用实验室检查结果。研究对象的体格检查记录或诊疗记录等客观治疗信息来源。对只能通过调查询问方法收集主观资料时，应尽量采用封闭式提问方式。条件许可时，收集资料时可包括一些"无关"的信息。以分散被调查者的注意力，减少主观因素的影响。

3. 混杂偏倚的控制

（1）限制（restriction）：在研究设计阶段，如果认为某个或某些因素是可能的或已知的混杂因素，在设计过程中，可对研究对象的选择条件进行规定，但限制条件不宜太多。如研究冠心病与吸烟的关系，年龄与性别可能是混杂因素，就规定本次调查仅限于40~50岁的男性居民。

（2）配比（matching）：将可疑混杂因素作为配对因素，使各比较组同等分配具有同等混杂因素的对象，以此来消除混杂因素，可分为个体匹配和频数匹配。个体配比将每个指示病例选择一个或多个对照，该对照与病例具有某些相同的特征，如年龄、性别等，在各比较组有相同的分布，以达到清除混杂作用的目的。频数配比将使对照组在某个潜在的混杂变量的分布与指示病例组的分布相同，如暴露组30~39岁为30%，40~49岁为30%，50~59岁为40%，那么非暴露组应与暴露组有相同的年龄分布。

（3）随机化（randomization）：随机化的目的是使研究对象以等同的概率被分配在各处理组中，从而使潜在的混杂因素在各组间分布均衡。随机化方法常用于实验性研究，以在临床试验中最常用。

（4）分层分析（stratification）：在研究资料分析阶段，在对研究的因素与疾病的联系进行分析时，可首先按某个潜在的混杂因子进行分层，再分别加以分析，以控制混杂因素的影响。有单纯分层分析法和 Mantel-Haenszel 分层分析法。

（5）标准化（standardization）：按照统计学标准化的方法，将需比较的两个率进行调整，使可疑的混杂因素在两个比较组中得到同等加权从而获得有可比性的标准化率，以此避免混杂因素的影响。

（6）多因素分析（multivariate analysis）：当欲控制的混杂因素较多时，由于样本含量的限制使分层分析不适用时，可采用各种流行病学多因素分析方法。如20世纪60年代Cornfile 提出的 Logistic 回归模型，经过几十年的发展，目前已成为现代流行病学危险因素研究的首选方法。

四、实验研究设计的原则

为了使实验能够较好地控制随机误差，避免系统误差，以较少的实验对象取得较可靠的信息，达到经济高效的目的，实验设计时必须严格遵循实验设计的基本统计原则。

（一）对照原则

对照原则（principle of control）是实验设计基本原则中的首要原则。

1. 意义　没有比较就没有鉴别，任何事物间的差异都是通过比较而显示出来的，比较的基准就是对照。设置对照是为了更好的评价和鉴别实验结果的科学性、真实性。避免偏倚而产生错误的结论。其主要意义是甄别处理因素与非处理因素效应，排除非处理因素干扰；减少实验误差。

合理设置对照组，不仅可平衡非处理因素对研究/处理因素的干扰和影响，使对比组之间更具可比性，还可把处理因素的效应更充分地显示出来。

2. 要求　设立对照组，应满足均衡性要求，即实验组与对照组除处理因素不同外，其他条件应尽量保持一致。应做到：①组间除干预措施不同外，其他影响结果的非处理因素如年龄、性别、病情、病程等尽可能地相同或相近；②各组研究对象对所研究疾病的易感度及发病机会均衡可比；③各组发现，观察与检测受试对象的方法、诊断标准等必须一致；④对各组的受试对象要一视同仁。要发挥对照组上述作用，医学研究中对照组的设置必须达到以下三个要求：对等、同步、专设。

例如，在动物实验中，动物的来源、种属、性别、原始体重、健康状态应尽量相同或相近，给药途径、饲养条件、麻醉程度、消毒情况、术后护理等也应一致。又如临床观察中，患者的诊断必须准确可靠、年龄、性别、体质、病情等应力求一致或相近。

3. 对照的形式

（1）空白对照（blank control）：空白对照指对照组不给任何处理或干预措施（intervention），但其他实验条件和实验组相同。例如进行可疑致癌物的研究，实验组加入可疑致癌物，对照组不给任何处理，仅观察有关自发肿瘤的发生。空白对照主要用于无损伤、无刺激的实验研究。

例如：观察维生素 A 预防肺癌的作用，试验组的石棉矿工每天口服一定剂量的维生素 A，对照组的石棉矿工不服维生素 A，追踪观察一定时期后，比较两组工人的肺癌发生率。在临床试验中，因涉及伦理道德问题，不宜用空白对照。

（2）实验对照（experimental control）：对照组不加处理因素，但施加处理因素相关的实验措施。如研究中草药烟熏灭蚊的效果，对照组也要用烟熏，只是不加灭蚊的药物。由此可见，当处理因素的施加需伴随其他因素（如烟熏），而这些因素可能影响实验结果时，应设立实验对照，以保证实验组与对照组的均衡。

（3）安慰剂对照（placebo control）：

　　1)安慰剂与安慰剂效应:安慰剂是指外观、剂型、处置方法及处理实验过程等方面与受试药物完全相同,但无任何研究干预作用的相似物,不能被识别。在临床研究中用来代替受试药物,以排除精神、心理等非药物因素的影响。安慰剂产生与药物相似的药理作用称为安慰剂效应。

　　2)安慰剂对照组的设立:给对照组受试者使用无药理活性的安慰剂称安慰剂对照。设置安慰剂对照的目的是消除药物以外的因素(重点是受试者精神心理因素)影响所产生的偏倚,更为准确地判断药物的疗效。

　　例如:考察感冒冲剂预防流感的效果,对照组服用剂型、剂量、外包装完全相同,但不加有效成分的糖粒冲剂。

　　应用安慰剂对照以不损害受试对象健康为前提,并做好保密工作。

　　(4)标准对照(standardized control):用现有标准值或正常值作为对照,以及在所谓标准的条件下进行观察的对照。

　　例如被试试验品与标准样品相对照,某病患者与正常人同一项生理、生化指标相对照等。在临床试验某种新药或治疗方法中,对照组患者采用目前疗效确定的某种药物或治疗方法,试验组患者采用某种新药或治疗方法,前者就是标准对照组。

　　(5)历史对照(historical control):不专门设立对照组,而是以过去的研究结果作为对照,又称潜在对照。例如断手再植第一次成功的报告,公认是一项了不起的医学成就。它之所以有意义就在于许多过去所做的众多病例中无一成功,这些众多失败手术就成为这一例成功手术的潜在对照。

　　(6)阴性对照(negative control)与阳性对照(positive control):即采用公认有效安全的药物或标准的治疗方案为对照。如果试验药物优于阳性对照,则更能肯定试验药物的有效性和安全性。

　　例如:目前已知 A 药是针对高尿酸血症的常用临床药物,为研发新的药物,研究人员对天然化合物 F 的降尿酸作用进行了研究。给正常实验大鼠灌服尿酸氧化酶抑制剂,获得了若干只高尿酸血症大鼠,并随机分成数量相等的三组,一组给予临床药物 A,即为阳性对照组;一组给予天然化合物 F,即为实验组;一组给予等量生理盐水,即为阴性对照组。

　　4.对照设置的方法

　　(1)配对对照法(paired control):配对对照包括同源配对与异体配对两种。

　　1)同源配对(autosyndetic pairing):同源配对可以是同一个体前后不同时间比较对照期与试验期结果的差异,也可以是同一个体左右两部位或器官(如眼睛、肢体)分别作为对照组和处理组,比较两组间差异。由于是在同一个体进行试验,个体差异等于零,可以最大限度地减少个体抽样误差。

　　2)异体配对(xenogenic pairing):选择同窝、性别、体重一致的动物,或相同疾病、性别、年龄、病情等相当的患者配成对子,在每个对子内部随机分配对照和实验组,比较两组间差异。

　　(2)组间对照法(group control):组间对照是将条件基本一致的不同个体随机分组,

分别接受对照处理与实验处理，比较两组或几组间的差异。

（3）交叉对照（crossover control）：为减少组间对照因个体差异大而造成抽样误差，可将先接受对照处理的随后接受试验处理，先接受试验处理的随后接受对照处理，通过交叉减少个体差异。交叉法适合于实验对照，不宜设置空白对照。

（二）随机化原则

1. 随机化（randomization）的意义　科学研究的任务是从"总体"中抽出一定数量的对象作为"样本"进行研究，得出规律，推及总体。为使样本能代表总体，必须缩小抽样误差。随机的意义在于避免人的主观性，让机遇起作用，尽量使各实验组之间各种非处理因素分布一致，即提高组间均衡性，尽量减小偏倚。同时，随机化是应用统计方法进行资料分析的基础，即只有合乎随机原则的资料才能正确应用数理统计上的各种分析方法，因为数理统计各种理论公式都是建立在随机化原则基础上的。缩小误差，以使样本能反映总体的客观情况，这是科研设计的重要原则之一。

2. 随机化的做法

（1）抽样随机：每一个符合条件的实验对象参加实验的机会相同，即总体中每个个体有相同的机会被抽到样本中来。这样可保证所得到的样本具有代表性，使实验结果具有普遍意义。

（2）分组随机：每个实验对象分到处理组和对照组的机会相同，以保证各处理组间实验对象尽可能均衡一致，以提高各组间的可比性。

例如：将 30 只动物等分为 3 组，对其中每只动物来说，分到甲组、乙组、丙组的概率都应是 1/3。

（3）实验顺序随机：每个实验对象接收处理先后的机会相同，以消除不平衡的实验顺序所产生的偏差。

3. 随机化方法（principle of random）

（1）简单随机：又称单纯随机，有抽签法、抛硬币法、随机数字等，适用于小规模研究。随机数字表法是实现随机化的一种较为简单、实用的方法。

例如：欲在某医院门诊随访的 250 名高血压患者中随机抽取 20 名作为一种降压新药的试验对象。先将 250 名高血压患者从 1~250 顺序编号，然后从随机数字表任何一列开始，顺序产生 20 个 00~99 的随机数，每个数字乘以 250 取前 3 位数，超过 250 号的，取前 2 位数，重复的数弃去重抽，最后，以对应编号的患者组成参加本次试验的样本。但应注意，一旦确定行、列或斜向顺序后，中途不能任意更改方向。

（2）系统随机：个体分布有一定的规律，按表现出的规律采用简单随机法。

例如：欲从 2000 个观察单位中抽取 100 个组成样本，即抽样比例为 5%（抽样间隔为 1/20），可先从第 1~20（第一部分）之间随机抽出一个观察单位，如为 12 号，此后按每隔 20 抽取一个单位，即 32、52、72……1992 号组成样本。系统抽样的优点是简单易行，适用于大样本的流行病学调查，样本的观察单位在总体中分布均匀，抽样的代表性较好。缺点是如果总体各单元的排列顺序存在一定周期性，以这种方法抽样则可能出现较大的偏倚。

（3）分层随机：个体间某些特征相差较大，先根据特征将人群分成若干个层，即先按可能影响结果的混杂因素进行分层，然后在每个层内按随机的方法进行。适合于目标人群某些特征较大，分层后可使样本更具有代表性。

例如：进行慢性心房纤颤复律后抗心律失常药物维持治疗的随机对照研究。考虑到慢性心房纤颤患者的预后与病因、心房大小及心房纤颤病程长短有密切关系，因此，宜针对上述三个因素（①病因：瓣膜性心脏病与非瓣膜性心脏病；②心脏大小：心胸比例$\geq$0.50和$<$0.50；③病程：心房纤颤病程$\geq$6个月及$<$6个月）进行分层随机分组。可以使病因、心脏大小、病程这三个对治疗效果和预后有较大影响的因素在实验组和对照组间保持平衡。

（4）整群随机：当目标人群很大时，可以小群体作为抽样或分配单位再按随机的方法进行。

例如：采用整群抽样方法，从某地区的20所小学中随机抽取2所学校，并对这两个小学的全部学生进行视力检查，以了解该地区小学生近视率。同样，在整群随机分组中，被分到试验组的群体中的每个观察单位，都作为试验对象，被分到对照组的群体中的每个观察单位，都作为对照对象。采用整群随机法要求群间的变异越小越好，否则将影响样本的代表或组间的可比性。

（5）高级随机：即可将整群、分层等随机的方法同时使用。

（三）重复原则

1. 重复的意义　重复原则（principle of replication）是指要在相同实验条件下进行多次观察。重复是消除非处理因素影响的又一重要方法。重复包含重现性和观察单位数量两层含义。重现性是指任何实验结果的可靠性应经得起重复实验的考验，重复实验是检查实验结果可靠性的唯一方法；观察单位数量是指实验的样本量必须足够大，在相同实验条件下有充分的重复，以避免实验结果的偶然性，突出表现其必然规律。一个不可重复的研究是没有科学性的。

重复的目的有两个：①稳定标准差，获得实验误差估计值；②使均值接近真实值，使实验组与对照组差异能够准确地显露出来。随机误差是客观存在的，只有在同一实验条件下对同一观测指标进行多次重复测定，才能估计出随机误差的大小；只有实验单位足够多时才能获得随机误差比较小的统计量。因此，重复在统计学上的主要作用是在于控制和估计试验中的随机误差。

2. 样本大小的影响因素

（1）总体参数：根据研究目的与资料性质，要先知道一些参数的估计值。例如要比较几组计量资料，先要知道总体标准差σ和总体均数μ的估计，σ越大，所需样本含量越大。

（2）实验误差：由于抽样误差的影响，用样本指标估计总体指标常有一定的误差，需要确定一个样本指标与总体指标相差所允许的限度——允许误差，即处理组间的差别δ值要求越小，所需例数就越多。

（3）检验水准：即第Ⅰ类错误的概率α，α越小，所需样本含量越大。在同一α水准下,单侧检验所需样本含量小于双侧检验所需的样本含量。

（4）检验效能：第Ⅱ类错误概率 β,或把握度、检验效能$(1-\beta)$,若要求检验效能$(1-\beta)$越大,需要的样本含量也越大。

（5）资料性质：不同的分析资料,总体参数的估计方法不同,样本含量的计算也就不同。

（6）实验结果的可能性：在保证研究结论具有一定可靠性的前提下,计算最少的观察实验例数。

（7）实验设计的类型：设计类型不同,标准误的估计方法不同,样本含量的计算也不同。

样本含量小,会把个别情况误认为是普遍情况,把偶然事件当作普遍规律来看待。样本含量过大,则会增加控制实验条件的困难,造成较大的系统误差和不必要的浪费。因此在保证一定精度和可信度的前提下,确定出最适的样本含量,减小抽样误差,提高检验效能,成为实验研究的重要内容。

3. **样本大小的估计方法** 可将样本含量的估计方法简单分为如下两种。

（1）粗估法：估计值 ξ 来自以往的实践、兄弟单位的经验、文献资料以及专业层面的判断。

（2）计算法：根据以上所需考虑的影响因素。按照研究目的,可选择不同的方法计算估计样本含量。

（四）均衡原则

1. **均衡的意义** 在医学研究设计中还需要考虑的一个原则是,即实验组和对照组或各实验组之间,除了观察的受试因素外,其他一切条件应尽可能相同或一致,具有齐同可比性。也就是说,试验组与对照组之间比较的基础是具有相同的背景,只有在这种情况下,才能排除其他伴随因素的混杂作用,保证对比结果的准确与可靠。

2. **均衡的方法** 在研究中,可以从研究设计、研究实施和资料处理等方面采取措施,以尽量提高研究组间基线资料的均衡性。

（1）交叉均衡：通过交叉设计,保证受试者特征等在各处理组间相同。

（2）分层均衡法：研究的目的是通过抽样了解总体的情况,但样本常常有许多不同因素影响。

3. **均衡性检查** 先按主要影响因素分层,然后在层内随机抽样,这样组间均衡性较好。

（五）盲法原则

所谓盲法(blindness)是指按试验方案的规定,不让参与研究的受试者和(或)观察者、其他有关工作人员知道患者所接受的是何种处理(试验药或对照),从而避免他们对试验结果的人为干扰和心理因素的影响。

1. **单盲法(single blindness)** 研究者知道用什么药或疗法,而受试者不知道。单盲法可以避免来自受试者方面的干扰,研究者(医生)知道处理分配情况,能及时做出用药调整,对患者安全有利,但不能避免来自研究工作人员方面的干扰。

2. 双盲法(double blindness)　指受试者和研究者均不知道受试者是接受的何种处理的试验。

双盲法较为复杂,实际执行起来困难较大。在研究过程中,由于种种原因容易造成盲底泄露,称为破盲。在执行双盲法时,如果病情发生变化不能准确判断需及时破盲。鉴于双盲法的以上缺陷,在双盲法临床试验中应注意以下几个问题。

（1）严格随机分组,认真、客观填写病例报告表。

（2）实验组与对照组所用的药物外观、形状、剂型等必须高度一致。

（3）要有一套完善的执行盲法编码制度,受试对象的所有记录、请求单、回报单等全采用代号制。

（4）每个盲法试验应指定一位第三者作为统筹负责和监督整个研究工作的监视员。其负责是监督盲法执行,保证结果的可靠性,保证受试对象的安全,分发应急信件,保管盲底,试验终末揭盲等。

（5）设有应急信件和紧急情况个别病例揭盲规定。

（6）盲态核查指最后一例受试者的最后一次观察完成后,数据管理员将病历报告表输入数据库,并经过复核、直到数据锁定,以及第一次揭盲间对数据的核查和评价等所做的工作统称盲态核查。盲态核查是双盲临床试验中标准操作规范中的一个必要环节,必须严格实施。

3. 三盲法(triple blindness)　是双盲法的扩展,即受试对象、研究人员和资料分析人员均不知道受试对象的分组和处理情况,全部采用编号密封。这种方法在理论上可以减少资料分析上的偏差,但在分析时减弱了对整个研究工作的全局了解,对研究的安全性要求较高,在执行时也较严密,难度较大。

五、加强质量控制

质量控制(quality control)是从事医学实验的实验室为保持实验结果的可靠性,所采取的经常性措施。质量控制应将实验的每一环节都置于监视之下。实验效应的测量是整个实验中极重要的一环,因为实验的结论,即对假说的检验,主要根据测量的数据。另一方面,效应的测量是整个实验阶段占时间最长、涉及人员最多、步骤最复杂,因而也最容易发生误差或差错的一环。因此,从试样的采集、预处理、仪器与试剂的校准与标定、操作到读取实验数据等,整个测量过程或测量系统都必须加强质量控制,避免或减少实验误差,确保研究结果的真实性和可靠性。

（赵灵燕　编写　苏秀兰　审校）

第一节 统计学基本概念

统计学(statistics)是关于数据收集、整理、分析、解释和表达的一门科学,且在使用上具有一定的艺术性。医学统计学、卫生统计学都是它的衍生学科。统计学部分在科研中占有极重要的作用,如医学科研基金的申请要求有统计学家的参与、新药的申报需要递交统计学报告、大部分医学论文审稿由统计学家对统计学部分的进行质量控制。以下对统计学中的几个基本概念进行介绍。

一、总体与样本

统计学中的总体(population)是根据研究目的确定的,全体同质研究对象的某个或某些变量值。研究对象可以是社区、某一人群、一批组织器官等。例如,欲研究某种肿瘤患者某指标的表达情况,其总体是该肿瘤的全部患者的指标值。又如,欲了解某医学院学生的近视率情况,那么其总体就是该校的全体学生是否患有近视。从以上两个总体的例子来看,它们的不同之处在于,前者的总体的数量无法全部获得,被称为无限总体(infinite population),是指个体的数量无限多或很难确定全部个体,只是理论上可能存在;而后者的个体数量是可以具体确定,该总体被称为有限总体(finite population)。

在科学研究中,研究的目的主要是揭示总体特征和规律,由于总体的个体数量较多或无限等原因,在实际研究或工作中没有必要或不可能对总体中的全部对象进行研究。而是使用抽样的方法,通过获得的样本推测总体特征或规律。样本(sample)是从总体中随机获得部分有代表性的观测值。

二、变量与资料类型

根据研究目的,对研究对象进行某个或某些特征或属性进行研究,反映该特征或属性的指标称为变量(variable),变量的具体观测值构成了数据或资料(data)。

不同类型的资料需用不同的统计学方法分析,本书将资料分为计量资料(measurement data)、计数资料(count data)和等级资料(ordinal data)。而此处的计数资料指的是无序计数资料。

计量资料是使用定量的方式观察或测量研究对象的某个变量获得具体的变量值,一般有度量衡单位。通俗来讲,若每一个观测对象都对应一个具体数值,那么该资料就属于计量资料。如,调查研究获得的收缩压血压值(mmHg)、年龄(岁)、呼吸频次(次/分钟)等。

计数资料是在有不同分组或属性的前提下,对数据进行归类汇总得到的结果。如,获得的男、女人数,临床上治疗患者结果(治愈、未治愈),治疗效果(有效、无效),结局(死亡、存活)等。通俗来讲,计数资料是按照事先制订的规则,可将每一个观测对象归属于其中某类别或分组。根据类别数量,计数资料又可进一步分为二分类和无序多分类资料。

等级资料与计数资料的区别在于,前者在分组或属性上存在等级关系。通俗来讲,按照事先制订的规则,可将每一个观测对象归属于其中某等级。如,治疗结果(治愈、有效、无效)、检验结果(强阳性、弱阳性、阴性)、病情分级(重度、中度、轻度)等。

变量的类型可以根据不同的研究目的进行转换。如,收集的数据为收缩压测定值,属于计量资料,也可以根据是否为高血压转换为计数资料。

通过以下案例,区分资料类型和变量的转换,见下表7-1。性别、治疗方式、是否高血压三个变量的结果归属于不同分类,且分类不存在或不需要区分等级关系,研究对象的这3个变量的取值均为计数资料。对于每个研究对象,其收缩压和舒张压变量均有具体的变量值,为计量资料。Grade 分级变量的结果分为三类,且存在等级关系,研究对象的 Grade 分级结果为等级资料。按照高血压防治指南中的定义,通过每个研究对象的收缩压和舒张压两个计量资料进行判断,转换为是否患有高血压(是/否)的二分类计数资料。

表7-1 某种癌症患者的基本人口学信息和治疗情况

编号	性别	治疗方式	收缩压(mmHg)	舒张压(mmHg)	Grade 分级	是否高血压
1	男	手术	119	78	Ⅲ级	否
2	男	手术	146	95	Ⅲ级	是
3	女	药物	137	94	Ⅰ级	是
…	…	…	…	…	…	…
100	男	药物	125	79	Ⅱ级	否

三、抽样误差

抽样误差(sampling error)是指因个体差异的存在,抽样所导致的总体参数与样本统计量或样本统计量之间的差异。具体表现为样本均数与总体均数或样本均数之间差异,样本率与总体率或样本率之间的差异等。

例如:欲通过抽样研究来估计某地小学生近视率。若抽取一定数量的小学生,经过多次抽样,可以计算多个样本率。此时,每次样本率与总体率,或样本率之间的差异,即为抽样误差。

四、概率

概率(probability)是指某一随机事件发生的可能性大小的量值。记为 P,取值为0—1,P 值越大表示事件发生的可能性越大。概率为 0 的事件称为不可能事件,概率为 1 的事件称为必然事件,概率在 0 和 1 之间的事件称为随机事件。小概率事件通常是指某随机事件发生的可能性较小,如 $P \leqslant 0.05$ 或 0.01,表示一次观测中发生的可能性小,可认为不发生。而 0.01 或 0.05 是根据习惯或研究要求的规定值,在特定情况下,可以根据具体情况进行调整。

第二节 统计工作步骤

统计工作步骤是连续性的过程,是不可分割的整体,但为了体现统计工作中以下四方面的重要性,将其分步进行介绍。

一、统计设计

统计设计(statistical design)是统计工作不得不重视的部分。

科研设计是科研的方案,包括专业设计和统计设计两方面内容。专业设计主要根据专业的需要,对研究对象的性质选择、实验流程、使用的实验方法及技术、设备要求、试剂规格等方面的内容。统计设计主要涉及科研的统计设计类型、抽样方法、研究对象的分配、如何设置对照、研究对象的样本量估计等。统计设计的目的是保证数据的代表性和可靠性。

一项科研工作的关键之一,可能并不是怎样选择一种统计学分析方法,而更重要的是如何设计某项实验或调查,这一点在进行科研时容易被忽略。从另一个角度看,如果一项科研设计有问题,那么无论得到的结果如何或使用什么样的统计分析方法,都无法得到真实的结果或弥补结果的错误;还有一些情况,就是因设计得不合理,导致科研费用或时间的浪费,造成重要的线索和信息被掩盖或错误引导。

统计学设计根据研究的干预不同分为调查设计和实验设计,而实验设计根据研究对象不同可分为实验研究和临床试验。调查研究设计是对研究对象不施加任何干预,客观地描述研究对象的特征或状态,如了解某地区的乳腺癌的发病率、某人群高血压患病状况等;实验研究设计是以动物或生物材料为研究对象,在实验过程中施以某种干预,如对大鼠染毒后测定某项指标;临床试验是以人为研究对象,在试验过程中施以某种措施,如药物的临床试验。

二、收集资料

收集资料(collection of data)是统计工作中的关键部分。作为统计工作不可分割的部分,也是整个统计工作的重点,往往收集资料是用时和费用较多的阶段。在合理的设计计划指导下,通过不同的研究手段和方法,获得所需的数据。资料的来源有很大的差异,可以是一手资料,如专题调查、专项实验等,也可以是二手资料,如统计报表、年鉴、日常工作记录等。对于医学科研方法来讲,应该学会怎样利用临床工作数据以及怎样将日常工作数据和专题研究进行结合,这将是临床与基础研究发展的方向之一。由于收集到的资料真实与否直接影响结果的准确性和推测的可靠性。除了要求研究对象的代表性外,更重要的是收集过程需要做质量控制,如调查员的培训、试剂规格、实验操作技能、实验或调查结果的评定等。

三、整理资料

整理资料(sorting data)是将数据净化、条理化及系统化的过程。根据研究的目的数据整理的内容包括数据的清理、检错、核对及纠错等,在现在的统计工作中,一般可以使用数据录入软件和分析软件对数据进行数据录入,在数据录入前需要对调查表或记录进行编码,对数据进行逻辑检错,合理地进行归类汇总等工作。特别地,如果是大型数据,在多人录入后,需要对数据进行合并;或者多个系统来源数据根据需求进行连接。需要强调的是,汇总和分组不需要在分析前进行,通过识别变量可以将数据自动合并或分割。

四、分析资料

统计分析包括统计描述和统计推断。统计描述包括统计图表的绘制和统计指标的计算,目的是使用合适的方法,表述数据的特征;统计推断包括参数估计和假设检验,参数估计是指用获得的样本信息推测总体参数的过程,假设检验是采用合适的统计分析方法,由样本信息推断总体参数是否可能存在差异的过程。

第三节 研究设计中统计常见的两个问题

一、随机分组

按照研究设计的不同，随机分组的方法也不尽相同。以完全随机设计过程为例，其过程如下。

（一）研究因素

根据研究的目的确定研究所涉及的研究因素，选择该因素的水平数，水平数为两水平或多水平（如：实验组和对照组，低剂量组、中剂量组和高剂量组）。

（二）选择合适的研究对象

根据研究目的，选择足够数量且同质的研究对象。

（三）确定效应指标

根据专业和研究对象，选择反映研究因素作用的效应指标。

（四）随机分组

利用统计学书籍给出的随机数字表或通过计算机、计算器生成的随机数字将研究对象随机分配到研究因素的各水平（各处理组），各组的研究对象例数可相等或不等。以下为随机分组的一般过程。

例 1 某研究者为了研究 A、B、C 三组饲料对于大白鼠的体重增重作用，设计了一个完全随机实验。选取了 18 只大白鼠进行该实验，采用随机化的方式对大白鼠进行分组。

随机化过程：①根据体重大小或某规则对研究对象进行编号，1、2、3、…、18；②赋予每个研究对象随机数字。利用随机数字表时，随机数字的起点随意选取，要求随机数字是连续的。如从某随机数字表中的第 2 行，第 3 列的"27"开始，或者利用计算机产生随机数字。对应编号，将随机数字赋予每个编号的研究对象，以下过程为利用随机数字表，将选取的随机数字依次赋予对应编号的大白鼠，见表 7-2。

表 7-2 赋予每只大白鼠随机数字情况

编号	1	2	3	4	5	6	7	8	9	10	11	12	13	14	15	16	17	18
随机数字	27	59	46	13	79	93	37	55	39	77	32	77	09	85	52	05	30	62

由于不同研究设计对研究对象的分配有不同要求。

当不要求各组例数相等时（表 7-3），随机数字除以分组数，本例题要求分为 3 组，每个随机数字除以 3，根据所得余数（0、1、2）进行归组（所得某余数的归组可由设计者指定表 7-3），指定余数得 0，为 A 组；余数得 1，为 B 组；余数得 2，为 C 组。

表 7-3 不要求各组例数相等的随机分组

编号	随机数字	余数	归组
1	27	0	A
2	59	2	C
3	46	1	B
4	13	1	B
5	79	1	B
6	93	0	A
7	37	1	B
8	55	1	B
9	39	0	A
10	77	2	C
11	32	2	C
12	77	2	C
13	09	0	A
14	85	1	B
15	52	1	B
16	05	2	C
17	30	0	A
18	62	2	C

当要求各组例数相等时(表 7-4),可依据每个编号所对应的随机数字大小进行归组,分组规则由设计者决定。本例题分为 3 组,每组 6 例,可指定前 6 个较小的随机数字对应的研究对象归为 A 组,依次为 B 组和 C 组,该方法实现了每组例数相等。

表 7-4 要求各组例数相等的随机分组

编号	随机数字	顺序	归组
1	27	4	A
2	59	12	B
3	46	9	B
4	13	3	A
5	79	16	C
6	93	18	C
7	37	7	B
8	55	11	B
9	39	8	B
10	77	15	C
11	32	6	A
12	77	14	C
13	09	2	A
14	85	17	C

（续表）

编号	随机数字	顺序	归组
15	52	10	B
16	05	1	A
17	30	5	A
18	62	13	C

二、决定样本含量的因素

决定样本含量的因素主要包括四个：

（1）两总体参数的差值，即容许误差 δ，δ 愈小，所需样本量就愈大。δ 一般采用估计值，可通过预实验或相关文献获得。

（2）Ⅰ型错误大小 α：α 越小，所需的样本量越大，通常取值为 0.05。

（3）Ⅱ型错误大小 β：β 越小，所需的样本量越大，一般要求在 0.20 以下。

（4）总体变异大小，标准差 σ 或总体率 π。σ 越大或 π 接近 0.50，所需的样本量越大。此外，双侧检验所需的样本量较单侧检验大。不同设计类型，所需样本量也不同。

例 2 计划开展一项完全随机对照临床试验研究，比较两种降压效果是否相同，主要指标为收缩压，通过查阅文献获得 A 药与 B 药的预期收缩压差值为 10 mmHg，估计两种药物治疗后收缩压的标准差均为 20 mmHg，设置 $\alpha=0.05$，$1-\beta=0.90$，两组样本量比例为 1∶1，欲估计每组至少需要的样本量。

（1）应用公式直接计算：应用合适的公式进行计算。

$$n = 2 \times \left[\frac{(Z_\alpha + Z_\beta) \times S}{\delta} \right]^2 = 2 \times \left[\frac{(1.96 + 1.282) \times 20}{10} \right]^2 = 84.1$$

通过公式计算估计每组至少需 85 例，两组共需要 170 例。

（2）应用软件进行计算：利用软件（如 PASS、SAS、R 等）估计样本量，选择合适模块，设置相关参数。如应用 PASS 的两样本均数 t 检验模块，得到每组至少需要 86 例，两组共需 172 例。

第四节 统计学描述与统计推断

一、统计图的巧用

关于统计图的详细内容，不再赘述。但使用统计图的方法对结果进行展示，是现在很多研究和论文中常用的手段之一。尤其在某些国外的论文中较多见。以下通过例题对统计图的使用进行简单的介绍。

例1 体重及瘤重相近的 32 只小白鼠随机分成 4 组,分别接受甲、乙、丙和丁四种抗癌药物的处理(表 7-5),分析四种不同药物的抑瘤效果有无差异。

表 7-5 四种药物的抑瘤作用(单位:g)

药物	小白鼠编号								
	1	2	3	4	5	6	7	8	9
甲药	0.82	0.73	0.63	0.61	0.68	0.73	0.80	0.76	0.82
乙药	0.60	0.49	0.39	0.46	0.49	0.54	0.46	0.52	0.60
丙药	0.41	0.33	0.28	0.31	0.24	0.51	0.37	0.35	0.41
丁药	0.18	0.21	0.33	0.36	0.41	0.24	0.35	0.26	0.18

首先,应该考虑使用哪些统计量进行描述? 采用何种方法进行组间比较?

一般认为,应首先考虑每组数据的分布状况,是否为正态分布?

考察正态性的方法很多,如图示法、检验法。可以绘制直方图、频率图(P-P 图)或分位数图(Q-Q 图)均可。具体的制作方法在以下内容中进行叙述。如果为正态分布,可以采用均数和标准差进行描述。但进行组间均数比较,除了正态分布外,还应考察组间的方差是否具有齐性及数据的独立性。常用的方差齐性检验有 Bartlett 检验和 Levene 检验。

根据题意和数据的分布状态,四组数据为正态分布(读者可以绘制直方图、Q-Q 图等或进行正态性检验),并使用 Levene 方法进行方差齐性检验,四组总体方差无差异(方差具有齐性)。以上的检验均可以通过软件进行。通过以上的分析和判断,可以采用方差分析进行组间瘤重总体均数的比较。

为了体现结果的直观性,常采用统计图的方式。为了表示组间均数的差异程度,可在直条图上采用均数的 95% 可信区间值作为误差线表示(如图 7-1)。这样的表示既减少了数据的罗列,又直观明了。

二、假设检验的一般认识

假设检验(hypothesis testing)是通过样本数据推断总体参数是否有差异的分析方法。首先提出一个假设,然后通过合适的方法去推断是否拒绝该假设。

通过例 1 来理解假设检验的思想,各药的抑瘤结果不同,即各组的样本均数有差异,但导致这一差异的原因可能为抽样误差所造成,也可能是药物的作用不同。假设检验的思想是先对总体分布或某参数做出假设,如果样本信息不支持该假设,则认为该假设不成立。这就是所谓的反证法思维。上例可以先假设各组的瘤重总体均数相等,再通过计算获得在该假设时得到的概率 P,如果此概率 P 较小,小于或等于预先设定值(如

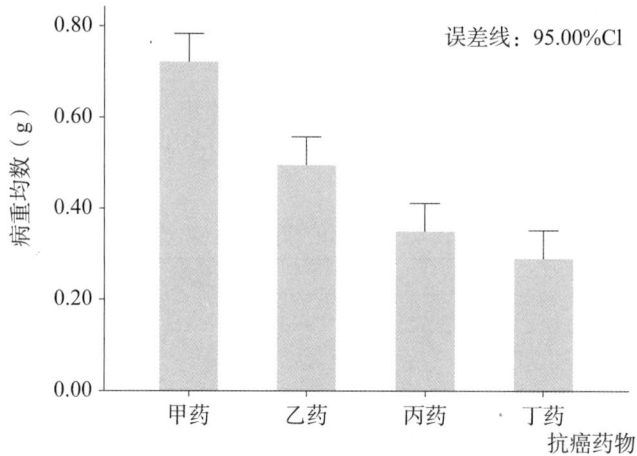

图 7-1 四种抗癌药物的抑瘤作用

0.05），则原假设被拒绝。否则，当概率大于设定值，不拒绝原假设。

假设检验的基本步骤包括建立检验假设，确定检验水平；选择合适统计方法，计算相应统计量；以所得统计量，确定概率 P 值；根据概率进行结论的推断。

值得注意的是，在假设检验过程中，无论拒绝原假设与否都可能出现两类错误，即Ⅰ类错误和Ⅱ类错误。当原假设为真时，但得到 $P \leqslant \alpha$，那么拒绝原假设，接受了备择假设，这种弃真的错误被称为Ⅰ型错误；当原假设不真时，但得到 $P > \alpha$，不拒绝原假设，这种存伪的错误称为Ⅱ型错误。

三、计量资料的统计分析

统计分析包括统计描述和统计推断。计量资料的统计描述所采用的方法是由数据的特征决定，在科研结果中常常采用均数和标准差表达，但不能盲目使用，必须考虑数据的特征。如数据呈非正态分布或非对称分布，均数不能代表数据的平均水平，则常采用中位数和四分位数范围（或间距）表示。

关于统计推断，要按照该方法对数据的要求和条件进行数据分析，否则得出的结论没有保证。首先强调方法的基本原理和条件以供参考。

组间均数的比较中，t 检验要求数据服从正态分布、方差齐性，方差分析除了要求以上条件外，还要求数据的独立性。如果不满足条件，需要采取其他适合的方法分析（如秩和检验）。

（一）单个样本 t 检验（one-Sample t test）

用于单样本均数代表的未知总体均数与已知总体均数的比较（如：例2）。

（二）两个独立样本 t 检验（independent-Samples t test）

用于两个独立样本均数所代表的总体均数的比较（如：例3）。

（三）配对样本 t 检验（paired-Samples t test）

用于配对样本均数所代表的总体均数的比较（如：例4）。

(四) 方差分析(ANOVA)

用于多组总体均数的比较,包括单因素或多因素的分析。如完全随机设计的方差分析,随机区组设计的方差分析,析因设计的方差分析等(如:例5)。

(五) 单个样本符号秩和检验及配对符号秩和检验(signed rank sum test)

用于检验差值的总体中位数是否为零或总体分布是否零对称(如:例6)。

(六) 两个独立样本秩和检验(two independent samples rank sum test)

用于检验两个总体中位数或总体分布是否有差异(如:例7)。

(七) 多个样本秩和检验(K independent samples rank sum test)

用于检验多个总体中位数或总体分布是否有差异(如:例8)。其他计量资料的分析方法,参见有关书籍。

通过以下几个例题,分别介绍几种分析方法的使用。

例2 为了评价某山区8岁男童的身高(cm)情况,在该地区进行了抽样研究,测量得到20名男童身高(表7-6)。分析该地区男童与一般男童身高是否有差异? 已知一般8岁男童的平均身高为128.0 cm。

表7-6 某山区20名8岁男童的身高值(单位:cm)

编号	身高值	编号	身高值
1	118.2	11	126.4
2	120.6	12	123.4
3	127.3	13	125.7
4	132.1	14	117.0
5	114.4	15	120.0
6	142.5	16	129.4
7	134.6	17	131.5
8	119.3	18	136.3
9	123.7	19	124.4
10	125.2	20	135.5

分析数据设计类型,属于单个样本的计量资料,可以做直方图法或 Q-Q 图,或者通过正态性检验考察数据分布,经正态性检验 $P>0.10$,服从正态分布。因此,采用单个样本的 t 检验,其检验结果如下。

该地区20名男童身高均数为126.4,标准差为7.3。

$t=-0.991, P=0.334$

按 $\alpha=0.05$ 水平,不拒绝该地区8岁男童身高与已知一般男童身高相等的假设,认为该地区8岁男童身高与已知一般男童身高无差异。

例3 为了比较甲、乙两种饲料对体重的作用,将36只小鼠随机分为两组(表7-7),1周后测量小鼠的体重,以下数据为小鼠的体重增加量(g)。试分析甲、乙两种饲料对于小鼠体重的作用是否相同。

表 7-7 两组对于小鼠体重增加情况（单位:g）

分组	体重增加量								
甲组	10	12	9	11	15	18	13	14	15
	23	19	18	16	17	15	18	11	14
乙组	11	7	13	8	7	5	14	16	16
	13	9	8	11	10	12	15	17	11

首先,对于两组数据分别进行正态性检验,甲、乙两组经正态性检验均 $P>0.10$,服从正态分布;此外,经方差齐性检验,$F=0.012$,$P>0.10$。因此,该数据可采用两个独立样本的 t 检验,其检验结果如下。

甲组:$\overline{X}=14.9$,$S=3.6$

乙组:$\overline{X}=11.3$,$S=3.5$

$t=3.048$,$P=0.004$

按 $\alpha=0.05$ 水平,拒绝甲组与乙组的体重增加量总体均数相等的假设,可认为甲、乙两种饲料的增重作用不同。

例4 在临床试验中,为了评价某降压药物的作用,对 12 名高血压患者的收缩压进行测量,结果如表 7-8。请分析治疗前、后的收缩压是否有差异。

表 7-8 高血压患者收缩压治疗前、后的变化（单位:mmHg）

编号	1	2	3	4	5	6	7	8	9	10	11	12
治疗前	214	189	165	159	176	196	201	184	183	192	149	173
治疗后	167	156	136	160	177	174	195	142	165	183	129	181

分析步骤:计算差值,并对差值进行正态性检验,经检验:$P>0.10$,差值服从正态分布。因此,该数据可采用配对样本的 t 检验,其检验结果如下。

治疗前:$\overline{X}=181.8$,$S=18.5$

治疗后:$\overline{X}=163.8$,$S=20.1$

$t=3.544$,$P=0.005$

按 $\alpha=0.05$ 水平,拒绝差值的总体均数为零的假设,认为治疗前、后的收缩压不同。

例5 为研究某药的不同剂量对大白鼠子宫重量的作用,随机分成四组,给予不同药物剂量,经过一段时间后测定其子宫重量,结果见表 7-9。分析该药物不同剂量对大白鼠子宫重量是否有影响?

表7-9 不同剂量药物作用后大白鼠的子宫重量(单位:g)

对照组	0.5 g/L 剂量组	1.0 g/L 剂量组	1.5 g/L 剂量组
36	60	74	93
45	53	78	102
42	66	81	113
44	61	85	85
37	70	56	91
56	67	68	105
51	58	72	96
41	79	61	94
50	76	56	115
45	53	63	—

首先考虑每组的分布状况,对每组数据进行正态性检验或正态分布的判断。通过分析,每组数据的正态性检验结果均 $P > 0.10$。同时对其进行方差齐性检验,结果为 $P > 0.10$(值得注意的是,考察条件所使用的检验水平取值常为 0.10)。如果其中任何一个条件不满足,则考虑其他方法进行检验。

以上条件均被满足,则采用多组均数比较的方差分析,其检验结果如下。

对照组: $\overline{X} = 44.7, S = 6.3$

0.5 g/L 剂量组: $\overline{X} = 64.3, S = 8.9$

1.0 g/L 剂量组: $\overline{X} = 69.4, S = 10.3$

1.5 g/L 剂量组: $\overline{X} = 99.3, S = 10.2$

$F = 58.952, P < 0.001$

按 $\alpha = 0.05$ 水平,拒绝四组总体均数相等的假设,四组总体均数不等或不全相等。

以上的分析为四组总体均数的整体比较,如果进一步分析两组间或某两个组间的总体均数是否有差异,可以选择合适的两两比较方法进行分析。一般情况下,某两组或几组的比较常用 Bonferroni 法;进行探索性的两两多重比较,人数相等时,可使用 Tukey 法;LSD-t 法也是常用的某两组或其中几组均数进行比较方法;而 S-N-K 法更适合均数的两两多重比较等。

例6 对某地某工厂随机抽取 20 名工人,测得尿铅值(mg/L),数据见表 7-10。已知该地区正常人尿铅中位数为 0.035 mg/L。分析该工厂的工人尿铅量是否与正常人有差异。

表7-10 某地某工厂 20 名工人的尿铅值(单位:mg/L)

编号	尿铅值	编号	尿铅值
1	0.030	4	0.057
2	0.044	5	0.061
3	0.054	6	0.063

（续表）

编号	尿铅值	编号	尿铅值
7	0.075	14	0.094
8	0.077	15	0.100
9	0.082	16	0.110
10	0.085	17	0.130
11	0.087	18	0.145
12	0.089	19	0.225
13	0.092	20	0.265

该数据属于单个样本的计量资料，通过正态性检验发现 $P<0.10$，不服从正态分布。因此，使用单个样本的 t 检验是不合适的，可以选择单个样本的秩和检验，其检验结果如下。

该工厂 20 名工人的尿铅值中位数为 0.086，四分位数范围：0.062～0.108（或四分位数间距为 0.046）

$Z=-3.883, P<0.001$

按 $\alpha=0.05$ 水平，拒绝该工厂工人尿铅值中位数与已知正常人尿铅中位数相等的假设，认为该工厂工人尿铅值中位数与已知正常人尿铅中位数不等。

例 7 将肺癌并转移的患者按是否接受转移灶治疗分为处理组和对照组，其中处理组是在常规治疗基础上接受转移灶治疗，而对照组只接受常规治疗，记录其生存时间如表 7‑11 所示，分析两组的生存时间差别有无差异。

表 7‑11 两组患者的生存时间（单位：周）

分组	生存时间								
处理组	12	20	31	25	45	32	28	26	39
	36	55	17	34	29	16	42	24	38
对照组	7	14	44	11	20	2	15	19	12
	14	19	33	15	11	46	13	47	58

本例的观察指标为时间，首先进行正态性检验，对照组生存时间正态性检验 $P<0.10$，不满足正态分布条件；方差齐性检验（$F=2.806, P=0.103$），结果两组数据方差齐（$P>0.10$）。该资料不能满足 t 检验的条件，因此，本例采用非参数检验方法（两个独立样本的秩和检验）。采用秩和检验对两组生存时间的总体分布进行分析，其检验结果如下。处理组和对照组的秩和分别为 $T_1=401$、$T_2=265$

$Z=-2.152, P=0.031$

按 $\alpha=0.05$ 水平，拒绝两总体分布相同的假设，认为两组患者的生存时间不同。

若以上例题未考察适用条件，盲目采用两个样本均数 t 检验，得到 $t=1.802, P=0.080$，按 $\alpha=0.05$ 水平，不拒绝两总体分布相同的假设，错误地认为两组患者的生存时间相同。

由此可见,若不能依据条件选择合适的分析方法,有可能会得到完全错误的结果和结论。

例 8　A、B、C 为铅中毒患者的三种驱铅药物,采用三种药物对 36 名铅中毒患者进行驱铅治疗,测定治疗后的血铅(表 7‐12)。分析三种药物的驱铅作用是否相同。

表 7‐12　三种药物治疗后的血铅含量(单位:μg/L)

药物	血铅含量											
A 药	50	58	110	87	66	32	121	90	79	85	38	187
B 药	80	216	124	175	214	43	96	176	146	184	88	32
C 药	33	25	36	26	46	54	28	30	35	39	100	49

首先考虑每组的数据分布状况,对每组数据进行正态性检验或正态分布的判断。C 药组的数据进行正态性检验,其结果为 $P<0.10$,数据不满足正态分布。对三组数据的方差进行方差齐性检验,其结果:$P<0.10$。通过以上分析,不满足方差分析的条件(对于正态性、方差齐性、独立性三个条件中,任何一个不满足,原则上不可采用方差分析),则考虑秩和检验进行分析,其检验结果如下。

A 药组:$M=82.0,Q=53.0$

B 药组:$M=135.0,Q=100.0$

C 药组:$M=35.5,Q=19.8$

$H=15.029,P=0.001$

按 $\alpha=0.05$ 水平,拒绝三组总体分布相同的假设,认为三组总体血铅含量总体分布不同或不全相同。当拒绝 H_0 假设时,可按照 α 分割后进行两两比较。

总之,计量资料的单因素分析中,如果采用 t 检验或方差分析,要对数据分布和方差是否齐性进行考察。若不满足条件,可选择非参数检验,如秩和检验。而多因素分析,如析因设计方差分析、重复测量的方差分析、多重线性回归分析等,可以根据需要参考有关书籍。

四、计数资料的统计分析

计数资料的描述一般采用相对数,计数资料的统计推断方法常用的有:

(一)四格表 χ^2 检验(chi-square)

常用于检验两组的总体率(或构成比)之间有无差异(如例 9)。

(二)四格表 Fisher 确切概率法

用于检验两组的总体率(或构成比)之间有无差异(如例 10)。

(三)行×列 χ^2 检验(chi-square)

两组以上的总体率(或构成比)之间有无差异(如例 11)。

（四）配对 χ^2 检验

检验两配对变量间的总体率（或构成比）有无差别（如例12）。

（五）趋势 χ^2 检验

可以对双向有序分类变量进行趋势检验（如例13）。

（六）秩和检验（rank sum test）

在计数资料分析中，常用于等级资料的比较（如例14）。

（七）Logistic 回归（logistic regression）

研究分类反应变量与多个影响因素之间关系的分析方法（如例15）。

通过实例介绍以上部分方法的使用，其他关于计数资料的分析方法，参考其他统计学书籍。

例9 某医生用 A、B 两种药物治疗尿路感染，治疗结果见表7-13所示。分析两种药物的有效率是否有差异。

表7-13 两种药物治疗尿路感染的效果

药物	治疗效果		合计
	有效	无效	
A 药	56	13	69
B 药	25	34	59

该设计为成组设计四格表资料，最小理论频数大于5，所有可以采用 χ^2 检验（如果是成组四格表资料的 χ^2 检验要求理论频数大于1且总例数大于40。否则，不能采用 χ^2 检验，而采用 Fisher 确切概率法更恰当。成组四格表资料总例数大于40，最小理论频数在1～5，采用校正 χ^2 检验；成组四格表资料总例数大于40，最小理论频数大于5，采用不校正 χ^2 检验）。

A 药的有效率为81.2%

B 药的有效率为42.4%

$\chi^2 = 20.592, P < 0.001$

按照 $\alpha = 0.05$ 水平，拒绝两药的有效率相等的假设，认为 A、B 药的有效率不同。

例10 在某次食物中毒事件中，检测机构对两种食物进行了检测发现，如表7-14所示。甲种食物22份样品，检出大肠菌群2份；乙种食物17份样品，检出大肠菌群6份。分析两种食物的大肠菌群检出率是否相同？

表7-14 两种食物大肠菌群的检出率

食物	治疗效果		合计
	检出	未检出	
甲种	2	20	22
乙种	6	11	17

该设计为成组设计四格表资料,最小理论频数大于1,但样本例数小于40,所以可以采用 Fisher 确切概率法(如果是成组四格表资料的总例数大于40,最小理论频数小于1,也选择 Fisher 确切概率法)。

甲种食物检出率为 9.1%

乙种食物检出率为 35.3%

$P = 0.059$

按照 $\alpha = 0.05$ 水平,不拒绝两种食物检出率相等的假设,认为两种食物大肠菌群检出率相同。

若以上例题不考虑适用条件,而盲目采用不校正 χ^2 检验,得到 $\chi^2 = 4.038, P = 0.044$,得到拒绝两种食物检出率无差异的假设,错误地认为两种食物检出率不同。

再次提示,若不能依据条件选择合适的分析方法,有可能会得到完全错误的结果和结论。

例 11　对糖尿病伴自主神经功能障碍的一项临床研究数据资料如表 7-15 所示,试分析三组之间自主神经功能异常率有无显著性差异?

表 7-15　三组自主神经功能试验结果

组别	自主神经功能试验		合计
	异常	正常	
糖尿病伴心肌病变组	56	6	62
单纯糖尿病组	23	38	61
对照组	5	54	59

该例题分组为无序分类,结果指标(自主神经功能试验)为两分类,把该类型的设计称作双向无序(如果分组为有序,如年龄分组,分析方法也可以采用 χ^2 检验),最小理论频数<5 的比例<20%,且分析的目的为三组的自主神经功能异常率有无显著性差异,所以可以采用 χ^2 检验(如果是成组四格表资料的 χ^2 检验要求最小理论频数>1,且总例数>40。否则,不能采用 χ^2 检验,而采用 Fisher 确切概率法更恰当)。

糖尿病伴心肌病变组的异常率为 90.3%

单纯糖尿病组的异常率为 37.7%

对照组的异常率为 8.5%

$\chi^2 = 84.127, P < 0.001$

按照 $\alpha = 0.05$ 水平,拒绝三组总体异常率相等的假设,认为三组总体异常率不等或不全相等。若进行两两比较,常用的方法是 χ^2 分割法,即将检验水准进行分割,α 分割的方法较多,也不统一。两两多重比较常用的是 $\alpha' = \dfrac{2\alpha}{k(k-1)}$;其他各组与特定组的比较常用分割方法是 $\alpha' = \dfrac{\alpha}{k-1}$。

多重比较中的情况之一,糖尿病伴心肌病变组与单纯糖尿病组异常率的比较:

检验水平为 $\alpha' = \dfrac{2\alpha}{k(k-1)} = \dfrac{2 \times 0.05}{3 \times (3-1)} = 0.0167$

经检验，$\chi^2 = 37.052$，$P < 0.001$，按照 $\alpha = 0.0167$ 水平，拒绝糖尿病伴心肌病变组与单纯糖尿病组异常率相等的假设，认为两组总体异常率不等。

多重比较中的其他情况与以上过程相同，具体结果略。

例 12 用触诊和 X 线摄片两种方法对 186 名女性做乳房检查，检查结果如表 7 - 16 所示，试分析两种方法检查的结果是否一致？

表 7 - 16　两种方法的检查结果

触诊	X 线		合计
	阳性	阴性	
阳性	35	58	93
阴性	25	68	93
合计	60	126	186

本例为二分类的计数资料，设计类型属于配对设计。目的是推断触诊与 X 线两种方法判断结果是否相同。类似的实例较多，如评价两个医生对疾病的诊断或药物治疗的结果是否相同。采用配对 χ^2 检验对其进行分析（若 $b+c < 40$，则采用校正配对 χ^2 检验）。

结果：$\chi^2 = 12.337$，$P < 0.001$

按照 $\alpha = 0.05$ 水平，拒绝两种方法的检查结果相等的假设，认为两种方法的检查结果不同。

例 13 为研究某工种工龄与肺组织纤维化程度关系，获得了相关数据，见表 7 - 17。分析工龄与肺组织纤维化程度是否存在相关关系。

表 7 - 17　工龄与肺组织纤维化的关系

工龄(年)	肺组织纤维化程度					合计
	－	＋	＋＋	＋＋＋	＋＋＋＋	
0～	50	25	10	4	2	91
5～	30	27	21	8	4	90
10～	24	31	23	18	9	105
15～	16	22	17	14	11	80
20～	8	17	21	15	14	75
合计	128	122	92	59	40	441

该资料类型为等级资料，分组变量与指标变量均为有序变量，目的是分析是否有随着工龄增长，肺组织纤维化程度加重的趋势。较合理的分析方法是趋势 χ^2 检验。

检验结果：趋势 $\chi^2 = 59.199$，$P < 0.001$

按 $\alpha = 0.05$ 水平，拒绝工龄与肺组织纤维化无关的假设，认为随着工龄增长，肺组织纤维化程度加重的趋势。

例 14　三种疾病患者尿常规检查,蛋白的含量结果见表 7 - 18。分析三种疾病患者尿蛋白含量有无差异。

表 7 - 18　三种疾病患者尿蛋白程度

疾病	尿蛋白程度					合计
	−	+	+ +	+ + +	+ + + +	
肾结石	3	7	8	12	3	23
慢性肾小球肾炎	4	10	13	18	5	50
泌尿系统感染	12	9	4	4	2	31

指标变量(尿蛋白程度)是有序变量,目的是比较三种疾病尿蛋白程度是否有差异。合理地分析的方法是秩和检验,分析结果如下。

肾结石组:平均秩次为 63.64

慢性肾小球肾炎:平均秩次为 64.83

泌尿系统感染:平均秩次为 39.15

$\chi^2 = 13.910, P = 0.001$(此处采用 χ^2 值表示,是由于得到的 H 统计量服从 χ^2 分布)

按 $\alpha = 0.05$ 水平,拒绝三种疾病尿蛋白总体分布位置相同的假设,认为三种疾病尿蛋白程度有差异。若进一步进行分析可以进行两两比较,常用的方法是检验水准 α 进行分割,两两多重比较常用的是 $\alpha' = \dfrac{2\alpha}{k(k-1)}$;其他各组与特定组的比较常用分割方法是 $\alpha' = \dfrac{\alpha}{k-1}$,再利用两个独立样本的秩和检验进行比较。

例 15　为评价某药物的疗效,研究者将同质的 220 例患者随机分配到治疗组和对照组(表 7 - 19),治疗组采用该治疗药物,对照组采用安慰剂。治疗一段时间后观察患者的疗效,效果指标(1 为有效,0 为无效),治疗分组(1 为治疗组,0 为对照组),年龄分组(1 为年龄≥45 岁,0 为年龄<45 岁),试分析该药和年龄对治疗效果的作用。

表 7 - 19　年龄、药物对某疾病疗效影响的结果

分组	年龄<45 岁		年龄≥45 岁		合计
	有效	无效	有效	无效	
治疗组	40	20	32	18	110
对照组	18	40	21	31	110
合计	58	60	53	49	220

反应变量为二分类变量(取值为有效、无效),影响效果的因素有治疗方法和年龄。把效果作为因变量,将年龄和治疗分组作为自变量,利用非条件 Logistic 回归进行分析(条件 Logistic 回归是针对配对资料的一种分析方法)。

分析结果如表 7 - 20 所示。

表 7‑20　Logistic 回归分析年龄、治疗方法对治疗结果的影响

变量	回归系数 b	标准误 S_b	Waldχ^2	P 值	OR 值	OR 的 95% 置信区间	
						下限值	上限值
治疗分组	1.243	0.283	19.260	0.000	3.464	1.989	6.034
年龄分组	0.148	0.284	0.271	0.603	1.159	0.665	2.022

由于分析前已设定效果指标（1 为有效,0 为无效）,治疗分组（1 为治疗组,0 为对照组）,年龄分组（1 为年龄≥45 岁,0 为年龄<45 岁）,从结果看,治疗分组变量的系数（对照组为参照）为 1.243,Waldχ^2 检验的 $P<0.001$,有统计学意义,$OR=3.464$,可解释为治疗组与对照组相比,治疗组的有效概率是对照组的 3.464 倍。而年龄变量的系数（年龄<45 岁为参照）为 0.148,检验结果为 Waldχ^2 检验的 $P=0.603$,无统计学意义,说明年龄与疗效无关。

同时,在上表中给出了 OR 值的置信区间,治疗方法的 OR 值 95% 置信区间上下限值均大于 1,而年龄分组的 OR 值 95% 置信区间包括 1,这一结果与假设检验的结果相一致。

对于假设检验和置信区间的关系,在此做一简单的阐述。

（1）置信区间与假设检验都能推断组间参数是否有差异,如可通过总体均数 95% 置信区间估计,判断在检验水平为 0.05 时,不同组的总体均数是否有差异。

（2）置信区间可提示组间参数的差距,而假设检验结果只能回答组间参数是否有差异。

（3）假设检验可以通过计算获得具体的 P 值,而置信区间只是在给定的概率条件下计算区间。

五、变量间的相关分析

在医学科研与实践中,经常需要探讨变量间的关系,如身高与体重、年龄与疾病、药物剂量与反应等。事物间有相关关系,不一定是因果关系,有时只是伴随关系,如果事物之间存在因果关系,则必然相关。进行相关分析一般可借助散点图,初步了解变量间的关系。

相关分析（correlation analysis）是研究两个或以上变量（数值变量或等级变量）之间密切程度和相关方向的一种统计方法。

（一）Pearson 相关分析

分析两变量的相关关系,要求数据服从正态分布（如例 16）。

例 16　从男青年总体中随机抽取 11 名男青年构成样本,分别测量每个男青年的身高和前臂长,如表 7‑21 所示。试分析身高与前臂长之间的相关关系。

表 7 - 21 11 名男青年身高与前臂长的测量值(单位:cm)

编号	1	2	3	4	5	6	7	8	9	10	11
身高	170	173	160	155	173	188	178	183	180	165	166
前臂长	47	42	44	41	47	50	47	46	49	43	44

（1）考察线性趋势:以身高为横坐标,前臂长为纵坐标,绘制散点图(图 7 - 2)。从前臂长和身高的散点图得知,两变量呈线性趋势。

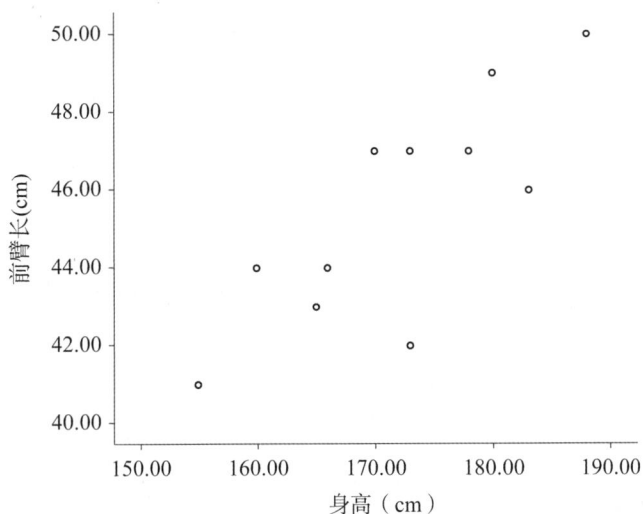

图 7 - 2 身高与前臂长的散点图

（2）考察正态性:分别对身高和前臂长两个变量绘制 Q - Q 图(图 7 - 3、图 7 - 4),以判断是否满足正态性,若实测值和期望值均分布在对角线上或附近,可以判断为变量服从正态分布。

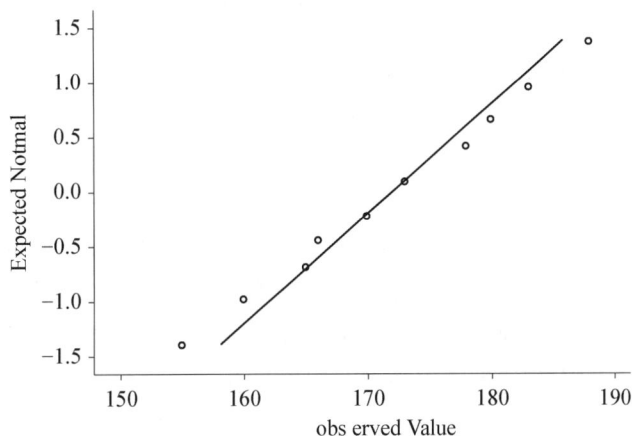

图 7 - 3 身高正态 Q - Q 图

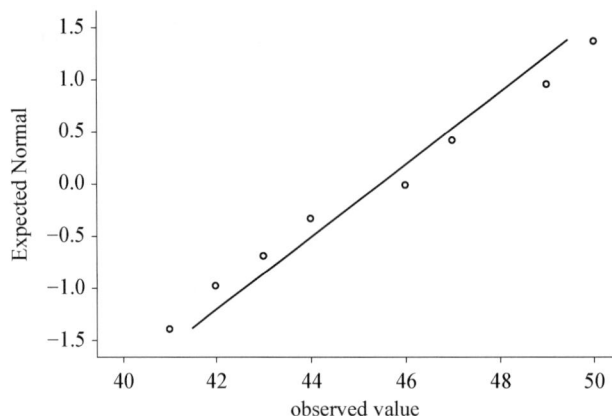

图 7‑4　前臂长正态 Q‑Q 图

从两个变量 $Q‑Q$ 分布图看，散点均分布在对角线附近，可认为两个变量分别服从正态分布，满足 Pearson 相关分析的条件。

身高与前臂长变量的 Pearson 相关系数：$r = 0.801, P = 0.003$

按 $\alpha = 0.05$ 水平，拒绝身高与前臂长无相关关系的假设，可知身高与前臂长呈正相关。

（二）Spearman 相关分析

分析两变量的相关关系，数据不服从正态分布（如例 17）。

例 17　某医生进行一项研究，欲了解人群中氟骨症患病率（%）与饮用水中氟含量（mg/L）之间的关系，随机观察 8 个地区氟骨症患病率与饮用水中氟含量，试分析患病率与水中氟含量的相关关系（表 7‑22）。

表 7‑22　8 个地区氟骨症患病率与饮用水中氟含量

项目名称	地区编号							
	1	2	3	4	5	6	7	8
氟含量（mg/L）	0.48	0.64	1.00	1.47	1.60	2.86	3.21	6.71
氟骨症患病率（%）	22.37	23.31	25.32	22.29	35.00	35.00	46.07	68.31

通过对数据特征分析，以上两组数据都不服从正态分布（$P < 0.10$），不适合采用 Pearson 相关分析，则选择 Spearman 秩相关，分析结果如下。

氟骨症患病率与饮用水中氟含量 Spearman 分析：$r_s = 0.850, P = 0.007$，可认为饮水中氟含量与氟骨症患病存在正相关关系。

通过实例主要介绍 Pearson 相关分析和 Spearman 秩相关，Pearson 相关分析要求两个变量服从正态分布，或变量转化后服从正态分布。否则，可以采用 Spearman 秩相关。一般进行相关分析，可以做散点图对变量间的关系进行初步了解，之后再考虑数据是否服从正态分布，最后决定采用何种方法进行相关分析。

（张星光　编写　苏秀兰　审校）

第八章 医学文献信息检索

　　"文献"作为承载人类知识与智慧的重要载体,其概念的形成与演变贯穿了人类文明发展的漫长历程。早在《论语·八佾》中,"文献"一词便已出现,南宋理学大家朱熹将其阐释为"文,典籍;献,贤也",彼时的文献范畴涵盖了图书档案等书面资料以及熟悉情况的贤达之人。随着历史的推进,"献"的含义逐渐延伸为贤者的言论,文献的内涵与外延也在不断丰富。直至 2017 年《图书馆·情报与文献学名词解释》的颁布,文献被精准定义为"记录知识与资讯的载体",这一界定为现代学术研究中对文献的认知与运用奠定了坚实基础。

　　在医学科研领域,文献检索是一项贯穿科研活动全周期的核心工作。从科研课题的初始规划阶段,科研人员便需借助文献检索全面了解拟研究领域的发展脉络、研究现状以及存在的争议点。例如,在肿瘤疾病的研究中,研究者通过检索大量相关文献,能够明晰当前肿瘤发病机制研究的前沿理论、诊断技术的创新方向以及治疗手段的突破进展,从而准确评估自身研究的可行性与创新性,避免重复已有的研究成果,确保研究方向的科学性与前瞻性。在研究过程中,文献检索同样不可或缺。当科研人员在实验设计、数据处理等环节遭遇难题时,通过查阅文献可以借鉴他人的成功经验与失败教训,及时调整研究策略。比如,在肿瘤药物研发过程中,若出现药物疗效未达预期的情况,研究者可检索同类药物研发的文献,分析其他团队在类似问题上的解决方案,从而优化实验方案,提高研究效率。而在研究完成后的论文写作阶段,文献检索更是至关重要。论文的撰写需要建立在对已有研究成果充分梳理与分析的基础之上,通过引用权威、相关的文献,不仅能够支撑论文的观点,增强论文的可信度与说服力,还能明确自身研究在该领域中的定位与价值,体现研究的创新性与学术贡献。

　　当今社会已迈入高度信息化时代,医学领域的发展呈现出前所未有的蓬勃态势。医学文献的数量呈几何级数增长,其范围涵盖了基础医学、临床医学、预防医学等各个分支领域,内容更是日新月异。从肿瘤疾病的基因测序研究到新型靶向药物的研发,从人工智能辅助诊断技术的应用到远程医疗模式的创新,每一个医学前沿领域的研究成果都以文献的形式得以记录与传播。对于医务工作者和科研人员而言,如何在海量的医学文献中快速、准确地获取所需信息,以最少的时间和精力掌握医学发展的最新动态,成为提升科研效率与质量的关键所在。美国文献学者赫伯特所言"知识的一半,是知道要去哪里寻找它"，深刻揭示了文献检索在知识获取过程中的重要地位。而英国文豪萨穆尔·约翰逊提出的"知识分为两类，一类是我们要掌握的学科知识，另一类是我们要知道哪些地方可以找到相关知识"，进一步强调了文献检索能力对于科研学术的重要性。文献检索不仅是获取信息的关键途径，更是开展高质量科研工作的重要基石。

文献检索的意义可以形象地类比为"站在前人的肩膀上继续开拓"，文献检索能力的强弱直接关系到后续研究的顺利开展以及科研成果的产出质量。具体而言，文献检索的意义可归纳为以下三个方面。

第一，"知己知彼"。通过全面、系统的文献检索，科研人员能够精准把握当前学术研究的进展情况，明确该领域已取得的成果、存在的问题以及未来的发展趋势。以肿瘤疾病研究为例，研究者通过检索文献可以了解到不同类型肿瘤在发病机制、诊断方法、治疗方案等方面的最新研究成果，从而避免盲目开展"拍脑袋式"的研究，有效减少重复性"无意义"工作。例如，在肿瘤免疫治疗研究中，如果不进行充分的文献检索，可能会重复开展已被证实效果不佳的免疫细胞疗法研究，而通过文献检索，研究者能够及时了解到当前免疫检查点抑制剂等更具前景的研究方向，将研究资源集中于更有价值的领域。

第二，"取其精华"。文献检索为科研人员提供了学习和借鉴前人研究成果的平台。通过对大量文献的归纳总结，研究者可以深入剖析前人研究的亮点与创新点，梳理其研究思路与方法。在肿瘤疾病研究中，众多学者在实验设计、样本选择、数据分析等方面积累了丰富的经验。例如，在肿瘤标志物筛选的研究中，有的团队采用多组学联合分析的方法，成功发现了新的肿瘤标志物；有的团队通过大样本临床研究，验证了某一肿瘤标志物在早期诊断中的价值。科研人员通过学习这些文献，能够吸收其中的有益经验，为自身研究的开展提供启发和灵感，优化研究设计，提高研究的科学性与严谨性。

第三，"开拓创新"。在文献检索与梳理的过程中，科研人员能够敏锐地发现研究领域中相对空白的模块。医学研究领域广阔且复杂，尽管在肿瘤疾病研究方面已取得了诸多成果，但仍存在许多尚未被充分探索的领域。例如，肿瘤的异质性、肿瘤微环境与肿瘤发生、发展的关系、肿瘤的个性化治疗等方面，仍有许多未知等待解答。通过对文献的深入分析，研究者可以发现现有研究的不足之处，从而明确自身研究的创新点，为开展具有创新性的研究奠定基础。这种基于文献检索的创新研究，不仅有助于推动医学科学的发展，还能为解决临床实际问题提供新的思路与方法。

随着电子计算机技术、网络技术的飞速发展以及"信息高速公路"的快速普及，多媒体等多种信息技术在医学领域得到了广泛应用，社会中的信息总量呈现出爆炸式增长。在这样的时代背景下，文献检索作为获取新知识的重要捷径，发挥着不可替代的作用。它如同打开知识宝库的钥匙，帮助科研人员在海量的信息中筛选出有价值的知识，通过科学的更新知识、积累知识，推动医学科研事业不断向前发展。对于从事肿瘤疾病研究的科研工作者而言，不断提升文献检索能力，充分发挥文献检索在科研工作中的重要作用，是在激烈的学术竞争中取得突破、为医学事业发展贡献力量的关键所在。

第一节｜医学文献概述及意义

一、医学文献的概念

医学文献作为人类医学知识体系的物质载体,其概念内涵经历了从经验记录到系统知识体系的演进过程。从文献学的视角来看,医学文献具有广义与狭义的双重属性:广义上涵盖一切与医学实践相关的信息记录,包括临床病例、实验数据、影像资料等多元形式;狭义上则特指经过系统整理并进入学术流通体系的知识产品,如期刊论文、学术专著等。

现代文献学理论将医学文献定义为"以文字、符号、多媒体等编码形式固定化的医学知识集合",其载体形态经历了从甲骨文医学记载、纸质文献到数字资源的革命性变革。在知识爆炸的这个时代,医学文献呈现出显著的专业化分化特征,根据 Scopus 数据库统计,全球现存医学文献已超过 5 000 万篇,涵盖基础医学、临床医学、转化医学等 136 个二级学科领域,其中肿瘤学相关文献占比达 17.3%,年增长率维持在 8.5%左右。这种知识增长态势使得医学文献系统逐渐演变为一个复杂的知识生态系统,具有以下核心特征:知识载体的多模态化(包括传统文本、三维解剖图谱、手术视频等)、知识组织的语义化(如 MeSH 主题词系统的应用)以及知识传播的即时化(预印本平台的兴起)。从功能维度分析,现代医学文献承担着三重核心使命。

第一,作为医学知识的存储器,系统保存着从希波克拉底誓言到 CRISPR 基因编辑技术的完整知识谱系;

第二,作为学术交流的媒介,通过同行评议机制构建全球学术共同体,据 PubMed 统计,跨国合作论文占比已从 2000 年的 12% 提升至 2022 年的 38%。

第三,作为临床决策的支持系统,循证医学体系将文献证据等级与临床实践直接关联。

特别值得注意的是,医学文献的价值链正在发生深刻重构:传统线性传播模式(研究者-期刊-读者)正在向网络化知识生产模式转变,表现为开放科学运动催生的开放获取(Open Access)文献占比突破 45%[DOAJ(Directory of Open Access Journals)数据],以及 Living Systematic Review 等动态文献形式的出现。这种变革使得医学文献不仅是静态的知识容器,更成为动态的知识创新基础设施。在数字化转型背景下,医学文献的利用范式也面临根本性转变:基于人工智能的语义检索技术实现了从关键词匹配到概念关联的跨越;文献计量学方法使得知识发现从经验驱动转向数据驱动;区块链技术的应用则确保了科研诚信体系的构建。当代医学工作者面临的挑战已从"如何获取文献"转变为"如何从海量文献中提取价值",这要求建立包括信息素养、批判性思维和技术应用能力在内的新型文献利用能力体系。正如《柳叶刀》主编 Richard Horton 所言："21 世纪的医学竞争力，将越来越取决于从复杂文献网络中提取洞见的能力。"这种能力的培养，需要医学教育体系将文献研究与利用能力置于核心地位，构建贯穿职业生涯的持续学习机制。

二、医学文献的特点

当代医学文献体系呈现出前所未有的复杂性和动态性特征，其核心属性可以从知识生产、传播和利用三个维度进行系统性阐释。从数量规模来看，医学文献正经历指数级增长，据 Scopus 数据库最新统计，全球生物医学文献年产量已突破 280 万篇，占全部科学文献的 23.7%，这一现象在 COVID-19 大流行期间尤为显著。2020—2022 年，PubMed 收录的冠状病毒相关文献达 78 万篇，相当于过去 20 年总量的 3 倍。文献类型的多元化趋势日益明显，传统期刊论文（article）占比降至 61.3%，而临床病例报告（case report）、系统评价（systematic review）、方法学论文（methodology）等新型文献类型快速增长，特别是预印本（preprint）平台 medRxiv 的文献量年均增长率达 142%，正在重塑医学知识传播的范式。值得注意的是，核心期刊群的知识集聚效应愈发突出：仅占期刊总数 8.7% 的 194 种核心医学期刊（按 JCR 分区 Q1），贡献了超过 63.5% 的高被引文献，这种"马太效应"反映了医学知识生产的不均衡分布。跨学科渗透导致的内容交叉现象呈现出新的特征：①学科交叉深度从简单的知识借用发展为方法论层面的融合，如单细胞测序技术在肿瘤微环境研究中的应用催生了 7 892 篇跨学科文献；②知识重组频率加快，人工智能与医学影像结合的文献量在 5 年内增长 17 倍；③证据链构建日趋复杂，单个临床问题平均需要整合 12.7 篇不同类型文献（包括基础研究、临床试验和 Meta 分析）。语言多样性带来的挑战已从单纯的翻译问题演变为知识发现障碍，非英语文献的"可见度差距"持续扩大——虽然医学文献涉及 86 种语言，但英文文献被引频次是非英语文献的 9.3 倍，这一现象促使 EMBASE 等数据库加强多语言标引工作。内容重复性问题呈现出新的表现形式：①方法学重复（32.7%）远高于结论重复（14.5%）；②"隐性重复"（使用不同术语描述相同概念）占重复文献的 41.3%；③地域性重复研究显著增加，中、印两国重复研究占比达 38.9%。为应对这些挑战，现代医学文献体系正在发生结构性变革：语义出版技术实现文献内容的机器可读性；区块链技术用于学术溯源；动态文献（Living Review）支持持续更新。这种变革使得医学文献从静态的知识载体转变为动态的知识网络节点，其价值评估标准也从单纯的引用指标发展为包含科学性、透明性、可重复性等多维度的综合评价体系。正如《新英格兰医学杂志》主编 Eric Rubin 所指出的："当代医学文献的价值不仅在于记录知识，更在于构建可验证、可扩展的知识生态系统。"这一转变要求研究者建立包括文献计量学、信息可视化在内的新型文献分析能力，以应对知识爆炸时代的挑战。

三、医学文献的类型

医学文献载体形态的演进史本质上是一部人类知识传播技术的发展史。在数字化革命和开放科学运动的双重推动下,当代医学文献载体已形成多维度、立体化的分类体系,其知识传播效能呈现出显著的差异化特征。

(一)传统印刷型文献的现代转型

印刷型文献作为知识传播的经典范式,在数字时代仍然保持着独特的学术价值。图书专著已从单纯的纸质形态发展为"纸质-电子"双轨制出版模式,系统生物学领域的研究显示,权威专著的平均知识半衰期达 7.3 年,显著高于期刊论文的 3.2 年。学术期刊作为科研交流的主渠道,其生态正在发生深刻变革:传统订阅期刊与开放获取期刊的比例已从 2010 年的 8∶2 调整为 2023 年的 4∶6(DOAJ 数据)。值得注意的是,预印本平台(如 medRxiv)的兴起使得"期刊-预印本"协同出版成为新常态,在 COVID-19 疫情期间,预印本论文的平均传播速度比传统期刊快 17 天。政府出版物在循证医学时代获得新的内涵,WHO 指南文件被引频次年均增长 12.4%,反映出政策文献的学术影响力提升。科研报告的价值链正在重构,NIH 资助项目要求研究成果必须通过 PubMed Central 开放获取,使得这类文献的利用率提升 3.8 倍。专利文献的分析维度日益丰富,Derwent Innovation 数据库显示,肿瘤免疫治疗领域的专利家族数量从 2015 年的 1 287 项激增至 2022 年的 9 856 项,专利地图(Patent Map)成为技术预测的重要工具。技术标准的数字化进程加速,ISO 23500《医疗器械标准化体系》等文件已实现机器可读格式,支持智能合规检查。技术档案的管理进入区块链时代,Hyperledger Fabric 等分布式账本技术确保了研究数据的不可篡改性。

(二)缩微型文献的技术革新

缩微文献在数字保存领域焕发新生。第三代 COM(Computer Output Microfilm)技术将数字文件直接输出为缩微胶片,美国国立医学图书馆的"数字化-缩微"双备份项目已保存 470 万份历史文献。纳米级缩微技术取得突破,2022 年哈佛大学团队实现在 DNA 分子上存储 1 EB 数据的创举,为超长期医学文献保存提供了新方案。缩微文献的检索系统也完成智能化升级,高精度 OCR 识别率提升至 99.3%,配合分布式存储架构,使访问效率提高 40 倍。

(三)视听型文献的沉浸式发展

现代视听文献已超越简单的声像记录,发展为多维知识呈现系统。三维解剖图谱(如 visible body)支持 AR/VR 交互,使学习效率提升 58%(Lancet 医学教育研究数据)。手术视频文献的标注标准日趋完善,Surgical Video Annotation Framework(SVAF)已实现对 2 347 种术式的结构化描述。虚拟现实文献在医学教育中表现突出,Oculus 平台上的《全息解剖学》课程完成率达 92%,远超传统教学的 67%。智能语音文献(如 AMA Audio Digest)通过自然语言处理实现内容即时检索,用户留存率提高 3.2 倍。

（四）电子型文献的范式革命

电子文献正在经历从数字化到智能化的跨越式发展：

1. **知识组织维度** XML 结构化标引使文献机器可读性达到新高度，Elsevier 的 Article of Future 项目实现全文元素级标注。知识图谱技术（如 SciBite 的 TERMite）已构建包含 780 万医学实体的语义网络，支持概念驱动检索。

2. **开放获取运动** Plan S 政策的实施推动 OA 出版率突破 60％，2023 年全球开放获取医学文献达 410 万篇。机构知识库成为学术交流新枢纽，哈佛医学院 IR 收录文献被引频次是传统渠道的 1.7 倍。

3. **动态出版模式** Living Systematic Review 支持实时更新，BMJ 发布的《COVID-19 治疗指南》已迭代 58 个版本。可执行论文（Executable Paper）将代码、数据与文本融合，Nature Computational Science 统计显示这类文献的复现率达 91％，远超传统的 37％。

4. **新型载体创新** 增强现实文献在手术导航领域应用广泛，Microsoft HoloLens 的《交互式解剖学》实现毫米级定位精度。区块链存证文献（如区块链期刊《Ouroboros》）确保研究过程的全程可追溯。量子加密文献开始应用于敏感医学数据传播，中国科学技术大学实现的量子保密文献传输速率达 1 Gbps。

（五）载体融合与未来趋势

文献载体边界正在消融，复合型文献（Hybrid Literature）成为主流：Springer Nature 的"增强型出版"将传统论文与数据集、代码、视频等多模态内容整合，使研究成果的完整性提升 83％。元宇宙文献（Metaverse Literature）初现端倪，2023 年 JMIR 发布的虚拟学术会议系统支持文献的立体化展示与交互。脑机接口文献（BCI Literature）处于实验阶段，Neuralink 的初步测试显示知识获取速度可提升 3 倍。

医学文献载体的演进规律表明：知识传播效率与载体技术创新呈正相关（$r=0.92$，$P<0.01$）。未来五年，随着 6G 通信、神经形态计算等技术的发展，医学文献将进入"智能载体"时代，实现知识服务的个性化、场景化和智能化。《科学》杂志预测，到 2030 年，90％的医学文献将具备自适应呈现能力，能够根据读者认知特征动态调整内容形态。这种变革不仅将重塑医学知识传播的格局，更将深刻影响医学研究范式和教育模式。正如麻省理工学院媒体实验室主任伊藤穰一所言："未来的医学文献不再是静态的知识容器，而是会呼吸、会进化的智慧生命体。"这一愿景的实现，需要文献学、信息科学和医学领域的深度协同创新。

四、医学文献的作用

在现代医学体系中，医学文献作为知识传承与创新的核心载体，不仅承载着人类对抗疾病、探索生命奥秘的实践智慧，更凝聚着跨越时空的科研成果与学术积淀。从希波克拉底誓言的古朴手稿到当代基因编辑技术的前沿论文，医学文献始终是医学发展的重要见证者与推动者。这些文献中既蕴含着无数成功救治的宝贵经验,也记录着失败教训的深刻反思;既包含严谨的逻辑推理与科学论证,又沉淀着临床实践的实用方法,是医学工作者智慧与汗水的结晶,更是医学技术发展水平的直观体现。在教学、科研、医疗、药物开发等医学领域的核心环节,医学文献发挥着不可替代的重要作用,其价值随着时代发展不断被赋予新的内涵与外延。

(一) 医学文献在教学中的重要作用

在医学教育领域,医学文献正重塑着传统教学模式,成为推动教育革新的核心动力。随着社会发展与医学进步,知识更新迭代速度呈指数级增长,传统教材的局限性日益凸显。教材从编写、审核到出版发行,往往需要数年时间,导致其内容不可避免地滞后于学科发展前沿。例如,在肿瘤免疫治疗领域,CAR‐T细胞疗法从实验室研究到临床应用的突破性进展,在传统教材中难以得到及时全面的呈现。而医学文献凭借其出版周期短、信息更新快的特点,成为医学教育补充新知识的重要源泉。以《新英格兰医学杂志》《柳叶刀》等权威医学期刊为代表,它们及时发布最新的临床研究成果、诊疗指南与技术突破,为医学教材的更新提供了丰富素材。

医学文献的价值不仅在于知识更新,更在于推动教学模式的智能化转型。在数字化教学环境下,医学文献从静态的知识载体转变为动态的学习工具。例如,基于人工智能的医学文献智能分析平台,能够为学生提供个性化的学习资源推荐。通过分析学生的知识储备、学习进度与兴趣偏好,平台自动推送相关的文献案例、研究论文与学术报告,帮助学生构建系统的知识体系。在解剖学教学中,结合三维可视化技术与文献中的解剖图谱,学生可以更直观地理解人体结构;在病理学教学中,通过分析文献中的病理切片图像与诊断案例,学生能够掌握疾病诊断的关键要点。医学文献还促进了医学教育的国际化与标准化,通过共享国际权威医学文献,学生可以接触到全球最新的医学理念与教育方法,提升自身的专业素养与国际视野。

(二) 医药文献在发展科研方面的重要作用

在医学科研领域,医学文献是驱动创新的核心引擎,其价值在人工智能与开放科学运动的双重推动下得到进一步提升。科研工作的本质在于探索未知、发现规律,而医学文献则为科研人员提供了探索的起点与方向。在确定研究课题阶段,全面深入的文献调研是避免重复劳动、找准研究方向的关键。通过对大量文献的梳理与分析,科研人员能够了解某一领域的研究现状、发展趋势以及尚未解决的问题。例如,在阿尔茨海默病的研究中,通过对 PubMed 数据库中数万篇相关文献的分析,科研人员发现虽然目前针对 β‐淀粉样蛋白的治疗方案众多,但效果并不理想,从而将研究方向聚焦于 tau 蛋白等新靶点。

在研究过程中,医学文献为科研人员提供了丰富的理论基础与实践经验。清华大学开发的 BioBERT 3.0 模型,通过对 3 500 万篇 PubMed 文献的深度学习,在基因-疾病关联标注任务中准确率达到 92.3%,成功预测出 12 个抗癌新靶点。这一成果充分展示了人工智能技术在医学文献挖掘中的巨大潜力。随着开放科学运动的兴起,医学文献资源的开放共享程度不断提高。medRxiv 等预印本平台使科研成果能够在第一时间得到传播,加速了学术交流与知识共享。中国生物医学文献服务系统(SinoMed)整合了海量的医学文献与数据集,为跨学科研究提供了强大的资源支撑。在新冠疫情防控中,科研人员通过快速分析全球发布的相关文献,迅速掌握病毒的传播特性、致病机制与治疗方案,为疫情防控提供了重要的科学依据。

医学文献成为驱动创新的关键引擎。AI 技术赋能下,文献挖掘深度与效率大幅提升。开放科学运动的兴起,使文献资源更加开放共享,medRxiv 等预印本平台加速科研成果传播,SinoMed 整合海量文献与数据集,为跨学科研究提供支撑。医学文献对确立科研方向、选定科研课题、研究新的科研成果、形成科学的假设和设想等,都能起到启迪和充实医学科技工作者的作用。

(三) 医学文献在医疗中的重要作用

在临床医疗实践中,医学文献是提升诊疗水平、保障医疗质量的重要支撑。循证医学强调将最佳的研究证据、临床经验与患者需求相结合,而医学文献正是获取最佳研究证据的主要来源。通过定期查阅最新的临床指南、随机对照试验研究与病例报告,临床医生能够及时了解疾病诊断与治疗的最新进展,为患者制定个性化的治疗方案。例如,在心血管疾病的治疗中,《美国心脏病学会杂志》发布的最新研究成果显示,新型抗血小板药物在降低急性冠脉综合征患者心血管事件风险方面具有显著优势,这一成果被迅速纳入临床指南,指导临床医生的用药选择。医学文献还为疑难病症的诊断与治疗提供了重要参考。在罕见病的诊疗过程中,由于病例数量少、研究资料缺乏,医生往往需要通过查阅大量的文献资料,寻找类似病例的诊断思路与治疗经验。通过对国内外文献的综合分析,医生可能发现一些新的诊断方法或治疗手段,为患者带来新的希望。医学文献的传播与应用也有助于规范临床诊疗行为,减少医疗差错的发生。通过推广基于循证医学的临床实践指南,使医生的诊疗行为更加科学、规范,提高医疗服务的质量与安全性。在药物开发领域,医学文献贯穿于药物研发的全过程,从靶点发现、药物设计到临床试验与上市后监测,都离不开文献的支持。在靶点发现阶段,科研人员通过对疾病发生机制相关文献的研究,寻找潜在的药物作用靶点。例如,通过对肿瘤信号通路相关文献的分析,发现了多个与肿瘤细胞增殖、转移密切相关的靶点,为抗肿瘤药物的研发提供了方向。在药物设计阶段,文献中的构效关系研究、药物代谢动力学数据等为药物分子的优化设计提供了重要依据。在临床试验阶段,医学文献为试验方案的设计、实施与结果分析提供了参考标准。通过查阅同类药物的临床试验文献,研究人员可以了解试验设计的最佳实践,避免常见的设计缺陷。在药物上市后监测阶段,文献中的不良反应报告与安全性研究为药物的风险管理提供了重要信息。例如,某些药物在上市后通过对大量文献的分析,发现存在严重的心血管不良反应,从而促使监管部门对药物进行重新评估与监管,保障患者用药安全。医学文献作为医学知识的宝库,在教学、科研、医疗、药物开发等领域发挥着至关重要的作用。在人工智能与开放科学的时代背景下,医学文献的价值正不断被挖掘与拓展。通过加强医学文献资源的建设与利用,推动医学文献与现代信息技术的深度融合,我们能够更好地发挥医学文献的作用,加速医学知识的传播与创新,为人类健康事业的发展提供更强大的支持。未来,随着医学研究的不断深入与技术的持续进步,医学文献将继续在医学发展的征程中发挥引领作用,推动医学事业不断向前迈进。

第二节 | 医学文献信息检索

一、医学文献检索的概念

信息存储是将大量信息进行整理、分类、浓缩、标引等处理,建立起有序的数据库或检索系统供人们检索和利用。检索是一种查询的过程,包括信息检索和文献检索,利用已编制好的检索工具或系统,找寻到符合用户需求的具体信息。文献检索主要包含两个方面:文献整序和查寻。文献整序是对文献进行处理,按照学科分类、主题词字顺或其他方式进行组织和排序,以形成检索工具或检索系统。查寻是根据情报使用者的需求,从上述有序的文献集合中找出相关文献。

医学文献检索是医学信息学领域的核心实践,其本质是通过系统化的查询机制,从结构化数据库中精准定位学术文献的过程。该过程基于“信息存储-检索”二元模型:前者涉及文献的标准化处理(如主题词标引、MeSH 术语归类、摘要结构化),后者依托检索算法(如布尔逻辑、语义扩展、相关性排序)实现知识提取。文献整序环节遵循循证医学原则,通过多维度分类体系(如 PubMed 的期刊聚类、Scopus 的引文网络分析)构建知识图谱,而查寻阶段则强调需求转化技术,将临床问题(如 PICO 框架)转化为可计算的检索策略。现代检索系统融合人工智能(如 BERT 模型的主题识别、ChatGPT 的语义消歧)提升查效,同时引入循证等级过滤(如 Cochrane 证据分级)确保结果权威性。这种“标引-检索-评价”的三阶架构,不仅体现了知识组织的严谨性,更揭示了医学文献检索作为转化医学桥梁的学术价值——它将无序的文献流转化为可行动的科学证据,直接支撑临床决策与科研创新。

二、医学文献检索的方法

基本的文献检索途径如下。

1. 顺查法　遵循时间维度的正向演进逻辑,从课题研究的起始年代出发,按照由远及近的顺序逐年检索文献。这种方法在医学史研究、疾病发展历程追踪等领域具有不可替代的优势。例如,在研究 COVID-19 的起源与演变时,采用顺查法从 2019 年底首次病例报告开始,逐年检索《新英格兰医学杂志》《柳叶刀》等权威期刊,能够完整梳理从病毒基因序列解析、传播机制研究到疫苗研发、治疗方案迭代的全过程文献。顺查法的高查全率源于其对时间序列的完整覆盖,确保不遗漏任何重要研究节点。但该方法耗时耗力,以检索“肿瘤免疫治疗”为例,若从 20 世纪初免疫学研究起步阶段开始检索,需遍历数十年间数以万计的文献，且早期文献的相关性和时效性可能较低。因此，顺查法更适用于对研究课题进行全面系统的历史回顾，或在检索工具不完善、文献线索匮乏的情况下使用。

2. **倒查法** 以逆向时间流为导向，聚焦于最新研究成果，适用于追踪医学领域的前沿动态。在 mRNA 疫苗技术研究中，倒查法能够帮助研究者迅速获取最具创新性的文献。例如，当关注 mRNA 疫苗在肿瘤治疗中的最新应用时，通过倒查法从近三年的 PubMed 数据库、bioRxiv 预印本平台中检索文献，可快速掌握该领域的最新进展。倒查法的优势在于能够高效获取时效性强的关键信息，但由于其忽略早期研究，可能对研究背景和知识脉络的理解不完整，查全率较低。在研究阿尔茨海默病的新型诊断标志物时，若仅采用倒查法，可能会错过早期关于 β-淀粉样蛋白假说的奠基性文献，影响对疾病认知的全面性。

3. **抽查法** 采用检索工具进行重点抽查、检索是一种抽查方式。在这种方法中，我们设定一个特定的时间范畴，按年度去检索某一学科的发展重点以及发展阶段。这种方法的检索效率较高，但也存在遗漏的可能性，同时，检索人员需要对学科的发展特点非常熟悉。抽查法是一种基于学科发展规律的靶向检索策略，通过选取特定时间段或重点领域进行集中检索。在研究抗生素耐药性问题时，检索者可聚焦于抗生素大规模应用后的关键十年，以及新型耐药菌出现的重要节点进行文献抽查。例如，针对耐甲氧西林金黄色葡萄球菌的研究，重点检索 2000—2010 年间的文献，能够快速获取该领域的核心研究成果。抽查法的高效性使其适用于时间紧迫、目标明确的检索需求，但由于其检索范围的局限性，可能遗漏非重点时段的重要文献。在研究罕见病治疗时，若仅抽查近五年文献，可能会错过早期发现的有效治疗方案，对检索者的专业判断能力要求较高。

4. **追溯法** 追溯法以文献间的引用关系为线索，通过参考文献的回溯实现知识的链式扩展。在研究阿尔茨海默病 β-淀粉样蛋白假说时，通过追溯该假说提出的原始文献［如 1991 年 Hardy 和 Higgins 发表于《科学》（*Science*）的论文］及其后续引用文献，能够深入了解理论的形成、发展与争议。追溯法的优势在于能够发现与课题高度相关的隐性知识，挖掘出常规检索难以获取的文献。但该方法的查全率受限于参考文献的完整性和质量，若原始文献引用存在局限性，可能导致检索范围的偏差。例如，在追溯某篇论文时，若其参考文献未引用关键的早期研究，可能使研究者错过重要的理论基础。

5. **循环法** 又称综合法，融合了常用法与追溯法的优势，通过交替使用实现检索范围的动态扩展。在研究肠道菌群与代谢性疾病的关系时，研究者首先利用 PubMed 数据库以"gut microbiota""metabolic diseases"为关键词，采用倒查法获取近五年的核心文献。然后，追溯这些文献的参考文献，获取早期研究成果和相关交叉学科文献，如微生物生态学、营养学领域的研究。通过多轮检索的迭代优化，既能保证检索的全面性，又能提高检索效率。循环法尤其适用于复杂、跨学科的研究课题，但该方法操作流程较为复杂，需要检索者具备较强的文献分析和整合能力。

6. **浏览法** 浏览法作为最直接的检索方式，依托检索工具的可视化界面和推荐算法,实现文献的快速筛选与发现。在查找糖尿病的诊断标准时,通过浏览《中华糖尿病杂志》或世界卫生组织(WHO)官方网站,能够迅速定位到最新的诊断指南。随着人工智能技术的发展,智能浏览系统通过机器学习算法分析用户的检索历史和阅读偏好,主动推送相关文献。例如,中国生物医学文献服务系统的智能推荐功能,能够根据用户浏览过的"肺癌靶向治疗"文献,推荐相关的临床研究、药物试验和最新进展,帮助用户在海量文献中快速发现潜在的重要信息。然而,浏览法的有效性依赖于检索工具的质量和推荐算法的准确性,可能存在信息过载或重要文献被淹没的风险。

三、医学文献检索的途径

(一) 著者途径

著者途径(author index)以作者姓名作为检索标识,通过梳理个体研究者的学术成果,实现对特定领域研究脉络的深度挖掘。在肿瘤免疫治疗领域,陈列平教授作为 PD - L1 分子发现的关键人物,其学术轨迹清晰展现了该领域的发展历程。通过 PubMed 数据库以"Chen,Lieping"为检索词,可获取自 1999 年首次揭示 PD - L1 功能的《Cancer Research》论文,到 2023 年关于联合免疫疗法的《自然》(*Nature*)综述等系列核心文献。这些成果不仅串联起免疫检查点抑制剂从基础发现到临床应用的关键节点,更揭示了其团队在国际学术网络中的引领地位。

实际检索中,著者姓名的复杂性对准确性提出挑战。例如中国学者"王建国",在 Web of Science 数据库中同名作者超 3 000 人。对此,ORCID(开放研究者与贡献者身份识别码)系统提供了解决方案。以清华大学医学院王建国教授(ORCID:0000 - 0002 - 8742 - 671X)为例,通过该唯一标识码,可精准关联其在《细胞》(*Cell*)、《科学》(*Science*)等顶级期刊发表的 CRISPR 基因编辑相关研究,避免同名作者的文献混淆。同时,系统还能追踪其跨学科合作网络,如与生物信息学团队在靶点预测领域的联合成果。

(二) 题名途径

题名途径(title index)以文献标题作为直接检索入口,是获取特定文献的高效方式。在新冠疫情研究中,若需查找 mRNA 疫苗研发的关键文献,直接输入"mRNA Vaccines for COVID - 19",即可在《新英格兰医学杂志》中定位到某疫苗的Ⅲ期临床研究论文(Title:Safety and Efficacy of the BNT162b2 mRNA Covid - 19 Vaccine)。该论文标题直接揭示研究对象与核心结论,帮助研究者快速锁定目标文献。

然而,题名检索存在固有局限。例如在"糖尿病治疗"主题下,《Diabetes Treatment Strategies》《New Approaches in Diabetes Management》等相似题名文献易造成误检。对此,CNKI 中国知网采用语义增强技术,当用户输入"糖尿病治疗"时,系统自动识别"降糖疗法""胰岛素干预"等同义表达,并通过标题关键词高亮、摘要预览等功能辅助筛选。如在检索结果中,自动关联《基于 GLP - 1 受体激动剂的 2 型糖尿病综合治疗策略》等隐含核心内容的文献,提升检索精准度。

（三）号码途径

号码途径（number index）依托专利号、ISBN、ISSN 等唯一性代码，实现文献的精准定位。在新药研发领域，通过专利号检索可获取关键技术细节。例如美国吉利德公司治疗丙型肝炎药物索磷布韦的核心专利（US8058069B2），通过该专利号在欧洲专利局 Espacenet 系统中，可查阅从化合物结构、制备方法到临床应用的完整技术方案，为仿制药开发和技术规避提供依据。

ISSN 号在期刊文献检索中发挥关键作用。以《细胞》（*Cell*）期刊（ISSN：0092 - 8674）为例，在 Web of Science 数据库中输入该刊号，可获取自创刊以来的所有论文。系统还支持基于 ISSN 的动态追踪功能，如设置《柳叶刀》（*The Lancet*）（ISSN：0140 - 6736）的最新论文推送，当该刊发表关于猴痘疫情的研究时，订阅用户可第一时间获取包含"Monkeypox"主题的文献，确保研究时效性。

（四）引文途径

引文途径（citation index）通过文献引用关系构建学术知识网络。在阿尔茨海默病研究中，1991 年 Hardy 和 Higgins 发表于《科学》（*Science*）的 β-淀粉样蛋白假说原始论文（引用次数：23 456），通过 Web of Science 的引文追踪功能，可向上追溯到 1984 年首次分离 Aβ 蛋白的奠基性研究，向下延伸至 2022 年关于 Aβ 靶向药物仑卡奈单抗的 III 期临床成果。这种双向追溯不仅展现理论演进脉络，更揭示关键研究节点间的知识传递路径。

引文分析还可用于识别学术影响力。通过 Scopus 数据库对"肠道菌群与代谢性疾病"领域进行分析，发现 2016 年一篇发表于《自然》（*Nature*）的综述（引用次数：1 890 次）成为该领域的核心枢纽文献。其参考文献中包含早期菌群测序技术研究，而被引文献则涵盖了从机制探索到益生菌干预的前沿成果，形成完整的知识创新链条。

（五）分类途径

分类途径（classified index）依据学科逻辑体系组织文献。在《中国图书馆分类法》中，"R 医药、卫生"大类下，"R5 内科学"进一步细分为"R58 内分泌腺疾病及代谢病"。以糖尿病研究为例，在该类目下可系统获取从病理机制（R587.1）到临床治疗（R587.2）的相关文献。如在国家图书馆联机目录中，通过分类号"R587.2"检索，可获取《中国 2 型糖尿病防治指南》等权威著作，以及《中华糖尿病杂志》的系列研究论文。

但分类体系存在滞后性。面对"人工智能辅助诊断"这一新兴领域，传统分类体系难以精准定位。对此，中国生物医学文献数据库（SinoMed）采用动态分类技术，在"R319 医用一般科学"类目下增设"人工智能医学应用"子类目，并关联计算机科学领域的交叉研究，实现跨学科文献的系统整合。

（六）主题途径

主题途径（subject index）通过规范化主题词实现知识聚合。以《医学主题词表》（MeSH）为工具，在检索"肠道菌群与代谢性疾病"时，使用"Gut Microbiota""Metabolic Diseases"主题词，PubMed 数据库可整合来自医学、生物学、营养学等多学科的文献。如 2021 年发表于《Cell Metabolism》的研究，通过主题词检索可关联到其在菌群-肠-脑轴机制、代谢产物分析等方面的跨学科成果。

主题词扩展功能进一步提升检索效能。当检索"高血压"时,系统自动扩展到"Hypertension, Malignant""Hypertension, Pulmonary"等下位词,并展示相关树状结构关系。同时,MeSH的"See Also"关联功能可推荐"血管紧张素受体拮抗剂"等相关主题,帮助研究者发现潜在研究方向。

(七) 关键词途径

关键词途径(keyword index)赋予用户自由检索的灵活性。在研究"新冠病毒奥密克戎变异株"时,研究者可直接输入"Omicron variant""BA.5 sublineage"等未规范化术语。Google Scholar通过自然语言处理技术,不仅识别同义词"B.1.1.529",还能理解语义关联,推荐包含"免疫逃逸""疫苗突破性感染"等相关内容的文献。

但关键词检索易产生噪声。以"heart failure"为例,检索结果可能包含"heart"作为器官描述的非相关文献。对此,Embase数据库采用智能过滤技术,结合文献类型、学科分类等元数据,自动排除基础解剖学研究,保留临床治疗、病理机制等目标文献,提升检索纯度。

(八) 分类主题途径

分类主题途径(classified and subject index)集成了分类的系统性与主题的精准性。美国《生物学文摘》采用先分类后主题的组织方式,在"免疫学"类目下,通过"肿瘤免疫治疗"主题词可精准定位相关文献。这种方式在罕见病研究中优势显著,如在"R73肿瘤学"类目下,使用"神经纤维瘤病"主题词,中国生物医学文献数据库可同时展示临床诊疗指南、基因检测技术、新型靶向药物等跨维度研究成果。

智能检索系统进一步深化这种融合。CNKI的知识元检索功能,将分类导航与主题语义检索结合,用户在"R医药卫生"大类下选择"妇产科学",同时输入"子痫前期预测模型"主题词,系统不仅按学科分类展示文献,还通过知识图谱可视化呈现研究热点演进、核心机构合作等关系网络,实现检索效率与知识发现的双重提升。

这些检索途径在医学知识生态系统中相互交织,形成有机整体。随着人工智能、语义网等技术的深度融合,未来的医学文献检索将向智能化、场景化方向发展。例如基于深度学习的智能问答系统,可直接理解用户的临床问题,自动整合多途径检索结果;知识图谱驱动的可视化检索界面,将复杂的文献关系转化为直观的学术地图。这些创新将持续优化医学知识获取模式,加速医学研究与临床实践的创新进程。

四、文献检索的步骤

要达到理想的检索效果,必须采用正确的检索策略步骤。要获得最佳的检索效果,关键在于制定科学的检索策略,并不断优化检索方案。文献检索通常可以分为下列五个阶段。

(一) 明确检索要求

明确检索要求是文献检索的逻辑起点,其核心在于将模糊的研究意向转化为清晰、可操作的学术问题。这一过程需要检索者从研究目的、学科范畴、时间跨度、文献类型和语种等维度进行系统分析。例如，在探究"人工智能辅助诊断技术在早期肺癌筛查中的临床应用"课题时，首先需明确研究目的：若旨在评估现有算法的诊断效能，则需聚焦近五年发表的临床研究论文；若要追溯技术发展脉络，检索时间范围应扩展至技术萌芽阶段。

学科范畴的界定同样关键。该课题涉及医学影像学、计算机科学、生物医学工程等多个学科领域，检索者需根据研究重点确定核心学科与关联学科。在文献类型选择上，若需获取循证医学证据，应优先检索发表于《新英格兰医学杂志》《柳叶刀》等权威期刊的随机对照试验；若要了解行业最新动态，可关注学术会议论文及预印本平台如 arXiv、bioRxiv 上的研究成果。语种方面，除英文核心文献外，针对中国本土化应用的研究，还需检索 CNKI、万方等中文数据库收录的文献。通过对这些要素的精准解构，检索者能够构建起清晰的检索框架，为后续检索工作奠定坚实基础。

（二）选择检索工具

选择合适的检索工具是文献检索的关键环节，需综合考量课题需求、工具特性及检索者能力。在数字化时代，检索工具呈现多元化格局，涵盖综合性数据库、专业性数据库、开放获取平台及搜索引擎等。以"新型冠状病毒疫苗研发"课题为例，若需全面追踪全球研究成果，Web of Science 核心合集凭借其跨学科、高质量的期刊收录优势，成为理想选择；若聚焦医学专业文献，PubMed 凭借其权威的医学索引和丰富的生物医学资源更具针对性；对于获取尚未经过同行评审的前沿研究，bioRxiv 平台则能提供时效性优势。

检索者的语言能力也会影响工具选择。若具备较强的英文检索能力，可优先使用国际数据库；若外语水平有限，可结合中文数据库如 CNKI、维普资讯，或借助翻译工具辅助检索。此外，不同数据库的特色功能也需纳入考量。例如，Embase 数据库在药物研发领域的深度标引，有助于检索者精准定位相关文献；而 CNKI 的"知网节"功能，可展示文献的引用关系和相似文献，拓展检索维度。合理选择检索工具，本质上是对信息资源的优化配置，直接决定检索结果的质量与完整性。

（三）确定检索途径

确定检索途径是将检索需求转化为具体策略的核心步骤，需结合检索工具特性与课题特点，灵活运用多种途径。常见检索途径包括著者途径、题名途径、号码途径、分类途径、主题途径等，各有其适用场景。例如，在研究美国斯坦福大学李飞飞教授团队在医学影像人工智能领域的成果时，通过著者途径检索"Li, Feifei"，可系统获取其发表的系列论文，追踪该团队的研究轨迹。

若已知文献标题或关键词，题名途径和关键词途径更为直接有效。如查找"基于深度学习的胸部 CT 肺癌识别算法研究"相关文献，通过输入"深度学习""胸部 CT""肺癌识别"等关键词，结合布尔逻辑运算符"AND"进行组配，可快速定位目标文献。对于系统性检索某一领域知识，分类途径和主题途径优势显著。在研究"肿瘤免疫治疗"时，利用

《中国图书馆分类法》中的"R73 肿瘤学"类目,结合《医学主题词表》(MeSH)中的"免疫疗法"主题词,可全面获取该领域文献。此外,引文途径可揭示文献间的引用关系,帮助发现核心文献与研究热点。实际检索中,往往需综合运用多种途径,构建互补性检索策略,提升检索效率与准确性。

(四) 查找文献线索

查找文献线索是将检索需求转化为检索表达式并进行实际检索的过程,需熟练运用检索技术,如布尔逻辑运算符、截词符、位置算符等。在检索"糖尿病视网膜病变的中医防治"时,可构建检索表达式"糖尿病视网膜病变 AND(中医 OR 中药 OR 针灸 OR 推拿)",通过逻辑"AND"缩小检索范围,逻辑"OR"扩大相关概念覆盖。

检索过程中,需持续评估与调整检索策略。若结果过多,可能因检索词过于宽泛,可增加限定词,如将"中医"细化为"中医药疗法""中医辨证论治";若结果过少,则需扩展检索词,如将"糖尿病视网膜病变"扩展为"糖网病""糖尿病眼底病变"。例如,在检索"阿尔茨海默病的早期诊断标志物"时,若初始结果不理想,可尝试使用同义词"AD 早期诊断""认知障碍生物标志物"等,并调整检索字段,从关键词检索扩展到摘要、全文检索。

现代检索系统的智能推荐与相关文献提示功能也需充分利用。如在 PubMed 中检索某篇高被引论文时,系统会推荐相似研究及该领域的热点文献;CNKI 的"相似文献""参考文献"链接,可帮助检索者发现潜在相关研究,实现检索结果的动态迭代与精准匹配。

(五) 原始文献

获取原始文献是文献检索的最终目标,其核心在于从检索结果中筛选出所需文献,并通过合法途径获取全文。在数字化环境下,获取原始文献的方式主要包括数据库全文下载、文献传递服务、开放获取资源下载以及馆际互借等。

对于检索工具中直接提供全文的文献,可通过数据库的下载功能直接获取。若数据库未收录全文,可利用文献传递服务,向图书馆或文献提供机构申请获取。许多高校图书馆和公共图书馆提供文献传递服务,通过馆际互借系统,用户可以获取国内外其他图书馆的馆藏资源。对于开放获取的文献,可通过 DOAJ(开放获取期刊目录)、OAIR(开放获取仓储注册库)等平台直接下载。

在获取原始文献时,还需注意文献的版权问题,确保获取途径的合法性。对于无法获取全文的文献,可通过阅读摘要、参考文献等方式获取关键信息,或尝试联系作者获取文献副本。此外,建立文献管理系统,对获取的文献进行分类、标注和存储,有助于提高文献的利用效率,为后续研究奠定基础。

文献检索的五个阶段紧密相连,构成完整的学术信息获取体系。在实践中,检索者需根据课题特点与检索环境,灵活调整策略,充分运用现代信息技术与检索工具。随着人工智能、语义检索等技术的发展,未来的文献检索将更智能、精准,为学术研究与知识创新提供更强有力的支撑。

五、文献检索语言

检索语言(information retrieval language)是一种用于描绘信息特点和表达用户信息问题的语言，它在信息存储和检索过程中起到关键的作用。通过检索语言的匹配，可以实现检索运算的匹配。检索语言是人与检索系统进行对话的基础。有了这样的规律，信息标引人员在进行信息存储时，会分析原始信息，找到它能代表信息的特点与检索语言进行对照标引，然后纳入检索系统；找到它能体现信息的特征和检索语言实施对照标引，以便将其纳入检索系统。在进行信息检索的过程中，信息检索人员先对所查的题目进行分析，归纳出各种信息特征，使之形成可以代表所需的检索问题，再将这些问题与检索语言进行核对，并将其标引为检索问题标识。如果在标引人员和检索人员之间没有一个共同的检索语言，即使标引人员对文献信息内容的描述与检索人员对同一文献信息内容的需求相符，也很难达到标引人员和检索人员的表述一致，从而无法成功完成信息检索。

根据是否是规范词语，把它分成自然语言和人工语言两种。

（一）自然语言

检索语言直接从文献的标题、正文、摘要等文本中提取词汇作为检索标识，具有天然的直观性和易用性。例如，在 Google Scholar 等搜索引擎中，用户可以直接输入自然语言查询"新冠疫苗的副作用及应对措施"，系统通过关键词提取技术，自动识别"新冠疫苗""副作用""应对措施"等核心词汇，并在文献库中进行匹配。自然语言的优势在于其新颖性和便捷性。在新兴研究领域，如"人工智能生成内容在医学影像分析中的应用"，由于相关术语尚未完全规范化，自然语言检索能够及时捕捉到文献中出现的新词汇和新概念。此外，自然语言无需用户学习复杂的检索规则，降低了使用门槛，适合普通用户进行快速检索。然而，自然语言的固有缺陷也不容忽视。首先，词汇的模糊性和多义性导致检索结果的准确性难以保证。例如，"杜鹃"一词既可以指代花卉，也可以指代鸟类，在医学文献检索中，如果涉及"杜鹃花提取物的药用价值"与"杜鹃鸟的生物学特性"，不加以限定可能导致检索结果混杂。其次，自然语言缺乏系统性的词汇控制，同义词、近义词大量存在，如"计算机"与"电脑""糖尿病"与"消渴症"，容易造成漏检或误检。最后，自然语言的词汇量庞大且动态变化，给信息存储和检索系统的处理能力带来挑战。

（1）关键词(keyword)：直接从信息资源的名称、正文、文摘中找出代表信息主要内容的重要语词。

（2）标题：论文篇名、书名、网站名称等信息资源名称。

（3）全文：现如今网络上最通用的各种搜索引擎都利用自动提取和查找技术，从资源的内部内容中进行检索。

（4）引文：提取文献引用参考文献的作者、篇名和出处发表，以备引证之用。

自然语言具有以下优点：①具有很强的新颖性。文献中出现的生词可以直接作为检索入口,无须转化为其他规范性词汇进行检索,从而提高检索效率。②检索方便。相比受控语言,自然语言解除了各种限制,使用户更容易适应,易用性强,无须复杂的检索规则。③标引准确度高。自然语言采用从文献中抽取词语进行标引的方法,减少标引错误的可能性,适用于计算机检索。只要数据库的文题中包含了这个检索词,就算是命中,相对来说健全率还是比较高的。自然语言的缺点:①词汇量过大,在很多操作性上造成了词汇的难于存储、加工、检索。②在文题或主题词中明确表示出文题的时候,检索就比较成功,反之则失效。③词汇模糊,加之存在大量的多义、近义、同义现象,导致标引、检索难度较大。

(二) 人工语言

人工语言是人为创造的规范的词语,专门指与之对应的某个概念。可以把近义词、缩略词、多义性、关联词等规范结合在一处,并且通过人工手段进行学习、掌握。这包括分类检索语言、主题检索语言和代码检索语言等。人工语言是为克服自然语言的局限性而设计的规范化检索语言,主要包括分类检索语言、主题检索语言和代码检索语言。

(1) 分类检索语言:分类法是一种以学科知识体系为基础,将文献按照学科属性进行层次化分类。《中国图书馆分类法》将所有知识分为 5 个基本部类、22 个基本大类,形成一个严密的树形结构。例如,在"R 医药、卫生"大类下,"R73 肿瘤学"作为二级类目,进一步细分为"R730 一般性问题""R731 一般性肿瘤"等三级类目。分类检索语言的优势在于系统性强,能够从宏观层面展示学科知识的逻辑关系,适合用于对某一学科领域进行全面、系统地检索。例如,医学研究者想要了解"呼吸系统疾病"相关的所有文献,通过检索"R56 呼吸系及胸部疾病"类目下的文献,即可获得该领域的整体研究成果。但其缺点在于分类体系的更新相对滞后,难以快速反映新兴交叉学科的研究内容。

(2) 主题检索语言:包括标题法、单元词法(已淘汰)、叙词法和关键词法等。它们是一种按照字顺序排列各种概念,并用语词表达的方法,不考虑彼此之间的关系。以主题概念为中心,通过规范的语词表达文献内容。其中,叙词法是目前应用最广泛的主题检索语言。《医学主题词表》(medical subject headings, MeSH)是医学领域的权威叙词表,它采用主副主题词组合的方式,对医学概念进行精准表达。例如,"Liver Neoplasms/diagnosis"(肝肿瘤/诊断),通过主题词"Liver Neoplasms"(肝肿瘤)与副主题词"diagnosis"(诊断)的组合,准确限定了检索范围。主题检索语言的优势在于灵活性和专指性强,能够突破学科界限,将分散在不同领域的相关文献集中起来。但需要用户掌握一定的主题词表知识,且主题词的选择和组配需要一定的专业技巧。

(3) 代码检索语言:以代码作为文献的检索标识,如专利号、国际标准书号(ISBN)、国际标准刊号(ISSN)等。这些代码具有唯一性和确定性,能够实现对文献的精准定位。例如,通过 ISBN "978 – 7 – 117 – 33333 – 3",可以在全球范围内准确检索到对应的图书。代码检索语言主要应用于特定类型文献的检索,如专利文献检索、标准文献检索等,其检索结果准确、唯一,但适用范围相对较窄。

文献检索语言作为信息检索领域的核心要素,其发展历程反映了人类对知识组织和获取方式的不断探索。从传统的人工语言到现代的智能检索语言，每一次技术革新都推动着文献检索效率和准确性的提升。未来，随着信息技术的持续进步，文献检索语言将更加智能化、人性化，为学术研究、知识传播和社会发展提供更强大的支持。

六、信息检索工具

在知识爆炸式增长的当代学术生态中，信息检索工具（research tool）作为连接无序文献资源与有序知识需求的关键枢纽，其功能与形态的演变深刻影响着学术研究的效率与深度。信息检索工具本质上是经过系统化组织的二次文献集合，通过科学的文献标识与结构化编排，将海量原始文献转化为可检索、可利用的知识单元。这类工具不仅承载着文献线索的存储、组织与检索功能，更构建起人类认知世界的知识网络，其发展历程映射着信息处理技术从手工操作到智能计算的跨越式演进。

检索工具具有清楚的收录范围，清晰完整的标识，并且每个文献词条都包含多项含有检索意义的文献特点标识，并且标注了所用的检索标识。这些工具都是以科学的方式按照规则有机地整合成一个整体。设有索引板块，为检索提供了必要的多种方式。

（一）质量指标

质量指标是指文献的收录量、文献特征著录的详略、摘录及标引的质量、文献报道的时效、检索功能是否完善等。信息检索工具的核心价值在于其对文献资源的深度加工与有序组织。从功能层面看，它如同知识领域的"导航系统"，通过规范的检索标识与科学的编排体系，将分散的文献信息转化为具有明确指向性的知识节点。以中国国家图书馆联机公共目录查询系统为例，该系统通过对馆藏文献的分类标引、主题标引与元数据著录，构建起覆盖图书、期刊、古籍等多类型资源的检索网络，用户可通过题名、作者、分类号等多种途径定位目标文献。

衡量信息检索工具的质量需从多个维度进行综合评估。文献收录量是基础指标，反映工具对特定领域文献资源的覆盖广度。例如，Web of Science 核心合集数据库收录了全球 12 000 余种高质量学术期刊，其庞大的文献储备为科研人员提供了全面的研究视角，文献特征著录详略直接影响检索的精准度，详细的著录信息（如版本信息、出版频次、载体形态等）有助于用户更准确地识别文献。摘录及标引质量体现工具对文献内容的理解与提炼能力，专业的标引人员运用《医学主题词表》（MeSH）等权威词表对文献进行主题标引，确保概念表达的准确性与一致性。文献报道时效关乎工具的实用性，在生命科学领域，预印本平台 bioRxiv 能够在研究成果完成后的数小时内实现全球共享，极大提升了科研信息的传播速度。检索功能完善度则决定用户的使用体验，现代检索工具如 CNKI 中国知网，集成了高级检索、引文分析、知识图谱等功能，支持多维度的文献筛选与知识发现。

（二）类型

目前，有许多不同的检索工具可供人们使用，它们各具特色，能够满足不同的需求。

信息检索工具的多样性源于其功能定位与技术实现的差异,依据不同的分类标准可构建出多层次的工具谱系。

1. **按技术实现方式划分**　手工检索工具是信息检索发展的早期形态,以卡片目录、书本式索引为代表。美国国会图书馆的卡片目录系统曾是全球规模最大的手工检索工具,其通过分类号、主题词、作者姓名等维度组织文献卡片,用户需通过物理翻阅与比对完成检索。随着计算机技术的发展,机械检索工具逐渐成为主流。PubMed 作为生物医学领域的权威数据库,依托计算机算法与网络技术,实现了对 2 600 万篇生物医学文献的实时检索与智能推荐。机械检索工具不仅大幅提升了检索效率,更通过自动化标引与数据挖掘技术,揭示文献间的潜在关联。

2. **按载体形态划分**　实体载体的检索工具承载着信息传播的历史记忆。卡片式工具以其灵活的组织方式,曾广泛应用于图书馆与科研机构,如中国科学院图书馆的卡片目录至今仍保留着珍贵的历史文献索引。缩微式工具通过胶片存储技术,将海量文献压缩至微小介质,美国医学图书馆的缩微胶片馆藏保存了 19 世纪至今的医学期刊精华。随着数字化浪潮的推进,数字检索平台成为主流。中国生物医学文献数据库(SinoMed)整合了纸质文献的数字化资源,通过云存储与分布式计算技术,实现了千万级文献的秒级检索响应。

3. **按文献揭示深度划分**

(1)目录型检索工具:以完整出版物为著录单元,提供文献的基本属性信息。《全国总书目》作为我国年度出版物的权威目录,系统收录了当年出版的所有图书,涵盖书名、作者、出版社、出版时间等核心要素,为了解国家知识生产动态提供宏观视角。联合目录则打破机构壁垒,如 WorldCat 整合了全球 2 万余家图书馆的馆藏资源,实现跨地域的文献资源共享。

(2)题录型检索工具:聚焦单篇文献的外部特征,适用于快速获取文献线索。EI Compendex 数据库每日更新全球工程领域的期刊论文与会议论文题录,科研人员通过题录信息可初步筛选出与研究方向相关的文献,提升检索效率。

(3)文摘型检索工具:通过内容摘要揭示文献核心价值。《化学文摘》作为全球化学领域的权威文摘库,对每篇文献进行深度内容提炼,报道型文摘详细阐述研究方法、实验数据与结论,指示型文摘则简明概括研究范围,满足不同用户的需求。

(4)索引型检索工具:以知识单元为检索对象,构建文献内容的深度关联网络。Web of Science 的引文索引功能通过追踪文献间的引用关系,绘制出学科领域的知识图谱,用户可从某篇高被引文献出发,追溯其理论源头并探索后续研究进展,实现知识发现的链式拓展。

信息检索工具作为学术生态系统的关键基础设施,其发展历程见证了人类对知识管理与利用的不懈追求。从手工卡片的细致检索到智能算法的精准推荐,从单一文献线索的获取到知识网络的构建,检索工具的每一次革新都推动着学术研究效率的提升与知识边界的拓展。在数字技术持续迭代的未来,信息检索工具将进一步融合人工智能、区块链等前沿技术,朝着更智能、更开放、更人性化的方向发展,为全球学术共同体的知识创新与共享提供强大支撑。

七、计算机文献检索

在知识爆炸式增长与信息技术深度融合的时代背景下,计算机文献检索已从传统信息获取手段跃升为驱动学术创新、推动知识传播的核心技术体系。作为信息科学与计算机技术交叉融合的产物,计算机文献检索以算法为引擎、以数据为燃料,通过对海量文献资源的智能化处理与深度挖掘,重塑了人类获取、分析和利用知识的范式。这一技术不仅突破了时空限制,实现了全球范围内文献资源的即时共享,更借助人工智能、大数据分析等前沿技术,将文献检索从简单的信息匹配升级为知识发现与创新的智能过程。

计算机文献检索本质上是一个融合信息存储与检索的双向动态系统。在信息存储环节,原始文献经过结构化处理、语义标注和索引构建等流程,转化为适合计算机处理的数字资源。以 PubMed 数据库为例,其对生物医学文献进行深度标引,利用《医学主题词表》(MeSH)将文献中的医学概念规范化,构建起包含数千万条记录的结构化知识网络。在检索阶段,用户依据研究需求制定检索策略,通过检索指令、检索词或检索表达式与数据库进行交互。例如,在检索"人工智能在肿瘤影像诊断中的应用"时,用户可通过布尔逻辑运算符(AND、OR、NOT)组合"人工智能""肿瘤影像""诊断"等关键词,形成精准的检索表达式,计算机系统依据预设算法在数据库中快速匹配相关文献。

与传统手工检索相比,计算机文献检索展现出革命性的技术优势,这些优势深刻影响着学术研究与知识传播的生态。"快"是计算机文献检索的显著特征之一。依托高性能计算技术与优化的检索算法,复杂课题的检索过程可缩短至数分钟甚至数十秒。在处理"新冠病毒变异株研究"相关检索需求时,计算机系统能够在秒级时间内遍历全球各大医学数据库,生成包含最新研究成果的检索报告,而手工检索完成同样任务可能需要数天甚至数周时间。

"广"则体现为计算机文献检索突破了时空限制。用户只需接入互联网,即可访问全球范围内的联机数据库。例如,Web of Science 平台整合了来自 100 多个国家的 12 000余种学术期刊,科研人员无论身处何地,都能实时获取涵盖自然科学、社会科学等多学科领域的文献资源。这种全球化的资源共享模式,极大地促进了学术交流与知识传播,使研究者能够站在全球视野开展研究。

"全"反映了计算机文献检索系统强大的资源整合能力。以 CNKI 中国知网为例,其收录了超过 2 亿篇文献,涵盖期刊论文、学位论文、报纸、专利等多种类型,覆盖自然科学、工程技术、人文社会科学等全学科领域。同时,计算机检索系统支持跨库检索功能,用户可通过一次检索操作,同时查询多个数据库资源。在研究"新能源材料的发展趋势"时,用户可同时检索学术期刊数据库、专利数据库和科技报告数据库,获取从基础研究到技术应用的全链条信息。

"多"指计算机文献检索提供了丰富多样的检索途径。除了传统的关键词、作者、题名检索外,还支持主题词检索、分类号检索、引文检索等多种方式。在 Scopus 数据库中,用户不仅可以通过文献的外部特征进行检索,还能利用其独特的文献耦合分析功能,发现与研究主题相关的潜在文献。此外,计算机检索系统支持自由词检索,用户可直接输入自然语言进行检索,系统通过自然语言处理技术理解用户意图,实现语义层面的精准匹配。

"新"彰显了计算机文献检索在信息时效性方面的巨大优势。联机检索系统的数据库更新频率不断加快,部分数据库实现每日甚至实时更新。以 arXiv 预印本平台为例,科研人员可在研究成果完成后的数小时内上传论文,其他用户能够及时获取最新研究动态。这种快速更新机制使研究者能够第一时间掌握学科前沿进展,抢占学术创新先机。

随着人工智能技术的发展,计算机文献检索正迈向智能化新阶段。基于深度学习的语义检索技术能够理解用户查询的深层语义,实现更精准的文献匹配。例如,Google Scholar 的智能检索系统通过分析用户查询的上下文语境,自动扩展相关概念,提升检索结果的相关性。知识图谱技术的应用则将文献中的概念、实体和关系进行结构化展示,帮助用户发现文献间的潜在关联。在研究"阿尔茨海默病治疗"时,知识图谱可直观呈现疾病与基因、药物、临床试验之间的关系,为研究者提供全新的研究视角。

计算机文献检索的发展还催生了新的学术研究模式。数据驱动的科研范式下,研究者通过对大规模文献数据的挖掘与分析,发现学科发展趋势、识别研究热点。例如,通过对 PubMed 数据库中数千万篇文献的共引分析,可绘制出某一学科领域的知识图谱,揭示学科发展脉络。开放科学运动的兴起,进一步推动了计算机文献检索与学术资源开放共享的融合,开放获取数据库(如 DOAJ)和预印本平台(如 bioRxiv)使科研成果能够更快地传播,加速了学术创新的进程。

计算机文献检索作为信息时代的核心技术,不仅改变了学术研究的方式,更重塑了知识传播与创新的生态。从最初的简单信息检索到如今的智能知识发现,计算机文献检索技术的每一次革新都推动着人类对知识的认知与利用迈向新的高度。在未来,随着人工智能、区块链、量子计算等技术的不断突破,计算机文献检索将朝着更智能、更精准、更开放的方向发展,持续为学术研究、科技创新和社会发展提供强大动力。

第三节 | Internet 与网络医学文献信息检索

在数字信息洪流席卷全球的当下,Internet 搜索引擎作为人类获取网络知识的核心工具,已然成为信息时代的基础设施。其重要性不仅体现在技术层面的革新,更在于重塑了人类认知世界的方式与信息交互模式。从本质而言,搜索引擎是基于分布式计算、自然语言处理、数据挖掘等多学科融合的智能信息检索系统，通过特定算法与计算机程序，对浩如烟海的互联网信息进行系统性的收集、组织、处理与呈现，构建起用户与网络资源之间的桥梁。例如，当临床医生在专业医学搜索引擎 PubMed 中输入"新型冠状病毒感染治疗方案"，搜索引擎能快速从海量医学文献中筛选出最新的研究成果、诊疗指南等，为临床决策提供有力支持。

搜索引擎的核心架构由信息收集、信息分类与用户查询三大模块构成，三者协同运作，形成了完整的互联网信息资源管理体系。信息收集模块通常依赖网络爬虫（crawler）技术，这一技术通过模拟人类浏览器的访问行为，沿着网页超链接不断遍历网络空间，如同数字世界的"探路者"，持续发现并抓取新的网页与资源。在临床医学领域，以 BioASQ 挑战赛中的数据收集为例，网络爬虫需要从生物医学文献数据库、学术期刊网站等多渠道抓取最新的研究论文。比如，爬虫会定期访问《新英格兰医学杂志》《柳叶刀》等权威医学期刊网站，获取最新发表的关于罕见病研究、肿瘤治疗进展等文章，为医学知识的更新与传播奠定基础。

信息分类模块则是搜索引擎的"智慧中枢"，它将收集到的原始信息进行结构化处理，建立索引数据库。索引数据库作为搜索引擎的核心资源，并非简单地存储网页文本，而是包含了网页的 URL、元数据、链接关系、内容特征等多维信息。在医学搜索引擎中，信息分类模块会对医学文献进行细致分类。例如，对于一篇关于"阿尔茨海默病早期诊断标志物"的研究论文，分类模块会提取出疾病名称（阿尔茨海默病）、研究方向（早期诊断）、关键标志物（如 β-淀粉样蛋白）等信息，并将其归类到神经退行性疾病、诊断学等相关类目下。当医生搜索"阿尔茨海默病诊断方法"时，搜索引擎能快速定位到相关文献，并根据文献的引用量、发表期刊的影响力等因素进行排序。

用户查询模块是搜索引擎与用户交互的界面，它承担着将用户自然语言表述转化为计算机可理解的查询指令的重任。在临床医学中，这一功能尤为重要。例如，当基层医生遇到复杂的病例，如一名患者出现不明原因的发热、关节疼痛和皮疹，医生在医学搜索引擎中输入"发热 关节疼痛 皮疹 鉴别诊断"，搜索引擎基于自然语言处理技术，理解医生的查询意图，不仅返回常见疾病如风湿热、系统性红斑狼疮的诊断标准和鉴别要点，还会推荐最新的研究成果，如某些罕见感染性疾病导致类似症状的病例报道，帮助医生拓宽诊断思路。

从搜索引擎的技术演进历程来看，其发展经历了多个重要阶段。早期的搜索引擎如 Archie、Veronica 等，主要基于文件名称或目录进行检索，功能较为单一，检索范围有限。随着网页数量的爆炸式增长，以 AltaVista、Excite 为代表的第二代搜索引擎应运而生，它们开始采用网页全文检索技术，通过建立大规模的索引数据库，实现了对网页文本内容的全面检索。在医学领域，早期的医学文献检索工具也存在类似局限。比如，早期的医学图书馆目录检索系统，仅能通过书籍名称、作者等简单信息查找资料，医生想要获取某一疾病的综合治疗方案，需要手动翻阅大量书籍，效率极低。

21 世纪初，Google 的崛起标志着搜索引擎进入了智能化时代。Google 创新性地提出了 PageRank 算法,该算法基于网页之间的链接关系,通过计算网页的重要性得分,对检索结果进行排序,极大地提升了搜索结果的质量。在医学搜索引擎中,类似的算法优化也在不断进行。例如,在搜索"肺癌靶向治疗"时,那些被众多权威医学机构网站、高水平学术论文引用的网页,如美国国家综合癌症网络发布的肺癌临床实践指南网页,会因为获得更高的权重而排在搜索结果前列,确保医生能优先获取最可靠的医学信息。

一、Internet 搜索引擎

搜索引擎是一种提供检索服务的系统,它通过特定的计算机程序对互联网上的信息进行收集、组织和处理。搜索引擎包括信息收集、信息分类和用户查询三个部分,它们共同构成了一个互联网信息资源搜索、整理和分类保存的系统。搜索引擎的主要资源是它的索引数据库,其中包含了网页的网址和其他网络资源,而不仅仅是网页信息本身。因此,所有的搜索引擎实际上也是 WWW 站点。

搜索引擎的主要功能是为人们提供搜索上网素材和获取所需素材的方法。通过 Crewler 程序或 Web 的软件程序,搜索引擎数据库大多通过浏览页面和页面之间的链接逐步发现新的地址,从而不断对数据库进行更新,所以搜索引擎也被称为 WebResearch 的操作系统。

按照工作方式可主要分为全文搜索引擎(Full Text Search Engine)、目录索引类搜索引擎(Search Index/Directory)和元搜索引擎(Meta Search Engine)。

(一) 全文搜索引擎

全文搜索引擎(full text search engine)如 Google、百度,作为搜索引擎的主流形态,通过对网页全文内容的深度分析与索引,实现了对用户查询的精准匹配。在临床医学中,像 UpToDate 这样的全文医学搜索引擎,整合了大量临床实践相关的文献、指南和专家意见。当医生查询"糖尿病患者围手术期血糖管理"时,UpToDate 不仅提供相关的循证医学证据,还会根据患者的具体情况,如年龄、并发症等,给出个性化的治疗建议,帮助医生制定最佳治疗方案。此外,如 Google 和百度,真正实现了搜索引擎的功能。它们从 Internet 上获取各个网站的信息,主要是网页文字,并建立相应的数据库。当用户进行查询时,会获得检索与查询条件相匹配的相关记录,并按照一定的排序方式将结果返回用户,因而称为真正的搜索引擎。它可以支持多种数据源,包括数据库、文件系统、网站等,能够处理多种格式的文档,如 HTML、PDF、Word 等。相比传统的关系型数据库系统,全文搜索引擎具有下列优势:①支持更丰富的查询方式,例如对通配符的查询,模糊查询;②具有更快的查询速度;③支持更多种类的素材来源和素材格式;④可扩充性比较好。全文搜索引擎能够帮助用户快速发现所需的信息,并在这些应用场景中提升使用效率。全文搜索引擎随着网络信息量的不断增加,用户需求的不断变化,也是在不断地进化,在不断的发展,不断的完善。未来几年内,我们可以看到以下几个趋势:①更加智能化和个性化服务;②更强大和灵活的语义理解功能;③更广泛应用于物联网等新兴领域。

（二）目录索引类搜索引擎

尽管目录索引具备搜索功能，但它只是将网站链接按照目录分类形成的列表，严格来说并不能被视为真正的搜索引擎。用户不需要进行查询操作，只需通过分类目录即可找到所需的信息。目录索引类搜索引擎（Search Index/Directory），如 Yahoo 早期的目录服务，虽然具备一定的搜索功能，但本质上是人工或半自动整理的网站分类目录。在医学领域，一些专业的医学目录索引网站，如 MedicalMatrix，将医学网站按照学科分类，如心脏病学、放射学等。用户可以通过浏览分类目录，快速找到专业的心脏病研究机构网站、放射学影像数据库等资源，对于初涉某一医学领域的学习者或研究人员来说，这种分类方式有助于系统地了解该领域的信息资源分布。

（三）元搜索引擎

元搜索引擎（meta search engine）可以同时在多个引擎上进行搜索，并可以把结果反馈给用户，同时也能接受用户的查询请求。元搜索引擎则是一种特殊的搜索引擎形态，它本身并不直接抓取和索引网页信息，而是同时向多个搜索引擎发送查询请求，并对返回的结果进行整合与优化，最终将结果反馈给用户。在临床医学研究中，医生可能需要同时检索多个数据库的资料。例如，使用临床试验数据库（ClinicalTrials. gov）和 PubMed（医学文献数据库）等，此时元搜索引擎就发挥了重要作用。像 Scirus 这样的科研元搜索引擎，当用户搜索"CAR‐T 细胞治疗白血病的最新临床试验进展"时，它会同时检索多个医学数据库和学术资源平台，将不同来源的临床试验结果、研究论文等信息整合在一起，为医生提供全面的研究动态。

在搜索引擎的发展过程中，技术融合与创新始终是推动其演进的核心动力。当前，全文搜索与目录索引的融合趋势日益明显，这种融合不仅体现在功能层面的互补，更在于构建了多层次、多维度的信息检索体系。在医学教育领域，一些在线学习平台将全文搜索与目录索引相结合。例如，中国医学大学 MOOC 平台，学生既可以通过全文搜索功能查找"解剖学"相关的课程视频、课件和练习题，也可以通过课程分类目录，如系统解剖学、局部解剖学等，按部就班地学习相关知识，满足不同学习习惯和需求的学生。

同时，搜索引擎与人工智能技术的深度融合，催生了智能搜索、对话式搜索等新形态。智能搜索引擎能够通过学习用户的搜索历史、行为习惯与兴趣偏好，实现个性化的搜索结果推荐；对话式搜索引擎则以自然语言对话的方式与用户交互，提供更加便捷、智能的信息服务。在临床医学中，IBM Watson for Oncology 就是人工智能与搜索引擎融合的典型案例。医生输入患者的病情信息，如癌症类型、分期、基因突变情况等，Watson 能够快速分析大量医学文献、临床指南和病例数据，以对话形式为医生提供个性化的治疗方案建议，包括推荐的化疗药物、放疗方案以及最新的临床试验信息等。

展望未来，搜索引擎将朝着更加智能化、泛在化、生态化的方向发展。随着物联网、5G、边缘计算等技术的普及，搜索引擎的应用场景将从传统的互联网拓展到物理世界与数字世界融合的全域空间。在临床医学领域，这一趋势将带来巨大变革。例如，在智慧医院中，可穿戴设备实时收集患者的生命体征数据，如心率、血压、血糖等，当患者数据出现异常时,医院的智能搜索引擎系统会自动分析数据,结合患者的病史、症状等信息,快速给出可能的病因诊断和处理建议,并及时通知医护人员。同时,搜索引擎还可以整合医院的电子病历系统、影像诊断系统等,实现多源数据的智能检索和分析,为精准医疗提供支持。

在学术研究层面,搜索引擎技术的发展也为信息检索、计算机科学、人工智能等领域带来了新的研究课题与挑战。在临床医学研究中,如何利用搜索引擎技术从海量的医疗大数据中挖掘有价值的信息,如何提升医学搜索引擎对医学术语和复杂病例描述的语义理解能力,如何在保障患者隐私的前提下实现医疗数据的共享与检索等问题,都需要学术界与产业界共同探索与解决。例如,研究人员正在探索如何利用联邦学习技术,在不泄露各医院患者隐私数据的情况下,联合训练医学搜索引擎模型,提高模型对罕见病诊断的准确性和效率。

二、综合性搜索引擎 Google

综合性检索工具的搜索范围十分广泛,可检索到 Internet 上类型多样、内容庞杂的信息资源,是进入 WWW 信息世界的主要门户。

(一) 概况

Google 是由斯坦福大学的博士生拉里·佩奇和塞吉·布林于 1998 年创建,是全球规模最大的搜索引擎。通过对超过 30 亿个网页进行整理,Google 可为全球用户快速提供适用的搜索结果。该方式依据网页之间的链接情况来判定 Web 资源的重要程度,从而独立于检索行为,确定了资源本身的重要程度。Google 的首页设计简洁明了,包含四个检索功能模块,分别为:网址、图像、新闻组和目录。网址模块用于检索网页及网址信息;图像模块用于图像信息检索;新闻组模块用于搜索 Usenet 新闻组内容(其前身为 Dejanews);目录模块用于目录数据库检索,默认进行网站搜索。Google 提供常规搜索和高级搜索两种功能,搜索速度快,网页收录数量庞大,在搜索引擎领域名列前茅。Google 支持 132 种语言,搜索结果精确度极高,且具备独特的图片搜索功能与强大的新闻群组搜索功能。

(二) 基本特点

1. 科学排序 PageRank(PR)技术　PR 技术是 Google 用于评估网页重要性的独特方法。PageRank 是 Google 衡量网站质量的重要指标之一。它以 1 到 10 的等级对网页重要性进行评分,PR 值越高,表明网站的品质越好、权威性越强,在搜索结果中的排名也越容易靠前。Google 利用 PageRank 对搜索结果进行排序,总能筛选出质量最佳站点的结果,并将其置于前列,进而有效提升搜索质量。

2. 简繁转换　Google 运用智能汉字简繁自动转换系统实现简繁转换,并非简单的文字替换。该系统能够在简体字与繁体字之间进行智能化的翻译转换操作。例如,简体字"计算机"会自动转换为繁体字"電腦"。当用户搜索中文网页时,Google 会针对搜索词执行简繁转换，同时对简体和繁体网页展开检索。在呈现的搜索结果里，标题、摘要等相关内容会采用与搜索词一致的字体形式，以便用户阅读。

3. 多维度考量 Google 的搜索引擎在分析网页时，并非仅进行简单的文字扫描，而是会对网页的全部内容展开全面剖析。它会考量每个文本的字体、分区以及精确位置等要素，同时分析相邻网页的内容，以此确保为用户查询反馈最为相关的结果。

4. 图片搜索 Google 搜索引擎除了支持文字搜索之外，还具备图片搜索功能。用户既可以上传图片，也可以输入相关关键词，Google 会自动匹配相应的图片，并提供诸如高清大图、相似图片、相关网页等多种信息。搜索结果会呈现为简洁的缩略图形式，同时会标注该图片文件的大小、名称以及其他一些相关内容。

5. 网页快照 为避免用户遭遇无法找到原始网页的情况，Google 在访问网站之际会创建网页快照。当用户点击网页快照时，便能看到 Google 在索引该网页时所保存的内容。Google 通过对这些快照进行分析，得以判断网页是否契合用户的需求，进而节省用户的时间，为用户提供更为精确的搜索结果。

6. 相似网页 当用户点击类似网页时，Google 会启动寻找与该网页相关的其他网页信息的程序，以此进一步扩大检索范围。

（三）基本语法规则

（1）逻辑运算：支持逻辑运算"AND""OR""NOT"，在 Google 中对应的运算符为" "（空格）、OR、－。

（2）Google 会自动忽略一些被称为"忽略语"的常用词语和词组：例如"HTTP"、"com"以及一些常见的单字和数字。然而，通过添加英文双引号，用户可以强制将这些被忽略的词汇添加到搜索项中。举个例子，当用户搜索"可爱的中国"时，添加英文双引号，就会在搜索项中强制包含"的"这个被忽略的词语。

（3）字母大小书写敏感度低：Google 将字母一律视为小写。比如搜索"google""Google"或者"GOOGLE"，结果都一样。

（4）搜索指向特定 URL 的网页，可以使用链接搜索功能只需在搜索框中输入"link："，紧接着加上冒号和目标 URL 即可。例如，输入"link：www. google. com"将显示所有指向谷歌首页的网页。

（5）指定网域搜索"关键词 site："要在特定的域或站点上搜索关键词，可以使用"域或站点"的功能。在 Google 网站上搜索新闻，可以将关键词与"域或站点"结合使用，以限定搜索结果。可以输入：新闻 site：www. google. com。

（6）限制网址（URL）搜索，可以在单个关键词前加上"INURL："，或在多个关键词前加上"ALINURL："。例如，搜索"INURL：SINA"将返回包含"SINA"的网址，而"ALINURL：sinasearch"将返回包含"sina"和"search"的网页结果。另外，搜索"北京 INURL：sina"将返回包含"sina"结果的页面内容和页面网址。

（7）限定标题（title）搜索，可以在单个关键词前加上"intitle："，或在多个关键词前加上"allintitle："。例如，搜索"intitle：beijing"将返回标题中包含"beijing"的网页结果，而

"allintitle:新浪 beijing"将返回标题中同时包含"新浪"和"北京"的网页结果。另外,搜索"保险 intitle:北京"将返回标题中同时包含"北京"和"保险"的网页内容。

(8) 限定网站(site)搜索,可以在关键词前加上"site:"。例如,搜索"教育 site:search. sina. com. cn"将会返回在 http://search. sina. com. cn 域名下含有"教育"的网页结果。

(9) 限定文件类型(Filetype):要限定文件类型搜索,可以在搜索关键词前添加"filetype:"。例如,搜索"paper filetype:pdf"将返回以 pdf 格式呈现的含有"论文"内容的文件。

(四) 检索方法

Google 提供两种检索途径,即关键词检索和分类检索。

1. 关键词检索

(1) 简单检索:在 Google 主页的搜索框内输入关键词并点击搜索按钮,即可对 Web 页面进行搜索。例如,计划找到 Stanford 大学的官方主页,只需在搜索框中输入"Stanford",再点击搜索按钮。Google 将会直接跳转到 Stanford 大学的官方主页 www. stanford. edu。

(2) 高级检索:通过点击主页上的"高级搜索"按钮,可以进入高级搜索界面。在该界面上,用户可以按照给定的检索模式输入和选择相关的检索条件,系统会自动组合成检索表达式。例如,选择"全部"相当于进行 AND 检索,选择"任何一个"相当于进行 OR 检索,选择"完整字句"相当于进行短语检索,选择"不包括"相当于使用"-"进行排除检索。此外,还可以指定语种,限制检索结果为特定语种;指定检索词出现在文件中的位置;选择"日期"可以指定检索结果的时间范围;选择"网域"可以限定检索结果在特定网站或网域范围内。

2. 分类检索 如果计划找一些特定主题的网站,可以直接访问 Google 的分类目录 (http://www. google. com/dirhp? hl=zh-CN)。或者可以点击主页上搜索服务中列出的"网页目录",进入分类检索界面。

三、百度搜索引擎

(一) 概况

百度是中国乃至全球最大的中文搜索引擎之一,为人们提供"简单、可依赖"的信息获取途径。百度首页大概分为三部分:头部、中部、底部。①头部内容包括:新闻、地图、hao123、贴吧、视频、学术、音乐、文库、图片、百度云等十大版块,每一版块都经过严苛的筛选和编辑,为满足用户的各种需求而精心挑选。②中部:百度 LOGO+搜索框。搜索框总共有三个部分,一个是文本框,一个是照相机式的小图标,还有就是"百度一下"的按钮。③底部:主要就是百度的二维码以及下面的细则。

(二) 基本特点

1. 百度搜索排序 百度搜索结果排序是基于百度搜索算法的评估。百度的搜索算法会根据多个因素对搜索结果进行排序,以提供最相关和有用的结果。

(1)关键词匹配度:百度会评估搜索关键词与页面内容的匹配程度,将与关键词相关性较高的页面排名靠前。

(2)页面质量:百度会评估页面的质量和可信度,例如页面的内容、结构、链接质量等。

(3)用户体验:百度关注用户体验,例如页面加载速度、移动友好性、广告数量和位置等。

(4)网站权威度:百度会评估网站的权威度和信誉度,例如网站的域名年龄、外部链接数量和质量等。

(5)用户反馈:百度还会考虑用户对搜索结果的反馈,例如点击率、停留时间和搜索结果的满意度等。

2. 百度基本功能

(1)简繁转换:百度提供了繁简转换功能,用户可以将中文简体字转换为繁体字,也可以将中文繁体字转换为简体字。具体步骤:①打开某个输入窗口,然后再切换百度输入法,这时点击它工具栏中的第一个 LOGO 图标。②点击百度输入法的 LOGO 图标后弹出一个设置窗口里,找到"简"选项然后选√它。③在勾√选简选项后,可发现输入法下的工具栏中有繁体选项。④或者在输入法工具栏中右键一下,然后从选项中找到并点击"切换为繁体"选项即可。⑤可以使用快捷键 ctrl+shift+f 直接切换为繁体。⑥可以自行设置工具栏中简繁选项的初始状态,点击工具栏中的工具箱,并选择"设置属性"。⑦在进入高级设置后,在常用选项的右侧点击√选"繁体",并点击下方的"应用"按钮即可。

(2)网页翻译:Baidu 提供了网页翻译功能,可以帮助用户在浏览网页的时候把网页提供的内容翻译成其他的语言。这个功能可以方便用户在阅读外语网页时进行翻译,提供更好的阅读体验。

使用百度网页翻译功能,可以在百度搜索引擎中搜索相关关键词,例如"百度网页翻译",再选择相应的工具进行使用。

(3)搜图功能:百度搜索引擎提供了以图片为素材进行搜索的功能,用户可以通过上传图片进行搜索。搜索功能的方式:①点击"本地上传图片",再浏览想要搜索的图片放入,或者直接将图片拖入镜框即可。②再找出与图片相同或相近的网页,便可得知图片的来源。

百度网页快照通常显示网页的文本内容、图片和链接等元素,并标注出快照的日期和时间。

(三) 百度检索规则

(1)以空格隔断输入多个检索词,默认 AND 匹配,最多可一次性输入 10 个。

(2)将多个检索词连接起来,用大写的或表示逻辑'或'检索的 OR;在搜索词前添加减号,并在减号前留一个空格,可以实现逻辑上的"非"检索,即搜索不包含该搜索词的网页。

(3)使用半角引号将词组或短语括起来,可以实现精确的词组搭配检索。百度还识别了作为词组连接器的标点符号"－－"、"\"、"="等。

（4）通过在检索词前使用位置代码加冒号（冒号后不能留空格），可以限定在标题、正文等指定位置中出现检索词。例如，使用"allinurl：jama"可以检索包含"jama"的网页，其中"allinurl"即代表在网址中进行检索。

（5）文件类型限定：在检索词或检索式后空一格，输入 filetype：加文件类型缩写，例如"检索词 filetype：ppt"、"检索词 filetype：pdf"等。

（6）百度自动无视禁用词如"是""of"等，如可用＋（前面一定要空一格）或引号用半角强制检索这些词。

（7）词干法：是指百度提高搜索效率的一项功能，在搜索时会同时搜索输入词与关键词相近的词语。英语中题干搜索的功能特别明显。例如：搜索"dietaryneeds"，百度会同时搜索"dietneeds"等词的变种。

（8）百度对大小写不敏感，且自动进行拼写检查，并对输入出错时提示拼写建议。

（四）检索方法

1. **关键词搜索** 输入关键词或问题到百度首页搜索框，再点击搜索按钮，可以获得与输入内容相关的搜索结果。

2. **引号查找** 要找准词组或句子，可以放入引号即可。例如，"人工智能"将只返回包含该短语的结果。

3. **排除词搜索** 如果在搜索结果中排除一些特定的词语，可以在搜索关键词前面加上减号。这样，搜索引擎会排除包含这些词语的网页，提供更加精准的搜索结果。例如，若要搜索关于苹果公司的信息，但不包括 iPhone，可以搜索"苹果公司-iPhone"。

4. **网站限定搜索** 要在特定的网站中搜索资料，可以使用"SITE"命令。例如，如果在百度网站内搜索与人工智能相关的内容，使用命令"人工智能 site：baidu.com"。搜索结果将仅限于百度网站内与人工智能相关的内容。

5. **文件类型搜索** 如果搜索特定类型的文件，可以使用"filetype："命令。例如，搜索"人工智能 filetype：PDF"将只返回 PDF 格式的人工智能文件。

四、雅虎搜索引擎

（一）概况

雅虎（Yahoo）目前更名为 Verizon 媒体（Verizon Media），提供门户网站、搜索引擎、电子邮件、新闻和娱乐等在线服务。旗下拥有多家子公司和品牌，如 Yahoo 新闻、Yahoo 财经、Yahoo 体育、Yahoo 邮箱。雅虎当前的首页设计简洁直观，以提供清晰的导航和信息呈现。包括顶部导航栏、搜索栏和主要内容区域。

1. **头部导航栏** 首页的顶部通常包含一个导航栏，用于快速访问雅虎的各个主要频道和服务，如新闻、体育、财经、娱乐等。

2. **搜索栏** 定位在中心位置，上面就是用户搜索的页面。用户可以通过在搜索栏中输入关键词，再点击搜索按钮或按下回车键，找到所需的内容。

3. **主要内容区域**　这是雅虎首页最核心的部分，通常展示一系列新闻、文章、视频等内容，以满足用户的多样化需求。

（二）基本特定点

1. **科学排序**　在雅虎网站上进行搜索时，雅虎会使用一种称为"科学排序"（scientific ranking）的算法对搜索结果进行排序。雅虎的科学排序算法考虑以下几个因素。

（1）关联性：算法会分析搜索词的关联性，以及判断网页关联度的网页内容。

（2）受欢迎程度：算法会考虑网页的受欢迎程度，如点击量、分享量、收藏量等，以评估网页的质量和受欢迎程度。

（3）个性化因素：算法根据个性化信息对搜索结果进行定制化排序，如用户的搜索历史、地理位置、偏好等。

（4）网页质量：算法会评估网页的质量，如内容的原创性、可信度、页面加载速度等。

2. **多语言支持**　Yahoo 搜索可以满足用户对不同地域、不同语言的搜索需求，对多种语言都有支持。

3. **个性化推荐**　根据用户的兴趣、搜索历史、浏览行为等信息来定制推荐内容，以提供更符合用户偏好的搜索结果和推荐内容。雅虎会使用机器学习和数据分析等技术来分析用户的行为和兴趣，并根据这些信息为用户呈现个性化的搜索结果和推荐内容。这样的个性化推荐可以帮助用户找到感兴趣的信息，同时搜索和浏览的效率也会得到提升。个性化推荐可能会基于用户的隐私数据进行分析和处理，确保用户的数据安全和隐私权益。用户还可以根据自己的需求进行个性化设置，同时选择是否使用个性化推荐功能。

4. **图片搜索与识图功能**　包括：①图片搜索：在雅虎的搜索引擎中，用户可以上传图片或输入图片的 URL 链接，搜索引擎会根据图片的内容进行匹配，返回包含相似或相关图片的搜索结果。该功能可以帮助用户搜索与图片相关的文章、新闻、产品和其他信息。②识图功能：Yahoo 的识图功能通过上传图片或输入图片的 URL 链接，让用户在图片中识别物体、场景、品牌等信息。

通过图像识别技术，Yahoo 可以分析图像特征，回传与图像内容相关的素材。这个功能可以帮助用户了解图片中的物体或获取相关的商品信息。

5. **其他功能**　包括：①关键字搜索：主要搜索方式是基于关键字的。用户输入后，相关网页和信息就能查到。②分类检索：雅虎提供了丰富的分类检索功能，用户可以根据不同的分类来查找相关的内容，如新闻、图片、视频、音乐等。③新闻和信息订阅：雅虎提供了新闻和信息订阅功能，用户可以订阅感兴趣的新闻和信息，并在更新时收到通知。

（三）基本语法规则

1. **逻辑运算符**　包括：①＊＊AND＊＊：使用 AND 运算符可以指定同时包含多个关键字的搜索结果。例如，搜索"苹果 ANDiPhone"会同时返回包含关键词的结果"苹果"和"iPhone"。②＊＊OR＊＊：使用 OR 运算符可以指定包含任意关键词的搜索结果。例如,搜索"apple OR iPhone"将返回同时包含关键词"apple"或"iPhone"的结果。
③＊＊NOT＊＊:运用NOT运算符可以排除含有指定关键词的搜索结果。例如,搜索
"apple NOT iPhone"将返回包含关键词"apple"但不包含关键词"iPhone"的结果。
④＊＊引号搜索＊＊:用引号把多个关键词组合在一起,可以保证搜索引擎搜索的时
候是作为词组的。例如,搜索"apple iPhone"将返回同时包含短语"apple iPhone"的
结果。

2. **忽略词**　雅虎搜索引擎在搜索时有忽略词(stop words)的概念。忽略词是指在
搜索查询中被忽略的常见词语,例如"and""the""in"等。这些词通常是无关紧要的常见
词语,对搜索结果影响较小。当使用雅虎搜索时,它会自动忽略这些常见词语,减少无效
计算负荷,加速搜索响应速度。因此,如果在搜索查询中包含了这些忽略词,雅虎搜索引
擎会将其忽略,并返回与其他关键词相关的结果。

3. **字母大小敏感度不高**　在雅虎搜索中,字母不分大小。这意味着,不论输入的是
大写字母、小写字母还是混合大小写,雅虎搜索引擎都会将其视为相同的搜索项。例如,
搜索"apple""Apple"和"APPLE"都会返回相同的结果。这种不区分大小写的搜索机制
可以方便用户进行搜索,无需担心输入字母的大小写是否准确匹配。

4. **指定网域搜索**　雅虎搜索提供了指定网域搜索的功能。通过在搜索关键词前加
上"site:"这一前缀,仅从指定的网域(Network)就可以对搜索结果进行限制。例如,在雅
虎搜索中只搜索来自百度网站的结果,可以在搜索框中输入"site:baidu. com",然后只显
示来自百度网站的相关内容的搜索结果。

5. **限定网站搜索**　在雅虎搜索中限定特定的网站,要限定搜索的网站,可以使用前
缀"site:"。例如,在雅虎搜索中只搜索来自百度网站的结果,可以在搜索框中输入"site:
baidu. com",然后只显示与百度网站相关的内容的搜索结果。

(四) 检索方法

1. **关键词搜索**　把全部搜索的关键词输进搜索框。雅虎会根据这些关键词匹配网
页的标题、内容和其他相关信息,并返回相关的搜索结果。

2. **词组搜索**　要搜索一个词组,可以将它用双引号括起来。例如,搜索"人工智能"
将返回包含此短语的相关结果。

3. **排除词搜索**　如果要将某些特定的词从搜索结果中排除,可以在关键词前加上减
号符号(一)。比如"搜索"苹果——手机会回到苹果的相关结果中,但不会包含与手机相
关的内容。

4. **网站限定搜索**　如果在特定的网站上进行搜索,可以使用"site:"的前缀,加上要
限定搜索的网站。例如,搜索"site:wikipedia. org AI"将返回在维基百科网站上关于人
工智能的相关结果。

5. **高级搜索选项**　通过点击搜索框右侧的"高级搜索",可以设置更多的搜索条件,
如特定日期范围、文件类型等。

五、必应搜索引擎

（一）概况

Microsoft Bing（必应）是由微软公司推出的一款搜索引擎。它旨在为用户提供实用的信息检索服务。Bing 于 2009 年 6 月 3 日在美国拉斯维加斯举行的微软专业开发者会议（PDC）上正式发布，最初被称为"Bing Search"，后来简称为"Bing"。必应提供网页搜索、图片搜索、视频搜索、新闻搜索、地图搜索等众多特色功能。支持多国语言，包含英、法、中、日等。具有一些特色功能，如即时预览、自动补全、相关搜索、搜索历史、个性化推荐等。必应可以在计算机、手机和平板电脑上使用，通过 bing. com 网页或必应应用程序访问。

必应首页的组成框架简洁、清晰，并提供了一系列有用的服务和功能，为用户提供了良好的搜索体验。主页的框架包含以下几个版块：①顶部导航栏：必应的顶部导航栏包含了一些常用的链接和功能，如必应主页、Outlook 邮箱、Office Online、OneDrive 云盘等。用户可以通过顶部导航栏快速访问这些服务。②搜索框：搜索框位于页面的中央，是必应首页最显著的部分。使用者可在搜索框内输入，按下「Search」按钮，便可取得相关的搜索成果。SearchBox 还支持语音查找和自动补全功能，增强了查找的便捷性。③背景图片：必应以其精美的每日背景图片而著名，这些图片通常与当前日期、季节或重要事件相关。④推荐：必应主页为了帮助用户快速找到自己感兴趣的资讯，也会展示一些推荐的内容和功能。这些内容包括热门新闻、热门搜索、必应功能等，可以让用户快速获取相关信息。⑤底部链接：必应首页的底部还包含了一些链接和功能，如隐私权政策、使用条款、反馈等。

（二）基本特点

1. **科学排序**　使用一种被称为"科学排序"的算法来对搜索结果进行排序。以下是一些主要的影响可能会影响到 Bing 搜索结果的排序。

（1）关联性：根据所搜关键词的匹配度和网页内容，对关联性进行评估。如果一个网页包含了与搜索关键词相关的内容，那么它很可能会在搜索结果中排名较高。

（2）推荐度：推荐度是通过分析网页的被引用数量、被其他网页链接的数量以及用户对该网页的点击和互动情况等来评估的。

（3）可信度：可信度是通过分析网页的来源、域名信誉、网页的内容质量和可靠性等确定。

（4）用户反馈：用户的点击行为、满意度调查和举报等反馈信息会被纳入排序的考量因素中。

2. **多种搜索功能**　必应能够提供多种搜索功能，包含网页搜索、视频搜索、图片搜索、地图搜索、新闻搜索等。

3. **多语言支持**　包括英语、简体中文、法语、德语、日语等多种语言。

4. **特色功能**　这些功能包括在搜索结果中对网页内容进行快速预览的即时预览功能；自动补充完整，并提供自动完成的建议以搜索；关联搜索，展示其他搜索建议，与搜索关键词有关;搜索历史,记录用户的搜索历史,以便快速访问。

5. **个性化推荐功能** 旨在为用户提供更具个性化和关联性的搜索结果,根据用户的搜索历史、兴趣爱好,给予提供个性化的搜索结果。

6. **图片搜索与识图功能** 具有以下特点和用途。

(1) 必应图片搜索:必应图片搜索功能可以帮助用户在浏览中迅速找到各种图片。用户可以在必应搜索框中输入关键词,再选择"图片"选项,或直接在必应图片搜索页面输入关键词进行搜索。搜索结果以网格形式展示,每个结果都包含了图片的缩略图、相关信息和来源网站。用户还可以利用过滤、排序选项,用来缩小搜索结果的范围,以获得更精准的搜索结果。

(2) 必应识图:帮助用户通过上传图片或提供图片链接来进行搜索和识别。用户可以在必应搜索框中选择"图片"选项,再点击相机图标进行上传图片,或者直接在必应图片搜索页面点击相机图标进行上传。

7. **必应快照** 网页快照是搜索引擎在索引网页时保存的网页副本,它可以帮助用户在某些情况下查看网页的旧版本或在网页无法访问时浏览网页内容。当网站无法访问时,通过网页快照仍然可以获取网页内容。

8. **特色功能** 必应搜索致力于通过多元附加服务优化用户的搜索体验,涵盖必应翻译、必应地图、必应天气、必应知识图谱等特色功能。除此之外,必应搜索还提供一系列实用工具,包括计算器、单位换算、股票查询等,全方位满足用户多样化的查询需求。针对常见问题,如基础数学计算、单位换算、天气查询等,必应会在搜索结果页面顶部提供一站式解答,用户无需跳转至其他网页即可获取精准信息。例如,搜索"1美元等于多少人民币"时,页面会实时展示最新汇率换算结果,让信息获取更便捷高效。

(三) 基本语法规则

1. **逻辑运算** AND运算符:使用大写字母"AND"或加号"+"来指定同时包含多个关键词的搜索结果。例如,输入"苹果 AND 橙子"或"苹果+橙子"将返回同时包含关键词"苹果"和"橙子"的搜索结果。OR运算符:使用大写字母"OR"或竖线"|"来指定包含任一关键词的搜索结果。例如,输入"苹果 OR 橙子"或"苹果|橙子"将返回包含关键词"苹果"或"橙子"的搜索结果。NOT运算符:指定搜索结果,用减号符号"−"排除特定关键词。例如,输入"苹果 NOT 香蕉"将返回包含关键词"苹果"但不包含关键词"香蕉"的搜索结果。

2. **忽略词** 为了获取更精准的搜索结果,用户可以在必应搜索中利用忽略词以排除特定的关键词。使用减号符号"−"来指定忽略词,必应将排除包含这些词的搜索结果。例如,如果搜索"苹果-手机",则必应将返回关于苹果的搜索结果,但会排除包含关键词"手机"的结果。忽略词对于排除与搜索意图不相关的结果非常有用。可以根据自己的需求添加多个忽略词以进一步细化搜索结果。请注意,使用忽略词时应将减号符号"−"放在要排除的关键词之前,且不要在减号符号和关键词之间添加空格。

3. **字母大小写不敏感** 在必应搜索中,字母的大小写是不敏感的,这意味着搜索结果不会受到字母大小写的影响。

4. **限定网站(site)搜索**　在必应搜索中,可以使用"site:"运算符来指定搜索特定网域的内容。这样可以帮助在特定网站或特定域名下进行搜索。例如,在必应搜索中搜索关键词"苹果",并限定搜索结果只来自这个网域,可以在搜索框中输入:苹果 site:bing。这将返回在 bing 网域下与关键词"苹果"相关的搜索结果。

5. **限制文件类型(Filetype)搜索**　在 BingSearch 中,可以使用"Filetype:"运算符限制搜索特定文件类型的内容。例如,搜索关键词"报告"并只获取 PDF 文件类型的结果,可以在搜索框中输入:报告 filetype:pdf。这将返回与关键词"报告"相关且为 PDF 文件类型的搜索结果。

6. **限定标题搜索**　在必应搜索中,使用"Intitle:"运算符"限定"搜索结果,该搜索结果只包含在标题中的具体关键词,可以更精确地搜索特定标题的文章、新闻或网页。比如标题里要搜"科技"的文章,在搜索框里就能打进。intitle:科技。

7. **指定网域搜索**在必应搜索中,您可以使用"site:"运算符限定搜索结果仅来自特定的网域或网站,以便更精确地获取相关信息。例如,如果想在"example.com"这个网站上搜索关键词"新闻",可以在搜索框中输入:新闻 site:example.com。这将返回来自"example.com"网站的与关键词"新闻"相关的搜索结果。

(四) 检索方法

1. **关键词搜索**　用户可以在搜索框中输入感兴趣的关键词、词组,必应搜索会返回与这些关键词相关的搜索结果。

2. **引号搜索**　使用引号将短语括起来,以便必应搜索将整个短语作为一个完整的实体进行搜索。例如,搜索"人工智能"这个短语,Bing 会返回众多相关的网页链接,包括学术论文、新闻报道、行业分析报告等,用户可以点击这些链接来查看详细内容。。

3. **排除词**　使用减号(一)排除某些词语,以便在搜索结果中排除包含这些词语的内容。比如搜索"Apple-Phone",就会回归到苹果的结果,而不是苹果手机的结果。

4. **高级搜索**　在必应搜索页面上,点击右上角的"设置",然后选择"高级搜索",可以在其中使用更多高级搜索选项来进一步细化搜索内容。

六、元搜索引擎

(一) 概况

元搜索引擎首次在因特网上运行,被视为元搜索引擎的代表之一的 Metacrawler,综合利用了现有的索引数据库系统,以实现更全面的搜索功能。整合了百度、雅虎、AskJeeves、FindWhat、About、LookSmart、Overture、Sprinks 等众多知名独立搜索引擎。搜索引擎性能的优化升级,为用户拓展了更广阔的信息获取维度。

Metacrawler 的界面简单易用,用户可以通过高级搜索选项指定搜索条件,包括限定搜索范围和排除某些关键词等。此外,Metacrawler 还提供了一些实用工具和服务,如

Webmail、百科全书、新闻和天气等。在 Metacrawler 主页界面设有：Web Search（网站检索）Yellow Pages（黄页检索）White pages（白页检索）。

WebSearch 提供：WebPages（网页）、Audio（音频）、Images（图像）、News（新闻）、Multimedia（多媒体）、Shopping（购物）6 个检索入口，分别供应简单检索和高级检索两种检索方式。

（二）基本特点

1. **并行搜索**　采用并行处理技术，将用户的查询请求同时发送到多个搜索引擎，大大提高了搜索效率，减少了用户的等待时间，能够在较短的时间内获取大量相关信息。

2. **综合排序**　Metacrawler 将从不同搜索引擎获得的搜索结果按相关性进行排序，以便用户可以更方便地找到最相关的信息。在多个搜索引擎中避免重复搜索，提高了结果的质量和可用性，避免了用户面对大量重复信息的困扰。

3. **高级搜索选项**　Metacrawler 提供了高级搜索选项，允许用户指定搜索条件，以进一步细化搜索结果。用户可以限定搜索范围、排除特定关键词、指定时间范围和文件类型等。

4. **界面简单**　使用户能够轻松进行搜索操作。用户利用点击链接，方可在搜索框中输入关键词后登录相关页面。

5. **实用工具和服务**　除了搜索功能，Metacrawler 还提供了其他实用工具和服务，如 Webmail、百科全书、新闻和天气等，以满足用户的多样化需求。

6. **中文处理功能**　Metacrawler 提供了一些中文处理功能，以帮助用户更好地搜索和处理中文内容。以下是一些常见的中文处理功能：①中文分词：Metacrawler 会对中文搜索关键词进行分词，将其拆分为单个词语或短语，以便更准确地匹配搜索结果。②中文繁简转换：Metacrawler 支持中文繁简转换，可以从简体中文到繁体中文进行关键词转换搜索，也可以相反。③中文拼音转换：Metacrawler 支持中文拼音转换，可以将搜索关键词从汉字转换为对应的拼音，以便更方便地进行搜索。④中文关键词匹配：Metacrawler 会根据中文关键词的匹配程度对搜索结果进行排序，确保相关结果呈现在最前方。⑤中文语义理解：Metacrawler 的搜索算法还可尝试理解中文搜索关键词的语义，以便更准确地匹配相关内容。⑥个性化推荐：Metacrawler 不仅提供基本的搜索功能，还可以根据用户的搜索历史记录、个人兴趣标签、相似内容推荐、热门搜索推荐、用户反馈优化等提供个性化推荐。⑦图片搜索和识图功能 Metacrawler 提供了强大的图片搜索和识图功能，以帮助用户找到特定的图片或通过图片获取相关信息。

（三）检索方法

在 Metacrawler 中进行检索非常简单。只需按照以下步骤操作即可：①打开网页浏览器，就可以导航到 Metacrawler 官网（ww. metacrawler. com）。②将检索的关键词或词组输入到搜索框中即可开始搜索。例如，输入"最新科技新闻"或"如何学习编程"等。③按回车键即可完成查找，或者可以点击搜索键。Metacrawler 将会显示与您的搜索相关的结果页面。浏览结果并选择您认为最相关的结果。如果需要，可以在搜索结果页面上使用高级搜索选项来进一步细化搜索。

七、国际常用的医学专业搜索引擎及资料库

相较于一般搜索引擎，医疗搜索引擎对医疗专业领域进行了专门的优化，减少了重复和无关信息的搜索结果，提高了搜索结果的利用率。这样的专业搜索引擎为广大医疗工作者提供了更方便、高效的方式来获取网络医疗资讯资源。以下是国际上常用的几种医疗搜索引擎和资料库的介绍。

（一）Medical Matrix

美国 MedicalMatrixL. C 公司开发的 MedicalMatrix（http：//www. medmatric. org）是目前最重要的医学专业搜索引擎。同别的互联网信息搜索工具比较，它的使用方法基本一致，是能免费访问的互联网医疗资源库，提供分类目录搜索和关键词搜索等搜索方式。其特色在于提供免费的 MailingLsts，只需订阅即可定期收到新的医学节点通知。MedicalMatrix 将收集到的大量医疗网站按照医疗信息内容分为 8 大类。专业（specialties），疾病种类（diseases），临床应用（clinical practice），文献（literature），教育（education），卫生保健和职业（healthcare and professionals），医用计算机、因特网和技术（medical computing，internet and technology），市场（marketplace）。每一个分类包含的子类再由内容性质可以分为（searches），新闻（news），全文和多媒体（full text/multimedia），摘要（abstracts），教科书（textbook），主要网址（major sites/home page），操作手册（procedures），实用指南（practice guideline/faqs），病例（caces），影像、病理与临床（images、path/clinical），患者教育（patient education），教育资料（educational materials），论坛（forums）等。在每个亚类中，都有简明扼要的语言和评价，用 1—5 个星号表示，星号越多表示质量越优质。

（二）Medscape

MedScape（http：//medscape. com）提供最新的医学动态和专家观点，同时还提供临床医学的全文文献资料，而且这些都是免费的。基本情况的护理药品和疾病以及相关专业和 CME。主要为临床医师及医务工作者提供优质的专业医学信息，同时也是优秀医学专业门户网站中最早建立的网站之一。Medscape 是 WebMD 的一部分，由美国 Medscape 公司于 1994 年开发并于 1995 年 6 月投入使用。它通过功能强大的通用搜索引擎 ALTAVISTA 提供技术支持，可以检索图像、声频和视频资料。至今，Medscape 已经收录了近 20 个临床学科的全文文献超过 25 000 篇。用户可以选择在 MEDSCAPE、MEDLINE 和 DRUGRE-FERENCE 3 数据库中进行检索，并浏览每日医学新闻以及免费获取 CME、MEDPULSE 等各类资源。此外，Medscape 还提供在线医学词典查找、临床管理丛书、实用指南、杂志、会议摘要和日程安排、专家提问和讨论以及临床挑战等多个栏目。

（三）MedHelp

MEDHELP（http：//www. medhelp. org/index. htm）是由美国 MED HELP

INTERNATIONAL 公司开发。截至目前,MEDHELP 已经收集了超过 260 万个医学站点,每月访问人数达到 700 多万次。它旨在帮助患者找到高质量的医疗资讯,同时提供图书馆检索、医生咨询、每日医学新闻等,以及 100 多个可以找到完整医疗卫生资讯的医疗站点链接,让患者在最短时间内,通过利用图书馆检索、咨询医师、参与临床试验、研究医学词汇、查阅赞助机构提供的信息以及阅读其他精选医学站点上的论文等资料,可以得出疾病的治疗方案。每 90 天进行一次更新,以确保提供最新的信息。

(四) MedlinePles

MedlinePles(http://medlineplus. gov)是一个为用户免费提供权威综合性医学学术资源的网站。内容源于美国国家医学图书馆(NationalMedicalLibrary),隶属于美国国家卫生研究院。此外,还提供在线医药辞典、医药百科,以及医药索引、医药新闻报道等服务。其资源分为健康专题(Health Topics)、药物及补品(Drugs & Supplements)、医学百科全书(Medical Encyclopedia)、词典(Dictionary)、新闻(News)、名录(Directories)和其他资源(Other Resources)。

(五) NLM Gateway

美国国家医学图书馆(The United States national library of medicine,NLM)于 2000 年 10 月 16 日推出了一套名为 NLMGateway 的 Web 接口多重免费检索系统。NLMGateway(http://gateway. nlm. nih. gov/gw/Cmd)是利用美国城市商业全文检索系统作为后端系统,由美国李斯特国家生物医药交流中心(LHNCBC)研发。

(六)DialogSelect Open Access 数据库

DIALOG 是一个功能强大的电脑联机检索系统(http://www. dialog. com/products/openaccess),它拥有全球最大规模的高质量权威资料库。它涵盖了 40 多个语种的 6 万多种期刊,占据了全球总发行量的 60%。DIALOG 数据库不仅信息量巨大,而且检索方式也灵活,适用于各种文献研究检索需求,如科研课题开题,立项时的文献回溯检索和课题中期跟踪检索以及课题结题时的查新检索等。

DIALOG 覆盖了广泛的学科范围,几乎包括了所有学科领域,涵盖综合科学、应用科学与工艺学、自然科学、社会科学与人文科学以及时事报告与商业经济等。其数据来源丰富多样,包括书籍、期刊、报刊、技术报告、会议论文、专利、专著、标准、目录、手册、报表等。DIALOG 提供多种形式的资料,包括文献类型(题录与摘抄)、数值型(统计表、商业金融资料)、名录字典型(手册、导读、名录)以及全文型(论文、报告、新闻报道)等。

DIALOG 拥有近 600 个数据库,其中包含许多具有代表性和广泛应用的数据库。著名的 INSPEC、MEDLINE、MATHSCI、BA 和 NTIS 等数据库都已纳入 DIALOG 系统。此外,DIALOG 系统还可以检索到 SCI、EI、ISTP、SSCI 和 AHCI 等知名的检索数据库。DIALOG 还提供全球知名的 DERWENT 专利库,以及美国专利、欧洲专利和日本专利等专利数据库。用户可以在 DIALOG 中查询这些数据库的内容。

八、中国医学文献检索工具

（一）中国知网数据库（CNKI）

1. **概况**　收录了全球 70 个国家和地区的文献资源，国内外总文献量超过 3 亿篇，形成了全球最大的中文知识资源整合平台。涵盖了医学领域的大量期刊论文、学位论文、会议论文等资源，涉及基础医学、临床医学、预防医学等多个学科，可通过多种方式进行文献检索和查询。此外，还可以通过与德国 Springer 公司的期刊库进行统一检索，拓宽国外资源的获取范围。

中国学术期刊网络出版总库网址是 http://www.cnki.net，需借助可免费下载的 CAJ 或 PDF 浏览器才能阅读该库电子期刊全文。

通过在"中国知网"首页点击创建"个人数字图书馆"，可以获取包括全国各大高等院校、科研院所的优秀硕士学位论文、各大行业组织、学术团体的会议论文、1 000 余种重要报刊、年鉴、工具书、国学古籍等各类专业信息。此外，还包括国内专利、国内外标准、国家科技成果和 7 000 余种期刊（包括工程科技、经济信息、企业管理等专业期刊），并将全国各大高校和科研院所的信息资源纳入其中。这个"个人数字图书馆"是最新的、权威的，并且能够自动获取专业信息内容。它还提供强大的专业文献检索功能和统计各类专业信息评价功能。

2. **进入方式**　首先在浏览器中输入网址 ww.cnki.net，然后点击"进入总库检索"按钮即可。

在学术文献总库中，选择"中国学术文献网络出版总库"，即可进入网络出版总库页面。一旦选择了"中国学术期刊网络出版总库"，点击进入后，将能进行期刊文献的检索和下载。

3. **检索途径及方法**　在该系统中，可以找到位于平台首页和检索结果页的两个通用菜单，分别是"文献检索"和"期刊导航"。

（1）文献检索：系统默认的"文件检索"页面主要提供以下检索功能。

1）快速检索：只需输入所需查找的关键词，然后点击"快速检索"，能够迅速找到相关文献，这种方式类似于搜索引擎的使用方法。

2）标准检索：输入检索控制条件，经过限定检索范畴，如发表时间，来源期刊，来源类别，支持基金，作者和作者单位等，以便更准确地控制检索结果。其次，可以录入内容检索条件，包含主题、关键词、篇名、全文、摘要、参考文献、中图分类编号，以及按文件内容特点进行检索。

以 2000 年以来禽流感疫苗研究的文献检索为例。检索步骤如下。①登录知网，打开中国知网的网址：http://www.cnki.net，登录账号。②选择检索方式，在首页的检索框下方，点击"高级检索"按钮，进入高级检索页面。高级检索可以让用户更精确地设置检索条件。③设置检索条件，在高级检索页面中，设置以下条件。检索项：选择"主题"字段。检索词：输入"禽流感疫苗"。发表时间范围：在"发表时间"框中，选择"2000"年作为起始时间，结束时间可以留空或设为当前年份。④检索文献，点击"检索"按钮，系统将根据你设置的条件进行检索，并显示相关文献列表。⑤筛选文献，根据文献类型筛选，在检索结果页面左侧的"文献来源"选项中，可以选择"期刊""学位论文""会议论文"等类型，以筛选出符合你需求的文献。根据学科分类筛选，在左侧的"学科类别"选项中，选择与禽流感疫苗研究相关的学科，如"基础医学""预防医学与卫生学""畜牧与动物医学"等。按相关性排序，为了找到更符合需求的文献，可以使用排序功能。在结果列表上方，选择"相关度排序"或"被引频次排序"，可以快速定位高相关性或高影响力的文献。⑥查看文献，点击文献标题，进入文献详情页面，查看文献的题录信息，包括作者、发表时间、期刊名称、摘要等。阅读摘要和关键词，通过阅读摘要和关键词，快速判断文献是否与你的研究主题密切相关。⑦获取全文，如果确定需要某篇文献，可以点击"下载"按钮获取全文，或者使用 CAJViewer 或 PDF 浏览器在线阅读。

3）专业检索：可以使用逻辑运算符构建检索式，并结合关键词进行检索。以下是可用的检索字段：主题、题名（篇名）、关键词、摘要、全文、作者、第一责任人（第一作者）、机构（单位）、中文刊名、英文刊名（刊登地点）、引文（参考文献）、出版时间、年度、基金、中图分类号、ISSN、统一刊号、ISBN、被引次数。使用 AND、OR、NOT 逻辑运算符组合多个检索项的检索表达式。这三类逻辑运算符的优先顺序是一致的，如果需要变换组合顺序，使用英语半角的括号()将条件包括起来。

4）作者发文检索：是通过作者发表的全部文献资料和引用下载的资料、通过作者的姓名、单位等信息进行查找。通过作者发文检索并进行分组筛选，不仅可以获取作者发表的特定文献，还能全面了解作者的主要研究领域和研究成果。这种方式能够提供对作者发表的某一论文的全方位了解。

5）科研基金检索：是通过科研经费的名目来检索经费的资助状况。通过分组筛选检索结果，可以深入掌握科研基金资助的学科范围和科研主题领域等详细信息。

6）句子检索：是基于用户输入的关键词，寻找包括这两个词的语句。用户输入的关键词可以在找到的语句中找到这两个词。

7）来源期刊检索：是根据用户输入的来源期刊名称、类别和年度等信息，进行相关期刊的检索。通过检索来源期刊的名称、类别、年度等信息，可以找到包含相关信息的期刊。

8）分类导航：是基于 168 学科领域导航的文献导航。通过使用文献导航，可以控制检索学科范围，从而提高检索的准确率和速度。它不仅可以用于控制检索范围，还可以直接在各个导航类目下查看或浏览相关文献。

（2）期刊导航：按动"期刊导航"按钮，进入相应的检索界面。在期刊检索项的下拉菜单中，选择"期刊名称，ISSN，CN"，在检索框中输入相应的检索词进行检索。通过点击期刊名称链接，访问期刊的首页，并查看该期刊的全部刊期。选择相关刊期进行题录、摘要、全文的浏览。

4. 检索结果的输出

（1）在进行期刊导航检索后，看到检索结果以题录的格式呈现。通过点击文献篇名的链接，可以进入该文献的详细内容页面。这个页面包括了题录、作者单位、摘要、参考文献、相关文献、引证文献等信息。其中可以链接的内容，如作者姓名，机构，期刊名，关键词等，点击后都可以直接检索到，全文可点击 CAJ 下载或 PDF 下载展示。

（2）结果下载：在文献题录的左侧，可以直接点击保存标记来保存文献。另外，可以点击文件篇名，在查看详细资料之前，展示文献的全文。

（二）其他中文医学文献检索工具

1. 中国生物医学文献资料库　中国生物医学文献数据库（chinese biomedical literature database，CBM）是由中国医学科学院医学信息研究所开发的综合性医学文献数据库。该数据库收录了 1 600 余种生物医药类期刊，包括自 1978 年以来的文献，并且还收录了汇编、会议论文等。每年新增文献超过 40 万篇，其中约 70% 的文献有文摘。CBM 的学科范围涵盖了生物医学的各个领域，如基础医学、临床医学、预防医学、药学等。该数据库的文献主题标引和分类标引是根据美国国立医学图书馆的《医学主题词表》（MeSH）、中国中医研究院中医药信息研究所的《中国中医药学主题词表》以及《中国图书馆分类法·医学专业分类表》进行的。

检索方式：首先登录网址：http://sinomed. imicams. ac. cn/，选择数据库，输入主题词，选择搜索或者高级搜索，开始检索。

2. 万方数据资源系统　该数据库涵盖了期刊、会议记录、论文、学术成果、学术会议论文等资源，汇聚了近百个不同类别的数据库，包含期刊论文、学位论文、会议论文、科技成果、专利技术、标准法规、政策法规、科技文献、论文统计、机构和知名人士等。其中，科技期刊全文收录超过 7 600 种，分为理、工、农、医、人文五大类，涵盖了 70 余个具体的学科类别。万方科技信息库收录了国家科技计划项目中的国内科技成果、专利技术和专利技术的内容。

检索方式：登录万方数据库主页（http://cd. wanfangdata. com. cn/）选择自己需要检索的数据资源，在检索栏中输入相应信息后，点击"检索"，在检索结果页面，根据论文类型、发表年份等信息来进一步缩小检索范围。

（1）检索框会保留上次检索时使用的检索词，选择清空以便重新填入新的检索词。

（2）提供了二次检索功能，利用标题、作者、关键词、论文类型、发表年份以及是否有全文等条件来进行再次检索。

3. VIP（维普资讯网）　如《中文科技期刊数据库》等 5 种连续电子出版物是由重庆维普资讯有限公司出版。该数据库涵盖了自然科学、工程技术、农业、经济、医药卫生、教育和图书情报等学科的 15 000 余种中文期刊数据资源。

检索方式：简单检索可登录维普资讯网（http://www. cqvip. com）首页，在数据库检索区输入需要查找的检索词，并点击文章搜索按钮即可实现。

（1）检索字段：在首页可以看到简单检索有多个供检索的字段：［题名/关键词］［题名］［关键词］［文摘］［作者］［机构］［刊名］［分类号］［参考文献］［作者简介基金资助栏目信息］［任意字段］。默认为［题名/关键词］字段。

（2）检索入口：在网站首页上，提供了两种检索入口，分别是适用于大众用户的简单检索入口和适用于专业检索用户的高级检索入口。

（3）检索规则：简单检索的表达式输入类似于 google 等搜索引擎，直接输入需要查找的检索词，点击【文章搜索】按钮即实现检索。多个检索词之间的逻辑关系可以通过空格或者使用特定符号表示。空格或者"＊"可以表示"与"关系，即同时包含多个检索词；"＋"表示"或"关系，即包含其中任意一个检索词；"－"表示"非"关系，即排除包含该检索词的结果。

（4）检索结果及重新检索：输入检索词并点击［搜索］键，在检索结果页面，从上到下依次显示的是检索结果的相关信息：检索功能框和高级检索入口，当前检索条件及检索结果数量的显示，符合当前检索条件的热门文章展示，对于符合检索条件的检索结果，可以进行文摘处理，并展示符合检索条件的文章。

（5）单篇文章详细信息浏览：检索结果展示区中展示了文章的标题、文摘、作者、刊名、出版年期等信息，若想查看更详细的文章信息抑或者想下载全文，只需点击文章标题，即可进入单篇文章的详细信息展示页面。

（6）相关文章检索：在单篇文章的详细信息展示页面上，相关文章一共包含四种文献类型，分别是主题相关、参考文献、被引情况和耦合文献。如果读者希望查阅当前文章的参考文献，只需按［参考文献］即可查看到当前文章所引用的所有参考文献。

九、外文医学文献检索工具

目前，全球有超过 100 种医学文献检索工具，其中有 20 多种是常用的。在我国，最常使用的国外医学文献检索工具包括：MEDLINE/PubMed、美国《生物学文摘》、荷兰《医学文摘》、美国《化学文摘》。

（一）美国 MEDLINE/PubMed 信息资源

由美国国立医学图书馆国家生物技术信息中心（National Center for Biotechnology Infomation，NCBI）推出的 PubMed 是一个生物医学文献数据库，可免费检索 MEDLINE 数据库。其网址为 http://www.ncbi.nlm.nih.gov。PubMed 具有收录范围广泛、更新速度快以及检索系统完备和链接广泛等特点，被认为是当前国际上最权威的生物医学文献数据库。为了进一步提高用户的检索效率，美国国立医学图书馆（NLM）还编制了《医学主题词表》（Medical Subject Headings，简称 MeSH 词表），用于标引和检索医学文献，规范主题词的使用，使标引者和检索者在词汇上达到尽可能的一致。

1. PubMed 主要内容　PubMed 收录的内容包括 3 个部分。

（1）1996 年 8 月，美国国立医学图书馆创建了 PreMEDLINE。每天追加的新纪录只提供基本的引文信息和文摘。当主题词、出版类型、基因库代码、MEDLINE 标记代码 UI 等索引信息标引完毕后，转入 MEDLINE 数据库，每周一次。进入 MEDLINE 之后，这些数据从 PreMEDLINE 中删除。

（2）截至 2025 年 4 月，PubMed 收录的生物医学文献总量已超过 3 800 万篇，覆盖 70 多个国家的 5 600 余种期刊。涵盖了临床医学、护理学、牙科学、兽医学、卫生保健和基础医学等领域。每条记录都标有［PubMed-indexed for MEDLINE］标识，并附带有 MEDLINE 标记代码 UI 和 PubMed 标记代码 PMID。

（3）Record supplied by publisher：这些电子文献记录是由数据出版商提供，每条记录均标有［Record supplied by publisher］和 PMID。虽然 *Nature*、*Science* 等综合性期刊中刊载的不属于 MEDLINE 收录范围的地理学文献，不会被 MEDLINE 收录，但出版商在向 PubMed 提供电子数据时会包括期刊中的所有文献。

2. 基本检索功能与特点

（1）检索词自动转换匹配功能（automatic term mapping）：可以通过对用户输入的词语或词组进行顺序化的对照、匹配和转换，来实现词语的自动转换和匹配功能，在此基础上再进行检索。它的顺序为：MeSH 转换表（MeSH Translation Table）、刊名转换表（Journal Translation Table）、短语表（Phrase List）、著者索引表（Author Index）。

1）MeSH 转换表（MeSH Translation Table）：MeSH 转换表包括 MeSH 主题词、副主题词、款目词以及 UMLS 中的词汇和化学物质名称等，如果用户输入的检索词与该表中的词相匹配，系统会自动检索包括该词及其更专业的下位主题词在内的 MeSH 词，并将该词作为文本词（Text Word）进行检索。

2）刊名转换表（Journal Translation Table）：每种期刊在 PubMed 中都有期刊名全称、MEDLINE 刊名缩写和 ISSN 号这三种不同的表达方式。当用户输入期刊的全称时，系统会自动将其转换为 MEDLINE 的缩写形式进行检索。若期刊名亦是 MeSH 词，PubMed 将该词视为 MeSH 词进行检索。在这种情况下，需要使用刊名字段标识符来限定检索。

3）语表（Phrase List）：该表包含数十万条短语，其中包括 MeSH 词表、UMLS 中的词汇和增补概念物质名称表。当在 MeSH 转换表、刊名转换表中未找到匹配的词汇时，系统会在短语表中查询。

4）著者索引（Author Index）：如果按照系统规定的方式输入作者姓名进行检索，系统会仅在作者索引中查找。然而，如果只输入作者的姓，PubMed 将在所有字段中进行检索，而不仅仅在作者字段检索。对于在上述 4 个表中未找到匹配的词，系统将按顺序逐个拆分词语并重复执行上述转换过程，直到找到匹配的词为止。如果仍然找不到匹配的词，系统将使用逻辑与（AND）将单个词组合并在所有字段中进行检索。

（2）截词功能（truncation）：在进行截词检索时，使用星号"＊"作为通配符。通过在一个单词后面加上星号（＊），可以检索所有以该词头开头的词。需要注意的是，使用截词功能时，系统将不会执行 Automatic Term Mapping 功能。

（3）短语检索(phrase searching)：强制检索功能也被称为短语检索。通过在短语上加上双引号""，系统将不会执行 Automatic Term Mapping 功能，而是将其作为一个特定的短语词组在数据库的全部字段中进行检索。

（二）荷兰《医学文摘》与 EMBASE

《医学文摘》(Excerpta Medica，EM)是由荷兰首都阿姆斯特丹的"医学文摘基金会"编辑出版的重要文摘型检索丛刊。它按医药卫生的各学科领域进行划分，按分册形式出版。目前共有 43 个分册和 2 个题录分册。每个分册都有统一的版式、分类编排方式、主题索引系统，具有高质量、权威性和实用价值。

荷兰《医学文摘》的在线版本 EMBASE 由国际著名出版公司 Elsevier 出版，涵盖 70 多个国家和地区出版的 4 800 多种期刊。《医学文摘》(Excerpta Medica，简称 EM)涵盖了生物化学、遗传学、肿瘤学、神经学、心脏病学、药学、临床医学和基础医学等七个领域。在药学方面，EMBASE 表现突出，覆盖了药物研究、药理学、制药学、药剂学、毒物学、人体医学(临床和实验)等研究领域。它特别提供了药物及医疗器械公司和制造商的系统索引。EMBASE 更新速度极快，从收到原文开始，处理期限为 15 天。

（三）美国《生物学文摘》与 BioSIS Previews

《生物学文摘》(Biological Abstracts，BA)，更名为"生物科学情报服务社"(Biosciences Information Service，BIOSIS)。它是世界上较权威的生命科学文献摘要刊物之一，收录了来自世界各地 110 多个国家和地区、41 种语言的 9 000 多种期刊论文，以及少量的专题论文、学位论文、科技报告和专著等。BA 主要关注生命体的鉴别、内部过程与环境作用以及其应用等方面的研究。它的内容涵盖了传统生物学(如分子生物学、植物学、生态与环境科学、医学、药理学、兽医学和动物学等)，跨学科的研究课题(如农艺学、生物化学、生物医学、生物技术、临床兽医学、遗传学、营养学和公共卫生学等)，以及实验仪器和方法等广泛的研究领域。

（四）UpToDate 数据库

UpToDate 提供基于循证医学的信息和治疗指南，由具有丰富临床经验的医师撰写并保持更新。其内容涵盖临床专题、治疗建议、临床计算器、药物信息和患者教育等。主要面向临床医生、医学生、护士等医疗专业人员，帮助他们在日常工作中做出更准确的诊断和治疗决策。通常需要订阅或购买访问权限，部分机构(如医院、医学院校等)会为员工或学生提供访问账号。其内容直接面向临床实践，提供了具体的治疗建议和方案，能够帮助医生快速解决实际问题，如疾病诊断、治疗选择、药物剂量调整等。定期更新内容，确保医疗专业人员能够获取最新的医学研究成果和临床指南，跟上医学发展的步伐。界面简洁明了，检索功能强大，用户可以快速找到所需的信息。同时，还提供了大量的图表、流程图等可视化工具，帮助用户更好地理解和应用知识。虽然涵盖了广泛的医学领域，但在某些较为罕见或特殊的疾病或医学研究领域，可能无法提供足够深入或全面的信息。

（五）Cochrane Library 数据库

Cochrane Library 专注于循证医学领域，提供高质量的系统评价和 Meta 分析等文献资源。其系统评价通过对特定医疗干预措施的所有相关随机对照试验进行严格筛选、评价和综合分析，得出可靠的结论。适用于医疗专业人员、医学研究人员、学生等，尤其在开展医学研究、制定临床指南和进行循证医学实践时具有重要参考价值。可通过订阅或购买访问权限获取，部分学术机构、研究机构等会为成员提供访问账号，同时一些国家或地区也提供免费访问的部分资源。作为循证医学领域的权威资源，其系统评价和 Meta 分析具有严格的质量控制标准，被认为是医学证据的"金标准"，为医疗决策提供了可靠的依据。涵盖了广泛的医学领域和研究主题，包括临床医学、公共卫生、康复医学等，为用户提供了丰富的研究证据和信息来源。

（六）Springer 数据库

德国施普林格（Springer-Verlag）是一家世界著名的科技出版集团。目前，SpringerLink 数据库提供了原 Springer 和原 Kluwer 出版的全文期刊、图书、科技丛书和参考书的在线服务，为读者提供了丰富的科技文献资源。

SpringerLink 提供了丰富的数字资源，包括超过 1 500 种全文电子期刊、13 000 种以上的图书和科技丛书（包括 LNCS），以及超过 200 万条期刊文章的回溯记录。此外，读者还可以在论文印刷前通过在线浏览来获取最新期刊论文。SpringerLink 覆盖的学科范围广泛，包括化学、经济学、计算机科学、工程学、环境科学、地理学、法学、医学、生命科学、数学以及物理学和天文学等。该平台还提供全文检索服务，方便读者进行信息检索和获取所需内容。

检索方法：访问 Springer 官方网站 https://www.springer.com/，点击"Discover our science"进入搜索界面，开始文献检索。如需高级检索，可点击"Advanced Search"按钮进入高级检索界面，设置更精确的检索条件。在高级检索中，可以同时输入多个关键词，结合布尔运算符（AND、OR、NOT）进行组合检索，并限定检索字段，如标题、摘要、作者、关键词等。例如，在"abstract"字段中检索"data preprocessing"，则只能找到摘要中包含该词的文献。此外，还可以进一步限定文献类型、出版日期范围、学科领域、期刊名称、作者等条件，提高检索的准确性。

在浏览检索时，Springer 将所有资源按期刊、图书、丛书、参考工具书等进行划分，各内容下再按出版物名称字顺进行排序，方便用户根据自己的需要进行浏览。同时，Springer 将学科分为 24 个大类，如化学、计算机科学、工程学、数学、医学等，用户可以根据自己选择的学科范围浏览相关期刊。

在检索结果页面，Springer 提供多种过滤器，如文献类型、学科领域、出版年份、访问类型等，通过选择相应的过滤条件，可以快速缩小搜索范围。还可以根据相关性、出版日期等对检索结果进行排序，以便更快地找到最相关的文献。

点击检索结果中的文献标题，进入文献详情页面，可以查看文献的详细信息，如摘要、关键词、参考文献等。Springer 还会根据文献内容和关键词推荐相关的其他文献，帮助用户发现更多有价值的资源。注册个人账户后，可以使用"我的 SpringerLink"个性化服务功能，设置提醒服务，及时了解关注领域的最新研究动态，还可以保存检索表达式，方便以后重复使用或查看更新结果。Springer 支持与常见的引文管理工具（如 EndNote、Mendeley、Zotero 等）进行集成，方便用户将检索到的文献导入到引文管理工具中进行管理和引用。

（崔宏伟　于蕾　编写　苏秀兰　审校）

第九章　医学论著撰写

第一节 医学论著的撰写步骤

医学论著的撰写方法，不单是一般文章的写作技巧和语言修辞，而是研究方法和研究过程在文字上的一种科学表述和再提高，是撰写者在实际过程中知识广度和综合能力的体现，也是医学科学自身发展的结晶。医学论著的撰写一般分为资料的准备、构思、拟定提纲、拟写草稿、修改等过程。

一、资料准备

（一）围绕问题收集资料和研究资料

虽然在课题研究或临床观察之前，已对有关资料和学术动态进行了搜集和分析，但是在撰写科研论文时仍需要查阅大量有关文献，以作为对已掌握文献的补充。有统计资料显示，国内外多数科学工作者查阅文献的时间约占整个科研工作的1/3，如果没有这些最新的参考文献，要想使论文达到新颖和独创性是不可能的。由此可见，查阅搜集文献在整个科研和写作过程中的重要性及必要性。

搜集资料的目的，是为撰写论文开拓思路，提供理论依据。因此在搜集资料时，应根据论文的需要，把与科研课题有密切关系并要引用的资料做好卡片，注明文献的出处、作者、题目、杂志名称、卷、期、页数、年代等，缺一不可。否则等到文章写好后，注明参考文献时才发现缺少项目，又得重新查找而浪费时间。

一般搜集资料分三步法：①根据研究课题选择检索工具；②确定检索方法；③查阅原始文献。搜集论文需要的文献资料应特别注意以下几方面的内容：①在方法上沿用前人的，或在前人的基础上加以改进的；②在理论认识上支持本文观点的；③前人研究的结论与自己文章所述不同，需要加以说明的；④前人对本文所研究的问题存在争议和正在探讨的。将这些资料搜集好后，编好序号，以备撰写文章时使用。

（二）对研究材料的准备工作

包括对材料的取舍和整理，对实验观察数据资料的分析处理，合理选用适当的图、表和照片等。这部分工作有时在试验结果分析时已经完成。

（三）提炼观点，明确结果，提出结论

在上述准备工作完成以后，要根据有关文献资料和实验观察所得的资料，重新核对试验设计中所包含的思想，运用辩证唯物主义的观点，分析设计中哪些观点在理论上成立，且在试验中得到证实；哪些观点在试验中没有得到证实或未完全证实，需要修改；哪些现象和指标超出原来设想，而且可能有新的启示，需要进行新的分析。通过对试验材料的分析，提炼出试验材料能说明的观点和能得到的结果，提出结论，使试验材料和理论认识充分结合起来。

通过以上的准备工作，使理论和实践达到充分的统一，从而提高论文的水平。

二、潜心构思

构思是对整个论文的布局、顺序、层次、段落、内容、观点、材料、怎样开头和结尾的思维，构思是写文章不可缺少的准备过程，构思时论文的主题中心要明确，用以表现的材料要充分、典型、新颖，结构上要严谨、环环相扣，只有潜心构思，才能思路流畅，写好提纲和论文。

三、拟定提纲

撰写论文之前，应先拟定提纲作为全文的骨架，使其形成结构，疏通思路。拟定提纲，一方面可帮助作者从全局着眼，明确层次和重点，论文才写得有条理，结构严谨。另一方面，通过提纲把作者的构思、观点用文字固定下来，做到目标明确，主次分明，随着思路的进一步深化，会有新的问题、新的方法和新观点的发现，使原来的构思得到修改和补充完善。

提纲是论文的轮廓，应尽量写得详细一些，提纲的拟写多采用标题式和提要式两种。

（一）标题式提纲

标题式提纲是以简明的标题形式把文章的内容概括出来，用最简明的词语标示出某部分或某段落的主要内容，这样既简明扼要，又便于记忆，是医学科研工作者常用的写作方法。例如实验研究型论文的标题式提纲通常用以下结构。

（1）课题对象：①课题的提出；②研究的目的。

（2）材料与方法：①实验目的、原理、条件、仪器和试剂；②实验方法：分组情况，观察指标，记录方法；③操作过程；④出现问题和采取的对策。

（3）结果与分析：①结果；②统计学处理；③结果的可信度；④再现性。

（4）讨论与结论。

（5）参考文献。

（二）提要式提纲

提要式提纲是在标题式提纲的基础上较具体、较明确、提要式地概括出各个层次的基本内容，实际是论文的缩写。

以上两种提纲形式，可根据自己的写作习惯选用，无论选择哪一种，其目的在于启发写作的积极性和创造性。在实际的写作过程中作者应做到既有纲可循，但又不拘泥于提纲，尽可能地拓宽思路，才能写出好的论文。

四、拟写草稿

拟写草稿就是根据提纲，把要写的内容依次连接起来，将实验数据和资料进行归类分析。它是对论文内容和形式的再创造过程，也是论文写作最重要的阶段。

草稿的拟写方法有多种，实验研究论文的撰写多采用顺序写作法，即按照医学论文的规范体例或提纲顺序阐述自己的观点，分析实验数据。也可采用分段写作法，此种写作法多是作者对论文的中心论点已经明确，或提纲已形成，但对某一层次的内容没有把握或没有考虑成熟，而暂放一下，可先写好已经成熟的段落内容，待内容成熟或进一步实验后再写作，这样不受顺序的先后限制，采取分段写作，最后依次组合而形成初稿。完成全文后，需进行前后对照检查，使全文风格一致、层次清楚、衔接紧凑，这种写法最好每次完成一个完整的部分。

五、修改定稿

修改是论文写作中不可缺少的工作。无论是初写者还是经验丰富的作者，在初稿完成后都要经过一番审读、推敲、修改才能定稿。有人认为完成初稿只是完成写作的一半工作。作者把自己的科研成果以论文的形式表达出来，并不是一件容易的事情。做科研费心事，写作费心事，修改更费心事。修改是对初稿内容的进一步深化和提高，对文字进一步加工和润色，对观点进一步明确。

修改过程中应注意以下几个方面的内容，即文题是否相符；论点是否鲜明；论据是否充分；论证是否严密；布局是否合理；结论是否科学客观；用词是否符合医学术语；文稿是否符合医学论文写作规范或稿约要求；标点符号应用是否正确；有无错别字等等。有时，由于作者自己的思路有一定的局限性，可能对文章的某些问题认识不足或对初稿的偏爱，一时难以对文稿进行恰当的增补和删减，为了保证质量，还要请内行专家修改或提出意见，这样才能使文章质量更高。

第二节 医学论著的基本格式

医学论著的内容和格式通常有文题(title)、署名(signature)、摘要(abstract)、关键词(keywords)、引言(introduction)、材料和方法(materials and methods)、结果(results)、讨论(discussions)、结论(conclusions)、致谢(acknowledgements)及参考文献(references)等部分,其中引言、材料和方法、结果和讨论等四个部分的第一个英文字母加上连词 and 的第一个字母合在一起,即所谓的 IMRAD 程式(IMRAD format),以上论文的四个部分为论文的正文部分。这就使得在撰写医学论文时有固定的格式可依,有一定的规律可循。1978 年 1 月,欧美 19 家用英文出版的临床医学期刊的编辑于加拿大的温哥华研究确定向他们期刊投稿的统一要求,这就是后来的国际医学期刊编辑委员会(International Committee of Medical Journal Editors,ICMJE)公布的国际标准《生物医学期刊对原稿的统一要求》,又称"温哥华(Vancouver)格式"。我国于 1987 年正式颁布了国家标准《科学技术报告、学位论文和学术论文的编写格式(GB7713 - 87)》,其目的也是统一论文的撰写和编辑格式,便利信息传递,对我国文献工作标准化、规范化及我国科技期刊与国际接轨,起到了推动作用。国内外医学期刊大同小异,其基本格式相同,仅在是否有关键词、文前是否有内容提要以及参考文献书写格式等细节方面略有不同。论文中的文题、署名、摘要、关键词为论著的前置部分,而引言、材料与方法、结果、讨论、结论、致谢、参考文献为论著的主体部分。下面就论著基本结构中各部分内容予以简要介绍,各部分撰写要求和技巧详见本章后述章节内容。

一、文题

文题(title)是作者表达论文的特定思想内容、反映研究范围和深度的最鲜明、最精练的高度概括,要做到准确、简明、醒目,起着画龙点睛、一语道破的作用。论文立题时要求抓住研究的中心,运用正确的术语,简要地表达中心内容,尽量用最少的文字,提供最多的信息内容。论文文题是读者认识全文的窗口,读者根据所阅读的文题,即可决定是否需要阅读全文。文题一定要确切扼要,一般中文文题不超过 20 个字,英文文题不超过 10 个词或 100 个书写符号(包括间隔在内)。

二、署名

个人署名(signature)是论文署名的基本形式,要求写真名,不用笔名。同时要求注明所在单位(通讯地址),写明邮政编码、电子邮件地址以利于联系。目前多数期刊均采用脚注的方式,位于首页的下方,以小字列出脚注,主要用于注明研究基金来源、作者工作单位、所在城市、邮政编码、电子邮件地址等。署名表示作者对论文拥有著作权并对论文负责,便于读者与作者进行联系交流,也是对作者的尊重和应有的荣誉,此外也可以便于进行文献检索、查阅。

三、摘要

摘要(abstract)又称内容提要,是论文的浓缩或缩影,它是对文献内容的准确提要而不加注释或评论的简略陈述。摘要一般应说明研究工作的目的、实验方法、结果和最终结论等,摘要的内容要求高度浓缩,要准确、简练、完整地介绍论文研究的"目的、方法、结果和结论"(结构式摘要的四要素)。摘要一般是排列在正文开始之前,而且具有相对独立性,可单独引用。摘要的目的是编审人员初步决定该文的基本评价与取舍,方便读者大体了解论文的内容,便于医学情报人员作文摘式索引,也供文摘刊物利用。随着医学事业的发展,为满足对外交流的需要,国家统一规定,公开发表的学术论文除中文摘要外还应附有英文摘要。

四、关键词

关键词(keywords)又称主题词,是具有实质意义的检索语言,在论文中起关键作用的、最能说明问题的、代表论文特征的名词或词组,具有代表性、专指性、可检索性和规范性。关键词不能随意编造和任意选择,它通常来自题目,也可以从论文中挑选。应选用《医学主题词表》(Medical Subject Headings,MeSH)、《医学主题词注释字顺表》或《汉语主题词表》中记载的规范性词语。非主题词表的关键词为自由词,只有必要时,才可排列于最后。有些新词也可选用几个直接相关的主题词进行搭配。

五、引言

引言(introduction)是文章的开场白,应简洁明快,开门见山。其内容包括点题,简介目的和总纲,具体包括:①研究目的、性质、范围。②课题研究的背景及起点,写明立题的根据,是引言的核心。可引用相关文献交代研究课题的来龙去脉,指出知识的空白点或争论的焦点,帮助读者了解课题意义和评价本文的结果。③国内外研究的简况及最新进展。④采用何种方法去研究解决所提出的问题,但无须阐述方法细节,仅是交代解决问题的基本途径。在撰写引言时,"引言"二字一般不以小标题单独写出,不要与摘要雷同,作者不加自我评价,字数一般不超过 300 字。

六、材料与方法

"材料与方法"(materials and methods)是医学论文的重要内容,要求详细具体,真实可信,是论文科学性、先进性、可信性和可重复性的重要体现。在实验研究论文中,通常直接采用"材料与方法"(materials and methods)作为小标题,在临床研究论文中,这一部分小标题常改为"临床资料""对象和方法""病例和方法""一般资料""病例报告""手术方法"等。目的是交代被考察的对象与特征,以及实验及测定的方法和过程。"材料与方法"的内容应包括:①受试对象:指患者、人群、实验动物或其他材料。临床病例应说明例数、年龄、性别、诊断标准、分期或分型的标准、疗效标准、抽样或分组方法等。实验动物应说明名称、种类、分级、性别、体重、健康状况、分组方法等。病理组织材料则应说明来源、诊断标准、分期、分级等有关内容。②实验因素和效应:实验研究包括各种仪器、设备、特殊的实验方法,仪器应注明生产单位、型号、性能。临床研究包括治疗措施、给药手段与方法、安慰剂与对照剂的使用等。③检测数据的统计学处理方法。

七、结果

结果(results)是描述通过实验所取得的数据和所观察到的现象,是摆事实的过程,是论文的主体部分。其内容应只写实验结果或调查结果,自己的新发现必须是第一手材料,要用文字、统计数据、统计图表描述结果。结果应设有对照,并进行统计学处理。对实验中出现的问题,应实事求是地加以说明。

八、讨论

讨论(discussions)是论文的核心部分,是对研究结果的综合分析和理论的说明。该部分的主要任务是探讨"研究结果"的意义,把研究结果从感性认识提高到理性认识阶段,以供进一步实践的参考。讨论中要以结果为依据,合理分析,持之有据,言之有理,找出内在的联系,肯定结果。若涉及对自身研究的评价,宜采取谦虚谨慎和实事求是的态度。此外,还应避免离题发挥或重复他人的见解。撰写讨论内容应注意以下几点。

(1) 对实验结果进行分析、判断、评价,从感性认识上升到理性认识。应揭示各种观察结果之间的内在联系,强调本研究的新发现、新事实,论述其规律性,而不要重复结论中的内容。

(2) 与前人的工作联系起来,回答引言提出的拟解决的问题。明确说明是否已达到了预期目的,是否证明原来提出的假说。这里常需围绕本文主题,以自己的工作为基础,援引必要的文献资料来证明自己的观点;或与别人的工作进行比较,分析其异同;或据理反驳某些相反的见解,但要留有余地;千万不要旁征博引,罗列过多文献而无自己的观点。

(3) 对于一些出乎意料的特殊现象或新线索可在讨论中做必要的说明。对于本研究尚存在的缺陷或尚待解决的问题以及今后的设想也可作一交代。

(4) 对于本工作的理论意义或实际应用的可能性,可实事求是地加以讨论,切忌夸张。讨论中,不要用尚未成熟的和未经证明的理论作论据,避免仅以本文资料为据,作出不当的结论或文过饰非，自圆其说。应避免文献结果与自己的结果混为一谈。讨论中所引用文献应注明出处。无论与前人报道一致或不一致，应解释其因果关系，探讨可能的原因。

九、结论

结论（conclusions）是对整篇文章的总判断或总评价，要求概括研究的主要内容和研究结果。如论文已有摘要，结论可以省略。结论一般只用一个完整的自然段撰写，但也可用序号归纳，分条列出。注意要与引言的研究目的保持一致，前后呼应。

十、致谢

致谢（acknowledgements）是对论文写作或课题研究中确有帮助或实际贡献的合作者、指导者表示尊重或谢意。一般自成一段，常见表达句式有"本研究曾得到某某的帮助，谨此致谢"。

十一、参考文献

参考文献（references）是指为撰写论文而引用的文献资料。列出参考文献的目的是：①为了说明本文所借鉴内容的科学依据的出处，以供读者查阅参考；②反映出作者对本课题的历史与现状的知晓程度，从中评价结论的可信程度。③对前人研究成果及文献资料的认同与尊重，减少对前人文献的复述，以缩减篇幅。引用参考文献应注意以下几方面：①论文引用的参考文献必须是著者直接阅读过的近期（5年内）的重要一次文献，切忌从他人引用的文献中，不经分析地转引，避免人云亦云的差错。②要有针对性的引用设计科学严谨、方法可靠、论证水平高、结论正确的文献，力求少而精。论著一般列出10条以上，综述20条以上。③参考文献在正文中按引用先后排序在引用处采用右上角码标注序号，然后在文末按规定格式逐条列出；而且序号应该一致。④参考文献的著录格式应做到规范化。目前国内应采用《信息与文献　参考文献著录规则（GB/T 7714 - 2015）》规范著录。但国内有的期刊仍不尽相同，略有变动，投稿时应参照所投期刊的要求。

| 第三节 | 医学论著的撰写要求

一、文题

文题，又称题名、题目、标题、篇名，是作者表达论文的特定内容、反映研究范围和深度的最鲜明、最精练的概括。在对论文内容进行高度概括时,必须以最恰当、最简明的词语来反映论文中最主要的特定内容的逻辑组合。文题也是读者认识全文的窗口,供读者了解论文的中心内容。文题的构成一般含研究对象、论文所解决的问题及其贡献所在。读者根据所阅读的文题,即可决定是否需要阅读全文,所以要求文题有画龙点睛、一语道破之功。此外,论文的索引、摘要与文题准确性紧密相关。文题若表述不当,文章极有可能被忽视,甚至无法被有需求的读者检索利用。因此,文题应便于确定关键词、编制索引(题录)和制作文摘,从而提升文章的可检索性与传播效率。

(一) 文题书写的基本要求

1. **新颖醒目,不拘一律**　论文文题应该简明而具有信息性。一篇论文往往可设想好几个文题,需根据内容进行比较选择。文题应突出论文的创新性、特异性,以吸引读者的兴趣。题名好比论文的眼睛,修饰题名像画龙点睛。文题的书写主张在事实的基础上,尽量少用陈词俗套,使文题比较醒目,不可过分标新立异,而实际上文不切题,有失真实。用词要新颖有特色,不要千篇一律、千题一面应用陈词俗套"观察""研究""分析""探讨",以免给人陈旧、模仿、重复的印象。试看一个文题"比较不同地域 ACS 患者 PCI 术后的二级预防依从性和长期预后"[中华心血管病杂志,2021;49(02):143—149],该研究是对不同地域医院行经皮冠状动脉介入治疗的急性冠脉综合征患者的二级预防用药进行观察的研究,假如作者使用这个文题"不同地域急性冠脉综合征患者在经皮冠状动脉介入治疗术后临床用药观察"也未尝不可,但文题中使用"二级预防依从性和长期预后"就比较醒目,文章的新颖性一目了然,展示本研究的独特视角,更容易吸引读者。

2. **简短精练,高度概括**　文题宜简短、精悍,高度概括,着重表达"最重要的特定内容",使读者一目了然,过目难忘。文题既可以是以目的和对象为主,也可以是方法、结果或论点为主,以文题和内容相符合为原则。对于非论文主题的内容不要纳入标题,一切不反映实质内容的词都要去掉,只保留那些能代表论文中心内容,体现论文特点的关键词和必要的语法词,包括:不重复概念近似的文字;不将缩写词与原词并用;利用常见的缩写符号精简文字,缩短题目;不要使用"多余的词",通常这些多余的词常用在题目的开头,例如:"关于……研究","关于……调查","关于……观察"等。要避免使用笼统、空洞、模棱两可、夸张、华而不实以及与同类论文相雷同的字眼,题目一定要确切扼要。一般中文文题 20 个汉字左右。文题有两忌:一是空泛,二是烦琐。文题既不能过于概括,以至流于空泛、一般化;也不能太烦琐,使人得不出鲜明印象。文题过长、过短都不是好文题,一个好的文题的确要做到简短、精练,用最少的语言把问题高度概括,反映出文章最重要的内容。例如:"射频治疗右前间隔部旁路"[中国心血管杂志,2003,8(5):353—354],这样的文题写得太短、主题不突出,显然无助于读者全面了解论文的"最重要的特定内容",无法明白射频治疗右前间隔部旁路的哪一种心律失常,而文中所介绍的则是右前间隔部旁路所致的阵发性房室折返性心动过速,如将文题改为"射频治疗右前间隔部旁路所致阵发性房室折返性心动过速",则就全面确切地反映了论文的内容。文题过长更不可取,例如"低温等离子射频消融术联合调强放疗在中晚期喉癌患者术后中的应用及其对凝缩蛋白复合体Ⅰ亚单位H、胸苷激酶1、上皮性钙黏附蛋白的影响"[现代临床医学生物工程学杂志,2021,27(4):430—433],该文题有61个字,该篇文章是不是真的需要这种写法才能表达完善呢? 通读全文却并不尽然。通读全文后获知本文内容是观察组和对照组中晚期喉癌患者均采用射频消融治疗,观察组术后加用调强放疗,然后二组都采用顺铂进行化疗,最后对治疗效果相关指标进行检测,包括对喉癌组织中三种蛋白因子的表达. 本文题的文字繁多,不能一目了然告诉读者其研究内容,这样的文题使读者阅读困难,可读性大打折扣。事实上,本文作者没有对论文内容进行高度概括、精心提炼。如果把论文文题改写成"调强放疗对中晚期喉癌射频消融术后治疗效果及E-cadherin等蛋白表达影响",可确切地表达论文的中心内容,又不失简短精练的文题要求。

3. **具体确切,有专指性** 文题书写时,应使用确定的词,具体、确切地表达论文的特定内容及其特点,恰如其分地反映研究的范围和深度,正所谓"文要切题,题要得体"。文题应紧扣主题,即文题相符,防止题大文小,空洞无物,名不副实,或文题不符,产生歧义。文章是什么内容就定什么标题,是什么范围的内容,标题就限定在什么范围。题目要能确切地反映全文最重要的特定内容,不抽象,不笼统,使读者一看就明了本文的目的和意义,产生见题如见其内容的效果。如"干扰素治疗慢性肝炎的疗效观察"一文,是采用了随机、双盲、对照的研究设计,具有较大的学术意义。但题目未反映设计科学、论证可靠的研究精华,显得有些平淡。若将其改为"干扰素治疗慢性肝炎的随机双盲对照研究",则显示具体确切,从而提高了该篇论文的科学性与可信性。

4. **偏正结构,规范用词** 文题是论文的一个"标记",能正确表达其中心内容即可,通常不必写成具有主语、谓语和宾语的完整句子。同时应避免用疑问句,以及宣传鼓动方式的状语。文题实际上比句子要简练(通常比句子短),但词的排列次序很重要。大多数科技论文的标题采用偏正结构(限定文章的研究范围和程度)。这种结构成分简单,只有修饰成分和被修饰的中心词,比较紧凑;其次是易于突出文章的特点,修饰成分和被修饰成分都可鲜明地表达文章的主题;再者是便于利用汉语的特点,可以把多个说明部分重叠成一个修饰成分共同修饰中心词,使标题更加简明扼要。如"糖尿病与脑卒中发病风险的前瞻性研究"[中华疾病控制杂志,2022,26(01):74—79],这一文题不是主谓宾结构的完全句,属偏正结构。当然,也不是说绝对不允许使用完整句或判断性动词,而是应尽量避免,以防文题产生过分主观的感觉。

文题中的每个词的含义和词序,对于浏览杂志目录中标题的读者而言则非常重要,并且对于所有使用文献的人,包括通过二次文献查找论文的人(可能是大多数)来说也是同样重要的。文题的写作格式应适用于文摘、科学引文索引、医学索引等所用的计算机索引系统。大多数的索引和摘要都采用"关键词"分类法,该分类法为文内关键词条目或文外关键词条目。因此,在论文命题时,最重要的作用应提供该文的正确的"关键词",也就是说文题用词应限于容易理解、又便于检索,并能使论文的重要内容突出的用词。

（二）文题书写的注意事项

（1）一般不设副题，副题是用于补充、完善论文中的特定内容，一般情况下不设主题-副标题系统。在下列情况下可使用副题：①题名语意未尽；②研究报告、论文分册（题）出版；③其他，如引申说明等。

（2）文题通常不使用非公知公用的缩略词、化学分子式、专用名词和行话等等。但外国人名、常见缩略语和符号（如 CT、ATP、DNA、HBsAg 等）可以使用，但不宜将其原形词同时列出，亦不必再写出中文全名。

（3）一般在文题中不加注标点符号。

（4）文题在论文中不同地方出现时，应完全相同。

（5）论文用于国际交流，应有外文题目，一般不超过 10 个实词。

（6）文题中的数字均用阿拉伯数字。但不包括作为名词或形容词的数字，如三叉神经不能写成 3 叉神经、十二指肠不能写成 12 指肠。

（7）下列情况，应在文题的右上角加脚注，并在当页下列出角号及加注内容。

1）论文系某科研基金会资助的课题总结，加注"本文系某科研基金会资助的课题"。

2）论文曾在国际学术会议上作过报告，加注"本文曾在某年国际某学术会议上报告"。

3）论文系在进修或学习时的工作总结，加注"本文系在某院进修期间完成"。

二、作者及单位的撰写

作者是著作权的第一主体。联合国教科文组织出版的《版权基本知识》一书中提出，在版权法中，文字、艺术或科学作品的创作者被称为作者。构成作者的条件应当是具有创作能力；进行了一定的创作劳动，即具有了创作行为；完成了符合法律规定意义上的创作成果。论文列出作者单位是为了便于读者与作者进行联系。因此，如何确定和书写作者及作者单位，是一个十分严肃和认真的事项。

（一）作者署名

1. 作者署名的意义 论文的作者应在发表的作品上署名。署名者可以是个人作者、合作作者或团体作者。《中华人民共和国著作权法》规定：著作权属于作者，著作权包括发表权、署名权、修改权、保护作品完整权等署名权，即表明作者在作品上署名的权利；署名表明作者的劳动成果及作者本人都得到了社会的承认和尊重，即作者向社会声明，作者对该作品拥有了著作权。署名是文责自负的承诺，文责自负是指论文一经发表，署名者对作品负有责任，包括政治上、科学上和法律上的责任。如果文章中存在剽窃、抄袭的内容，或者有政治性、技术性错误，署名者即应负完全的责任，署名即表明作者愿意承担责任。署名便于读者与作者联系，也表示作者有同读者联系的意愿。所以，署名涉及权利、荣誉、责任、联系等事项，作者应认真对待。署名的意义在于下列几个方面：一是论文作者的著作权受法律保护；二是作者的劳动得到社会的承认、尊重和应有的荣誉；三是作者对该论文内容负有责任；四是便于读者、作者和编者之间的联系交流，以及便于进行文献检索、查阅。

2. **作者署名的原则**　论文的署名者应具备以下条件：①本人应是直接参加课题研究的全部或主要部分的工作，并做出主要贡献者；②本人应为作品的创作者，并为作品的直接责任者；③本人对作品具有答辩能力，对论文全部内容负责。

论文作者必须是直接参与论文选题、设计、研究、资料分析与解释的全部或部分主要工作，或撰写论文关键内容，能对论文内容负责并能进行答辩者。有的人虽是课题研究组成员，参加了部分研究或实验工作，或为论文提供部分指导及协助者，但由于其工作性质是辅助性的，不应列为作者；也有人对研究工作确有贡献，并对成果有答辩能力，但未直接参加作品的创作工作，也不宜作为论文的作者。作者应是上述三原则的同时具备者，不够署名条件但确对研究成果有所贡献者可列入文末致谢中。多位作者共同完成的作品联合署名时，署名顺序按对该文的贡献大小排列。第一作者是主要贡献者和直接创作者，同时又是作品的直接责任者，享有更多的权利，承担着更多的义务。除有特别声明外，第一作者就是第一权利、第一责任和第一义务者。

3. **作者署名的要求**

（1）作者的署名以及署名的顺序一定要慎重。在投稿时即应确定，并应征得所有作者同意，以避免论文发表后引起纠纷。作者署名排列顺序，应以在论文撰写过程中贡献大小为依据，而不应按学术威望和职位高低以资格排列名次。作者姓名无需区分单位、职务，均按照对论文贡献程度依次排序，其中第一作者作为论文的主要责任人，需承担起确定作者排列顺序的工作，确保排序准确、公正。

（2）论文作者数量不做硬性限制，但署名人数不宜过多，通常以不超过 6 位为宜。超出该人数的作者，可在论文首页下方以注释形式呈现。论文的指导者、协作者、审阅者等，可纳入致谢部分，但须事先获得被致谢者的同意。

（3）论文指导者是指全程指导论文研究工作的人员，例如硕士、博士研究生的导师等，其署名位置可列为第二作者或最后作者。

（4）集体署名仅适用于特殊情形。仅当某项工作由特定单位主导，以集体形式完成创作，且因参与人员众多难以区分贡献主次时，方可采用集体署名，例如"×××协作组"。同时，必须在论文结尾明确标注论文执笔者或资料整理者。

（5）外籍人员可担任论文第一作者，也可列为第二作者或其他位次作者。归国留学人员若在国外学习期间，与外籍同事合作完成、在导师指导下完成的基于科研项目的论文，或是在国外收集资料和数据、归国以后独立撰写的论文，可根据实际贡献，由归国人员担任第一作者，外籍人员担任第二作者或其他位次作者。外籍作者与国内作者享有同等责任与权利，但在投稿时需附上外籍作者的授权书，以表明其同意对论文负责。

（6）论文作者署名一般置于文题下方居中位置，在单位全称之后，与单位名称间隔一格（也存在姓名在前、单位在后，或姓名在上、单位在下的排版形式）。若作者为单名，其姓与名之间需空一格。对于综合类文章，作者作为整理、执笔或综合者，除文献综述的作者署名方式与普通论文一致外,其余综合类论文的作者姓名通常标注于文末参考文献之前,并使用括号标注,例如(徐××整理)。

(7) 作者署名必须使用真实姓名,不得使用笔名。国内作者若以外文形式署名,需统一采用汉语拼音,遵循姓前名后原则。姓和名的首字母大写,二者之间空一格;双姓拼音字母连续拼写,无需添加连字号。例如,"徐新献"应写为"Xu Xinxian"。

(8) 作者姓名的书写应准确,切忌字迹潦草,不可将姓名写错或用不正规的写法,如将姓"傅、萧、侯"任意写为"付、肖、候"等,应以本人正式档案信息为准。

(9) 如果作者或参加研究者已死亡,应在姓名外加黑线框。

(二) 作者单位的书写

1. 作者单位的书写意义　　作者单位是指作者从事本文工作时的单位。写明作者单位,一方面是为了便于读者、作者与编者之间的联系与交流,另一方面是表明研究工作的主管领导、条件保证与资料来源。作者所在单位应对作者论文的全部内容严格审核把关,确保资料、方法和结果属实,并出具证明。在本单位实习或进修的人员完成部分工作,在该项研究结束后所写的论文及在学习、进修结束离院后撰写与该研究项目的论文,本单位仍应对其负责,并出具证明。

2. 作者单位的书写要求

(1) 单位署名应写全称,列于文题之处,与作者姓名并在同一行。

(2) 若是两个或两个以上单位,则分别并排写上单位名称。也有将作者单位依照作者顺序在文章首页左下以脚注表示。

(3) 研究生、进修生均按其完成论文的所在单位署名。

(4) 作者调动单位发生变更可注明现在所在单位。第一作者已变更单位时,可脚注"×××现在××单位工作",还应标注现在单位、所在城市及其邮政编码。

三、关键词的撰写

关键词又称主题词,是在论文中起关键作用的、最能说明问题的、代表论文特征的名词或词组。其特点为:①反映文章的主要内容;②体现文稿的种类、目的及实施措施等;③一般在文稿的文题及内容摘要中出现;④在同一文章中出现的次数最多。关键词通常从文题及摘要中提炼出来,供编制索引使用,以便进入国际检索系统。每个关键词都可以作为检索论文的信息,若选择不当,会影响检索效果。

(一) 基本要求

(1) 关键词是文稿论述的核心,应包括:①主要论述的课题;②某种实验研究的直接目的和结果;③某种疾病的预防、诊断和治疗等重要的手段、方法的创新;④文稿中论述篇幅较多的内容;⑤尽管材料不多,但材料新、有新见解或为读者所关心的问题。

(2) 标引关键词要从文稿的主题分析开始,即对文稿的内容和中心思想进行浓缩、提炼,剖析主题结构,确立主题类型。

（3）关键词常用较为定型的名词，多是单词或词组，要写原形词而不用缩略词。其概念要精确，有较强的专指性。应尽可能在最近一年的美国《医学索引》(Index Medicus)中的《医学主题词表》(Medical Subject Headings，MeSH)中选用。中文译名按1981年中国科技情报研究所和北京图书馆主编的《汉语主题词表》、中国医学科学院医学情报研究所1984年编制的《医学主题词注释字顺表》及1985年后逐年新增主题词或使用最新的专业词汇。未被词表收录的新学科、新技术中的重要术语和词，可作为自由词标注。中医中药关键词可从高等医学院校《中医药主题词表》(北京科学技术出版社出版)编制的词录中选用。此外，还可以使用最新权威性词汇，如《英汉生物医学词汇》《英汉医学词汇》等。

（4）自由词的使用：如词表中没有某一特定概念的主题词供选用，而该特定概念又是不可忽视的主题，就不得不用词表以外的自由词作关键词。随着医学科学技术的不断发展，新的名词不断出现，尤其是我国中医中药和中西医结合方面的名词在词表中更缺乏，适当选用自由词是必要的。

（5）注意关键词的中文排列顺序：为了适应检索需要，词表中许多词的排列顺序不同于汉语排列习惯，如"贫血-再生障碍性"等，不能任意颠倒，不能按中文习惯写成再生障碍性贫血等。

（6）注意文献的自然语言与规范的主题语言的转换：如血清和血浆可以同血液转换等。有些约定俗成的词要转换成通用学科或规范化专业主题词，如怀孕转换成妊娠等。

（7）每篇论文应标引关键词3～8个：每篇论文具体标引几个关键词，应视论文的内容和范围而定，但应掌握"精、准"的原则，在反映出论文基本或主要内容的前提下，以少为宜。国际医学期刊编辑委员会制订的《生物医学期刊投稿的统一要求》提出，每篇论文应标引3～10个关键词。我国国家标准对学位论文的书写格式也明确规定标引3～8个关键词，但各期刊对关键词的选用数目要求不完全相同，一般以3～5个为最常见。

（8）关键词列于内容摘要之后，简报或短篇报告等无摘要者，则关键词列于作者署名之下。各关键词之间无标点，相互之间空一格书写，最末一个词后亦不加标点。外文字符除专用名词的首字要大写外，余均小写。

（9）关键词的排位：可将一篇论文的文题、摘要、正文看成文稿的三个层次的内容扩展，摘要是正文的浓缩，文题是摘要的浓缩，关键词是文题的浓缩。所以，现在有些期刊将关键词的排位由摘要后，搬到它前面，为编制索引和检索系统使用，以便进入国际检索体系。

（二）注意事项

（1）一般不选用冠词、介词、连词、代词、情态动词，以及无检索意义的副词、形容词等。如，必须、研究、探讨、分析、观察、调查等。

（2）汉语和英语中均有一词多义或一义多词现象，应以词表中标注的词为准。

（3）有英文摘要者，关键词要中、英文相对应，同时中、英文关键词的数量要完全一致。

（4）下列情况不能作为关键词标引：

1）化学分子式不可作为关键词，如 NaOH 应标氢氧化钠。复杂的有机化合物名称一般取基本结构名称作关键词。有表示取代基位置或异构现象的词语，可以省掉。如"L-乳酸"中的"L"可去掉。但某些取代基标号已成为该名称的一部分者仍可保留。

2）词表中未出现的缩写词或未被普遍使用、未被专业公认的缩写词，不可作为关键词，如 Ara-C（阿糖胞苷）等。

3）一些具体说明的字样，如抗肿瘤抗生素放线菌素 D，其中词表上有"抗肿瘤抗生素"这个主题词，也不需标引，只需标"放线菌素 D"。

4）文中提到的常规技术，内容为大家熟知，也未加探讨和改进的，不能作为关键词标引。如某心脏病诊断的论文，提到常规的心电图描记术则不需标引。

5）文中未加讨论或尚不够成熟的某些概念，如关于生化方面的文章，提到某种新的、尚未经证实的某种氨基酸。

6）已被所标关键词概括的无检索价值的概念，不能作为关键词标引，如"技术""应用""观察""调查"等。

7）词表中或标引规则中规定不作标引的概念。如副主题词仅对主题词起限定作用，以便提高文献查全和查准率，而不能作为关键词。

8）要根据文章论述的实质性内容选择词表中最恰当、最专指的主题词标引，一般不得用上位或下位主题词。如一篇论述心肌梗死的论文，专指性主题词是心肌梗死，而不是心脏病或心肌疾病。

四、摘要的撰写

（一）中文摘要的撰写

摘要是不加评论和补充解释，简明、确切地记述文献重要内容的短文。《科学技术报告、学位论文和学术论文的编写格式（GB7713-87）》指出，论文一般均应有摘要，为了国际交流，还应有外文（多用英文）摘要。摘要一般是要排列在正文开始之前，应具有独立性和自明性，即不阅读全文，就能获得必要的信息，可以独立使用，也可以引用。摘要的内容应包含论文同等量的主要信息，供读者确定有无必要阅读全文，也可供文摘等二次文献（文摘性期刊、计算机文献库）采用。可见摘要的作用一则可以使读者确切的了解全文的主要内容，以决定是否需要阅读全文；二则也为情报检索人员的检索工作提供方便。摘要一般应说明研究工作的目的、实验方法、结果和最终结论等，而重点是结果和结论。因此，摘要的内容要求高度浓缩，要准确、简练、完整地介绍论文研究的"目的、方法、结果和结论"（结构式摘要的四要素）。

1. 中文摘要的分类

（1）报道性摘要：即指明一次文献的主题范围及内容梗概的摘要，是编写医学论文摘要的主要形式，内容包括以下四个方面：①目的：即为何进行研究；②方法：介绍研究的资料、研究途径、实验及观察、分析方法；③结果：主要的阳性或阴性结果，重要数据及统计学数值；④结论：即研究结果导出的结论，包括经验教训及应用价值。此种摘要的优点是便于作者按照结构式摘要的规范将所需要的信息放置在相应的栏目中，使其条理性更加清晰。便于给出的信息结构合理、自明性强，便于检索。

（2）指示性摘要：这类摘要只对论文的主要内容做一般性介绍，不要求包含新的科技信息，且字数可以很少。指示性摘要应用于无法或不适宜采用报道性或报道指示性摘要时。这是一类最常见的摘要，是指明一次文献的陈述主题及取得的成果性质和水平的简明文摘。此类摘要提示了文章内容，可以充当目录看，让读者自己决定是否需要读这篇文章。然而，由于它的内容没有报道性摘要具体，很少能替代全文。

（3）报道-指示性摘要：以报道性摘要形式表述一次文献中信息价值较高的部分，而以指示性摘要形式表述其余部分的文摘。此种形式适用于综述性、资料性或评论性的文章。

2. 中文摘要的通用书写格式　目前，生物医学期刊论著都采用 IMRAD（Introduction，Material and Methods，Results and Discussion）格式，即引言、材料和方法、结果、讨论四部分。国际医学期刊编辑委员会提出摘要的写作格式采用"结构式摘要"，《文摘编写规则（GB6447 - 1986）》中也提出了 AMRAC（Aim，Material and Methods，Results and Conclusion)格式，即目的、方法、结果、结论。目前，科技期刊普遍要求采用 AMRAC 格式。以上四部分通常说明如下问题。

（1）目的：简介研究背景或目的，用一、两句话概括，不要简单重复文题中已有的信息。

（2）方法：简述研究所用原理、条件、材料、对象和方法，并说明有无对照、病例或实验次数。

（3）结果：实验的、研究的结果、数据，所得数据需经统计学处理。

（4）结论：结果的分析、比较、评价、应用，并说明得到何种启发或提出问题及展望。

采用四层次结构式摘要，摘要中的目的、方法、结果、结论等四项要素应完整提供，缺一不可，内容应连续排写不分段。其特点是内容中包含了与文稿同等量的主要信息。一般摘要的字数限制在 200～300 字以内为宜，在实际写作中字数可以根据全文所提供的信息量自行把握，多则不超过 500 字，一般的经验认为这些字数已足够提供最核心的信息量。内容应繁简得当，以交代清楚为主，不要与前言、结论重复。字斟句酌叙述的语言专指性要强，力求高度概括，简明扼要。

例 1　Neuroform EZ 支架在重度颅内动脉粥样硬化性狭窄患者中的初步临床研究［中华内科杂志，2022，61（03）：304—309］

【摘要】**目的**　评价 Neuroform EZ 支架在重度动脉粥样硬化性颅内动脉狭窄患者治疗中的安全性和有效性。**方法**　回顾性分析 2018 年 7 月至 2020 年 1 月于首都医科大学附属北京安贞医院神经介入科采用 Neuroform EZ 支架进行治疗的 36 例重度动脉粥样硬化性颅内动脉狭窄患者资料（规范药物治疗下仍有缺血性卒中发作），所有患者术前行全脑数字减影血管造影(digital subtraction angiography，DSA)以明确诊断,术后 30 天、6 个月随访,主要终点事件定义为术后 30 d 内发生的短暂性脑缺血发作(transient ischemic attack，TIA)、出血性或缺血性卒中、任何原因引起的死亡。**结果**　36 例患者支架置入成功率 100%,支架置入后罪犯血管狭窄率由 93.6%±4.5%降为 18.8%±11.2%,差异有统计学意义($t=37.36,P<0.001$);主要终点事件发生率为 0,术后 6 个月随访支架内再狭窄发生率为 0。术后 6 个月内 TIA 发生率 2.78%(1 例),无缺血性卒中死亡病例。**结论**　Neuroform EZ 支架在规范药物治疗效果不佳的重度动脉粥样硬化性颅内动脉狭窄患者的治疗中安全有效,但仍需长期随访、多中心随机对照研究加以验证。

例 2　非酒精性脂肪性肝病与乙型肝炎病毒既往感染者肝癌发生关系的研究[中华肝脏病杂志,2022,30(01):52—56]

【摘要】**目的**　乙型肝炎表面抗原(HBsAg)清除并不能消除乙型肝炎病毒(HBV)感染患者的肝细胞癌(HCC)风险,本研究旨在探讨非酒精性脂肪性肝病(NAFLD)在 HBV 既往感染者(HBsAg 阴性、抗-HBc 阳性)HCC 发生中的作用。**方法**　本研究是回顾性调查研究,纳入 2015 年至 2017 年在南方医院住院并首次诊断为 HCC 的患者共 1 605 例。将 HBV 现症感染(HBsAg 阳性、抗-HBc 阳性)基础上发生 HCC 的患者作为参照,采用多因素 Logistic 回归模型分析 NAFLD 与 HBV 既往感染者发生 HCC 之间的关系。**结果**　在 HBsAg 和抗-HCV 均阴性的 HCC 患者中,HBV 既往感染者占比达 86.7%。与 HBV 现症感染基础上发生 HCC 的患者相比,HBV 既往感染基础上发生 HCC 的患者 NAFLD 患病率更高(19.7%比 8.5%,$P<0.001$)。校正性别、年龄、高血压、丙氨酸转氨酶、肝硬化后,HBV 既往感染基础上发生 HCC 的患者更可能患有 NAFLD($OR=2.29,95\%CI:1.40\sim3.74$)。且这种现象只在非肝硬化($OR=5.26,95\%CI:2.53\sim10.96$)、年龄≥50 岁($OR=2.36,95\%CI:1.33\sim4.20$)的患者中存在。**结论**　NAFLD 可能是 HBV 既往感染者发生 HCC 的危险因素,尤其是在非肝硬化、年龄≥50 岁人群中。

解析　例 1 引自《中华内科杂志》,例 2 引自《中华肝脏病杂志》,这两篇摘要均属典型的报道性摘要。摘要的分层十分清晰,由目的、方法、结果、结论四段要素构成。从内容看,具有完整性,自明性,文字简洁,可以独立成篇。反映了研究工作的资料和数据等涵盖论文的主要信息。完全可以在不需通读全文的情况下了解作者的研究内容,获得该文主要的信息,为读者节约大量时间。

3.中文摘要书写的注意事项

(1)客观如实地反映所做的研究或工作,切不可加入作者的主观见解、解释或评论;着重反映新内容、新发现、新成果和作者特别强调的观点;排除在本学科领域已成常识的内容。

(2)摘要的内容要求以第三人称形式进行叙述,应采用"对……进行了研究""报告了……现状""进行了……调查""提高对……的诊断率"等记述方式,而不使用"本文""本人""我们""作者"等作为主语。

（3）采用规范化名词术语（包括地名、机构名、人名、病名、药名等）。摘要中通常不用图、表、公式、化学结构式和非众知公用的符号或术语。避免使用缩略词语，但公认的缩略词如 AIDS（艾滋病）、HBsAg（乙型肝炎病毒表面抗原）、CT（计算机断层扫描成像）、DNA（脱氧核糖核酸）、PCR（聚合酶链式反应）等可直接使用。

（4）缩略语、略称、代号在首次出现处必须给出全称加以说明。

（5）摘要中一般不引用参考文献。

（6）保持上下文的逻辑关系，尽量同全文的文体保持一致。结构要严谨，表述要简明，语义要确切。注意方法和结果不可混淆，结果和结论要区分清楚。

（7）应采用国家颁布的法定计量单位。

（8）注意正确使用简化汉字和标点符号。

（9）医学期刊的摘要通常是放在作者署名和正文之间，一般是中文摘要在前，英文摘要排在其后，这种排法亦称其为前置式摘要。

（二）英文摘要的撰写

Abstract（摘要或文摘）是论文内容的简短陈述，不加注释和评价。它具有独立性和完整性，即使不读论文，也能从中获得必要信息。摘要的篇幅虽短，然而信息量大，能反映论文的基本面貌，使读者阅读后能在短时间内获得丰富的信息。可见摘要或文摘的特点主要有：①必须具有独立性和完整性，可脱离原文独立存在，包括原文献的主要信息；②只对原文献内容做客观的报道，不加任何评论、解释，保证其传递信息的客观性和准确性；③它是将一篇文献的精华部分以精练的文字，用极短的篇幅报道出来，内容高度概括，信息密度大，是经过浓缩的信息资料。

英文中的"Abstract"（摘要或文摘）按中文习惯可有两种称谓，一种是和原文献在一起的称为"摘要"，另一种是独立存在的称为"文摘"，如单独出版的文摘杂志中的文摘及情报系统贮存和提供的文摘。在国外，和原文献一起发表的摘要，也叫一次出版物摘要，主要用于帮助读者评价文章内容及其潜在作用，使读者不用阅读原文即可迅速了解原文内容。文摘机构制作和出版的文摘，也叫二次出版物文摘，一般脱离原文献而独立存在，主要帮助读者选择文献，收集情报，提供情报服务。在国内，中文一次文献附带一条英文摘要除上述作用和目的外，更主要的是把文献的内容介绍给不懂汉语的外国同行及有关部门人员，利于在国际上进行学术交流。中文医学期刊中英文摘要的使用范围为：①作为情报资料或单独发表，直接与国外学术机关团体交换，以利于科技情报的交流；同时便于国际文献检索系统收录。②英文摘要刊登在中文期刊论文之中，供不懂汉语的读者阅读。③英文摘要放在一篇论文的正文之前，独成一段并冠以"Abstract"小标题，起着提示、概括论文主要内容的作用。随着医学事业的发展，目前，国内大多数医学期刊刊登的论文在中文摘要后附有相应的英文摘要以及英文标题，这就更为方便地满足对外交流的需要。

鉴于摘要和文摘的概念不尽完全相同，本节主要介绍医学论文中的摘要。

1. 英文摘要的分类　摘要一般可分为信息性摘要（informative abstract）、指示性摘要（indicative or descriptive abstract）和这两种类型结合的型信息－指示性摘要（informative-indicative abstract）。一般的文摘杂志、数据库及期刊论文所附摘要都属于这三类摘要。但也有将信息－指示性摘要归类为信息性摘要。所以也可将摘要分为两大类，即信息性摘要和指示性摘要。在一般情况下，只要原文献类型及形式允许，都应将摘要做成信息性摘要或信息－指示性摘要。也就是说，尽量把文献中定量或定性的情报资料写进摘要。对于叙述试验或研究方面的文章及论述某一主题的论文，都应做成信息性摘要。但是，要把一些内容涉及面广、篇幅较长的论文（如综述性文章、概述性文章）及一些内容范围较大的调查报告等做成信息性摘要则很困难，这类论文的摘要一般做成指示性摘要。

（1）信息性摘要：信息性摘要是对论文简明扼要的叙述。医学论文的正文一般包括引言、材料和方法、结果、讨论等部分，其中每一部分的核心内容都至少用一个句子在文摘中得到反映。摘要中各部分内容的安排顺序一般与正文中相同，要重点突出该项研究工作的主要发现及其意义，提出该文的独特见解和创新之处，它可以起到代替原文献的作用，对读者的帮助较大，几乎绝大多数的英文摘要都属于此类。这类摘要的篇幅稍长，一般的研究论文或实验报告的摘要为 100～250 个英文单词，内容很多、充实的文章的摘要可达 500 个英文单词。摘要的长短主要根据原文献内容而定。

（2）指示性摘要：指示性摘要并不叙述论文的具体内容，仅仅指出论文所写是哪一方面的问题或该项研究所覆盖的范围。这种摘要的篇幅比信息性摘要短，一般在 150 个英文单词以内。这类摘要的作用及价值远不如信息性摘要，并且应用也较少，主要适用于综述性文章、讨论性文章等。

（3）信息－指示性摘要：由于摘要篇幅的限制以及文献类型、内容方面的原因，常需要把文献的主要方面写成信息性，而将次要方面写成指示性。这样就要把摘要写成既有信息性又有指示性，成为信息－指示性摘要。这种摘要比单纯的信息性摘要或单纯的指示性摘要更为普遍，效果更好。

2. 英文摘要撰写的技巧和注意事项　英文摘要既要包括足够的信息，又不能太长，一般医学期刊要求不超过 250 个；中国科学技术期刊文摘数据库（CSTA）要求 300～1200 个字符，最多不能超过 1500 个字符。英文摘要写作时提倡用第三人称，尽量用简单句，注意用词正确、符合语法、造句得体、叙述平实等特点，使英文摘要达到正确、简洁、意真，行文精练，言简意赅。

（1）确定摘要的内容：结构式摘要的基本内容包括四个部分：①为什么进行本研究；②做了什么研究；③发现了什么；④结论是什么。结构式摘要通常是按目的、方法、结果和结论顺次书写，在摘要中用醒目的字体分别标出 Objective（目的）、Methods（方法）、Results（结果）和 Conclusions（结论）。摘要的内容概括了论文中的主要信息，一条摘要可以让读者不参看原文也能了解论文的内容。因此，文摘应开门见山，简明扼要的阐述论文的主要内容，说明研究工作的内容、方法、目的、结果及重要数据，并指出论点，陈述新的事实、新的见解，或指出未来的发展前途，而重点是结果和结论。

（2）摘要的长度：国际标准化组织对摘要的长度做了明确的规定，对大多数实验研究论文而言，250 个英文单词的摘要就可以；长篇文章，如长篇报告和学位论文，一般不超过 500 个单词，而且最好放在一页上；快报的摘要一般为 80～100 个单词。中文科技论文的英文摘要可酌情处理。一般来说，外国读者很难读懂中文论文的原文，所以尽量将原文的主要内容写入摘要，这样有些摘要可能稍长一些。

（3）酌情取舍英文结构式摘要的内容：英文结构式摘要的内容要求与中文结构式摘要通常相似，主要包括目的、方法、结果和结论四部分。但是，英文有其自身特点，最主要的是中译英时往往造成所占篇幅较长，同样内容的一段文字，若用英文来描述，其占用的版面可能比中文多一倍。因此，撰写英文摘要更应注意简洁明了，力争用最短的篇幅提供最主要的信息。第一，对所掌握的资料进行精心筛选，不属于目的、方法、结果和结论四部分的内容不必写入摘要。第二，对属于上述"四部分"的内容，也应适当取舍，做到简明扼要，不能包罗万象。比如"目的"，在多数标题中就已初步阐明，若无更深一层的目的，摘要完全不必重复叙述；再如"方法"，有些在国外可能早已成为常规的方法，在撰写英文摘要时就可仅写出方法名称，而不必一一描述其操作步骤。中英文摘要的一致性主要是指内容方面的一致性，目前对这个问题的认识存在两个误区，一是认为中英文两个摘要的内容"差不多就行"，因此在英文摘要中随意删去中文摘要的重点内容，或随意增补中文摘要所未提及的内容，这样很容易造成摘要重心转移，甚至偏离主题；二是认为英文摘要是中文摘要的硬性对译，对中文摘要中的每一个字都不敢遗漏，这往往使英文摘要用词累赘、重复，显得拖沓、冗长。英文摘要应严格、全面的表达中文摘要的内容，不能随意增删，但这并不意味着一个字也不能改动，具体撰写方式应遵循英文语法修辞规则，符合英文专业术语规范，并照顾到英文的表达习惯。

（4）准确用词：用词力求简单，在表达同样意思时，以常用词代替生僻词，尽量用短词代替长词。

1）辨明词义：英语中有些词汇意义相近，但并不完全相同。写作时要细心辨明词义上的差别，方能选用正确的词汇。

例如：

In determining dosage regimens, it is also necessary to the extent of drug accurnulation.

Propranolol was given orally in a dose of 80 mg 8-hourly.

在上述两句中的 dosage 和 dose 在汉语中都是"剂量"的意义。然而 dosage 通常是指一个时期的总剂量，或是泛指性的剂量，而 dose 是指一次用的剂量，上述句中 dosage 和 dose 用得恰当，不能互换。

又如：

Fifteen cases of esophageal varices caused by portal hypertension were treated by he method of gastric coronary vein embolization.

本句中 cases 改为 patients 较好，因为 cases 是"病例、病案、实例、情况"的意思，而

patients 是"患者,病人"。在口语中有时也用 cases 表示病人,然而在书面语中两者应区别对待。

2) 正确书写一些单词的单、复数,例如:

单数词	复数词
analysis(分析)	analyses
bacterium(细菌)	bacteria
medium(媒介)	media
phenomenon(现象)	phenomena
viscus(内脏)	viscera

3) 将常用短语改用一个单词表达,从而使论文表达更为简洁。将最常用的列举如下:

A number of	many
accounted or/by the fact that	because
due to the fact that	because
are of the same opinion	agree
as a consequence of	because
at the present moment	now
at this point of time	now
by mean of	by, with
definitely proved	proved
despite the fact that	although
despite the course of	during, while
during the time that	while
for the purpose of	for
for the reason that	because, since
from the standpoint of	according to
give rise to	cause
having regard to	about
in all cases	always, invariably
in a position to	can, may
in case	if
in connection with	about, concerning
in (my, our) opinion	personally
in order to	to
in the event that	if
in view of the fact that	because

it is possible that	possibly
It would appear that	apparently
large number of	many
on account of	because
on behalf of	for
on the grounds that	because，since
owing to the fact that	because，since
prior to (in time)	before
red in color	red
referred to as	called
subsequent to	after
the question as whether	whether
through the use of	by，with
with regard to	about，concerning
with the result that	so that

4）舍去多余的修饰性单词和重复的单词和短语。避免过多地使用系动词 to be，to have 和连接词 and，of，with 等。

5）注意冠词的正确用法，不要该用而不用，也不要不该用而滥用。

例如：An isoelectric point of MHH-MF was pH 5.0－6.6. 本句中，等电点对于 MHH-MF 而言是特定的，用 was 表示，容易误解为即使不做实验等电点也是 pH 5.0—6.6，因此在本文特定条件下，本句应改为以下形式，才是正确的表达：The isoelectric point of MHH-MF was found to be pH 5.0－6.6.

（5）符合语法规则：选择适当的时态和语态是使摘要符合英文语法修辞规则的前提。通常情况下，摘要中谓语动词的时态和语态都不是通篇一律的，而应根据具体内容而有所变化，否则容易造成理解上的混乱。但这种变化又并非无章可循，其中存在着一些规则，有助于写作时参考应用。

1）时态：时态要正确，且全文保持一致，尽量不用完成时及复合时态。时态的应用规则大体可概括为以下几点。

A. 介绍研究背景用一般现在时或现在完成时。

B. 说明研究目的用一般现在时或一般过去时。

C. 叙述研究方法、实验过程和结果用一般过去时。但在采用一般过去时叙述研究过程当中提及在此过程之前发生的事，宜采用过去完成时。

D. 说明某课题现已取得的成果，宜采用现在完成时。

E. 说明论文主题、内容、结论，提出建议或说明普遍性规律用一般现在时。如摘要开头表示本文所"报告"或"描述"的内容，以及摘要结尾表示作者所"认为"的观点和"建议"的做法时，可采用一般现在时。

例如：It had been found that the lysosomal enzyme content in peritoneal macrophage increased after irradiation.（发现照射后腹腔巨噬细胞溶酶体酶含量增加）

此句叙述的是实验中的发现，不应该使用过去完成时，而应采用一般过去时 It was found。

2）语态：在多数情况下采用被动语态。但在某些情况下，特别是表达作者或有关专家的观点时，又常用主动语态，因为主动语态比被动语态更简洁、直截而有力。人称可采用第三人称或第一人称。现在四要素结构式摘要倾向采用更简洁的被动语态或原形动词开头，如 To describe……，To investigate……，To assess……，To determine……。

（6）造句得体

1）熟悉英文摘要的常用句型：尽管英文的句型种类繁多，丰富多彩，但摘要的常用句型却很有限，而且形成了一定的规律，大体可归纳为：

A. 表示研究背景或研究现状：如 It has been reported that……（据报道……）；Previous studies have shown that……（以往研究表明……）等句型。

B. 表示研究目的：如 The purpose of this study is……（本研究的目的是……）；This paper describes……（本文报道了……）、The authors report……（作者报道了……）等句型。

C. 表示研究的对象与方法：如 The effect of……was observed……（观察……作用……）；The function of was studied……（研究……功能……）等句型。

D. 表示研究的结果：如 The results showed that……（研究结果表明……）；It proved that……（本文证明……）；The authors found that……（作者发现……）等句型。

E. 表示结论、建议或观点：如 The authors conclude that……（作者所得的结论是……）；The authors suggest that……（作者建议……）；The authors believe that……（作者相信……）、It is proposed that……（作者认为……）等句型。

2）尽量采用-ing 分词和-ed 分词作定语，少用关系代词 which，who 等引导的定语从句。由于摘要的时态多采用一般过去时，使用关系代词引导的定语从句不但会使句式变得复杂，而且容易造成时态混乱（因为定语和它所修饰的主语、宾语之间有时存在一定的"时间差"，而过去完成时、过去将来时等往往难以准确判定）。采用-ing 分词和-ed 分词作定语，在简化语句的同时，还可以减少时态判定的失误。

3）避免语句过长。可将冗长的定语从句、并列复句精简为同位语，状语从句精练为介词短语等。

例如：Cancer of the breast, which is known to be a leading cause of death in women, too often escapes detection in an early stage.（乳癌是妇女的主要死亡原因，早期常被漏诊）

本句中的定语从句 which is known…完全可以用分词短语替代，改为：The breast cancer, still a leading cause of death in women, too often escapes detection in an early stage. 如此修改后，句子缩短了，显得更紧凑。

4）注意句子的主要成分主语和谓语是否完整，主语与谓语动词时态的关系是否匹配。

例如：It was demonstrated that in mouse panax saponin（150 mg/kg）given intravenously could antagonize the toxicity of lidocaine，decreased its mortality rate prolonged the survival time.（研究表明，人参皂苷 150 mg/kg 给小鼠静脉注射可拮抗利多卡因的毒性，降低其死亡率，延长生存期）

本句中 That 引导的从句中，谓语动词是以情态动词 could 加动词原形（3 个）构成，因此，decreased 应改为 decrease，prolonged 应改为 prolong。

5）句子的主语是复数时，注意句子中主语与谓语动词单复数是否一致。

例如：The esophagus, stomach, and duodenum of each rabbit was examined.（检查每只大鼠的食管、胃和十二指肠）

本句的主语是复数"esophagus, stomach, and duodenum"，谓语是 was，因此，谓语 was 应改为复数 were。

6）如果是复合句，要检查主句和从句的关系是否正确。

例如：Using immunofluorescent and immunoenzymatic techniques, epidemic hemorrhagic fever virus antigens were in various visera or glands.（采用免疫荧光和免疫酶技术，在各内脏和腺体中发现了流行性出血热病毒抗原）

本句中，介词短语的逻辑主语与句中的主语不匹配。本句的主语是 virus antigen，它不能作为 using 的行为主体，可改为介词 with 来代替 using。

7）句子开头最好不要采用阿拉伯数字。

例如：32 health persons served as controls.（32 例健康人作为对照）

在此句中，句首的阿拉伯数字 32 应改为 thirty-two。

（7）平实叙述：英文科技文体与汉语科技文体一样，是记叙文，因此要求真实地叙述事实，解剖事理。同时要求文句的意思清楚明白，给人以明朗舒畅的感觉。

当一个名词有两个以上修饰词时，如修饰词与被修饰词相距太远，或当代词所代表的先行词不明确时，容易造成句子的意思不清。要求修饰词应尽量靠近被修饰的词。

例如：Based on our failure to find bacteria in the blood cultures, we concluded that the patient had fungal endocarditis.（该患者多次血培养未发现细菌，得出了患真菌性心内膜炎的结论）

本句中 based on…这一短语的修饰关系不明确。它可以理解为修饰主语 we，或修饰宾语从句中的 patient。然而，本句的含义应该是，based on…应该修饰 concluded。这一句子如改为：Our conclusion, based on failure to find bacteria in the blood cultures, was that the patient had fungal endocarditis.

如此修改后，意思表达的就更加明朗、确切了。

（8）注意英文摘要的标题与我国医学论文标题的差别。

1) 英文摘要的标题一般使用不完整的省略句，一般以短语形式表达，重要的词放在句子开始，句子往往以名词为中心，加上各种短语（如介词短语、分词短语及不定式短语等）或名词、形容词等修饰语。

例如：The gastric mucosa alterations in chronic gastritis with Helicobacter pylori infection under magnifying endoscopy（慢性胃炎幽门螺杆菌感染时放大内镜下的胃黏膜改变）

除了以名词为中心的短语外，还可见介词短语、动名词用于表达标题。

例如：On the nature of orthostatic hypotension in acute malaria（急性疟疾时直立性低血压的本质）

2) 句式以陈述句较多，我国医学论文标题一般不用疑问句，但在英语国家可见到疑问句。

例如：Can growth hormone therapy cause diabetes?（生长激素治疗能引起糖尿病吗?）

3) 我国医学论文的标题一般不用或少用副标题，但在英语国家用副标题较多，可以将一般性论题放在正标题，将特异性论题放在副标题，主要用来突出病例数、重点内容、研究方法，或表示同位关系、提出疑问、说明研究时间，以及长篇连载论文各分篇的主题等。

例如：Thyroid-associated ophthalmopathy：A clinical analysis of 381 cases（甲状腺相关眼病——381 例临床分析）

本例句副标题用以突出病例数。

例如：Hemorrhagic fever：New diagnostic criteria.（出血热新的诊断标准）

本例句副标题用以突出重点内容。

4) 标题如果是陈述句或短语，通常标题末尾不加标点，但如为疑问句，则要句末采用问号；标题中有并列成分，可用逗号隔开；在正、副标题间常用冒号、破折号。

例如：Enalapril：antiproteinuric effect in children with nephritic syndrome（依那普利——对儿童肾病综合征的抗蛋白尿作用）

本例句在正、副标题之间应用冒号。

（9）其他注意问题：①摘要一般不分段落；②不含图表；③不用公式、化学结构式；④正确使用名词术语、缩略语或符号，避免使用非公知不规范的缩略语而造成误解，如 CC 是主诉（chief complaint）、临床讨论会（clinical conference）、普通感冒（common cold），还是绒癌（choriocarcinoma）。⑤不引用参考文献。

3. **国内外期刊英文结构式摘要范例**　1987 年美国《内科学纪要（*Annals of Interal Medicine*）》在美国麦克马斯特大学（Mc Master University）Haynes 倡导下，首先采用结构式摘要的形式。起初，1987 年美国《内科学纪要》采用背景（background）、目的（objective）、设计（design）、研究单位（setting）、研究对象（participants）、主要结果测定（main outcome measure）、结果（results）和结论（conclusion）共 8 项层次。结构式摘要是

信息科学发展的必然结果。1991 年温哥华宣言第四版也已明确提出采用结构式摘要。目前，全世界生物医学期刊采用结构式摘要有逐年增多的趋势。国际医学期刊编辑委员会提出摘要的写作格式采用"结构式摘要"，结构式摘要的特点是按照摘要的结构加以小标题，使摘要的各部分内容有明确的栏目，逐项列出，以改观过去摘要多为残缺性报道性摘要和指示性摘要的局面。生物医学期刊论著多数采用 IMRAD 四层次格式，《文献标准（GB6447 - 86）》中提出了 AMRAC 格式。AMRAC 四层次格式较为合理，因它与 IMRAD 四层次格式相呼应，且各栏目可根据具体内容做部分调整，如材料和方法可改为对象和方法。四层次结构式摘要比 8 项式结构式摘要字数少得多，可节省版面，然而所包含的信息量并不减少，因此更简便而实用。目前，我国大多数医学期刊摘要采用的是 AMRAC 四层次结构式格式，即明确写出目的、方法、结果、结论四部分。

目前，结构式摘要已广泛应用，国内外医学期刊结构式摘要的格式大致相似，但各种期刊对结构式摘要项目的设置仍多少不一，对背景（background）、目的（objective）、设计（design）、研究单位（setting）、研究对象（participants）、主要结果测定（main outcome measure）、结果（results）和结论（conclusion）等项目从 3 项到 8 项不等，国外不少期刊摘要中有背景（background）项目，对摘要（abstract、summary）、目的（objective、aim、purpose）、研究对象（participants、subject）的英语用词选择不尽相同。此外，有的期刊将结论（conclusion）改成解释（interpretation），比单纯用"结论"表达的内容有所拓展及信息有所增加。以下列举国内外医学期刊结构式摘要的一些范例，供书写英文结构式摘要和投稿时借鉴。

（1）《中华内科杂志》（*Chinese Journal of Internal Medicine*）：

The preliminary study of Neuroform EZ stent in the treatment of severe intracranial atherosclerotic stenosis

【Abstract】

Objective　To evaluate the safety and clinical efficacy of Neuroform EZ stent in the treatment of severe intracranial atheroscleroticstenosis (ICAS).

Methods　A total of 36 patients with severe ICAS receiving Neuroform EZ stent angioplasty were retrospectively analyzed at Beijing Anzhen Hospital from July 2018 to January 2020. Digital subtraction angiography (DSA) before endovascular intervention confirmedthe diagnosis. Follow-up information was reviewed by neurologists at 30 days and 6 months after the procedure. The primary endpoints were transient ischemic attack (TIA), ischemic or hemorrhagic stroke and death caused by any reason within 30 days.

Results　The overall technical success rate was 100%. The median stenosis rate was reduced from $93.6\% \pm 4.5\%$ to $18.8\% \pm 11.2\%$ ($t = 37.36$, $P < 0.001$). Primary endpoint event was not reported. During follow-up, one patient developed TIA and no death or ischemic stroke was observed. No in-stent restenosis at six months occurred.

Conclusions Neuroform EZ stent is safe and effective in patients with severe ICAS. However，perspective studies need to be operated for further validation via long-term follow-up. [中华内科杂志，2022，61(03)：304—309]

解析：本范例引自《中华内科杂志》，英文摘要采用的格式是目的(objective)、方法(methods)、结果(results)和结论(conclusion)四层次结构式摘要。目前我国中文期刊中刊载的英文摘要一般采用以上四层次结构式摘要。

(2)《柳叶刀》(*Lancet*)：

Cardiovascular outcomes in adults with hypertension with evening versus morning dosing of usual antihypertensives in the UK（TIME study）：a prospective，randomised，open-label，blinded-endpoint clinical trial

【Summary】

Background Studies have suggested that evening dosing with antihypertensive therapy might have better outcomes than morning dosing. The Treatment in Morning versus Evening（TIME）study aimed to investigate whether evening dosing of usual antihypertensive medication improves major cardiovascular outcomes compared with morning dosing in patients with hypertension.

Methods The TIME study is a prospective, pragmatic, decentralised, parallel-group study in the UK，that recruited adults（aged ≥18 years）with hypertension and taking at least one antihypertensive medication. Eligible participants were randomly assigned（1:1），without restriction, stratification, or minimisation, to take all of their usual antihypertensive medications in either the morning（0600—01000h）or in the evening（2000—0000h）. Participants were followed up for the composite primary endpoint of vascular death or hospitalisation for non-fatal myocardial infarction or non-fatal stroke. Endpoints were identified by participant report or record linkage to National Health Service datasets and were adjudicated by a committee masked to treatment allocation. The primary endpoint was assessed as the time to first occurrence of an event in the intention-to-treat population（ie，all participants randomly assigned to a treatment group）. Safety was assessed in all participants who submitted at least one follow-up questionnaire. The study is registered with EudraCT（2011-001968-21）and ISRCTN（18157641），and is now complete.

Findings Between Dec 17，2011，and June 5，2018，24 610 individuals were screened and 21 104 were randomly assigned to evening（n＝10 503）or morning（n＝10 601）dosing groups. Mean age at study entry was 65. 1 years（SD 9. 3）；12 136（57. 5％）participants were men；8968（42. 5％）were women；19 101（90. 5％）were White；98（0. 5％）were Black, African, Caribbean, or Black British（ethnicity was not reported by 1 637 [7.8％] participants）；and 2 725（13. 0％）had a previous cardiovascular disease. By the end of study follow-up（March 31，2021），median follow-up was 5. 2 years（IQR 4. 9—5. 7），and 529（5. 0%）of 10 503 participants assigned to evening treatment and 318（3. 0%）of 10 601 assigned to morning treatment had withdrawn from all follow-up. A primary endpoint event occurred in 362（3. 4%）participants assigned to evening treatment（0. 69 events［95% CI 0. 62—0. 76］per 100 patient-years）and 390（3. 7%）assigned to morning treatment（0. 72 events［95% CI 0. 65—0. 79］per 100 patient-years；unadjusted hazard ratio 0. 95［95% CI 0. 83—1. 10］；p＝0. 53）. No safety concerns were identified.

Interpretation Evening dosing of usual antihypertensive medication was not differentfrom morning dosing in terms of major cardiovascular outcomes.

Patients can be advised that they can take their regular antihypertensive medications at a convenient time that minimises any undesirable effects. ［Lancet，2022，400(10361):1417－1425］

解析：本范例引自英国《柳叶刀》杂志，摘要采用的格式是背景（background）、方法（methods）、结果（findings）和解释（interpretation）四层次结构式摘要。同时该杂志对"摘要"一词采用"summary"表达，而没有采用"abstract"表达；对"结果"一词采用"findings"表达，没有采用"results"表达，这可能与英国语言使用习惯有关。此外，最后采用"解释（interpretation）"表达，没有采用"结论（conclusion）"表达。

（3）《细胞》（*Cell*）：

Quorum-sensing- and type VI secretion-mediated spatiotemporal cell death drives genetic diversity in Vibrio cholerae

【Summary】

Bacterial colonies composed of genetically identical individuals can diversify to yield variant cells with distinct genotypes. Variant out growth manifests as sectors. Here，we show that Type VI secretion system（T6SS）-driven cell death in Vibrio cholerae colonies imposes a selective pressure for the emergence of variant strains that can evade T6SS-mediated killing. T6SS-mediated cell death occurs in two distinct spatiotemporal phases，and each phase is driven by a particular T6SS toxin. The first phase is regulated by quorum sensing and drives sectoring. The second phase does not require the T6SS-injection machinery. Variant V. cholerae strains isolated from colony sectors encode mutated quorum-sensing components that confer growth advantages by suppressing T6SS-killing activity while simultaneously boosting T6SS-killing defenses. Our findings show that the T6SS can eliminate sibling cells，suggesting a role in intra-specific antagonism. We propose that quorum-sensing-controlled T6SS-driven killing promotes V. cholerae genetic diversity，including in natural habitats and during disease. ［Cell，2022,185(21):3966－3979］

解析：本范例引自美国《细胞》杂志，该文论文摘要使用 Summary 一词，以完整段落形式呈现，在摘要中没有很清楚地阐述摘要的结构层次，但从文章中我们很清晰地看到作者从三个结构层次对论文进行了总结，即首先对研究背景进行阐述，其次采用的研究方法和取得研究结果进行论述，第三阐述本研究工作更深远的意义。

（4）《今日外科学报告》（*Current Surgery Reports*）：

The Brain-Gut Axis in Traumatic Brain Injury：Implications for Nutrition Support

【Abstract】

Purpose of Review　Early enteral nutrition improves outcomes following traumatic brain injury（TBI）. This can prove difficult due to TBI-induced feeding intolerance secondary to disruption of the brain-gut axis, a network composed of central nervous system（CNS）input, autonomic signaling, and immunologic regulation that controls gut and CNS homeostasis.

Here, we discuss the pathophysiology of brain-gut axis dysregulation and outline nutrition strategies in patients with TBI.

Recent Findings　Feeding intolerance following TBI is multifactorial; complex signaling between the CNS, sympathetic nervous system, parasympathetic nervous system, and enteric nervous system that controls gut homeostasis is disrupted within hours post-injury. This has profound effects on the immune system and gut microbiome, further complicating post-TBI recovery. Despite this disruption, calorie and protein requirements increase considerably following TBI, and early nutritional supplementation improves survival following TBI. Enteral nutrition has proven more efficacious than parenteral nutrition in TBI patients and should be initiated within 48 hours following admission. Immune-fortified nutrition reduces CNS and gut inflammation and may improve outcomes in TBI patients.

Summary　Although autonomic dysregulation of the brain-gut axis results in feeding intolerance following TBI, early enteral nutrition is of paramount importance. Enteral nutrition reduces post-TBI inflammationand enhances immunologic and gut function. When feasible, enteral nutrition should be initiated within 48 hours following injury.［Current Surgery Report,2022,10:172-179］

解析：本范例引自美国《今日外科学报告》杂志，摘要采用的格式是目的（Purpose of Review）、近期研究（Recent Findings）、总结（Summary）三层次结构式摘要。并且对 Purpose of Review、Recent Findings、Summary 三部分要求单独成行。

（5）《临床肾脏病学》（*Clinical Nephrology*）：

Clinical characteristics of Slovenian pediatric patients with autosomal recessive polycystic kidney disease

【Abstract】

Aims　Autosomal recessive polycystic kidney disease（ARPKD）is a rare inherited disease. We reviewed the clinical characteristics，management，and outcomes in Slovenian pediatric patients with ARPKD.

Materials and methods　All patients with ARPKD who were treated at the Pediatric Nephrology Department of the University Children's Hospital in Ljubljana between 1980 and 2020 were included in the study. The data were assessed retrospectively by reviewing the patients' medical records and analyzed using descriptive statistics.

Results　We included 13 patients，6 boys and 7 girls. A prenatal diagnosis was established in 3（23%）patients. In 4（31%）patients，the diagnosis was confirmed within the first few days of life，while in 6（46%）patients the disease manifested later during childhood. Four babies（31%）needed ventilatory support after birth. Arterial hypertension developed in all patients. Liver function was affected in 12（92%）patients and was the predominant clinical concern in 2 of them. Two（15%）patients presented with end-stage renal disease（ESRD）. Portal hypertension was found in 7（54%）patients. Initial sonography revealed enlarged kidneys in 12（92%）patients，hyperechoic kidneys or poor cortico-medullary differentiation in 10（77%），and liver abnormalities in 5（38%）patients. Unilateral nephrectomy was necessary before dialysis in 1 patient. Six（46%）patients started maintenance dialysis at an average age of 15.3 years. Kidney transplantation was performed in 2（15%）and liver transplantation in 1（8%）patient. Two（15%）patients died because of sepsis or respiratory failure.

Conclusion　ARPKD is a progressive disease leading to ESRD and renal replacement treatment in almost half of our patients. Our data confirm the phenotypic variability of ARPKD in Slovenian patients.〔Clinical Nephrology，2021，96（1）：56-61〕

解析：本范例引自美国《临床肾脏病学》杂志，摘要采用的格式是目的（Aims）、材料和方法（materials and methods）、结果（results）和结论（conclusion）四层次结构式摘要。但该杂志有的论著仍采用了背景（background）、目的（objective、aim）、设计（design）、研究单位（setting）、研究对象（participants）、方法（methods）、结果（results）和结论（conclusion）等多个层次。

五、引言的撰写

引言又称导言（introduction）、前言、序言，是论文正文的开场白，应以简短的文字介绍写作背景和目的以及相关领域内前人所做的工作和研究的概况，说明本研究与前人工作的关系，目前研究的热点、存在的问题，以便读者了解该文的概貌，起提纲挈领和引导阅读的作用。因此，应扼要介绍当前国内外关于本研究的现状，以引出本研究的选题依据、研究背景、研究内容和方法、所得主要结果及其意义。

(一) 引言的撰写内容

(1) 扼要叙述本文报告内容的起源和目的、范围、途径和方法、开始研究的起止日期、主要结果及其意义。

(2) 本研究工作的历史背景和当前国内外关于本研究的进展现状。

(3) 与本文有关的论文和著作回顾。

(4) 资料来源和搜集方法。

(5) 本研究工作的设想、研究方法和实验设计、预期结果和实际意义。

(6) 前人对同类课题研究状况,有无结果或结论,哪些问题已经证明,哪些问题还没有解决。

(7) 作者对本研究工作已发表的论文及结论情况。

撰写引言内容,是以总结的形式罗列出几个方面,包括内容较多,但在论文实际书写中具体到每篇引言,不必面面俱到,要有重点突出,尽可能发挥其引子作用,吸引读者,才是一篇好的前言。引言本身的作用只是一个引子,但如何把这个引子写好,我们不妨从下面两个范例来探讨引言的书写。

例 1　左旋肉碱缺乏的维持性血液透析患者临床特征及氨基酸谱代谢特点研究[中国实用内科杂志 2022,42(09):745—750]。

左旋肉碱(简称肉碱)在新陈代谢中起重要作用,主要功能是将长链脂肪酸从胞浆转运到线粒体基质中进行 β 氧化。既往有研究报道显示维持性血液透析(maintenance hemodialysis,MHD)患者存在左旋肉碱缺乏症(简称肉碱缺乏症),但肉碱缺乏症的 MHD 患者临床特征及其发生机制目前尚不完全清楚。肉碱在体内由必需氨基酸赖氨酸和蛋氨酸作为前体而合成,故肉碱缺乏将会导致患者氨基酸代谢谱异常,为此选用单中心 MHD 患者进行横断面研究,观察肉碱缺乏症患者的临床特征,同时采用高效液相色谱-串联质谱法检测血液氨基酸的水平,探究肉碱缺乏的 MHD 患者氨基酸谱代谢特点。

解析　该篇引言作者在开篇介绍本工作的背景知识和研究现状,即左旋肉碱的生物学功能以及在新陈代谢中发挥重要作用,然后笔锋一转指出血液透析患者存在左旋肉碱缺乏症,但肉碱缺乏症的 MHD 患者临床特征及其发生机制尚不完全清楚,提出立项依据。然后从左旋肉碱的生物合成背景知识提出左旋肉碱缺乏可能会导致患者氨基酸代谢谱异常,从而提出本研究的工作方案及实验设计,最后指出本研究工作的目标——"探究肉碱缺乏的 MHD 患者氨基酸谱代谢特点"。此篇引言字数尽管不到 250 字,但将预开展研究工作的目的意义及研究类型等做了交代,不失为一篇较好的引言。

例 2　伴血小板无效输注的重型再生障碍性贫血患者免疫抑制治疗后转归研究[中国实用内科杂志,2022,42(07):557—562,567]。

再生障碍性贫血(AA)是以全血细胞减少为特征的骨髓衰竭性疾病,出血为首要的临床表现之一。有效的血小板(PLT)输注是改善与预防出血的主要手段,然而反复的血小板输注可使高达 27% 的患者发生血小板无效输注(platelet transfusion refractory,

PTR）。PTR 患者的出血风险亦可高达 12%～20%。如何有效改善 AA 患者的无效输注状态，使其获得临床缓解，仍是临床医生面临的重要挑战。本研究回顾性分析了既往10 年伴 PTR 的重型再生障碍性贫血（PTR-SAA）患者的临床特征，及其免疫抑制治疗（immunosuppressive therapy, IST）后的转归，以期为更进一步认识 PTR，并为 PTR-SAA 患者的治疗选择指明一定的方向。

解析 这篇引言不足 250 字，指出了本研究的背景知识以及目前临床实践中面临的主要问题，提出工作设想和采用的研究方法，对研究目和研究目标也进行阐述。该引言给人感觉简单明了，把为什么做这项研究的原因告诉读者，不给人赘述的印象，起到吸引读者的引子作用，基本上达到了引言所应发挥的作用。

（二）引言的撰写注意事项

（1）引言的标准格式采用漏斗型结构叙述。从叙述已知的知识开始，一步步将话题引向论著将要提出和解决的问题，这种引导就是引言的关键步骤。引言通常以一个主题句开始，陈述关于论著主题的一些已知或被承认的信息，通常是读者所熟悉的该领域研究现状，也可以是长期以来公认的观点。随后，陈述该领域未知情况或存在的未解决问题，引导出本论著所要解决的问题。如此，引言的漏斗型结构从已知的事物（A）到未知情况（B），再提出问题（C），然后提出解决问题的实验方案（D）。引言可以以提出问题而结束，也可继续陈述解决问题的实验方案。也就是说，引言的叙述从已知的主题开始，转向该主题未知方面或存在的疑问，再提出要解决的问题作为结束。

在引言漏斗型结构的叙述中，要注意以下几点：①要明确哪些语句是将主题引向深入，哪些不是；②要保证语句间有很强的连贯性，尤其要写好逻辑推导中的关键步骤；③要重复关键词，使整个引言围绕特定的主题展开；④要保持观点的一致性；⑤舍去不必要的细节，使得主题清晰和突出；⑤引用的文献要切题，围绕论著相关问题的关键性工作，参考文献数量尽可能地少。

（2）引言的撰写要求精练简短、简明扼要，文字一般控制在 200～300 字，约占全文的1/10。引言也可点明本文的理论依据、实验基础和研究方法，简单阐述其研究内容、结果、意义和前景，但不要展开讨论。

（3）撰写强调抓住中心，言简意赅，采用"开门见山"的写作方式比较常见。避免大篇幅地讲述历史渊源和立题研究过程。注意引言只能起引导作用，而不宜涉及此项研究的数据或结论，历史回顾择其主要者，切忌过长过繁、详述历史或作冗长的文献综述，更不应该与论文摘要和正文内容重复。

（4）短文形式文章的引言撰写。如病例报告可不写引言，只写病例摘要和讨论。对于新发现或罕见的病例报告，以及介绍新的治疗和手术方法，常需写简短的引言，以便让读者进一步掌握其发现的详细背景。

（5）引言中提及的"首次报告""国内首创""国内外尚未见报道"或"达到国际先进水平"等提法要慎重行文，只有在查足查全文献后并有确切的资料和根据作为引证时，才可如此定论表述。在论述本文的研究意义时，应注意分寸，切忌使用"有很高的学术价值"

"填补了国内外空白""首次发现"等不实之词;同时也要注意不用客套话,如"才疏学浅""水平有限""恳请指正""抛砖引玉"之类的语言。

（6）引言一般应与结论相呼应,在引言中提出的问题在结论中应有解答,但也应避免引言与结论雷同。

（7）简短的引言,最好不分段论述。

六、材料和方法的撰写

（一）实验研究材料与方法

材料是科研的物质基础,方法是达到科研目的的手段和途径。因此,材料与方法是作者阐明观点、推断科研结论的主要依据。因医学论文有实验研究和临床研究等不同类型,根据不同类型的内容,"材料和方法(materials and methods)"的标题还可写为"对象和方法""病例和方法""临床资料""一般资料""资料来源""病例报告""手术方法""调查方法"或"仪器和检查步骤"等。材料和方法是科研论文的基础,对论文质量起保证作用,故须叙述得具体而真实,以便读者评价研究结果的可信程度,并能让别人重复实验而得到相同结果,是判断论文科学性、先进性的主要依据。

1. **实验对象**　采用动物实验时,要介绍动物名称、种系、品系、数量、来源、性别、年龄、体重、健康状况,阐明分组标准和方法、手术和标本制备过程,提供实验、观察、记录的手段和方法等。

2. **实验方法**　重点包括实验对象的分组、实验仪器和试剂的选择、实验环境和条件方面的控制、样品制备的方法。实验动物的饲养条件、药品与试剂的配制、实验步骤或流程、实施操作的要点、观察方法与指标,记录程序与方式、资料和结果的收集、整理和选用何种统计学分析等。有些实验装置也可以采用示意图加以说明。如果采用公认的通用方法可只写明某某方法即可;如果采纳他人的方法以参考文献的方式引出,但是必须详细注明出处,不需展开论述。在实验中加以改进时,需要着重表明改进部分与原始方法的比较,并且注重详述有关的创新方法。

3. **实验的药品和试剂**　对于用于实验研究的药品和试剂,应当标明其名称、成分、规格、纯度、来源、生产单位、批号、型号、出厂日期、使用的浓度和剂量、配制方法和过程,还包括临床试验采用的剂量和次数、给药方法和总量等等。此外,对于有些容易受到自然条件影响的研究,还需要记录相关的季节、室内温度与湿度的条件等。

4. **统计学处理方法**　应注意描述所获数据特点、采用统计分析检验的具体方法、统计学的评价强度等。

范例　卫矛醇提取物对小鼠肝纤维化的预防作用及其机制的初步探讨[中国消化杂志,2022,42(3):188—197]。

【材料和方法】

（1）材料和仪器:卫矛茎皮和翅翘由本课题组于2019年9月在湖北恩施新塘采摘,

经湖北民族大学中药学副教授鉴定,清洗切片,晾干备用。选取 60 只 C57BL/6 小鼠(雌雄各半),6～7 周龄,体重为 17～23 g,购自北京维通利华实验动物技术有限公司[实验动物生产许可证号:SCXK(京)2016－0006]。苏木精-伊红染色试剂盒(货号为 G1003)、Masson 染色试剂盒(货号为 G1006)、抗原修复液(货号为 G1202)、甘油醛 3 磷酸脱氢酶(glyceraldehyde 3 phosphatedehydrogenase,GAPDH)抗体、α 平滑肌肌动蛋白(α smooth muscle actin,αSMA)抗体、基质金属蛋白(matrix metalloproteinase,MMP)2 抗体、胞外信号调节激酶(extracellular signal regulated kinase,ERK)1/2 抗体、山羊抗兔二抗、二氨基联苯胺显色剂均购自武汉塞维尔生物科技有限公司。中性树胶(货号为 10004160)购自国药集团化学试剂有限公司,白细胞介素 6(interleukin 6,IL6)酶联免疫吸附试验检测试剂盒(货号为 A2061015)购自杭州联科生物技术股份有限公司,DS－U3 型成像系统、Eclipse E100 型光学显微镜购自日本尼康公司,D3024R 型冷冻离心机购自大龙兴创实验仪器(北京)股份公司,JB－P5 型包埋机购自武汉俊杰电子有限公司,RM2016 型病理切片机购自上海徕卡仪器有限公司,Stepone plus 型荧光定量聚合酶链反应(polymerase chain reaction,PCR)仪购自美国 ABI 公司,Nano Drop 2000 型超微量分光光度计购自美国 Thermo 公司。

(2) 研究方法:

1) 卫矛乙醇提取物的制备[4]:取卫矛茎皮和翅翘各 5 kg,分别碎成长度约为 5 mm 的小片。分别用 50 kg 的 75% 乙醇热回流提取 3 次,每次回流时间为 2h。将 3 次获得的提取液合并后过滤、减压浓缩至无醇味,将总浸膏置于－80℃冰箱冷冻,再用真空冷冻干燥机冷冻干燥。将冷冻干燥后的蜂窝状固体置于－80℃冰箱冷冻 30 min,取出后立即用粉碎机打成粉状,即得卫矛茎皮醇提取物(ethanol extract of Euonymus alatus stems,EAT)311.50 g 和卫矛翅翘醇提取物(ethanol extract of Euonymus alatus wings,EAW)311.50 g,分别装入冻存管后于－20℃冰箱保存备用。

2) 动物分组、造模、给药和观察[4]:C57BL/6 小鼠饲养于无特定病原体级层流架[定期消毒,温度为(24±2)℃ ,相对湿度为(55±5)%]中。所有小鼠正常饮食 7d 适应环境后,按随机数字表法[5]随机分成健康对照组、模型组、EAW 低剂量组、EAW 高剂量组、EAT 低剂量组和 EAT 高剂量组,每组 10 只。从造模前 3d 开始,EAT 低、高剂量组和 EAW 低、高剂量组小鼠分别给予 EAT 和 EAW 各 2.0、8.0 g/kg(含生药量)灌胃,健康对照组和模型组小鼠予等体积纯净水灌胃,1 次/d,直至开始造模后第 30 天,共灌胃 33 次。EAT 低、高剂量组和 EAW 低、高剂量组,以及模型组小鼠均予 5%四氯化碳橄榄油溶液 8 mL/kg 腹腔注射,健康对照组小鼠予等体积 0.9% 氯化钠溶液腹腔注射,6 组小鼠均每周注射 2 次,造模时间为 30 d,共注射 9 次。每周记录 1 次小鼠体重,并观察小鼠一般情况,包括激惹征象和反应敏捷性。

3) 血清指标检测:造模第 30 天结束后,小鼠禁食 24 h,予异氟烷吸入麻醉,眼眶采血 0.5 mL,3 000×g 抗凝离心 15 min 后取上清液,稀释 5 倍用于检测。采用自动生化分析仪,通过速率法检测血清丙氨酸转氨酶(alanine aminotransferase,ALT)、天冬氨酸转氨酶(aspartate aminotransferase，AST)、总胆红素，按照酶联免疫吸附试验检测试剂盒操作说明书检测血清 IL-6。

4）肝脏形态观察和肝脏指数计算：采用颈椎脱臼法处死小鼠后取肝脏，用 4℃ 预冷的无菌磷酸盐缓冲液漂洗 2 次，去除其他组织后置于洁净冰面上，观察比较各组小鼠肝脏的包膜光滑度、形状特征、颜色、有无塌陷区及其大小、深度、数量、边缘整齐度。在相同背景、视野、焦距、角度、光照强度条件下摄片记录。称取肝脏质量并计算肝脏指数[6]。切取肝右叶，于 10% 多聚甲醛缓冲液内固定 72 h，用于病理学观察。剩余肝脏组织剪成小块于 −80℃ 冰箱保存，用于检测肝组织中相关蛋白质和 mRNA 表达水平。

5）肝脏病理学观察：取固定好的肝右叶标本石蜡包埋切片，行苏木精-伊红和 Masson 染色。于光学显微镜下观察、采集图像，每张切片随机取 5 个视野（物镜×10），以蓝色胶原沉积作为阳性信号，采用 Image J 1.53 图像分析软件计算胶原容积分数。造模成功定义为苏木精-伊红染色后镜下见肝小叶破坏，肝细胞水肿、坏死和炎症细胞浸润，且 Masson 染色后镜下见胶原纤维沉积、纤维间隔和假小叶形成。采用改良组织学炎症活动度（histological activity index，HAI）和 Ishak 系统评分评估肝脏炎症反应和纤维化程度。

6）免疫组织化学染色检测 α-SMA 表达：取石蜡切片脱蜡至水，高温高压修复抗原后采用过氧化氢溶液阻断内源性过氧化物酶，用山羊血清封闭后加入 α-SMA 抗体（稀释比例为 1∶150）。次日分别加山羊抗兔二抗（稀释比例为 1∶100）室温孵育 50 min，依次进行二氨基联苯胺显色、苏木精复染、分化后反蓝、梯度乙醇脱水（无水乙醇、85% 乙醇、75% 乙醇各 5 min）、透明、封固，检测 α-SMA 的表达水平。

7）蛋白质印迹法（以 β 肌动蛋白为内参照）检测 α-SMA、MMP2 和 ERK1/2 的蛋白质表达情况：取 0.1 g 肝组织，加入 1 mL 放射免疫沉淀缓冲液后进行匀浆，置于冰面上，行 10 次超声裂解细胞，4℃、12 000×g 离心 20 min，取上清液。采用二喹啉甲酸法检测蛋白质浓度，加蛋白质上样缓冲液后加热至 100℃ 变性 5 min，于 −20℃ 冰箱保存。在浓缩胶 30 min（电压 60 V）、分离胶 70 min（电压 110 V）条件下进行电泳，于 110 V 电压条件下电转膜 75 min，于 5% 脱脂奶粉溶液内封闭。加入各目的蛋白质兔源一抗（稀释比例为 1∶3 000），置于 4℃ 冰箱孵育过夜，洗膜后加入山羊抗兔二抗（稀释比例为 1∶80 000）孵育 90 min，洗膜后曝光。

8）荧光定量 PCR 检测 MMP2 和 ERK1/2mRNA 表达情况：取 0.1 g 肝组织匀浆处理为细胞悬液，加 RNA 提取液 1 mL，4℃、12 000×g 离心 10 min，取上清液；加入三氯甲烷 250 μL，混匀静置 3 min 后 12 000×g 离心，取上清液 400 μL；加异丙醇 320 μL 混匀，−20℃ 静置 15 min，12 000×g 离心获得肝组织总 RNA，弃上清液后加 75% 乙醇 1.5 mL 洗涤，12 000×g 离心 5 min；弃上清液后于超净台上吹 3 min，加无酶水 15 μL，于 55℃ 孵育 5 min，检测 RNA 浓度。取 PCR 管加入 RNA 溶液 10 μL，加相应反转录产物的反向引物共 1 μL，补去离子水至 15 μL，以 GAPDH 为内参照进行 PCR 扩增。MMP2 正向引物序列为 5'-CCAGCCAGTCTGATTTGATGC-3'，反向引物序列为 5'-TGATAACC-

TGGATGCCGTCG-3'，产物长度为 134 bp；ERK1/2 正向引物序列为 5'-CCAAGGGTTATACCAAGTCCATT-3'，反向引物序列为 5'-TCCAAGAATACCCAG-GATGTGA-3'，产物长度为 131bp；GAPDH 正向引物序列为 5'-CCTCGTCCCG-TAGACAAAATG-3'，反向引物序列为 5'-TGAGGTCAATGAAGGGGTCGT-3'，产物长度为 133 bp。每组设 3 个复孔，采用 $2^{-\triangle\triangle Ct}$ 法计算基因的相对表达量。

（3）统计学方法：应用 SPSS26.0 和 GraphPad Prism 9.0 软件进行统计学分析。呈正态分布的计量资料以 $\bar{x}\pm s$ 表示，多组间比较采用方差分析，两两比较采用 Tukey 检验；呈偏态分布的计量资料以 $M(Q1,Q3)$ 表示，组间比较采用 Dunn 检验。$P<0.05$ 为差异有统计学意义。

解析 该文"材料和方法"部分介绍了用于实验研究的实验动物的相关资料（名称、种系、数量、来源、体重等），以及实验对象分组、实验仪器和试剂选择、实验样品制备方法、观察方法与指标、统计学方法等，对文中所有的"材料和方法"交代非常清楚。其中卫矛乙醇提取物的制备、动物分组、造模、给药和观察采纳他人的方法，即参考文献[4]的方法，随机数字表法参照参考文献[5]方法，肝脏指数的计算方法参照参考文献[6]方法，这些方法可以略写甚至不写，其余实验方法在文中进行较详细的叙述。论文参考文献部分注明了出处（[4]万星，郭琼，刘向东等. 鬼箭羽醇提取物对四氯化碳诱导小鼠肝纤维化模型的作用. 中国药理学通报 2018,34(4):485—490. [5]常虎林，刘司南，苗润晨等. 黄芩苷对急性药物性肝损伤小鼠的保护机制. 中华实验外科杂志,2021,38(7):1280—1282. [6]梁玉琼，黄庆，时乐等. 黄药子总皂苷对小鼠的肝毒性及其机制. 中华中医药学刊,2020,38(10):240—244）。本例作为实验研究论文的"材料和方法"写作方式值得论文写作初学者借鉴。

（二）临床研究论著撰写的材料和方法

1. 研究对象 在医学临床研究论文中多指临床的"治疗对象""病例选择"或"病例资料"等。作者采用的临床病例说明是住院还是门诊患者，或是普查普治者。一定要详细介绍参与试验病例的总例数、性别、年龄、职业、病因、病程、主要临床症状和体征、实验分组原则和方法、实验室及其他检查的结果、临床或病理诊断依据、病例选择标准（引用者要注明出处，自定者要说明根据，以及尽可能同时介绍排除标准）、诊断及分型标准等。对于临床治疗方面的研究资料的分析，一定要着重介绍治疗的具体方法和措施，比如使用药物的剂型与剂量、用药方法与疗程，患者是否同期使用其他药物、有无解剖学证明、手术方式、方法、护理与监护的情况。对于病例摘要的撰写不必写出姓名和住院号，但就其主要内容应包括患者的主诉、现病史、重要的既往史和家族史、体格检查、实验室及其他特殊检查结果、住院经过、治疗方法和疗效等，对那些确诊有价值的阴性检查结果也要写明。

2. 研究方法 对于研究对象的分组应做到随机分配或双盲研究观察。对于用于临床研究的药物，应当标明其名称、剂量、剂型、使用方法和疗程、生产单位和出厂日期（批号）等。如为手术治疗，则要写明手术名称、手术方式、麻醉方法等资料。用于临床研究进行特殊检查或治疗的特殊实验仪器，必须注明其名称、产地、制造单位、牌号、型号与批号、操作的具体方法。此外,注意说明疗效观察项目和疗效评定标准(如痊愈、显效、好转、无效、死亡)。

3. 统计学处理方法 描述要求与前述"实验研究论文需写明的材料和方法"内容相同。

范例 甘海胃康胶囊治疗功能性消化不良的前瞻性随机、双盲、安慰剂对照临床研究[中华消化杂志,2022,42(8):557—564]。

【对象与方法】

(1) 研究对象:本研究为多中心的前瞻性、随机、双盲、安慰剂平行对照、优效性设计,属于中药上市后再评价研究(药品再注册批件号 2015R001769)。于 2018 年 3 月至 2020年 4 月,从海军军医大学第一附属医院(上海长海医院;组长单位)、黑龙江省中医院、天津市中医药研究院附属医院、山东大学齐鲁医院、浙江大学附属第一医院、首都医科大学附属北京中医医院、中南大学湘雅三医院 7 个三级甲等医院中选择以消化不良症状就诊的门诊患者。本研究通过 7 个参与中心的医院伦理委员会的审核批准(组长单位伦理批件号 CHEC2018 - 005),所有入选患者均自愿参加并于被筛选前签署知情同意书。

纳入标准:①符合 FD 罗马Ⅳ诊断标准,即具有上腹痛、上腹部烧灼感、餐后饱胀不适、早饱感中一项或多项临床症状[1];②年龄为 18～65 周岁,性别不限,门诊患者;③入组前 3 个月内曾行胃镜检查,诊断为慢性非萎缩性胃炎(浅表性胃炎),排除上消化道器质性疾病,如食管癌、胃癌、反流性食管炎、消化性溃疡等;④入组前 3 个月内经超声或计算机断层扫描检查排除了肝胆胰疾病;⑤入组前 3 个月内行幽门螺杆菌检测,如果近 3个月内曾行幽门螺杆菌根除治疗,则入组前 1 个月内需行幽门螺杆菌检测。

排除标准:①有腹部手术史;②入组前 1 周内使用过中和胃酸的药物、抗幽门螺杆菌药物或影响胃肠动力、胃酸分泌的药物;③患有慢性胆囊炎、胆囊结石;④怀疑或明确有药物、酒精滥用史;⑤患有糖尿病、癫痫,或有认知、语言障碍;⑥采用针灸或气功等其他非药物治疗;⑦有甲状腺疾病、系统性硬化、系统性红斑狼疮等自身免疫病史;⑧有严重心理障碍,即医院焦虑抑郁量表评分≥8 分;⑨妊娠期、哺乳期或正计划妊娠;⑩对甘海胃康胶囊及其组成成分过敏;⑪根据研究者判断,具有降低入组的可能性或易造成失访;⑫肝功能指标丙氨酸转氨酶(alanine aminotransferase,ALT)、天冬氨酸转氨酶(aspartate aminotransferase,AST)水平高于正常参考值上限的 1.5 倍,总胆红素水平高于正常参考值上限的 1.5 倍,血清肌酐水平高于正常参考值上限;⑬有心律失常或异常 Q 波、QT间期延长等异常心电图表现;⑭近 3 个月内参加过其他临床试验;⑮研究者认为不适合入组的其他情况。

(2) 研究方法如下。

样本量计算:试验组与对照组样本比为 1∶1,以主要症状(上腹痛、上腹部烧灼感、餐后饱胀不适、早饱感)改善率作为主要结局。安慰剂对慢性胃炎的治疗效应为 30%～60%[11-12],前期研究表明,甘海胃康胶囊治疗慢性胃炎的总有效率为 80%～90%[9-10]。因此,预估甘海胃康胶囊治疗慢性胃炎患者的主要症状改善率为 80%,安慰剂对慢性胃患者的主要症状改善率为 55%，以 δ=0.07 为优效界值，检验水准 α=0.05，单侧检验效能取 90%，即 β=0.10，采用样本估算软件 PASS11.0 进行样本量估算，每组最小样本量为 129 例，考虑到 20% 的脱落或失访病例，扩大样本量为每组 162 例，两组共 324 例。

随机方法：将 324 例 FD 患者随机分为甘海胃康组（163 例）和安慰剂组（161 例）。由统计学专业人员应用 SAS 9.1.3 软件在计算机上模拟产生随机分配编码，将随机编号分段发放至各研究中心，并配备相应的治疗药盒，研究者按受试者就诊先后顺序，选用序号相同的药盒进行治疗。

设盲与揭盲：采用两级盲法设计，第 1 级设盲为各序号所对应的组别，如 A、B 组；第 2 级设盲为各组所对应的处理，如试验组干预措施、对照组干预措施。随机编码表由统计单位建立，两级盲底分别单独密封，各一式二份，分别存放于组长单位和申办者处。采用 2 次揭盲方法，当病例报告表（包括病例序号、基本信息、疗效评价、实验室检查结果等）全部录入 EpiData 3.1 数据库，并经质疑、核查、盲态审核后，锁定数据，由保存盲底的工作人员进行第 1 次揭盲，即明确 A、B 组，交由生物统计学专业人员输入计算机，与 EpiData 3.1 数据库文件进行连接后进行统计学分析。统计学分析结束后进行第 2 次揭盲，即明确接受试验组或对照组干预措施。

用药方法：甘海胃康组患者给予甘海胃康胶囊（国药准字 Z20025708，陕西东科制药有限责任公司，生产批号 170402，有效期 24 个月，0.4g/粒），安慰剂组患者给予甘海胃康胶囊模拟剂（陕西东科制药有限责任公司，生产批号 170402，有效期 24 个月，0.4g/粒），与甘海胃康胶囊外观、口感、气味基本一致，但不含任何有效成分，两组患者均餐前口服，6 粒/次，3 次/d，疗程均为 4 周。试验药和模拟药均统一外包装，每个包装均需粘贴带有药物编号的标签，标签内容有国药准字批件号、药物编号、药物名称、适应证、规格、用法、用量、贮藏方法、生产批号、有效期、药物供应单位，并标明"仅供临床研究使用"字样。研究者在研究结束后将剩余药物及其外包装统一收回。

合并用药管理：研究期间患者不得使用方案规定范围之外、影响疗效评价的药物，包括抗酸剂、H2 受体拮抗剂、质子泵抑制剂、胃动力药、抗抑郁药、抗焦虑药、钙通道阻滞剂、β 受体阻滞剂、胆碱酯酶抑制药、抗惊厥药、阿片样物质、5-羟色胺 4 受体激动剂、多巴胺 D2 受体拮抗剂、非甾体抗炎药和大环内酯类抗生素等化学合成药，健胃消食片、脾胃舒丸、六味安消胶囊等中药制剂，以及其他药品说明书明确载明能够改善消化不良症状的各类药物。研究开始前应详细记录纳入患者已有的合并疾病或症状，需继续服用或加用的药品或其他疗法，须在病例报告表中记录药品通用名、用量、使用原因、使用次数和时间等。

观察指标和疗效评价：由患者根据 FD 罗马Ⅳ标准自行评价 FD 症状，以日记卡形式每日记录最主要的 4 个症状（上腹痛、上腹部烧灼感、餐后饱胀不适、早饱感）的程度和发生频率。患者于每次门诊随访时提交记载完毕的旧日记卡，获取新日记卡。根据主要疗效指标和次要疗效指标评价疗效。①主要疗效指标：临床总有效率。根据临床疗效判定标准计算各组用药 4 周后临床总有效率：完全缓解指症状消失；显效指症状改善率＞

75％；有效指症状改善率为 50％～75％；无效指症状改善率＜50％或症状加重。临床总有效率(％)＝(完全缓解例数＋显效例数＋有效例数)/总病例数×100％。②次要疗效指标：主要症状和单项症状治疗前后评分差值，以及主要症状和单项症状改善率。根据患者 4 个主要症状(上腹痛、上腹部烧灼感、餐后饱胀不适、早饱感)中每个症状的严重程度和发生频率，按照 Likert 5 级量表评定。症状严重程度评定(0～4 分)：0 分为无症状；1 分为轻度，需注意腹部才可感觉到有症状；2 分为中度，虽然有症状，但不影响日常工作和生活；3 分为重度，症状明显且影响日常工作和生活；4 分为极重度，症状非常严重，不能正常工作，严重影响日常生活。症状发生频度评定(0～4 分)：0 分为无症状；1 分为轻度，症状发作频率为 1～3 次/周；2 分为中度，症状发作频率为 4～6 次/周；3 分为重度，症状发作频率为 1 次/d；4 分为极重度，症状发作频率＞1 次/d。症状评分＝症状严重程度评分＋症状发生频度评分。症状改善率(％)＝(治疗前评分总和－治疗后评分总和)/治疗前评分总和×100％。

安全性评价：筛选期和治疗结束后对纳入患者进行常规体格检查、实验室检查和生命体征检查(包括血压、心率等)。相关检查指标包括血常规(血红蛋白、红细胞计数、白细胞计数、血小板计数、嗜酸性粒细胞计数)，尿常规(尿蛋白、红细胞、葡萄糖、白细胞)，肝肾功能相关指标(ALT、AST、总胆红素、γ-谷氨酰转肽酶、碱性磷酸酶、血清肌酐、尿素氮)，空腹血糖和心电图。

(3) 统计学方法：应用 SAS 9.1.3 软件进行统计学分析。呈正态分布的计量资料以 $\bar{x}\pm s$ 表示，组间比较采用独立样本 t 检验，组内比较采用配对 t 检验；呈偏态分布的计量资料以 $M(Q1,Q3)$ 表示，组间比较采用 Wilcoxon 秩和检验，组内比较采用 Wilcoxon 符号秩检验。计数资料以例数和百分数表示，组间比较采用卡方检验。$P＜0.05$ 为差异有统计学意义。

解析 该文"对象与方法"部分介绍了临床研究的设计方法以及临床病例相关资料(对象选取方法、纳入标准和排除标准、样本量估计、随机分组方法、设盲与揭盲、用药方法、合并用药管理等)，以及疗效观察项目和疗效评价指标、统计学方法等，对"材料和方法"交代全面具体。本例作为临床研究论文的"对象与方法"写作方式是较为完整合格的临床研究论文的写作范例。

(三) 其他注意事项

(1) "材料和方法"的写作要求文字简短、语句通顺，使读者阅后有一清晰而完整的印象，并且可以照此进行重复性实验。

(2) "材料和方法"标题对于实验研究论文通常直接采用"材料和方法"描述，而对临床研究论文可采用"对象和方法""病例和方法""临床资料""一般资料""资料来源""病例报告"等方式表述。

(3) 在介绍研究方法时，若为公认通用的方法，并已在权威期刊上发表，通常以引用参考文献的方式，注明出处即可；但如果使用几种互替的通常方法，则不仅要引用文献，而且还应对方法加以扼要地说明。特别是对于一些新的方法，应该提供足够的细节，以使他人能够重复这些实验。

（4）统计学处理方法不能笼统用"统计学分析"一言简略交代，应详细介绍具体的方法，包括采用何种统计分析检验（如应用"t 检验"或"χ^2 检验"等）、统计学的评价强度，并针对所获数据的特点加以描述。此外，对于用于统计学的计算软件名称也应一同介绍。

（5）注意对试剂、药物等要采用国际通用名书写，少用代号，不用商品名，以便他人学习或进行重复实验的验证性工作等。

（6）实验动物应说明是否遵守国家关于爱护和使用实验动物的准则。

七、结果的撰写

医学论文的"结果"是一篇论文的核心和重要部分，结果的内容包括观察到的现象、测定的数据、导出的公式、拍摄的图像及效果有无差异等，结果的撰写就是将观察研究所得的资料和数据用文字和图、表形式表达出来。它既是作者对自己原先设计的目的或所提出问题的直接回答，也是下文逻辑推理、深入讨论的依据。因此结果部分实际上反映了论文的水平的高低和应用价值，所以，写好结果部分显得尤为重要。结果部分的标题，也可根据不同论文的特点采用"实验结果""临床疗效""手术结果"等不同写法，有的医学论文将实验方法与结果连在一起撰写，临床医学论文中也可将疗效标准、治疗结果和并发症写在结果内，能使论文更加严谨，以更确切地反映其实际内容。作者要写好论文的结果部分，必须注意写作规范，正确使用结果表达方式，同时，全面掌握材料，仔细分析材料，进行严谨的统计学处理，如实反映观察研究所得的结果，文字表达要注意逻辑，突出重点，这样才能充分反映观察研究所得的成果，体现论文的应有价值与水平。

（一）正确使用结果的表达形式

医学研究结果表达方式既可采用文字，也可采取表和图的形式加以说明。表和图也是表达结果的重要手段，其目的是把获得的数据和资料表达得更清楚、更形象，同时又可达到节省笔墨，减少篇幅的目的。表和图的插入说明可以作为文字叙述的必要补充，以减少使用烦琐的文字表述，并能表达或许难以用文字叙述的材料，让读者更为直观易懂、一目了然。因此，采纳的表和图也要精心地设计、绘制准确、应用适当，但是必须避免对同一数据资料采用文字和图表进行重复说明。

1. 文字的表达　对于论文研究结果的内容，凡能用文字描述的问题，尽量不采用表格和图形表示。例如，只是几个检测数据，应用简短文字就能说明，最适合用文字进行阐述。文字阐述要用观察到的事实、统计分析结果和科学术语予以表达，力求简洁、准确和清晰。文字阐述的符号采用通用的语言，正确表达。缩略语可减少文中的字数，如若在文中出现频率少于 3 处时，应尽量用全词而不采用缩略语；如果非用缩略语不可，在文内首次出现时应在其后括号内注入全词或其外文专业术语。虽然图表显示也具有"自明性"，即其本身提供的信息就能够说明所表达的问题，但采用一定的文字表达则仍有必要，注意"结果"不要重复图表已经表达的全部数据，仅需要进一步强调或概括论文结果的主要发现即可。

范例　多形性胶质母细胞瘤患者自噬相关长链非编码 RNA 预后模型的构建［中华实验外科杂志,2022,39(01)：174—174］。

【结果】

(1) 差异分析得到 90 个 ATLs,单因素 Cox 回归得到 12 个具备预后价值的 ATLs,多因素 Cox 回归纳入 6 个 ATLs 构建模型。Coef 分别为：淋巴细胞白细胞缺失基因 1 (deleted in lymphocytic leukemia 1, DLEU1),−0.602;基因间长链非编码 RNA460 (long intergenic non-protein coding RNA 460,LINC00460),0.131;基因间长链非编码 RNA1018(long intergenic non-protein coding RNA 460,LINC00460),0.131;基因间长链非编码 RNA1018(long intergenic non-protein coding RNA 1018,LINC01018),0.607;PRKCQ 反义 RNA1(PRKCQ antisense RNA1,PRKCQ-AS1),−0.363;RFPL3 反义 RNA(RFPL3 antisense,RFPL3S),−0.571;SLC6A1 反义 RNA1(SLC6A1 antisense RNA1,SLC6A1-AS1),−0.595。

(2) 在 TCGA 与 CGGA_325 队列中,高风险组生存率显著低于低风险组($\chi^2 =15.60, P < 0.001$)。单多因素独立预后分析显示,年龄与风险值是 GBM 的独立预后因素,ROC 曲线下面积分别为：年龄与风险值是 GBM 的独立预后因素,ROC 曲线下面积分别为：年龄,0.634;风险值,0.708。风险值的 1、2、3 年生存预测能力的 ROC 曲线下面积分别为 0.708、0.750、0.740。上述结果在 CGGA_325 队列中同样得到验证。

解析　该篇文章"结果"部分全部采用文字表达,没有使用表、图,段落层次分明,表达内容清楚。当然,采用何种表达方式,要依据具体情况而定,当结果内容较多,采用文字不易说明时,则采用表、图较为适宜。

2. 表格的表达　表格是最简明的、规范化的科学语言,能使大量数据或问题系列化、容易进行对比,较采用文字表达更为简洁。表格是记录数据或事物分类等的一种有效表达方式,具有简洁、清晰、准确的特点,同时逻辑性和对比性较强。文中列表,是为了将统计资料简明准确地表达出来,也使读者容易了解。使用表格时应当注意以下事项。

(1) 表格使用要少而精,凡能用少量文字交代清楚的内容不用表格表达。如果表中数字不多,能在文中叙述清楚,就不必列表。

(2) 表格设计要求简明扼要、重点突出、内容精练,使之栏目清楚,数字准确,科学性强,有自明性。表格内容主要以数字为主,文字从简。表内的数字必须与正文中的参数相符。

(3) 表格目前有三种形式,即"三横线式""干字式(实际上是'王'字式)"和"多竖线式"。目前多采用三横线式表,不用任何竖线,取消端线及斜线,通常一个表只有 3 条线,即顶线、底线和栏目线,"三线表"由此而得名。其中顶线和底线为粗线,栏目线为细线,必要时可加辅助线。三横线式表的表达要求如下。

1) 表序和表题：表序即表格的序号。表题即表格的名称,应准确得体(能确切反映表格的特定内容),应简短精练。

2) 项目栏：指表格顶线与栏目线之间的部分,栏目是该栏的名称,反映了表格中该栏信息的特征或属性。

3）表头和表身：三横线式表上方两条横线形成横格为表头，表内底线以上、栏目线以下的部分叫作表身，是表格的主体。表身内的数字一般不带单位，百分数也不带百分号，均归并在栏目中。表身中不应有空项，如确系无数字的栏，应区别情况对待，在表注中简要说明，未取得数据的项目要以"…"表示，不能轻易写"0"或画"-"线等填空，因"-"可代表阴性反应，"0"代表实测结果为零。

4）表注：必要时，应将表中的符号、标记、代码，以及需要说明的事项，以最简练的文字，作为表注附注于表下或横排于表题下。表格中如果使用非标准的缩略词，应在表格底部写明标注。当必须以文字说明时，备注项可用符号"∗、△"等表示，于表下表注说明；p 值也可采用"∗、∗∗、△、△△"标示。对于说明性资料应放在表注内而不可置于标目之中。

5）其他：表中左侧是主语所在位置，右侧是谓语所在位置。表格中同类数据多采用竖排。每栏的数字计量单位要一致。上、下每行数字的位数统一对齐。同一表中的小数位数要统一，小数点后有效数值为 0 时也要写出"0"。例数小于 10 时不必计算百分比。纵横格内的合计数字要横竖相符。统计学处理结果可在表中列出。

（4）表中栏目合理设置，不应设置栏目过繁，栏目的划分和层次宜简明，次要的内容宜省略。项目之末不使用标点、符号。

（5）表题书写要求简化，字数一般不可超过 15 个字。表题列于表的上面。全文只有一个表时也可写成"附表"的式样；有两个及以上表时，在表题前依文中叙述先后排列采用阿拉伯数字编写表序列号，如表 1、表 2、……。

（6）标目中若有单位名称（如％、mg、kg、g/L、mmol/L、kPa 等），应加上圆括号，一并集中写在标目之后。

3. 插图的表达　用于表达结果内容的插图有线图、条图、点图、柱图、坐标图、描记图、实验或实物检查照片等，文稿常用插图一般有两种，一是线条图（包括坐标图），二是照片图。插图是一种更具形象化的表达方式，产生图文并茂的效果，能够较直观地表达研究方法和结果的内容，显示变化的特殊性、规律性、可对比性；用图表述研究结果还是压缩素材的一个好办法。某些有明显变化趋势的数据，若采用曲线图表达要比用表格更加合适。插图的制作要求如下。

（1）线条图要求：线条图多用于说明解剖部位、操作方法、器械构造、实验结果等。线条图常用尺寸为 127 mm×173 mm，不宜大于 203 mm×254 mm。构图必须主题明确真实，重点突出、准确，线条清晰均匀，并用黑墨在绘图纸、白纸或坐标纸上精确绘制。图面应比预计印出的放大一倍。坐标图的比例要精确，点、线要分明；纵、横坐标宜画细线，图中的画线略粗；坐标上应有标尺指示线（也称刻度线）和标尺指示数值，刻度线宜稀不宜密，其刻度大多主张朝外；坐标应有标目，标明数值的量（用斜体）与单位，尽量采用量与单位的比值表示，如 λ/nm、t/min；纵、横坐标内不用留下过多空白，尽量将图例排列在图内。插图主题的要求必须鲜明、真实、突出重点、线条美观、黑白分明、影像清晰。另外须注意图面标识清晰、匀整、大小适合,所有的文字、字符,数码或符号均要容易辨认,必要时还应另附文字说明并向编辑交代清楚。仪器、器械的示意图或设计图纸等需注明大小尺寸、长度单位。

(2)照片图要求:照片图常用于显示体形特征、大体标本、显微镜下组织切片照相、X线照相、CT照相和B型超声影像等。照片图大小要一致,以9 cm×7 cm左右较合适。选用的照片一定要图像清晰、层次分明、对比鲜明,背景以有利于衬托主体为宜。如只需要显示人体某一局部时,应采用近距离摄影;注意如果使用患者器官或人体照片应征得同意,或隐去面部图像。用以说明治疗前后效果比较的照片,先后的拍摄环境和技术条件要一致,不易看懂之处可使用箭头标示或附简单线条图说明。标本照片应在图内放置标记尺度。采用显微镜或电镜下组织切片图要选准所需要显示的部分,注明染色方法和放大倍数。对于原始的临床记录图片,如X线照片、CT与MRI扫描、B型超声影像、心电图、脑电图等,制作时亦应着重显示所需要的部位,不必将原图片全部印出。如照片图上需以箭头、外文字母或文字说明时,不要直接标注在画面上,可另用透明纸附于表面,将箭头、外文字母或文字标注在透明纸上,图内注字要求贴印刷字,不用手写。图内如注字太多、太挤,可予编号,在图下另加说明。照片图将示样剪贴于文稿相应的插图处;贴在正文中所占3行稿纸的长方框图中,注意留出和标出其相应的位置和图注图释。为避免折损,照片也可不必贴在稿纸上,可放在较硬的纸袋内。照片背面注明图的序号、上下左右位置、染色方法、放大比例和作者姓名,以防丢失、混淆或贴错顺序与方向。X线原片和组织切片一般不必随文稿寄出,必要时由编辑部另行索寄。

(3)插图注释:引言的标准格式图的设计要具有自明性,即只看图题、图例,不阅读正文就可理解图意。图题要简明,一般少于15字,字数宜少不宜多,如果文字太少而不便说明,方可增加图释进行进一步阐述,图注和图释要置于插图空位的下方。用阿拉伯数字标出图序,全文仅一图时,其图序也可写成"附图"的式样。插图说明也可书写或打印在另外的稿纸上,并分别注明与正文相同的插图序号。各种图的背面或旁边应注明文题及图号。图的说明应按顺序另纸写出,并应简明扼要,与文稿内容一致。

(二)全面掌握和细致分析所获材料

通常将研究所得到的原始资料或数据,进行分析归纳和统计学处理,通过分组将原始数据重新排列,制作频数表,并算出均数或百分率、标准误或标准差等相关数据,参数小数点后数值的取舍遵循原定有效数字的位数,按照数字修约规则加以处理,以获得原始数据的信息,并根据不同数据选用不同的显著性检验方法,计算各组与组间的差异有无显著性意义。根据结果进行分析讨论时,虽然主要采用与作者论点紧密相关的部分,但是对于观察或实验结果作统计时,一是不能主观随意,凡初期纳入计划的都应算作例数,而不能将无结果的标本或病例从总数中任意取消,即使得出与原来提出的假设论点相反的结果,也应如实列出,因为这些结果可能对其他研究者有参考借鉴价值;二是要注意实验次数或观察例数是否足够,有无可比性,与方法中的数目是否一致等。全面掌握材料(包括资料和数据),就要求作者对所有材料仔细进行收集和复查,努力做到既不让有价值的材料丢失，又要考证材料的可靠性；使可靠的材料得以充分应用，将不可靠或不符合科学性要求的材料删除，做到去伪求真。但只要是真实的材料，不可任意舍弃。不论结果是阳性还是阴性，肯定还是否定，成功还是失败，符合还是不符合预期效果，都应该如实地反映。特别是当自己的结果与文献上报道不一致时，切不可"以偏概全""报喜不报忧"。当然，要做到如实反映不同见解，不仅需要胆识，而且更需要花费大量精力仔细地考证、分析自己资料的科学性和可靠性。科学总是要通过实践→认识→再实践→再认识中得以发展。然后根据研究的目的，对材料进行分析，可以从一般到特殊，也可以从特殊到一般，但要注意把重点放在与论文密切相关的材料分析上，以便使结果达到尽可能明确的目的。一般的材料是反映总体概况，特殊部分材料是涉及论文核心部分；一般材料是为衬托特殊材料，如表现特殊材料的获得是在何种条件下取得的，所以只要能说明这一点，其余部分可尽量省略。如产科论文，一般资料多包括年龄、孕产次、生产方式、新生儿情况、"取样"的时间、有关既往史等情况，常常不必用大量篇幅，只要精炼说明问题即可。而特殊的资料，则常常要列出可能影响结果的种种情况，如某种胎心监护结果，应列出何时监护、监护至新生儿娩出时间；围产儿结果应包括胎儿窘迫、胎心率变化、羊水性状；新生儿 Apgar 评分（1 分钟和 5 分钟），新生儿病率等，否则使人无法判断结果的可靠性，或使结果停留在重复既往研究的水平上。分析的过程是运用自己所有知识和智慧对资料反复推敲，全面衡量的过程。前瞻性研究设计比较严格，变异因素比较单纯，故分析比较容易些。而回顾性研究，则影响因素复杂，常常要花费很大的精力进行分析。对初看可得出的结论，一定要深入分析，看看是否无懈可击并探讨发掘其内在规律性。对初看得不出结论的材料更需要有耐心，不怕多次返工，复审材料，从不同角度去分析研究。遇到统计学问题，要虚心向熟悉统计学的专家求教，多可受益匪浅。当得出结论后，常常还需再复核结果是否可靠、合理和有价值，并且需要与国内、外同类研究结果进行对比，看看基本结论有何异同，是否有新的内容、新的发现。如有不符，常常要重新审、查材料的可靠性，将自己的材料与国内、外的材料进行仔细比较，检查差异的原因何在。只有经过仔细分析，才能使结论合理，论点鲜明，立据可靠。在论文结果部分书写时，应注意避免出现下列情况：对资料和数据缺乏仔细分析和思考，以至于有的资料与主题不符；有的资料数据未得到真实反映；有的结果分析含混不清，不能确切地说明问题，甚至自相矛盾；有的统计上出差错，使结论难以立足；有的统计学上虽有意义，但由于立项不严格，使数据显得不可信；有的结果仅仅停留于低水平的重复，无任何新意，对研究与临床工作无指导意义。如果每项研究、每个临床经验总结，都能充分掌握材料、仔细分析，这样不仅写作结果部分容易得多，而且写讨论部分时也能够水到渠成。

（三）注意逻辑，突出重点，避免夹杂讨论

1. **逻辑清楚**　结果部分是一篇论文的论据，所以在资料和数据的编排使用上，要注意前后次序，层次分明，使之符合论文的思维逻辑，层层推进，前后照应，主次分清，因果关系明确，使读者易于明白。

2. **突出重点**　要主次分明，详略得宜，在有限的篇幅中把重要结果写清。这首先要将与主题无关的资料加以删除,然后再将一般资料或众所周知的内容加以精简、浓缩。这样使与本课题密切相关的材料,特别是本研究的新发现、新结论得以充分表达,避免了罗列材料,主次不分,被一般资料掩盖了重点与核心。结果一般用文字表达,有的可用图、表,有的图、表和文字兼用,但应以文字为主。决定采用何种方式,视具体情况而定,主要根据哪种方法更容易说清楚问题,更节省篇幅而定。

3. 避免夹杂讨论　结果是以资料、数据来表达,但在此基础上形成适当结论并做简要的说明。例如:"两组比较经统计学处理,观察组的疗效明显优于对照组,尤其治愈率较对照组高出 30%,达到 80%,是相当突出的效果"之类,但在原则上,结果部分不要展开讨论。以免与"讨论"部分相混同或重复。

八、讨论的撰写

医学论文的讨论部分是论文最重要的组成部分,也是最精彩而最难写的部分。讨论是讲"为什么"的,是揭示事物(现象或结果)本质的,是从感性认识到理性认识的升华,是对论文结果的逻辑延伸。讨论部分是对研究结果进行理论分析、对比、阐述、推论和预测,以事实为依据,抓住重点,分别按其层次展开。通过论文的讨论找出事物的客观规律,了解全部研究工作的最终结果和结论,掌握实施该项研究的意义所在,明确仍然存在的问题和今后需要进行研究的目标。

(一) 讨论的内容
讨论的内容应突出重点,不必面面俱到。通常论文讨论的内容包括下列几个方面。

(1) 讨论与此项研究相关的原理和概念。

(2) 阐述与此项研究相关问题的国内、外研究进展情况。对比本研究资料的独特之处,其结果和结论与国内外先进水平比较居何地位;比较结果和结论在先进性或创新性方面的水平和地位。必要时可以引证以前其他作者或领域研究的成果,以说明和支持本研究的观点和结果。然而,对那些无把握的问题则不宜进行草率结论。

(3) 评述此项研究结果。对实验结果、临床统计或调查结果的正确性和实验条件的可靠性实施评估,比较与他人以往研究结果的异同,为说明其因果关系,在理论上要进行实验结果的各种资料、数据、现象的综合分析。明确地指出实验结果(阳性或阴性)、结论的理论意义,对实践的指导作用与应用价值(经济效益、社会效益)等。

(4) 叙述研究过程中遇到的问题。发生的错误和值得吸取的教训;结果同预想不一致的原因;有待解决的问题及其解决的方法,如今后的研究方向、改进方法以及工作的设想和建议等;此外还需要将此工作进一步进行的必要性向读者加以说明。

(二) 讨论要求和技巧
讨论要摆事实,讲道理,分析对比,引经据典,表明观点,提出见解,探讨未知,使讨论言之有物、论据充分、做出结论、给人启示。在论文讨论中注意下列要求和技巧。

(1) 采取科学的理论进行探讨,使用科学理论阐述自己的观点。在探讨性论述中,提倡应用或提出有科学根据的新假说，但在陈述中一定要把握好分寸，切不可推理过远，或以假设证明假设、以未知证明未知，不能把未经实践证明的假说当作已被证明的科学理论。不同看法可以提出，但不能草率做出结论。

（2）讨论的结果客观、真实、准确。与国内外同类研究进行比较，突出本研究的创新与先进之处，实事求是提出作者的观点和见解。从实验和观察的结果出发，从理论上对掌握的各种资料、数据和观察到的现象等进行归纳、总结、分析、提高，着重讨论新发现、新发明和新获得的启示。归纳分析问题需以实验结果或临床资料为依据，但又不要过多地重复结果部分详述过的数据或其他资料。如果实验研究中有不足之处，要加以说明，不能隐瞒真相，报喜不报忧；实验结果与文献报道有出入时，要分析原因，解释其因果关系。在解释因果关系时，应说明偶然性与必然性。倘若发现异常现象又不能做出决断时，可以留待其他人在今后的研究中进一步探讨解决。

（3）讨论要求符合逻辑、用词合理。在提出新观点、新理论时，一定要讲真话、讲清楚，要使读者读得懂、容易接受。在论述新见解时，用词准确，避免推想过远、扩大结论或超出事实。只有论文的逻辑性强，才能发现新的独特见解。表达观点要明确，表明自己肯定什么或反对什么，并充分说明理由，不能模棱两可，似是而非。不要回避与自己看法不相一致的理论观点或自身的缺点，必要时还应当列出这些不相一致的观点和理论；并在比较中突出自我，敢于异议，但在否定他人的论点时，必须有充分而有力的论据和严密而可信的推理。在评价研究结果时，要中肯、恰当，不可言过其实；未经充分检索不要轻易应用"首例""首创"或"首次发现"等用词定论，即便是在创作者也应当谦虚谨慎。

范例 卫矛醇提取物对小鼠肝纤维化的预防作用及其机制的初步探讨［中国消化杂志，2022，42（3）：188—197］

【讨论】

卫矛主要成分为豆甾-4烯-3酮、卫矛醇、β-谷甾醇、槲皮素等，含有近30种人体必需微量元素（钴、铬、硒、锰、锌等），常用于治疗2型糖尿病、肾小球肾炎、类风湿关节炎等；民间常用其预防和治疗生漆过敏性皮炎，有研究发现服用卫矛水提取物治愈生漆过敏性皮炎后，多年内再次接触同样过敏原不会发生过敏性皮炎。现代药理学研究证实，卫矛具有降血糖、降血脂、抗炎、抗氧化、抗肿瘤等多种活性作用。本课题组曾研究发现，鬼箭羽醇提取物及其活性成分β-谷甾醇、槲皮素等可减轻四氯化碳导致的小鼠肝损伤，有效抑制肝纤维化进展。

本研究对EAW与EAT的抗肝纤维化作用进行了对比研究，结果显示，EAW和EAT均能缓解四氯化碳导致的小鼠肝脏指数、肝功能指标（如ALT、AST等）增高的现象，减轻肝损伤、肝脏炎症反应、胶原纤维沉积，下调肝组织α-SMA蛋白质表达且存在剂量依赖趋势。这提示EAW和EAT均能减轻四氯化碳导致的小鼠肝损伤，有效阻止四氯化碳的致肝纤维化作用。本研究结果还显示，EAW和EAT能缓解四氯化碳致小鼠血清IL-6水平增高的现象，降低MMP2和ERK1/2的蛋白质表达且存在剂量依赖趋势。

肝纤维化的重要病理基础是细胞外基质合成与沉积,肝星状细胞分泌的 MMP 对细胞外基质合成与降解有调节作用,而肝纤维化发生后 MMP2 合成开始增加。本研究中 EAW 和 EAT 可降低 MMP2 表达,可能是 EAW 和 EAT 抑制肝星状细胞活化而减少其分泌 MMP2 所致。ERK1/2 是丝裂原活化蛋白激酶/ERK 通路的 2 个重要成员,能传递丝裂原信号,其信号转导通路由转化生长因子、激素等受体,以及丝裂原活化蛋白激酶通路蛋白分子链构成。ERK1/2 可通过磷酸化反应调节多种转录因子如核因子-κB 等的活性,进一步介导转录因子激活蛋白- 1 家族成员 *c-Jun* 和 *c-fos* 等基因的转录活化。因此,ERK1/2 通过磷酸化反应参与细胞骨架构建、细胞形态维持、细胞凋亡等生物学反应,其表达增加与器官急性损伤、组织炎症、肝纤维化、肺纤维化等密切相关,且在其中发挥介导和放大作用。还有研究表明,在肝硬化的肝组织中 ERK1/2 表达阳性率升高,但经治疗后这些变化可明显缓解。ERK1/2 在肝纤维化组织和肝星状细胞中高表达,其表达水平与肝纤维化程度呈正相关。肝星状细胞内 ERK1/2 活化促进胶原合成,上调 MMP - 2 表达。因此,肝纤维化发生时,一定伴有 ERK1/2 结合 IL - 6、*c-Jun*、*c-fos* 并介导其转录活化,从而激活细胞周期蛋白 D/E 表达,促进肝星状细胞增殖,加速肝纤维化形成。本研究结果显示,EAW、EAT 可明显降低 ERK1/2 和 MMP2 表达,提示 EAW 和 EAT 抗肝纤维化的机制可能是卫矛不同成分分别作用于不同环节并抑制 ERK1/2、IL - 6 表达,从而影响 Ras/ERK-MMP2 信号通路。

肝形态学结果显示 EAW 在抗肝纤维化胶原沉积作用方面优于 EAT;但血清 ALT、AST、IL - 6,以及 MMP2、ERK1/2 表达水平的检测结果显示,EAT 的作用效果优于 EAW。这说明卫矛有效成分与机制的复杂性尚需细胞学基础研究,这是本课题组未来探索的重点。在临床现有抗肝纤维化方法有限的情况下,本研究结果提示了卫矛的良好应用前景,临床在进行抗肝损伤治疗早期时使用 EAT 的效果可能优于 EAW,而在后期抗肝纤维化胶原沉积阶段使用 EAW 的效果可能优于 EAT。

解析 本篇文章"讨论"部分开头开门见山地用简洁的语言阐述卫矛的主要成分及卫矛在民间和临床上治疗的疾病以及最近的药理学研究进展,结合课题组前期研究中关于 β-谷甾醇、槲皮素对小鼠肝损伤的治疗效果,引出本课题为什么利用卫矛开展小鼠肝损伤研究。紧接着本文对主要研究结果进行概括性说明,提出"减轻四氯化碳导致的小鼠肝损伤,有效阻止四氯化碳的致肝纤维化作用",随后作者进一步说明本研究还取得的其他研究结果,如"缓解 IL - 6 水平增高,降低细胞外基质 MMP2 和信号通路蛋白 ERK1/2 蛋白",为后面的进一步论述做了铺垫。接着论文分析了产生肝纤维化发生的病理基础,针对实验结果从对细胞外基质和 ERK1/2 信号通路阐明药物发挥作用的可能机理。最后作者卫矛两种提取物的药学进行了分析,阐明了卫矛药物有效成分研究的复杂性,为后续研究指明了方向。而且进一步说明两种提取物在早期肝损伤和后期肝纤维化治疗方面具有不同优势。本文讨论是以作者的研究结果为基础,从理论上进一步对其分析、推论,得出本研究比较独特的结果,讨论中从论文的研究结果出发,紧扣主题,以突出讨论重点。从本篇讨论中足见作者对于研究结论用词严谨,整篇行文语言简练,文笔流畅，叙述清晰，结论准确，重点突出，主题明确。本篇论文讨论的写作风格值得借鉴。

（三）注意事项

（1）围绕研究结果阐明学术观点，突出主题，着重新的和重要发现或阳性结果，新论点、新启示，切勿冗长，面面俱到，甚至离题。

（2）在讨论中引经据典或引用必要的文献作为结论的论据时，摘抄的文献内容尽量节略，绝不可过多地重复他人研究的内容和意见，把讨论写成文献综述。引用他人文献数据、论据及学术观点时必须准确无误，不应断章取义或以偏概全。引用他人资料一定要标明出处。

（3）讨论中避免重复叙述结果中已详细描述过的数据和资料，也不要重复引言内容。讨论时不能只罗列现象不加分析，或不恰当地夸大结论。

（4）段落要分明，不要出现结构混乱，将应放在方法或结果段中的对照组、诊断标准、分型分级标准等内容搬到讨论中叙述。

（5）分层次讨论问题，使叙述内容条理清晰、重点突出。如讨论的问题有几个方面，可按结果栏目中的顺序分段撰写，其次序可以按照时间、因果、重要性、复杂性、相似与相反比对等方面来考虑。每个问题可列出标题，标出序号。每段应集中围绕一个观点进行讨论，提出论据，加以论证。

（6）在论文的讨论部分，通常不应插入表格和附图，篇幅亦不宜过长，一般占全文的 1/3 即可。

（7）不是每篇论文都要写讨论，短篇文稿可以不写讨论，有的文章可与结果放在一起写，如结果与分析等。

九、结论的撰写

论文的结论（conclusion）部分又称小结或总结，主要反映论文的目的、解决的问题及最后得出的结论，是论文最终和总体的精华论述。因此，结论一定要写得简明扼要、精练完整、表达准确、逻辑严谨。它可为读者在阅读时提供方便，起到提纲挈领之作用，使之进一步回忆和领会论文中的主要方法、结果、观点和论据。目前，有些期刊已不再要求论著类文稿撰写单独的结论部分，而是要求用内容摘要形式置于正文前面或放在讨论部分的最后一句话的结尾处。在结论部分写作时，需注意下列问题：

（一）结论的内容

结论是概括提炼主题的过程；在充分论述的基础上，提出最有意义的结果；提出问题，给人启示；探讨今后研究方向，展望未来。了解结论的内容，以便撰写时做到有的放矢。

（二）结论的概括性

结论总结要概括整个研究工作，并非论文正文各部分内容简单重复的小结。结论总结是作者针对课题的实验结果和理论加以分析，经过严密的逻辑推理，更深层地归纳解释文中所反映的事物本质、规律和观点,得出课题创造性、指导性、经验性的结论。也要突出新发现、新认识和新创造。

(三) 结论有总结和小结之分

小结文稿篇幅短,内容少、简单,多用于原著论文或短文的正文之后,只用较少的文字将全文报告的主要内容写出来;内容包括主要的结果、结论、数据,目的在于阐明本文的成果和理论。而总结内容和篇幅较小结为多,多用于综述或论著类文稿之后,起着概括主题的作用;内容上可将全文已论述的问题再次扼要概括。

(四) 结论的措辞严谨、准确且有逻辑性

在撰写论文结论时,应确保措辞严谨、准确、精炼且富有逻辑性,以便清晰、有效地传达研究发现和意义。对一时还不明确的,或者把握不准的结论,允许使用模糊的词语表示,例如采用"看来""或许""似乎""可能"等等,可以给课题研究留下一定的余地。尽量不使用过于肯定的"证明""证实""确定""一定""明确"之类的绝对性词语。

(五) 结论与前言前后呼应

结论内容一定要与前言的内容相互呼应。结论也可逐条列出,每条单独列一段,可由一句话或几句话组成,文字简短,一般为 100~300 字,不宜使用图、表。

十、致谢的撰写

作者应对在本项研究工作中有过实质性的贡献,或在撰写论文过程中曾给予一定帮助和指导的有关单位或个人表示感谢。这种表示谢意的方式,是对他人的贡献与责任的肯定。研究生毕业答辩论文通常含有致谢部分。

(一) 致谢的对象

(1) 对本项课题研究和论文工作参加讨论或提出过指导性意见和建议者。

(2) 协助或指导本项课题研究工作的实验人员、资料提供者、技术协作者。

(3) 为本课题研究提供实验材料、仪器和其他方便的人员。

(4) 为本课题论文绘制图表、摄制图片、帮助统计的人员。

(5) 对论文进行审阅和修改者。

(6) 对本课题研究给予捐赠、资助者。

(7) 其他认为应当感谢的组织和个人。

(二) 致谢的内容和注意事项

致谢通常是基于两方面的内容要考虑。第一,作者要感谢对在本课题研究和论文的相关工作中曾得到有关单位或个人的帮助的指导,如对课题研究的指导者;第二,作者要感谢任何提供外来的财政资助者,如提供了补助金的单位或个人。

致谢词力求诚恳、简洁、真实、明了。致谢词书写样式常为:"致谢:本文曾得到某某帮助、审阅、指导";或"本文承蒙某某帮助、审阅、指导,谨此致谢"。也可提出其姓名和工作内容或说明其贡献,如"感谢某某对此项研究的技术指导""感谢某某对论文初稿的审

定"等等。

致谢必须实事求是，并应征得被致谢者的同意，切勿强加于人，更不能借用名人抬高自己。致谢词置于正文末尾、参考文献著录之前。

十一、参考文献的撰写

医学文献是研究人类健康和同疾病作斗争所积累的一切文字记录的总称，是医学知识的基本来源。参考文献（references）是论文的一个重要组成部分，列出参考文献的意义在于：①揭示科学研究的继承性、连续性，不仅表明论文的科学依据和历史背景，还体现作者在前人研究基础上的提升、拓展与创新之处；②提供本文所借鉴或评论、对比的文献方法、论点、结论的依据，同时向读者提供引用原文的出处，便于读者参考、查阅、检索和核对可疑之处，并可避免抄袭、剽窃之嫌；③尊重他人的研究成果，区分原作者，也是鉴定和确认其研究成果的重要依据；④减少对前人文献的复述，免于复述内容，以节省篇幅。可见，医学论文列出参考文献的目的主要是提供论文所能够借鉴的方法、论点等，同时也可减少试验的盲目性和重复研究，更能体现对他人的科研成果的尊重，且有助于检索相关文章的出处，也是医学情报的基本来源。众所周知，医学科学研究具有继承性，科学研究和成果是对于前人工作的延续和发展。就真实性而言，引用和著录必要的参考文献，有助于真实反映论文中一些资料、数据和论点的来龙去脉，能准确地表明哪些是他人的资料。因此，论文最后应当引用和著录必要的参考文献。

（一）参考文献的引用

什么文章可以作为参考文献，通常见于下列情况：①有助于说明本论文的研究背景的；②提供了技术或方法的；③作为重要数据来源的；④与表述自己的观点有关的，无论是赞成还是反对，或部分同意部分有分歧，都值得把这篇文章引出供读者分析、借鉴、判断、评说；⑤对科研工作有启示或帮助的。所以，引用参考文献一定要遵守新颖、准确、完整、规范的基本原则。因此，撰写医学论文时引用参考文献必须符合下述要求。

（1）引用参考文献尽可能是最新和最主要的关键文献，除个别历史文献外，以近 3～5 年以内的为好，少用旧的、次要的、年限长的或教科书中众知公用的，忌用无关的文献。引用年代较久的文献，一般是经典的或作者就某个结论与之进行学术争鸣和讨论的文献。将论文所涉及的历史渊源、技术方法、引用数据以及与作者的研究密切相关而观点相近或相反的论著列为参考文献，可为读者提供有关上述诸多内容的资料。

对于生物医学文献引用而言，普赖斯指数应在 50%～70%。如果普赖斯指数高于 70%，可说明本研究课题紧跟或代表了本学科当前的最高水平。普赖斯指数（Price index）是用以评价被引用参考文献时限性的重要指标，可用来评价医学论文的发表价值，其定义是一篇论文中标注近 5 年内公开发表的文献数与该篇论文引用文献的总数之百分比，用公式表达为：

普赖斯指数＝近五年的被引用的文献数量/被引用的文献总量×100%

从公式可见,被引用的近 5 年内文献数越多,普赖斯指数就越高。实际上,它反映的是被引用文献的老化程度。

(2) 引用参考文献必须是已正式发表的,主要是引用正式发表的原著。未经发表或非公开发表的论文、译文、文摘,或观察资料、内部资料以及个人咨询或通信等均不可用作参考文献,必须引用时,其作者、文题、刊名、出版年、卷次、期次、页码等可用圆括号的形式插入正文内。尚未公开发表如属某刊已通知作者将发表者,一般不可引用,特殊情况引用时可在刊名后用括号注明"待发表"或"in press"。

(3) 引用的文献必须是作者亲自阅读过的。不要转引他人所用的文献,即不能从综述或其他论文的参考文献中直接摘取,以免徒有数量而降低有针对性文献的重要性。一般不能转引二次文献,对于未经查阅或未找到原文者,若非引用不可时应在该资料来源之前加"引自"二字,不能径写原文献。亲自阅读对于该项研究有很明显的启发和帮助,切忌引用和著录与此项研究论文不相关的参考文献。

(4) 引用中医经典著作时,则不列入参考文献部分的著录,而在正文所引句末或段落末加圆括号注明出处即可。如:论文中引用的《灵枢·本藏篇》《素问·阴阳应象大论》《伤寒论·序》等。随着中医中药遗产的发掘及国际交流力度的加大,中医中药研究的论文也日趋剧增,作者在撰写医学论文时应正确引用和著录中医经典著作。

(5) 注意引用参考文献一定要少而精,要删掉可有可无、学术价值不高的参考文献。目前国内一些医学期刊对于参考文献的引用数量有明确限制,论著引用不超过 10 条、综述引用 25~30 条。但是,也有人主张只要符合上述要求而必要的文献仍然可以引用,不应拘泥于严格的限制。

(二) 新的国家标准《信息与文献 参考文献著录规则》

中华人民共和国国家标准《信息与文献 参考文献著录规则(GB/T7714 - 2015)》于 2015 年 5 月 15 日由中华人民共和国国家质量监督检验检疫总局与中国国家标准化管理委员会联合发布,并于 2015 年 12 月 1 日正式实施。该标准规定了各个学科、各种类型信息资源的参考文献的著录项目、著录顺序、著录用符号、著录用文字、各个著录项目的著录方法以及参考文献在正文中的标注法。该标准适用于著者和编辑著录参考文献,而不是供图书馆员、文献目录编制者以及索引编辑者使用的文献著录规则。大数据时代文献记录、传播以及查找路径发生变化,"获取和访问路径"的著录成为电子资源必备项,数字对象唯一标识符(digital object identifier,DOI)的查找路径的应用越来越广。该标准在著录项目的设置、著录格式的确定、参考文献表的组织等方面尽可能与国际标准保持一致,以达到共享文献信息资源的目的,也推进了中国文献资源的规范化、数字化、国际化进程,有利于促进中国文化的对外交流传播,同时也在学术规范的建立、学术不端行为的遏制、学术道德的提升方面起到推动作用。

《信息与文献 参考文献著录规则(GB/T7714 - 2015)》中的术语和定义如下。

1. **参考文献(reference)** 对一个信息资源或其中一部分进行准确和详细著录的数据,位于文末或文中的信息源。

2. 主要责任者(creator)　主要负责创建信息资源的实体，即对信息资源的知识内容或艺术内容负主要责任的个人或团体。主要责任者包括著者、编者、学位论文撰写者、专利申请者或专利权人、报告撰写者、标准提出者、析出文献的著者等。

3. 专著(monograph)　以单行本或多卷册(在限定的期限内出齐)形式出版的印刷型或非印刷型出版物，包括普通图书、古籍、学位论文、会议文集、汇编、标准、报告、多卷书、丛书等。

4. 连续出版物(serial)　通常载有年卷期号或年月日顺序号，并计划无限期连续出版发行的印刷或非印刷形式的出版物。

5. 析出文献(contribution)　从整个信息资源中析出的具有独立篇名的文献。

6. 电子资源(electronic resource)　以数字方式将图、文、声、像等信息存储在磁、光、电介质上，通过计算机、网络或相关设备使用的记录有知识内容或艺术内容的信息资源，包括电子公告、电子图书、电子期刊、数据库等。

7. 顺序编码制(numeric references method)　一种引文参考文献的标注体系，即引文采用序号标注，参考文献表按引文的序号排序。

8. 著者-出版年制(first element and date method)　一种引文参考文献的标注体系，即引文采用著者出版年标注，参考文献表按著者字顺和出版年排序。

9. 合订题名(title of the individual works)　由2种或2种以上的著作汇编而成的无总题名的文献中各部著作的题名。

10. 阅读型参考文献(reading reference)　著者为撰写或编辑论著而阅读过的信息资源，或供读者进一步阅读的信息资源。

11. 引文参考文献(cited reference)　著者为撰写或编辑论著而引用的信息资源。

12. 数字对象唯一标识符(digital object identifier, DOI)　针对数字资源的全球唯一永久性标识符，具有对资源进行永久命名标志、动态解析链接的特性。

（高冰　王妍　杨宏新　编写　苏秀兰　审校）

第十章 文献综述的撰写

第一节 概述及撰写文献综述意义与特点

一、概述

文献综述是医学论文的一种特殊体裁,是对特定医学主题在特定时间和领域内的情报资料的综合叙述,是指就某一时间内,作者针对某一专题,对大量原始研究论文中的数据、资料和主要观点进行归纳整理、分析提炼而写成的一种学术论文。它一般是反映当前某个领域中某分支学科或重要专题的历史背景、研究现状和发展趋势,具有较高的情报学价值。文献综述是在确定了选题后,在对选题所涉及的研究领域的文献进行广泛阅读和理解的基础上,对该研究领域的研究现状(包括主要学术观点、前人研究成果和研究水平、争论焦点、存在的问题及可能的原因等)、新水平、新动态、新技术和新发现、发展前景等内容进行综合分析、归纳整理和评论,并提出自己的见解和研究思路而写成的一种文体。它要求作者既要对所查阅资料的主要观点进行综合整理、陈述,还要根据自己的理解和认识,对综合整理后的文献进行比较专门的、全面的、深入的、系统的论述和相应的评价,而不仅仅是相关领域学术研究的"堆砌"。

检索和阅读文献是撰写综述的重要前提工作。一篇综述的质量如何,很大程度上取决于作者对本题相关的最新文献的掌握程度。如果没有做好文献检索和阅读工作,就去撰写综述,是绝不会写出高水平的综述的。对于研究者,好的文献综述,不但可以为下一步的学位论文写作奠定一个坚实的理论基础和提供某种延伸的契机,对研究者了解该领域的研究方向、研究重点和创新等方面有着极其重要的意义。同时,综述又是科学研究选题和立题的基础,开题报告前常需借助综述提供科学的信息资料。综述也可反映作者对研究文献的归纳分析和梳理整合的综合能力。因此文献综述的撰写在研究工作开始前非常重要,必须认真对待。

文献综述常刊登于综述性期刊,如《医学综述》《生理学进展》《心血管疾病进展》

（*Progress in Cardiovascular Disease*），《内分泌综述》（*Endocrine Review*）等，或一般性学术期刊的"综述"栏目下，如《中华医学杂志》每年的"中国医学科学进展"栏目。随着人们对情报需求的与日俱增，综述性文章的作用日益重要，就其重要性而言，并不亚于该领域内最有价值的专著论文。

二、撰写文献综述意义与特点

（一）撰写文献综述的意义

当今世界科技发展日新月异，科技工作者如何在众多研究领域选择适合自己的研究方向，是每一个科技工作者面临的问题。面对海量的医学文献信息，人们习惯于在选题阶段从综述性文献开始梳理知识脉络，寻找知识的空白点或争论的焦点；同时在研究问题时，常将众多的相关知识信息通过文献综述的形式系统化，条理化，使认识得以深化。综述性文献已经成为一种重要的文献信息资源，当今撰写综述性文献已经成为积累知识、锻炼能力、提升科学素养的一种治学方法与途径。

文献综述可总结和综合某项科学研究的历史背景、前人的工作、争论焦点、发展前景，以及作者对某个问题的看法和评论，了解当前该领域的研究水平，分析存在问题，指出可能的研究问题和发展方向等，所以撰写综述可帮助读者在较短的时间内了解该专题的概况、最新进展、当前急需解决的问题。综述后列出了该方向众多的参考文献，这对后人是一笔相当大的财富，可以指导开题报告和论文的写作。一般在以下几种情况下可撰写综述。

（1）学术界对某专题存在一些争论时。如能撰写一篇好的综述，则可使读者对争论焦点更加清晰，同时也可陈述自己的看法。

（2）某个问题有新突破或新进展时。如撰写一篇综述，不仅可以了解新知识，而且也可从中汲取经验。

（3）对某疾病作综合叙述和系统介绍。可对该病做一系统归纳，这样可加深对该病的了解。

（4）年轻学者在科研工作起步阶段。年轻学者在导师指导下经常撰写文献综述，可以培养归纳、整理、分析的思维能力；同时可系统全面地了解某专题或某疾病的有关问题，便于开展新工作或新科研课题。

（二）文献综述的特点

撰写文献综述是积累、理解和传播科学资料、培养组织材料、提高科学思维能力的途径，是做好科研工作的必经之路，它有助于科研工作的各个环节。因此，科研工作者在查阅文献之后，实验设计之前，最好完成一篇有关专题的文献综述。文献综述有如下特点。

（1）间接性：是指其研究的间接性。文献综述不同于以发表自己最新研究结果为目的的原始文献（或一次文献），它是以发表的原始文献中的知识信息为原料（即他人的研究结果为研究素材），对其分析、归纳、加工、整理而成。正因为如此，文献的查找、筛选和鉴别,成为综述撰写的基础。所以文献综述撰写时,要注意选择文献的陈旧与否、文章的科学性和可信性,否则会影响文献综述的质量。

(2) 综合性:文献是综述的基础,写作前需要有针对性地阅读大量原始文献。综述要"纵横交错",既要以某一专题的发展为纵线,反映当前课题的进展;又要从国内到国外,进行横向比较。只有如此,文章才会占有大量素材,经过综合分析、归纳整理、去伪存真,客观地、精确地、重点地介绍有关问题,进而把握本专题发展规律和预测发展趋势。

(3) 评述性:是指比较专门地、全面地、深入地、系统地论述某一方面的问题,对所综述的内容进行综合、分析、评价,反映作者的观点和见解,并与综述的内容构成整体。一般来说,综述应有作者的观点,合乎逻辑地、有系统地论述,最好有自己的论点,并能引经据典地论证自己观点的合理性和可靠性。

(4) 先进性:综述不是写学科发展的历史,而是要搜集最新资料,获取最新内容,将最新的信息和科研动向及时传递给读者。具有情报学特点。医学文献综述属医学情报研究范畴,是医学情报研究成果之一。

(5) 有与本专题有关的比较全面的参考文献目录。

综述不是材料的罗列,而是对亲自阅读和收集的材料,加以归纳、总结,做出评论和评价,并由提供的文献资料引出重要结论。一篇好的综述,应当既有事实又有观点,文字简洁又优美的文章。从广义上讲,写医学文献综述也是一种科研活动,但它的研究对象是文献,而不是医学科学和技术本身;其重点在于运用逻辑方法和统计方法,对广泛收集到的资料进行鉴别、分类、归纳并作系统反映,为科学研究提供参考和借鉴。

第二节 | 文献的来源及综述的类型

一、文献的来源

文献的来源十分广泛,一般分为三种:①一级资料:学术论文、报告书、学位论文、专利说明书、会议论文集等;②新闻消息:新闻性杂志、消息和公报等;③二级资料:解说资料(说明书之类)、综述性杂志、文摘杂志、索引杂志、专利公报、手册等;④图片、照片、辞典、标准等。由于综述是三次文献,不同于原始论文(一次文献),专题性强,具有一定的深度和时间性,能反映出这一专题的历史背景、研究现状和发展趋势,具有较高的情报学价值,在引用材料方面,也可包括作者自己的实验结果、未发表或待发表的新成果。

综述的内容和形式灵活多样,无严格的规定,篇幅大小不一,大的可以是几十万字甚至上百万字的专著,参考文献可数百篇乃至数千篇,小的可仅有千余字,参考文献数篇。一般医学期刊登载为 3 000～4 000 字,引文 15～20 篇,一般不超过 20 篇,外文参考文献不应少于 1/3,具有综合性、新颖性和融合性。

二、综述的类型

文献综述目的是为某一领域和专业提供大量的新知识和新信息,以便使读者在短时间内了解某一专题的研究概况和发展趋势,获得解决某一临床问题的方法。就目前来讲,文献综述包括两种类型,一种是传统的文献综述,即叙述性的文献综述,另一种就是系统综述。以往我们发表的综述大多数属于前一种。

（一）叙述性文献综述

系由作者根据特定的目的,收集有关的文献资料,采用定性分析的方法,对论文中阐述的正反观点进行分析和评价,再经过综合归纳成文,即传统的文献综述。这类综述需要作者有一定的专业水平,对该领域有较深的了解,认真阅读并掌握大量原始文献资料,且撰写时应有科学态度。如作者掌握的文献量不足,一知半解,引用文献资料缺乏科学态度,再加上写作不认真,这样的综述质量就不会太高。

叙述性文献综述的评价原则如下。

（1）是否收集了主要的相关研究文献。

（2）收集参考文献的过程中是否存在偏倚。

（3）是否对所引用的文献进行了科学的评价。

（4）是否对文献资料进行了科学的分析和总结。

作者在撰写综述时要依据上述原则,读者也可依照上述原则来评价一篇综述是否写得好。

（二）系统综述

循证医学可谓 20 世纪 90 年代以来医学界最炙手可热的话题,它是一场发生在医学实践里的革命。循证医学教会临床医生如何利用相关研究结果,提高医疗卫生服务和效率。系统综述是循证医学的重要工具,它可为循证决策提供最可靠的依据。系统综述是由专家们采用流行病学方法严格评价（critical appraisal）文献的原则和方法,筛选出高质量的原始论著,进行定量综合,即 meta-analysis,综合成一体,从而获得科学可靠的结论,作为临床决策的重要依据。因此系统综述是高级的综述形式,是一种定量分析的综述,有较高的参考价值。但作者必须在充分掌握了系统综述的方法学后才能完成。系统综述获得的结论具有一定的权威性,对临床治疗决策具有导向性。

系统性文献综述由于经过系统评价,所以其结论最接近真实情况,从而可以提供质量高、科学性强、可信度大、重复性好的医疗措施、方法和药物,以指导临床工作,推动医疗质量的提高。另一方面亦为科研提供重要信息,为立题提供科学的依据,避免重复研究。

（三）系统综述与传统综述的异同点

1. 相同点　与传统的综述一样,系统综述也是一种综述,都属于回顾性、观察性的研究和评价,因此,均可存在系统偏倚和随机错误。一篇综述的质量常常取决于收集到文献的全面程度和质量,以及用于综合资料的方法,减少其可能存在的偏倚和错误的程度。

这两种综述最终的区别就在于其减少偏倚的程度不同。

2. 不同点　传统的综述在收集文献时常常会发生以下情况。

（1）搜集文献存在主观性。作者对综述将要阐明的观点有一定倾向性意见，收集文献时常常会多选择或仅选择与自己观点一致的文献。

（2）评价文献没有统一的标准，缺乏统一的检索方法，不能全面、广泛地收集有关文献。评价原始文献时，传统的综述往往没有严格的统一的标准，没有对其真实性、可靠性等进行科学的评价。如果综述的结论是从有偏倚的文献基础上得出来时，那么该结论常常是不完整的，有时甚至是错误的。

系统综述常常是根据一个特殊的人群（如老年人）、一个具体的临床问题（如高血压）、某种治疗措施（如药物治疗）或特殊结局（如脑血管意外或死亡率）来进行综述。系统综述时，必须针对这个临床问题收集资料。在做系统综述时需要收集所有的文献，并对每篇文献根据科学标准评估，删除无科学性文献，并在讨论中说明，再将符合条件文章的结果加以定量综合（Meta 分析），这样就可以在较大程度上避免偏倚及错误。

因此，做系统综述的过程就是一项科学研究的过程。系统综述与传统的叙述性综述不同，系统综述是作为论著发表的，常常具有良好的重复性；而传统的综述常由于不同作者对同一问题的观点不一致，收集文献不一致，得出不同的结论，重复性一般较差。二者不同参见下表 10 - 1。

表 10 - 1　系统综述与叙述文献综述的区别

区别项目	叙述性综述	系统综述
研究问题	涉及范围较广	常集中于某一问题
文献来源	不全面	明确，常为多渠道
检索方法	常未说明	有明确检索策略
文献选择	有潜在偏倚	有明确选择标准
文献评价	方法不统一	有严格评价方法
结果合成	定性研究	定量研究
结论推断	有时遵循研究依据	大多遵循研究依据
结果更新	不定期更新	依据新试验定期更新

引自：王剑，罗俊. 系统综述与叙述性综述的区别［J］. 中华医学写作杂志，2003. 10（5）：395—396.

第三节 | 文献综述的撰写要求、步骤及格式

一、撰写要求

（一）选题要新

在文献综述时，应系统地查阅与自己的研究方向有关的国内、外文献。通常阅读文

献不少于 30 篇,应用于参考文献不少于 15 篇。

(二) 分析要全面

在文献综述中,应说明自己研究方向的发展历史,前人的主要研究成果,存在的问题及发展趋势等。必须占有充分的资料,处处以事实为依据,决不能异想天开地臆造数据,将自己的推测作为结论写。

(三) 层次清晰

文献综述要条理清晰,文字通顺简练。要求作者在写作时思路要清,先写什么,后写什么,写到什么程度,前后如何呼应,都要有一个统一的构思。

(四) 文献要新

资料运用恰当、合理。在引用文献中,70％的应为 3 年内的文献。参考文献依引用先后次序排列在综述文末,并将序号置入该论据(引文内容)的右上角,最后在文献综述后面写出所有参考文献。引用文献必须确实,以便读者查阅参考。

(五) 明确观点

文献综述中要有自己的观点和见解。鼓励学生多发现问题,多提出问题,并作出分析,提出解决问题的可能途径。科技文章以科学性为生命,如果语不达义、晦涩拗口,结果必然阻碍科技知识的交流。所以,在实际写作中,应不断地加强汉语修辞、表达方面的训练。

二、文献综述的写作步骤与格式

文献综述与"读书报告""文献复习""研究进展"等有类似之处,即从某一侧面的专题文献中进行归纳。但文献综述又不同于"读书报告""文献复习"等,所以不是单纯把一级文献客观地归纳报告,也不像"研究进展"那样只阐述科学研究的进展情况,而是要对文献资料进行综合分析、归纳整理,不是文献的简单堆积,而是要对综合整理后的文献进行比较专门的、全面的、深入的、系统的论述。所以它的撰写有其自己的特点。

(一) 综述的写作步骤

写文献综述一般经过以下几个步骤:即选题、搜集阅读文献资料、整理资料、拟定提纲(包括归纳、整理、分析)和成文。

1. 选题 是写好文献综述的首要条件。选定题目对综述的写作有着举足轻重的作用,首先要求内容新颖,只有新颖的内容才能提炼出有磁石般吸引力的题目。选题要从实际出发,具有明确的目的性,选择近年来确有进展,适合我国国情,又为本专业科技人员所关注的课题,在理论或实践上有一定意义。

例如:以《胎盘生长因子与肿瘤的研究进展》为题,血管内皮生长因子(vascular endothelial growth factor, VEGF)家族及其受体已被公认在促进血管生成中起关键作用,大量研究证实其与肿瘤生长及血管生成具有相关性。胎盘生长因子(placental growth factor, PlGF)为 VEGF 家族的一个成员,与其受体 VEGFR-1 可以通过特异性结合而产生生物学活性。PlGF 在正常组织中几乎不表达,但在病理条件下,其在一些细胞中表达增加。在肿瘤生长和血管生成的基础研究中,PlGF 的作用备受争议。PlGF 在人类多种肿瘤组织中表达,并且在部分肿瘤中其表达水平与预后不良相关。因此,我们就 PlGF 及其与肿瘤相关研究予以综述。

(1) 选题来源:①从自己工作实际出发,寻找自己熟悉的领域,或使自己感兴趣的问题。②某科研问题研究在近几年发展较快,需要综合评价。③在阅读资料中发现对某问题的说法很多,且较混乱,并有矛盾之处。④从自己掌握的文献中选择反映本学科的新理论、新技术或新动向的题目。

(2) 选题注意事项:①结合自己的工作。只有在自己熟悉的工作范围内才能写出切合实际的文章。与作者所从事的专业密切相关的选题,对此作者有实际工作经验,有比较充分的发言权。②收集资料要注意客观条件。是否能获得某类文献资料,或该类文献某国发表较多,而自己对该国文字并未掌握,就不必勉为其难。③选题要具体明确。题目不宜过大,越具体越容易收集资料,从某一个侧面入手,容易深入。过大的题目一定要有诸多的内容来充实,过多的内容必然要查找大量的文献,这不但增加阅读、整理过程的困难,或者无从下手,或顾此失彼;而且面面俱到的文稿也难以深入,往往流于空泛及一般化。特别对初学写综述者来说,更以写较小题目为宜,从小范围写起,积累经验后再逐渐写较大范围的专题。④题目要有创新,有实用价值。题目还必须与内容相称、贴切,不能小题大做,更不能文不对题。好的题目可一目了然,看题目可知内容梗概。如:胶质瘤恶性进展相关新基因研究;多囊卵巢综合征药物治疗的研究进展等。

2. **搜集、阅读文献**　文献资料是撰写文献综述的物质基础,所以检索和阅读文献是撰写综述的重要前提工作。文献的来源有原著、文摘(或称二次文献)和专题评述、年鉴及综述(称三次文献),文献综述只限于医学文献的原著,而不是对二、三次文献作综述,但可作为信息的来源去查原著。

文献综述选题确立后,首先应选定相关的主题词,充分利用检索工具广泛收集文献,其次专著或教科书提及的参考文献也可选用,再次,期刊年末文题索引也可帮助查找有关参考文献。搜集文献必须广泛,且必须是近年来最新文献。最后,对检索到的文献根据纳入标准挑选重点内容,即挑选能回答该问题的文献,至于其他与主题无关或关系不大的文献,可以不必阅读。

对初学者来说,查找文献往往不知从哪里下手,一般可首先搜集有权威性的参考书,如专著、教科书、学术论文集等,教科书叙述比较全面,提出的观点为多数人所公认;专著集中讨论某一专题的发展现状、有关问题及展望;学术论文集能反映一定时期的进展和成就,帮助作者把握住当代该领域的研究动向。其次是查找期刊及文献资料,期刊文献浩如烟海,且又分散,但里面常有重要的近期进展性资料,吸收过来,可使综述更有先进性,更具有指导意义。查找文献资料的方法有两种。一种是根据自己所选定的题目,查找内容较完善的近期(或由近到远)期刊,再按照文献后面的参考文献,去收集原始资料。这样"滚雪球"式的查找文献法就可收集到自己所需要的大量文献。这是比较简便易行的查阅文献法，许多初学综述写作者都是这样开始的。另一种较为省时省力的科学方法，是通过 Internet 搜索引擎检索网络信息资源。如：中国知网数据库，（http://www.cnki.net）、万方数据资源系统（http://www.wanfangdate.com.cn）以及美国MEDLINE/PubMed 信息资源等等。此外，在平时工作学习中，随时积累，做好读书文摘或笔记，以备用时查找，可起到拾遗补缺作用。

查找到的文献首先要浏览，然后再分类阅读。有时也可边搜集、边阅读，根据阅读中发现的线索再跟踪搜集、阅读。资料应通读、细读、精读，这是撰写综述的重要步骤，也是消化、吸收的过程。从一定角度讲阅读文献越多越新，综述的质量就越高。选择文献应先看近期的前沿进展（近 3～5 年），再看远期的，在广泛阅读资料的基础上，再深入复习几篇有代表性的文章，必须找到原文阅读，特别是有权威性的文章应细读。从某种意义上讲，所阅读和选择的文献的质量高低，直接影响文献综述的水平。所以在阅读中要做好读书笔记，为撰写综述做准备。将文献的精髓摘录下来，不仅为撰写综述时提供有用的资料，而且对于训练自己的表达能力，阅读水平都有好处，特别是将文献整理成文献摘录卡片，对撰写综述极为有利。

阅读文献要达到以下目的。

（1）充分了解学术界在这一方面的成就。

（2）了解与该题目有关的一些材料，为撰写综述打下基础。

（3）在阅读过程中，了解他人的写法，给自己写综述提供参考。

一篇综述的质量如何，很大程度上取决于作者对本题相关的最新文献的掌握程度。如果没有做好文献检索和阅读工作，就去撰写综述，是绝不会写出高水平的综述的。

3. **整理资料** 综述不是众多文献资料的堆砌，而是作者在阅读了大量资料基础上，根据资料的重要程度仔细研读，对阅读过的资料必须进行加工处理，这是写综述的必要准备过程。按照综述的主题要求，把写下的文摘卡片或笔记进行整理，分类编排，使之系列化、条理化，力争做到论点鲜明而又有确切依据，阐述层次清晰而合乎逻辑。按分类整理好的资料轮廓，再进行科学的分析。抓住主要观点和结论，对研究的资料进行分析、综合、归纳。最后结合自己的实践经验，写出自己的观点与体会。

4. **拟定提纲** 撰写成文前应先拟提纲，决定先写什么，后写什么，哪些应重点阐明，哪些地方融进自己的观点，哪些地方可以省略或几笔带过。重点阐述处应适当分几个小标题。拟写提纲时开始可详细一点，然后边推敲边修改。多一遍思考，就会多一分收获。把掌握的资料进行归类，列出提纲，写出各级的大小标题，然后将观点相同的资料分别归入有关问题，并排好顺序。综述要如实反映原作者的观点，不能任意改动，但对引用的资料也要加以选择，不要把搜集和阅读过的资料都写进去，应有所取舍。还以《胎盘生长因子与肿瘤的研究进展》为例，首先拟定提纲：①PIGF 及其受体生物学特征；②胎盘生长因子与血管生长的关系；③胎盘生长因子与肿瘤的关系。

5. **写作** 提纲拟好后，就可动笔成文。根据写作提纲，逐项将内容展开，写作中要注意说理透彻，既有论点又有论据，下笔一定要掌握重点，并注意反映作者的观点和倾向性,但对相反观点也应简要列出。对于某些推理或假说,要考虑到医学界专家所能接受的程度,可提出自己的看法,或作为问题提出来讨论,然后阐述存在问题和展望。写作中要注意观点和内容要一致。在写作中可根据需要调整结构和不断补充内容。初稿写出后,可反复修改和补充,包括内容增减、结构统一、数据核对和文字润色,对于年轻的科研工作者首次撰写综述,发表前可请同行或有关专家审阅,力求做到主题明确、层次清楚、数据可靠、文字精练、表达准确。

撰写综述要深刻理解参考文献的内涵,做到论必有据,忠于原著,让事实说话,同时要具有自己的见解。综述内容切忌面面俱到,成为浏览式的综述。综述的内容越集中、越明确、越具体越好。参考文献必须是直接阅读过的原文,不能根据某些文章摘要而引用,更不能间接引用(指阅读一篇文章中所引用的文献,并未查到原文就照搬照抄),以免对文献理解不透或曲解,造成观点、方法上的失误。

综述是作者在阅读了一定量资料的基础上,根据资料的重要程度进行细读,抓住其主要观点和结论,对掌握的资料进行分析、综合。一般是阅读和搜集文献的时间较长,一旦开始撰写,即应在短期内完成初稿,在初稿每一页应留有一定空白,以便再补充文献,下一步进行整理修改,形成全文。

(二) 综述的撰写格式

综述与一般的科研论文不同,科研论文注重的是研究方法的科学性和研究结果真实性,强调的是科研成果。而综述是某一专题情报资料的汇总,文中要指出发展背景,研究的意义,指出作者自己的评论性意见,既要指出目前研究的热点和争论的焦点,又要指出该主题发展的研究动态和最新进展,预测发展趋势和应用前景。综述的书写格式,包括题目、署名、摘要、关键词、正文、参考文献几部分。其中正文部分又由前言、主体和总结组成。前一部分如题目、署名、摘要和关键词书写与一般科研论文相同,正文部分撰写要求如下。

1. 前言　将读者导入文章的主题的部分,主要叙述综述的目的、作用和意义,主题产生的背景、现状、争论的焦点、发展的趋势、应用价值和实践意义,使读者对主题有一个初步的认识。如果属于争论性课题,要指明争论的焦点所在。这部分一般是 200~300 字。

2. 主体　主要包括论据和论证。通过提出问题,分析问题和解决问题,比较各种观点的异同点及其理论依据,从而反映作者的见解。这部分占的篇幅比较大,短者几千字,多者几万字,叙述方式灵活多样。有的按年代,有的按问题,有的按不同的论点,有的按不同的发展阶段。为把问题说得明白透彻,可分为若干个小标题分述。不管采用何种方式,都应包括该主题的历史发展,现状评述和发展前景预测三个方面。

(1) 历史发展:按时间顺序论述主题的提出及各历史阶段的发展状况,体现各阶段的研究水平。

(2) 现状评述:重点介绍国内外对本课题的研究现状及各派观点,包括作者本人的观点。将归纳、整理的科学事实和资料进行排列和必要的分析。对有创造性和发展前途的理论或假说要详细介绍,并引出论据;对有争论的问题要介绍各家观点或学说,进行比较,指出问题的焦点和可能的发展趋势,并提出自己的看法。对陈旧的、过时的或已被否定的观点可从简。对一般读者熟知的问题只要提及即可。主要评述哪些问题已经解决,哪些问题没有解决,提出可能的解决途径;阐述目前争论的焦点,比较各种观点的异同,提出相应的理论解释;详细介绍和解释创造性理论或假说,摆出论据,引出可能的发展趋势。

（3）发展前景预测:通过纵横对比,肯定该主题的研究水平、指出存在问题和不同的观点,提出可能的发展趋势,指明研究方向和研究的潜在重大意义。这部分要写得客观、准确,不但指明方向,而且要提示捷径,为有志于攀登新高峰者指明方向,搭梯铺路。

3. 结尾部分　又称为结论、小结或结语。主要是对主题部分所阐述的内容进行概括,重点评议,提出结论,最好提出自己的见解,表明自己赞成什么,反对什么。对于篇幅较小的综述,可以不单独列出结尾,可在主体部分的最后,用几句话对全文进行高度概括。

4. 参考文献　撰写综述必须阅读大量的文献,这是撰写综述的基础。这除了表示尊重研究者的科研成果,而且为读者深入了解该专题提供了查找的线索。

所以撰写综述时将搜集的文献资料加以归纳综合,进行科学的加工,使之条理化,然后撰写。切忌将文献综述写成"剪贴"式。参考文献限于本人亲自阅读的,转引者应注明转引的出处。引用文献以角码注明,可按引用先后排列文献次序。

（三）撰写综述的注意事项

1. 综述内容应前人未曾写过　如已有人发表过类似综述,一般不宜重复,更不能以他人综述之内容作为自己综述的素材。在写作综述论文时,可以借鉴他人已发表的综述启发思路,但切不可照抄照搬。也就是说,必须在认真整理文献、分析文献基础上结合自己的工作体会写出有别于他文的特色,有自己的侧重点。要做到这一点,首先必须收集一定量的文献进行筛选,确定所用文献后要真正做到阅读,补足与自己侧重点有关的和该课题最新发表的文献,然后按照自己的侧重点重新命题,将全文重新整理,综合分析,提出自己的见解。

2. 搜集文献应尽量全　掌握全面、大量的文献资料是写好综述的前提,切忌随便收集一些文献就动手撰写,更忌讳阅读了几篇中文资料便拼凑成一篇所谓的综述。

3. 综述撰写者必须熟悉该领域　作者从事相关研究工作或熟悉该领域,是该主题的"专家",否则容易出大错、闹笑话。作者对所综述的专题不熟悉,体验不深,不能很好地把握主题,而只是资料的堆积。

4. 引用文献要忠实文献内容　综述的素材来自前人的研究报告,必须忠实原文,不可断章取义,不可篡改文献的内容。切忌文献开列过多,引文不当。

一般要求综述论文著录的文献应是作者亲自阅读过的原文,但也并不是所有读过的文献都统统列出,应选择最主要和最新近的文献:

（1）综述论文论点和论据来自的文献。

（2）为分析讨论提供有力依据的文献。

（3）为理论和机制提供实验依据的文献。

（4）注意引用知名度高的期刊。一般来说,知名度高的刊物所报道的结果应该更具权威性,综述论文引用文献时应特别关注本专业较权威的刊物的动向。

（5）以新近的文献代替旧的文献。

5. **原始文献资料要新**　文献综述具有情报学特点,所以素材必须是最新发表的文献,一般不将教科书、专著列为参考文献。

从上面阐述我们可知,要想写出一篇好的综述,不仅需要专业知识和经验积累,还需要在语言修养和写作技巧等多方面下功夫。因此,在著名学术期刊上发表一篇综述性文献的难度绝不亚于发表一篇原始文献,其被引频次往往高于原始文献。

（刘秀兰　杨宏新　编写　苏秀兰　审校）

第十一章　SCI 论文撰写

第一节　SCI 论文概述

一、概述

SCI 的全称为 science citation index,中文译名为科学引文索引,是美国科学信息研究所(Institute for Scientific Information,ISI)创办出版,是世界著名的三大科技文献检索系统之一。另外两大检索系统分别是工程索引(engineering index,EI)与科技会议录索引(index to scientific & technical proceedings,ISTP)。

尤金·加菲尔德博士(1925—2017 年)享有"SCI 之父"的美誉,是美国杰出的情报学家和科学计量学家。1955 年,他在《科学》(*Science*)杂志上首次提出了引文索引的概念,即通过论文的引用频次衡量论文影响力及作者学术水平。在二十世纪五六十年代的美国,许多大学在评选终身教授时,主要采用同行评议的方法。该方法存在两大弊端:其一,很难找到对候选人研究领域了如指掌的小同行来评价候选人的研究实力;其二,评价过程主观性较强,有时难以令人信服。引文索引的出现,恰好解决了这两个问题。从理论上讲,论文结论越可靠,解决的问题越关键,被同行引用的概率就越高。因此,被引频次能够较为客观地反映一名研究人员的研究实力。

1961 年,加菲尔德博士创立了 ISI,旨在为科研人员提供全球最为重要的科学信息。1963 年,加菲尔德博士又提出影响因子的概念,目的是客观量化一本学术期刊的影响力。1964 年,加菲尔德博士正式推出 SCI 数据库。该数据库不仅收录了当时最为重要的科学文献,还对科学文献之间的相互引用关系予以描述,构建起一个复杂的学术网络。1975 年,在影响因子的基础上,期刊引证报告(journal citation report,JCR)应运而生。1992 年,ISI 正式并入加拿大媒体巨头汤姆森旗下。2008 年,汤姆森集团与英国路透集团合并,新公司命名为汤森路透,SCI 数据库自此迎来高速发展阶段。2016 年,汤森路透与 Onex 和霸菱亚洲投资基金达成协议,出售汤森路透知识产权与科技业务,其中包括 SCI

数据库。科睿唯安作为独立公司接手运营。科睿唯安接手 SCI 后,逐步推行了一系列改革,例如引入 ESCI(emerging sources citation index)的概念,将 ESCI 作为 SCI 的考察对象,同时强化对 SCI 数据库的动态调整,及时剔除不再满足 SCI 收录要求的期刊。

为何 SCI 数据库对文献计量以及科学研究的作用不容小觑?科学家们夜以继日地开展科学研究,最终通过在学术杂志上发表论文的方式,向同行展示自己的研究成果。随着发表论文数量的不断增多,如果不对这些论文进行索引和整理,众多科学家可能难以获取自身所需信息。于是,人们不得不借助电脑对论文进行整理和归类,通过建立数据库的方式,方便科学家们从海量文献中找到自己需要的文献。在此大背景下,各类数据库纷纷涌现,医学领域最为知名的当属 PubMed 数据库。在建立数据库的过程中,有两个关键问题值得重点关注:其一,数据库如何制定具有说服力的收录标准。显而易见,如果收录标准过高,难免会曲高和寡,遗漏一些重要的研究成果;反之,若收录标准过低,就会导致数据库内期刊良莠不齐,最终降低数据库的质量和可用性。SCI 数据库最核心的竞争力之一,在于其成功建立了一套被广泛认可的学术期刊收录标准,将全世界重要的学术期刊尽收其中。随着 SCI 影响力的日益提升,许多学术期刊都以 SCI 收录期刊的标准来运营,力求早日被 SCI 收录。其二,若仅仅将论文的标题、作者、作者机构等信息作为字段录入数据库,在互联网时代,这种建库难度并不高,但对研究者的帮助可能有限。SCI 数据库不仅将论文的基本信息制作成索引字段便于检索,更为关键的是,它对每篇论文的引文进行了索引,构建起以影响因子为核心的学术评价体系,极大地简化了学术评价流程。当然,SCI 也存在一些缺陷。例如,对于小众领域的研究(如烧伤领域),即便某些论文极为重要,也不太可能获得较高的引用量。此时,通过被引频次或影响因子来衡量一本杂志的影响力或一名学者的学术水平,显然失之偏颇;而且 SCI 只记录被引频次,并不区分正面引用与负面引用。倘若一篇论文被多次批判,其引用频次却会不降反升,给人一种该论文影响力较高的错觉。然而,以 SCI 论文数量、所刊登杂志的影响因子、被引频次为核心的评价体系,至今仍是全球最为主流、权威的学术评价体系,具有不可撼动的地位。

另一个值得探讨的问题是,研究机构和研究人员为何高度重视 SCI 收录?简而言之,在于"曝光"。比如,我们在检索 SCI 数据库时,经常能发现来自梅奥诊所、麻省总医院等机构的文章,这些文章往往发表在高影响因子的学术杂志上。研究人员阅读此类文章时,通常会顺带查看作者的单位。当梅奥诊所、麻省总医院等字眼反复出现在研究人员眼前时,会促使研究人员对这些机构的认可度不断提高,这种"广告效应"是其他手段难以实现的。

二、SCI 易被混淆的几个问题

(一) SCI、SCIE 和 ESCI 有何区别

SCI 和 SCIE 没有任何区别。最初推出 SCI 数据库时,主要采用光盘发行的方式,彼

时人们称其为 SCI。1997 年，随着互联网的发展，汤森路透推出了 SCI 拓展版（SCIE），此举主要是为了与当年的光盘版相区分。关于 SCI 和 SCIE 的问题，科睿唯安在其网站上专门作出说明，指出二者的收录标准一致，不存在任何区别。相较而言，ESCI 则稍显逊色。可以简单地将 ESCI 视作 SCI 的考察对象。事实上，科睿唯安近年来已开始公布 ESCI 的影响因子，并将 ESCI 纳入 Web of Science 数据库。从已有的数据来看，部分 ESCI 杂志的影响因子丝毫不亚于 SCI 杂志，这使得人们不得不重新审视 ESCI 的地位。根据前文所述的"曝光理论"，ESCI 实际上也能够为学者、学术机构带来声誉，它与 SCI 之间的差异正逐渐缩小。未来，ESCI 是否能与 SCI 相提并论，目前仍不得而知。

（二）发表在 SCI 杂志上的论文就是 SCI 论文

SCI 数据库是整刊收录的。换句话说，只要杂志未被 SCI 数据库剔除，其杂志刊登的所有论文都将进入 SCI 数据库，也就自然而然成了 SCI 论文。

（三）我发表的论文在 SCI 杂志上，为什么数据库检索不到

SCI 数据库的收录存在一定滞后性。比如，一月份发表的论文，可能要到三月份才会被收录进数据库并能被检索到。倘若您在二月份检索数据库，就会显示该论文未被收录。另一种情形是，某些杂志可能已处于"on hold"状态，甚至已被 SCI 数据库剔除，那么在此类杂志上发表的论文后续可能会停止被收录，不过这并不会对已经被收录的论文产生影响。也就是说，论文一旦被录入 SCI 数据库，即便其所刊载的杂志被 SCI 删除，该论文也不会从 SCI 数据库中移除。

（四）如何确定一本杂志是否是 SCI 收录

可在科睿唯安的《期刊主列表》（Master Journal List，网址：https://mjl.clarivate.com/home）中进行检索浏览，也能够进入 JCR 来查看。

（五）影响因子是如何计算的

影响因子的计算方法相对较为简便。以某杂志为例，2021 年，该杂志刊登了 150 篇论著和综述；2022 年，刊登数量增加至 200 篇（需注意，这里的计算仅纳入论著和综述类论文，非此类论文不参与统计）。2021 年与 2022 年该杂志所刊登的全部论文（涵盖综述、论著以及其他题材的论文），在 2023 年共被引用了 700 次。依据影响因子的计算公式，这本杂志的影响因子为 $700/(200+150)=2$ 分。由此可见，影响因子并非固定不变，而是处于动态变化之中。通常情况下，科睿唯安会在每年 6 月底至 7 月初这一时间段，公布所有杂志上一年度的影响因子。

第二节　SCI 论文的撰写技巧

一篇完整的 SCI 论文涵盖标题、页眉标题（running title）、作者及作者单位、摘要、关键词、前言、材料和方法、结果、讨论、利益冲突等声明以及参考文献等部分。以下对每个部分的写作技巧进行浅析。

一、标题

当我们在诸如 PubMed 之类的数据库检索到浩如烟海的文献时,最先映入眼帘的便是文献的标题。标题的内容与风格,直接左右着我们是否会进一步去阅读摘要乃至全文。因此,标题堪称读者了解论文的一扇窗户,一个出色的标题常常能在不知不觉间吸引读者深入阅读摘要,并依据摘要内容来决定是否通读全文。若一篇论文的全文被频繁下载与阅读,对作者而言,意味着其学术影响力得以提升;对杂志而言,则意味着被引用的概率增加,杂志的影响因子也会相应提高。

SCI 论文对标题的要求可以概括为三个要点:简洁(concise)、清晰(clear)和有信息量(informative)。简洁和清晰相对较容易理解,也相对容易做到,但"有信息量"这一要求,往往很容易被国内作者忽略。比如某作者开展了一项前瞻性队列研究,收集了 400 例患者的临床资料,发现 D-二聚体越高的急性缺血性脑血管患者,院内死亡风险越高。在写作 SCI 论文时,部分作者可能会将标题拟定为"急性缺血性脑血管病患者 D-二聚体检测的临床意义(Clinical significance of D-dimer determination in patients with acute ischemic cerebrovascular disease)"。此标题虽然清晰、简洁,但缺乏信息量,读者无法明确所谓的临床意义(clinical significance)到底指什么。比较符合 SCI 风格的标题应该是:Increased plasma D-dimer predicts high hospital mortality in patients with acute ischemic cerebrovascular disease:a prospective cohort study with 400 patients。与前一个标题相比,这个标题信息量显著更丰富,不但阐明了研究结果,还标注了研究设计,同时彰显了研究的优势:前瞻性设计,且研究对象包含 400 例患者。

SCI 论文的标题一般分为三种风格:描述型(descriptive)、申明型(declarative)和疑问型(question)。描述型是指对研究的内容进行总结但不介绍研究结果和结论,比如 Plasma D-dimer determination in patients with acute ischemic cerebrovascular disease。申明型则不仅总结研究内容,还会介绍研究的主要发现与结论,比如 Increased plasma D-dimer predicts high hospital mortality in patients with acute ischemic cerebrovascular disease:a prospective cohort study with 400 patients。疑问型则是用疑问句引出研究的内容,比如 Is plasma D-dimer a prognostic factor in patients with acute ischemic cerebrovascular disease。有一项研究曾对 30 本医学检验领域的 SCI 杂志的标题进行过总结,发现 85% 左右的论文习惯于使用描述型标题,13% 左右的论文采用了申明型标题,只有 2% 左右的论文使用了疑问型标题,但申明型标题的引用前景明显优于其他两类标题。需要强调的三个问题:一是标题应为一般现在时;二是除了一些非常公认的、众所周知的缩写(比如 HIV)、基因名字以外,标题中应尽量避免出现英文缩写,除非使用全称会致使标题显得过于冗长;三是尽量规范用词,充分考虑人们的文献检索习惯,以此提高论文被检索到的概率。比如提及肝癌时,不要写 liver cancer,应写成 hepatocellular carcinoma。

不同的杂志往往有着不同风格的标题，比如《新英格兰医学杂志》（*The New England Journal of Medicine*）喜欢描述型标题，而《英国医学杂志》（*British Medical Journal*）则更倾向于使用申明型标题。笔者在撰写 SCI 论文的过程中，较为倾向于选用申明型标题，原因在于这类标题蕴含的信息量更为丰富，能够更有效地吸引读者去阅读论文内容。当然，并非所有论文都能找到与之适配的申明型标题，在这种情况下，使用描述型标题亦是可行之选。不过，笔者并不建议使用疑问型标题。无论选择申明型标题还是描述型标题，其根本目的都是期望论文能够收获更多的关注与引用，进而提升自身的学术影响力及传播力度。

除了标题之外，SCI 论文还有一个页眉标题（running title）。多数杂志对 running title 的要求为尽可能简洁，甚至限定字符数量，因此可以使用缩写。

二、作者信息

在中国传统文化中，可能为了表示对先祖的尊重，我们习惯于将姓放在名前面。然而，在西方文化中，人们却习惯于将姓氏放在名之后。由于不清楚这一区别，部分中国学者在发表论文时仍然按照中国习惯将姓放在名之前，比如 Zhang Sanfeng（张三丰）。多数国外学术杂志的编辑并不清楚中国名字的特点，也不会提醒作者更改名和姓的顺序，导致部分论文在进入数据库，或者被引用时只显示了作者的名字，而不显示姓氏。姓名不同的写法会导致文章在被数据库收录时显示的名字不一样，以张三丰为例，不同的写法和 PubMed 数据库中显示的内容如表 11‐1 所示。

表 11‐1　姓名的不同写法与 PubMed 显示的关系

论文中姓名的写法	PubMed 中显示的名字
Zhang Sanfeng	Sanfeng Z
Sanfeng Zhang	Zhang S
San-Feng Zhang	Zhang SF

从表 11‐1 中我们可以看出，在发表国际论文时，最好将名放在前，姓放在后。如果名为两个字（比如三丰），最好在中间加一个横杠，表示这是两个字符。这种写法可以提高名字的可识别度。如果不加横杠（比如 Sanfeng Zhang），容易与其他姓名混淆（比如张三、张思雨等）。相比之下，Zhang SF 的可识别度要高些，重名的概率相对低些。当然，如果之前已经发表了很多论文，都是采用类似于 Sanfeng Zhang 之类的形式发出，继续沿用 Sanfeng Zhang 也未尝不可。

三、作者署名顺序

按照国际署名规范以及学术界长期默认的规则，论文署名应依据贡献大小排序。例如,第一作者的贡献大于第二作者,第二作者的贡献大于第三作者,以此类推。通讯作者的名字通常置于最后。

第一作者和通讯作者是一篇论文中最重要的两名作者,在申报科技奖励、申请科学基金和职称晋升中的分量最大。通讯作者是论文中起决定性作用的作者,通常为实验室或课题组的带头人,其工作内容主要是争取研究经费、制定研究计划、监督研究数据质量、协调各方面资源、论文的修改和润色等。论文的第一作者则是在通讯作者的指导下开展了具体的实验,获取了数据,并进行分析和撰写论文初稿。

在某些情况下,如果两名作者对论文具有同等贡献,也可以设立共同第一作者和共同通讯作者。共同第一作者一般排名在第二,共同通讯作者一般也应该排在倒数第二的位置。此时,需要在论文中进行标识,或者注明"倒数第二的 authors contributed equally to this work and should be regarded as co-first/co-corresponding author"。理论上讲,自然排序第一的作者和排名第二的共同第一作者都称为第一作者,表明二人对论文的贡献同等。共同通讯作者的情况也与此类似。然而,在国内学术界,由于滥用共同第一作者和共同通讯作者的情况一直没有得到很好的解决,很多单位已经开始限定所谓的第一作者仅仅指自然排序为第一的作者,不包括标识了贡献相等,但排序在第二的共同第一作者。同样,很多单位也只认排名最后的通讯作者,而不认可排名倒数第二的共同通讯作者。

对此建议如下:第一,论文的署名应该规范,按照贡献大小排序进行署名;第二,如果确实有同等贡献的情况,可以列共同第一作者或共同通讯作者;第三,最好在文末标识上作者贡献分布,确认每名作者的具体贡献度。

四、作者单位

对于已经在国际上发表了很多论文的头部医院而言,名称的翻译显然不是什么难题,比如华西医院,在国际上称为 West China Hospital。对于一些较少发表国际学术论文的基层医院,建议咨询医院的宣传、院办等部门进行确认,同时也可以咨询英语水平较高的专家,予以确认。

对于科室的标准,一定要准确,千万不可主观臆断。比如检验科,对应的英文应为 Department of Laboratory Medicine,而不是 Department of Examination;中医科应该是 Department of Traditional Chinese Medicine,也不是 Department of Middle Medicine。在书写单位名称时,应将科室写在医院之前,医院写在大学之前(如果医院附属于大学),之后再标明详细地址、城市和邮编。举例说明如下。

Center for Clinical Epidemiology Research(科室), the Affiliated Hospital of Inner Mongolia Medical University(医院), 1♯ Tongdaobei(街道地址), Hohhot(城市) 010010(邮编), China。

五、摘要

绝大多数 SCI 杂志将摘要的字数限制在 250 字左右。因此，对于摘要的写作，一定要惜墨如金，将最重要、最关键的内容呈现在摘要中。在 SCI 论文的撰写过程中，摘要的重要性仅次于标题。一个出色的标题才能吸引读者在数据库中点击进入阅读摘要，一个精心组织的摘要才能吸引读者进一步阅读全文。只有读者阅读了全文，才可能引用该论文，为作者带来学术声誉，从而彰显出研究的价值。

目前，多数 SCI 杂志采用结构式摘要，分别是 Background/Objective，Methods，Results 和 Conclusions。一般来说，作者需要 Background/Objective 部分写两句话：一句阐述此前的研究发现了哪些内容，但仍存在哪些尚未解决的问题；另一句说明本研究的目的是什么。Method 部分相对难写，因为有的研究工作量较大，采用的研究方法繁多，若逐一详述，必然会超出摘要的字数限制。在此情形下，建议挑选重要的方法进行描述。比如统计学分析中，像 t 检验这类极为普通且常用的方法，就无须赘述，而应提及决策曲线分析、列线图等相对少见且先进的统计学分析方法。如果是基础研究类论文，也不用写得太详细（比如细胞刺激之后多久开始进行流式细胞术检测），仅需说明采用了何种手段去检测某个分子或表型即可。需要特别指出的是，方法部分一般不写明具体招募了多少研究对象，只需说明招募方式。Results 部分需要阐述具体的结果，但也要注意分寸，不要着墨于一些无关紧要的结果。比如我们发现某个生物标志物在疾病组中增高，摘要中无须介绍疾病组和对照组的具体数据，只需说明疾病组显著高于对照组即可。Conclusions 部分相对较难撰写，很多作者常常将 Conclusions 和 Results 混淆。二者的区别在于：结果是客观存在的，多数情况下可用数字量化，例如肝癌患者的甲胎蛋白（alpha fetoprotein，AFP）高于健康个体，这是作者通过实验观察到的客观事实。而结论是需要作者在结果的基础上凝练形成一个主观的观点。比如，结果是作者发现肝癌患者的血清 AFP 高于健康个体（客观现实），结论则应该是 AFP 是肝癌诊断标志物（主观看法）。需要指出的是，从结果到结论的凝练，在很大程度上反映了作者的学术格局。学术格局宽广的作者，往往能够巧妙运用科学逻辑，将研究结果升华成具有重要意义的研究结论，进而在不知不觉中合理合规地提升文章的科学价值。

有的杂志并不要求作者按照上述结构提供摘要，而是要作者撰写一段文字。实际上，此类摘要本质上也是遵循背景、方法、结果和结论的写作模式，只是表现得不那么明显。遇到此类情况，我们只需要对上述结构式摘要进行适当调整，增强句子之间的衔接即可。

六、前言

前言的本质是清晰阐述开展研究的来龙去脉。所谓"来龙"，主要聚焦于解释为何开展这项研究。从临床角度看，要探讨是否存在亟待解决的实际问题；若在基础研究领域，则需明确是否有某个具体的分子生物学问题尚未得到阐释。而"去脉"，就是用简洁的语言概括本研究的主要发现及其意义。

无论是基础研究还是临床研究，论文写作均可遵循"起承转合"的模式。所谓"起"，即巧妙地引入一个话题。例如，若论文标题围绕某个诊断乳腺癌的生物标志物，那么前言部分可先阐述乳腺癌的流行病学情况，如发病率、死亡率等。特别要注意的是，前言的第一句话务必与标题存在一个承接的单词，这样才能保持论文的连贯性。

"承"，就是在开启话题后，设法由宏观到微观，将问题逐步承接过来。比如前言开篇描述了乳腺癌的流行病学，目的在于凸显乳腺癌是一种危害极大、值得深入研究的疾病。然而，乳腺癌研究涵盖多个方面，像流行病学调查、护理学、营养学、化疗、免疫治疗、筛查、发病机制、诊断等。此时，作者需要逐步缩小范围，过渡到自己的研究领域——乳腺癌的诊断。多数作者采用的方式是，先列举晚期和早期乳腺癌患者的预后情况，进而指出早期诊断对于改善预后的关键作用。接着回顾当前已有的早期诊断方案存在的不足，从而提出仍有必要研发新的早期诊断手段，以此引出自己即拟报告的诊断方案。

"转"，则是通过转折语气，引申出研究的创新性。比如在回顾乳腺癌诊断现状时，作者可罗列现有的诊断手段，甚至涉及自己拟报告的诊断手段的相关研究，并总结这些研究的缺陷。随后运用 However、Although、Despite、Nevertheless 等转折词，含蓄地指出本研究的创新之处。"转"是前言中极为关键的环节，因为期刊邀请审稿人审稿时，通常会要求审稿人对研究的创新性进行评价。而且，很多时候审稿人是相关领域的大同行，可能并不十分清楚该研究具体的创新点，这就需要作者自行总结并呈现给审稿人。需要强调的是，在撰写"转"这部分内容时，必须实事求是，绝不可信口开河，通过故意忽略相关研究来凸显自身研究的创新性。原因在于，多数审稿人有检索文献的习惯，部分审稿人甚至可能是相关研究的作者。一旦作者故意忽视相关研究，审稿人会对作者的个人品质、专业精神等产生质疑，最终极有可能导致论文被拒稿。

"合"，就是用一两句话简要介绍本研究的目的，也可适当提及本研究的结果。常见的表达句式如"This study aimed to..."" In this study, we found..."等。不过，有部分学者不赞同在论文前言中"剧透"研究结果，笔者认为这种观点有一定道理。作者可依据自身实际情况，决定是否在这部分"剧透"结果。

七、材料和方法

材料和方法部分的写作相对较为简便，因为许多方法都有固定的模板可供参照。一般来说，材料和方法部分需要阐明"5W"问题，即 When（时间）、Where（地点）、Who（对象）、What（内容）和 Why（原因）。

在临床研究中，作者需详细交代招募患者的时间（When）与地点（Where）、纳入和排除标准（Who）、实施治疗干预或进行标本采集的时间点（When）、具体的干预方案或涉的暴露因素（What）、疾病诊断的标准（What）、采集数据的时间（When），以及所采用的统计学方法等内容。在阐述患者招募情况时，必须明确招募对象的时间和地点。这是因为人们对疾病的认知处于快速变化之中，不同时间段、不同医院的患者情况存在显著差异。例如，十年前肺癌患者几乎不会接受免疫治疗，而如今免疫治疗已广泛应用。同样，即便疾病相同，大型三甲医院和社区医院的患者在病情严重程度、合并症等方面也大不相同。所以，有必要说明患者来自三甲医院还是社区医院。甚至，有的文章会在材料和方法部分用一两句话简要描述医院的辐射范围、床位数等，这也是可行的做法。除了交代受试对象招募的时间和地点，还需说明招募方式，是连续招募，还是前瞻性招募，抑或回顾性查阅病历。连续（consecutively）招募是一个十分关键的概念，因为这种招募方式能够保证研究对象具有代表性。纳入排除标准在临床研究中至关重要，但很多作者在撰写这部分内容时表述极不专业，这可能会让审稿人对作者的专业素养产生怀疑。例如，有的作者在纳入标准中规定年龄大于 18 周岁，却在排除标准中又写年龄小于 18 周岁。这显然存在逻辑问题，按照纳入标准，年龄小于 18 周岁的个体根本无法进入研究，也就不存在被排除的可能。同样，还有作者在排除标准中写入"不愿意签署知情同意书"，但实际上，如果患者未签署知情同意书，根本就不能参与研究，自然也就谈不上被排除。

　　材料和方法部分还有一个极为重要的环节，即对伦理学审批情况予以说明。一般来讲，前瞻性研究要求参与者签署知情同意书，而基于病历的回顾性研究，仅需获得单位伦理委员会的批准即可。这些细节都必须在论文中有所体现。在此需要留意一个问题：在描述研究获得伦理委员会批准时，务必注明批准编号。因为部分审稿人对此较为敏感，他们认为若作者未提供编号，研究很可能是编造的，根本没有获得伦理委员会的批准。

　　临床数据的收集是临床研究中最为关键的一环。然而，很多作者只是罗列了所收集的数据，却未阐述这些数据对应的采集时间点。更为重要的是，对于一些常规数据，患者在住院期间可能会接受多次检测，而作者并未明确说明采集的是哪一次或哪几次的数据。还有些作者仅提及采集了某种实验室检查数据，但未说明该实验室检查所对应的标本类型。例如，在论文中提到检测了葡萄糖浓度，却未表明检测的是脑脊液中的葡萄糖浓度，还是血液中的葡萄糖浓度。实际上，只需在原有表述中添加几个单词，就能将这些问题阐释清楚。

　　统计学方法的描述堪称临床研究中难度最高的部分，同时也是众多临床研究新手频繁出错之处。在撰写这部分内容时，一般先以一句话阐述连续变量正态性检验所采用的方法，常见的有 Kolmogorov-Smirnov 检验或者 Shapiro-Wilk 检验。接着描述数据的呈现方式，连续变量既可以用均数±标准差的形式表示，也能够采用均数±标准误的方式，还可以用中位数和四分位间距来呈现。尽管有学者主张正态分布的数据宜用均数±标准差表示，偏态分布的数据则采用中位数±四分位间距的方法，但据笔者观察，国际学术杂志对此并未严格要求，多数情况下，这两种数据表达方式均可被接受。对于分类资料，通常以计数（百分比）的形式予以展示。接下来要阐述研究中所运用的统计学方法，一般先列举较为简单的统计学方法，例如独立样本 t 检验、卡方检验、方差分析、曼慧特尼

(Mann-Whitney)U 检验等。在此需注意一个要点,如果提及 t 检验,最好明确是独立样本 t 检验还是配对 t 检验。严格来说,在描述两组连续变量的比较时,应当表明正态分布且方差齐的资料采用独立样本 t 检验,否则使用 Mann-Whitney U 检验,不过这种表述往往显得较为烦琐。在科研实际操作中,多数作者倾向于采用"Continuous data were compared by independent student's t test or Mann-Whitney U test, if appropriate"这样的句式。这种表述虽稍显模糊,但由于其已被广泛使用,并且使用这类表述的作者通常对正态和偏态的概念有所了解,所以也逐渐被大家所接纳。其他任何在全文中出现过的统计方法,都应当在统计部分详细说明,比如受试者工作特征曲线分析法、决策曲线分析法、生存曲线、Cox 风险比例模型等。在描述多参数分析(Logistic 回归、Cox 风险比例模型)时,必须说明变量筛选方案。在描述受试者工作特征曲线分析法时,一定要阐明界点选择的依据。倘若在处理连续变量时对数据进行了对数转换,同样也应在此处加以说明。

最后,需要说明所有采用的统计学软件的名称、版本以及产地等信息,并说明检验水准的设定。

八、结果

多数学者在撰写论文时,第一步并非着手写前言、材料和方法或者标题等部分。而是在获取数据后,先开展统计分析,绘制出图表,随后运用文字对图表进行描述,也就是撰写结果部分。在撰写结果部分时,首要需把握的原则是"一图抵万言,一表抵千言"。对于极为重要的数据,务必采用图片展示,即便只是两组数据的比较。而一般重要的资料则用表格呈现。这是因为图片在视觉上的冲击力强于表格,表格所蕴含的数据冲击力又胜过文字。在此建议,尽量选用一些功能强大的高端软件来绘制图片,例如 R 语言等。毕竟图片的清晰度与美观度,在很大程度上会左右审稿人和编辑对论文的第一印象。所有的图片都必须具备自明性,也就是说,读者即便不借助任何文字说明,也能够清晰理解图片所传达的信息。此外,图片应保持足够的清晰度,通常建议分辨率设置在 600 dpi 以上。同时,还需留意规划图片的大小:一页 A4 纸的宽度是 21 cm,扣除纸张两侧的空白区域后,中间可用于排版图片的区域宽度大概为 17 cm。所以,若图片较大,需要横跨两栏排版,建议其宽度不要超过 16 cm。要是预估图片仅占半页(即单栏图片),那么它的宽度最好不要超过 7.5 cm(需考虑两栏文字之间大约 1 cm 的间隙)。SCI 杂志通常要求作者在投稿系统中单独上传 TIFF 格式的图片,切记不可将图片直接粘贴在 word 文档中进行上传,除非杂志的投稿指南中明确允许这种操作。

表格常用于汇总一系列结果,诸如患者的临床特征、不同暴露因素的优势比、不同标志物的曲线下面积等。在使用表格时,需要注意以下问题。

(1) 表格一定要紧凑,能用缩写的地方尽量用缩写代替,并在表格的标注部分详细说明各缩写的具体含义。

（2）在 word 文档中绘制表格时，尽量缩减文字，让表格中每一行的文字无需换行即可完整显示。

（3）对于表格中的数字，不一定千篇一律地保留两位或三位小数。具体的小数保留位数应依据所涉及的具体指标而定。例如，年龄方面，55 岁与 55.34 岁实际差异不大，建议直接不保留小数；而对于血糖指标，7 mmol/L 和 7.4 mmol/L 在专业领域存在明显差异，但 7.4 mmol/L 和 7.43 mmol/L 的差异则较小，所以建议保留一位小数。

（4）P 值一般保留三位小数，千万不可写成 $P < 0.05$，而应该写出具体的 P 值。如果 P 值较小，很多软件可能给出 $P = 0.0000$ 之类的结果，在撰写论文中，切不可写 $P = 0.0000$，而应该写 $P < 0.001$，同理，也不可写 $P = 1.000$，而应该写 $P > 0.999$。这是因为 P 值在理论上不可能等于 0 或者 1。

（5）不同杂志在描述 P 值时，有的习惯使用大写，有的则采用小写，作者在撰写论文时，应根据目标杂志的具体要求来选择 P 值的大小写形式。

（6）对于部分统计结果，如优势比（odds ratio，OR）、曲线下面积等，建议保留两位小数。

（7）务必为每个变量添加单位，并且优先选择国际单位作为单位。

（8）表格同样需要具备自明性，即读者无须借助任何额外的文字说明，就能清晰地理解表格所传达的含义。

（9）部分作者习惯在论文中使用"A 组和 B 组"这样的表述方式，这并非明智之举，因为这种表述会严重影响读者的阅读体验。读者在阅读全文时，需时刻记住 A 组和 B 组的具体指代内容，否则难以把握文章的核心要点。

（10）国际学术杂志一般不会在表格中呈现统计量（如卡方值、t 值等）。

（11）可在表格下方添加脚注，对数据的表达方式、所运用的统计学方法、各类缩写等信息进行集中汇总说明。

（12）注意将表格做成三线表形式。

需要说明的是，SCI 杂志与国内杂志在制表理念上存在显著差异。国内学术杂志倾向于将分组因素作为纵标目，将变量作为横标目，这种方式会使表格横向过长，如表 11-2。

表 11-2　国内学术杂志中的表格

分组	年龄	性别	变量 1	变量 2	变量 3	变量 4	变量 5
实验组							
对照组							
P 值							

上述表格存在的最大问题是，一旦变量数量增多，表格就不得不整体换行，这使得表格在视觉上不够美观。以该表为例，要是再增添若干变量，表格将会变得极为冗长。SCI

杂志对表格的要求强调紧凑、简明,因此,为满足 SCI 杂志的要求,通常需要将上述表格旋转 90°,调整后的表格形式如下表 11 - 3 所示。

表 11 - 3　SCI 杂志中的表格

变量	实验组	对照组	P 值
年龄			
性别			
变量 1			
变量 2			
变量 3			
变量 4			
变量 n			

在表 11 - 3 中,倘若还需增添变量,那么只需在表格下方继续增加行数即可,如此操作并不会影响表格的可读性与美观性。

需要说明的是,现在有一种论文写作潮流,即对于属性相同的结果,采用森林图的形式予以展示。如,在阐述多个暴露因素的优势比时,可将所有因素的优势比汇总于一张森林图中,这样能产生更强的视觉效果。

除了运用图表来呈现数据之外,结果部分还应辅以一定的文字,对结果进行补充说明。在撰写相关文字内容时,需留意以下几个方面的问题。

(1) 文字的主要作用是辅助说明,而非简单重复结果,切忌将表格和图片的内容逐字逐句地再描述一遍,一定要选取其中最为关键的信息进行阐述。

(2) 在描述两组或多组资料的比较结果时,一定要说明具体的 P 值,避免使用 dramatically、obviously 之类的词语,而要用 significantly 这个词。Significantly 表明该结果已经过统计学检验,差异具有统计学意义,而 dramatically 和 obviously 之类的词则不具备这个功能。

(3) 对于某些相对复杂、普通读者可能较难理解的结果,或者当所有结果都指向同一个结论时,在描述结果的过程中,可以使用 indicating 这个单词或 these results indicate 这样的句式进行承接,简要阐述下这些结果的意义。在表达意义时,人们常用的词汇包括 suggest、imply、indicate、demonstrate 和 prove,这些词所传递的"把握度"由弱到强。一般不建议用 prove 这个词,因为科学研究存在诸多不确定性。

(4) 结果部分是一篇论文的核心所在,其数据分析思路必然是围绕着某个特定的研究目的展开的,切不可仅仅为了让文章的数据量看起来更丰富一些,而去进行一些不必要的统计分析,这样做只会适得其反,如同画蛇添足。

(5) 结果部分可以设置一些小标题,一方面能够提高文章的可读性,另一方面也有助于展现作者的研究思路。

(6) 有些作者习惯用一大段文字来描述结果,然后再说明"依据如表 1 所示"。这种写法其实并不明智。如前所述，文字的视觉冲击力是最弱的，读者阅读起来也最为吃力。读者花费了很大精力，好不容易理解了那几句话，却突然发现还需要对照图表来阅读，其中的心情可想而知。比较推荐的做法是在段首就使用"As shown in Table 1"之类的表述方式，提前告知读者可以结合图表来阅读这部分文字。

（7）在描述具体的表格和图片时，不同杂志的格式要求存在差异。比如，同样是描述图 1，有的杂志喜欢用 Fig. 1，有的则喜欢用 Figure 1。具体采用哪种表达方式，作者需要提前参考目标杂志以往发表的论文，或者直接查阅其投稿须知。

（8）如果结果部分的图表数量较多，且都有展示的必要，建议将那些相对不太重要的结果部分作为补充材料提交。

九、讨论

讨论部分可谓是一篇论文中最难撰写的部分。与材料和方法部分不同，它并无既定模板可遵循。若要写好这部分内容，作者须具备开阔的学术视野以及严密的科学逻辑。从这一角度而言，讨论部分在很大程度上能够体现作者的学术水平。一般来说，讨论部分需要重点阐述三个关键问题：其一，本研究具有怎样的临床意义。这就要求作者从宏观视角出发，深入分析研究所得结果能为临床工作提供哪些帮助与指导，以及对后续研究有何启示。其二，分析本研究相较于以往类似研究存在哪些优势。在撰写这部分内容时，作者需要广泛阅读文献，精确挖掘出本研究的创新点。其三，剖析本研究的局限性，探讨这种局限性对研究科学价值可能产生的潜在影响，同时为未来的研究指明方向。

"五段式讨论法"是一种国际上通用的讨论部分写作模式。讨论部分的第一段往往是对研究主要发现的总结。注意，此处是总结结果，而不是汇总结果。它需要作者对研究成果予以梳理与提炼，归纳成若干要点，并运用简洁明晰的语言加以阐述。实际上，部分总结内容与论文"Results（结果）"部分的小标题存在一定程度的相似性。之所以要对结果进行回顾总结，其核心目的在于为后续深入的讨论环节筑牢坚实基础，使后续探讨能够目标明确，更具针对性与逻辑性。

讨论部分的第二段往往是横向对比，即将本研究的与既往的同类研究进行类比，阐明本研究的创新性。创新是科研的灵魂，没有任何一本杂志愿意刊登一篇毫无新意的论文。一般而言，前言部分需要用转折语气在整体上凸显研究的创新性，讨论部分则是细化研究的创新性，特别是新颖的发现。在写作本部分内容时，建议作者采用最简单粗暴的方式进行描述，比如：Compared with previous studies, this study had several strengths. The first strength is … 这种表达方式直接将创新性归纳成了几点，且层次十分清晰，是较为推崇的写作手法。当然，也可以用转折语气来凸显研究的创新性。

讨论部分的第三段是阐明本研究的科学价值和临床价值。写好这部分内容，通常要求作者具备较高的学术格局与广阔的学术视野，需站在学科发展的高度去审视文章的价值。一般而言，若为临床研究，可探讨研究发现对疾病诊断、治疗、筛查等方面的意义。

特别是其是否能对现行的临床理念造成冲击？或者对大家的疾病管理理念的革新有何启示。包括作者提出的治疗方案、诊断手段、预后评估手段等有何优势？是否值得向临床推广等。如果是基础研究，则可以论述本研究能否为相关疾病治疗靶点的研发提供启发？是否有助于人们对某一病理或生理现象的认识？能否解释既往一些难以解释的科学问题等。

讨论部分的第四段一般着重描述研究的局限性。不管是何种类型的研究，也无论最终发表于何种级别的杂志，都不可避免地存在一定的局限性。身为论文作者，有责任向读者清晰阐述研究的不足之处。通常来讲，临床研究常见的不足之处有：单中心设计、小样本研究、观察性研究、混杂因素考虑不够全面、回顾性设计等。而基础研究常见的不足包含未进行动物实验或临床验证；基因表达的上游调节机制不清晰等。

讨论部分的最后一段，通常需对本文的研究结论加以总结。有的杂志在 Discussion 后设立了一个 Conclusion 的章节，实际上对应的就是这部分内容。因此，也可以把这部分独立出来，写成 Conclusion。这部分内容的文字通常较为简洁，大致可用三句话来表述。第一句是描述研究发现，比如 In summary, this study revealed that ... 第二句用于提炼研究发现并得出结论，比如 These results indicate that ... 第三句则是给自己预留一定空间，毕竟科学具有相对性，当下看似正确的结论，若干年后或许会被证明是错误的。因此，多数作者采用 Given the"具体的 limitation" of this study, further studies remains needed to ... 这样的表述方式。

所谓"五段式讨论法"，虽名为五段，但在实际运用时颇具灵活性。各部分内容可根据实际情况进行调整，可以把其中某些内容拆解成两段甚至三段，也可以单独用一段来讲解一个非常关键的问题。

十、参考文献

参考文献是在论文中用以支撑学术观点的文献。任何科学研究皆为"站在巨人的肩上"展开，自然需提及前人工作及其对自身研究的启发。撰写 SCI 论文时，参考文献的使用应遵循以下原则。

（1）对于既往已有的具体结论或结果（例如全球肝癌的发病率），需引用最原始的参考文献加以说明。即便是广为人知的知识（比如 microRNA 的定义），也可以引用综述类文献。

（2）在引用准确的前提下，优先引用最新文献、来自权威期刊以及本领域头部专家的文献，且针对同一观点引用文献不宜超过三篇。务必明确，引用准确是参考文献引用的首要原则。即便某些观点或现象是一百年前发表的，若相关也应予以引用。

（3）在写好论文后，需要对照目标格式的稿约仔细检查参考文献的格式，比如作者名字的写法（到底是 Hu ZD 还是 Z. D. Hu）、列举几位作者、标题是否需要加粗、杂志名字是否需要用斜体、页码的写法（到底是 123—126 还是 123—6）、杂志的写法（到底是 Clin

Biochem 还是 Clinical Biochemistry）等，同时确认参考文献数量是否超出了目标杂志的要求。

（4）表格中也可以引用参考文献，这在荟萃分析（Meta analysis，Meta 分析）中最为常见。

（5）建议借助 Endnote 或 Mendeley 等软件编辑参考文献。

（6）在正文中标识参考文献序号时，务必依据目标杂志格式进行标识，特别留意是否需用上标，使用中括号还是小括号，是按参考文献出现顺序编号还是按第一作者顺序编号等。实际上，这些工作也可由 Endnote 等文献编排软件完成。

（7）对自身研究开展助力极大的文献，即便为类似研究，也一定要引用。切不可通过故意不引用相关研究的方式来突显自身研究的创新性。因为杂志社的科学编辑常通过关键词或标题挑选审稿人，很可能选中那篇被故意遗漏论文的通讯作者作为审稿人。若出现此类情况，后果不堪设想。

十一、作者贡献分布

尽管部分杂志并未强制要求作者提供这部分内容，但笔者建议大家最好在论文末尾撰写一个作者贡献分布（author contribution）说明，清晰展现每个人在该项研究中的具体贡献。实际上，这种作者贡献分布说明有时也能起到对作者的自我保护作用。在实际操作中，不同杂志对此的要求各不相同。有些杂志对作者贡献分布没有特定格式要求，作者可依据实际情况描述每个人承担的工作。而有些杂志则规定作者需按照 CRediT 声明来撰写作者贡献分布；甚至有杂志要求作者在投稿阶段就依照 CRediT 声明详细填写每位作者的贡献。据笔者经验，CRediT 声明是一个比较"广谱"的标准，其在设计之初涵盖了所有学科的科研合作模式。也正因为如此，其中一些条目对于医学领域的科研人员来说可能不太适用（例如软件、验证等方面），有时只能简略填写。不过，对于数据监督、调查等相关条目，一定要认真谨慎填写。另外，像《胸部疾病杂志》（*Journal of Thoracic Disease*）这类杂志，还拥有自己专门开发的作者贡献申明表格。无论遇到哪种模式，作者只需严格按照杂志要求，在论文末尾认真、准确地呈现作者贡献分布即可。

十二、利益冲突声明

多数情况下，论文作者与研究成果之间不存在利益冲突。此时只需要在利益冲突声明（Conflicts of Interest）部分填写一个 None，或者表述为 The authors have no conflicts of interest to declare 即可。然而，若研究者曾从与本研究相关的试剂厂家、药厂等机构获取过资助，或得到过劳动报酬（如讲课费），又或者持有该公司股票，再或者在公司内有任职、兼职等情况，都应在这部分如实填写。存在利益冲突并不妨碍论文发表，关键在于作者需如实进行声明。

十三、基金

作者需在本部分如实阐明研究获得的基金资助情况。一项研究有可能同时接受多个基金的支持,所以能够同时标注多个基金(Funding)。不过,需要留意的是,若研究本身较为简单,从研究内容便可知花费不高,此时作者若标注过多基金,很容易引起审稿人,尤其是国内审稿人的关注与质疑。因此,笔者建议实事求是地填写,尽量避免罗列过多基金资助,一般列举一个基金即可。倘若研究实际花费巨大,一个科学基金不足以支撑,那么可列举两个甚至三个科学基金,并依据支持力度进行排序。

十四、数据共享申明

数据共享申明(Data Sharing Statement)是近年来新出现的规则,其目的在于提升临床研究的透明度,同时实现研究资源的节约。就当前情形而言,这一规定的执行效果似乎不尽如人意,大多数作者都不太愿意分享自己的原始数据,其中或许涉及一些复杂的人际关系等方面的问题。若作者愿意共享数据,可以将数据上传至像 datadryad(https://datadryad.org/)这样的平台来公开和共享。要是作者不愿意共享数据,则需阐述原因,例如存在伦理学限制(即伦理委员会不允许进行数据共享)或其他合理缘由;也可以声明,若读者有合理的请求,可与通讯作者取得联系以索要原始数据。尽管部分杂志社大力提倡作者共享数据,但实际上,数据是否共享并不会对论文能否被接受和发表产生影响。

十五、致谢

致谢(Acknowledgements)主要是对给予自己帮助的人表达感谢,常见的如实验室老师、科室同事等。这些人或许提供了建议、咨询服务,或者提供了实验材料,但就贡献程度而言,尚不足以列为论文作者。需要特别注意的是,向任何人致谢都务必事先征得对方同意。未经他人许可便在论文中致谢是很不礼貌的行为,尤其是当被致谢对象为本领域权威专家时,因为专家可能会质疑作者是想借助其影响力,来提高文章被接受的概率。

十六、开放研究者和贡献者 ID

长期以来,学术界中同名同姓的现象较为常见,这使得部分学者有机可乘,将与自己同名同姓的研究者的成果据为己有。ORCID 是为科研人员提供的唯一数字身份标识符,类似于科研人员的身份证号码。申请 ORCID 是免费的,其设立目的在于解决科研人员身份识别以及研究成果归属的问题,保证每一位研究者的工作都能精准地归属于本人。在论文末尾标注所有作者的 ORCID，能够从侧面展现作者的严谨态度，给编辑部和审稿人留下良好印象。

十七、报告规范

长期以来，很多作者在撰写临床研究类论文时都有"扬长避短"的心理，他们往往花费大量笔墨着重描述自身研究的优势，而对研究设计中存在的缺陷却一带而过、轻描淡写。这种写作方式极易使读者对研究的价值和意义产生误解。在此背景下，各类报告规范相继诞生。当前，针对不同的研究类型，有相应不同的报告规范（Reporting guideline）。如，针对随机对照试验的 CONSORT 指南，针对诊断准确性试验的 STRAD 指南，以及针对观察性研究的 STROBE 指南等。作者在撰写相关稿件时，应当严格依据对应指南的内容来组织论文架构，并认真填写报告规范清单，随后将清单与论文一同提交给杂志。即便杂志在稿约中没有明确要求作者提供报告规范清单，笔者依旧建议作者主动自行准备，并在文章中适当强调这一点。毋庸置疑，这是为论文增添亮点、提升印象分的良好契机。

十八、时态问题

中文写作不存在时态问题，但是英文写作务必留意时态的正确运用。英文写作的时态要求可归纳如下。

（1）描述既往已知和公认的事实，要用一般现在时，比如：CEA is a well-known diagnostic marker for lung cancer。

（2）描述自己的实验过程或结果，应当采用一般过去时，原因在于实验是在过去开展的。比如一项研究如果通过实验发现 CEA 在肺癌患者血清中是增高的，就应该写：We determined the serum CEA level of lung patients 或 Serum CEA was increased in lung cancer patients。

（3）如果是表达观点，则用一般现在时，比如 We found that serum CEA was increased in lung cancer patients. This result indicates that serum CEA is a potential diagnostic marker for lung cancer。在这里，第一句话描述结果，所以用一般过去式。而后一句话阐述作者观点，就应使用一般现在时。

（4）在描述表格或图时，因为是写论文的时候发生的事情，所以直接使用一般现在时，比如：Table 1 summarizes the clinical characteristics of the participants。

（5）如果强调过去一段时间里某个过程的持续性，并且该过程对本研究存在影响，那么就使用现在完成时。例如：Several studies have investigated the diagnostic value of CEA for lung cancer, but the results were not always consistent。

十九、主动语态和被动语态

在论文写作中,关于应更多使用主动语态还是被动语态,这一问题始终存在争议。目前的主流观点主张多运用主动语态,原因在于主动语态构建的句子更为简洁,可读性较高。不过,笔者对此观点并不完全赞同。笔者认为,究竟采用主动语态还是被动语态,取决于作者是否有需要着重强调的内容。比如当一名研究人员用 ELISA 法检测了 50 名肺癌患者的血清 CEA,大致的写法如下。

主动语态写法:We determined serum CEA levels of 50 lung cancer patients。这种写法简洁明了、富有力度,然而并没有特别强调任何特定内容。

若是采用被动语态,比如 Serum CEA levels were determined in 50 lung cancer patients,此句则达到了强调 CEA 的效果。或许在以往的研究中并未针对肺癌患者的 CEA 进行检测,而本研究的创新点之一恰恰在于对 CEA 展开了检测。同理,如果写成 "Fifty lung cancer patients were enrolled and their serum CEA levels were determined",这意味着作者强调了本研究的一大优势——样本量较大,成功招募了 50 名肺癌患者,言外之意是暗示先前的研究可能存在样本量过小的问题。

由此可见,具体选用主动语态还是被动语态,需要作者依据自身研究的实际情况来抉择,切不可一概而论地只使用主动语态或被动语态。

二十、数字的写法

SCI 论文对于数字的书写规范有着明确要求,主要可归纳为以下几点。

(1) 10 以下的数字用英文标识,10 及 10 以上的数字则用阿拉伯数字表示,比如:Seven lung cancer patients were enrolled;We enrolled 100 lung cancer patients。但需要注意,如果字包含小数点,就应该用阿拉伯数字,比如经历了 1.5 小时,就应该写成 1.5 hours。

(2) 阿拉伯数字不能置于句子开头。比如不能写 100 lung cancer patients were enrolled。解决这种问题有很多方案,比如将句子转换为主动语态、也可直接把数字写成英文单词形式,One hundred lung cancer patients were enrolled,或者在句首添加 A total of,写成 A total of 100 lung cancer patients were enrolled。

(3) 当所使用的单位为非简写形式时,若数量小于 1 个单位,单位用单数形式;若数量大于 1 个单位,单位则用复数形式。比如:0.25 gram 和 1.13 grams。需要注意的是,即便这种情况较为少见,但当数量为 0 个单位时,单位也需用复数形式,如 0 grams。

(4) 若单位是简写形式,无论数字大小,单位都不应使用复数形式。比如在描述患者血浆蛋白浓度时,不管是 0.25 还是 25,单位都只能用 g/L。

二十一、排版

论文的排版至关重要,因为多数审稿人在审阅稿件时,首先关注的便是论文的整体排版情况,第一印象很重要,其中涵盖图表的自明性以及清晰度等方面。倘若稿件排版过于随意,例如字体、文字大小、行间距等缺乏一致性,或者图片质量欠佳,都会给审稿人留下极为糟糕的印象,进而对稿件能否被接受和发表产生不利影响。对于 SCI 论文的排版,需要注意以下问题。

（1）所有排版工作都必须参照目标杂志的稿约来进行,切不可仅凭个人主观想法随意排版。因此,在投稿之前,务必仔细研读杂志的稿约内容。

（2）关于字体,最佳选择是 Times New Roman,Arial、Calibri 等字体也可使用,但绝对不能使用任何汉字字体。这是由于国外的学术编辑和审稿人的电脑中很可能并未安装诸如宋体、楷体等各种汉字字体。

（3）一般情况下,行距应设置为 1.5 倍行距,除非稿约中有明确的其他规定。

（4）字体大小一般设定为 10 号,12 号可以接受。

（5）要注意标注页码和行号,除非杂志稿约中明确要求作者无需标注页码和行号。页码和行号能够帮助审稿人快速定位需要修改的具体部分,从而使审稿过程更加便捷高效。

（6）注意一些特殊符号的正确书写方式,比如不能将 TNF－α 误写成 TNF－a。在描述数字范围时,例如"3 到 5",应规范写成 3－5,而不是 3－5,更不能写成 3～5。

（7）一级标题可以加粗显示,二级标题既可以加粗,也可以采用斜体,具体的格式可参考目标杂志上已发表论文的版式。

（8）部分杂志习惯给标题添加序号,如 2、2.1 等,具体是否需要添加序号,需参照目标杂志的稿约以及已出版的论文来确定。

（9）有些杂志喜欢在 abstract（摘要）前面增设一个类似 summary（总结）、highlight（亮点）或 key point（要点）之类的章节,以此增强文章的可读性和吸引力。这部分内容与摘要有所不同,其核心在于以简洁明了的方式对文章的主要发现、创新点等进行概括。需要注意的是,要严格遵循杂志的格式要求,并且使用通俗易懂、简洁直白的语言（plain language）来撰写。

二十二、总结

SCI 论文的写作是一个精心打磨的过程,其目标是使论文能毫无保留、恰到好处地展现于编辑、审稿人和读者眼前。从文字排版,到论文的整体架构搭建以及用词造句,都务必经过反复斟酌。在很多情形下,编辑拒绝稿件,或许并非如拒稿信中所提及的"未达到发表要求""收到稿件过多"这般敷衍的理由。其深层次原因,可能是论文在某些层面触及了编辑和审稿人的底线，例如图片不够美观、表格杂乱无章、讨论部分偏离主题甚远、材料和方法部分诸多细节写得含糊其辞。因而，作者应当全力以赴将自己的稿件修改完善，使稿件的呈现形式无懈可击。如此一来，即便编辑和审稿人想要拒稿，也只能基于研究价值有限、创新性不足、方法学存在缺陷等先天性因素来给出拒稿理由。

（胡志德　编写　苏秀兰　审校）

第十二章 科研基金申请与成果申报

第一节 概 述

科研基金泛指各国各地设立的为鼓励科学创新与发展而设立的基金项目，以国家自然科学基金（以下简称国自然）为例简要说明如何成功获得基金资助。

第一，对于申请者有较高的要求，包括：①研究工作有明确的研究目标，明确的科学问题，创新的学术思想，合理的研究方案以及必要的实验研究条件；②有高水平、活跃在科学前沿的学术带头人和精干的研究队伍；③项目有国内领先的研究工作基础，近期可望取得重要的学术成果或具有突破性进展等。

第二，科研基金主要资助：①科研发展中具有战略意义，我国具有优势，可望取得重大突破，达到国际先进或领先水平的前沿性基础性研究；②国家经济发展有待解决的重大科技问题、对开拓发展高新技术产业具有重要影响或具有重大应用前景的基础性研究；③围绕国家可持续发展战略目标或成为国家重要宏观决策提供依据的基础性研究，以及具有广泛深远影响的科学数据积累等基础工作。

以国自然要求为例：①"鼓励探索、突出原创"是指科学问题源于科研人员的灵感和新思想，且具有鲜明的首创性特征，旨在通过自由探索产出从无到有的原创性成果。②"聚焦前沿、独辟蹊径"是指科学问题源于世界科技前沿的热点、难点和新兴领域，且具有鲜明的引领性或开创性特征，旨在通过独辟蹊径取得开拓性成果，引领或拓展科学前沿。③"需求牵引、突破瓶颈"是指科学问题源于国家重大需求和经济主战场，且具有鲜明的需求导向、问题导向和目标导向特征，旨在通过解决技术瓶颈背后的核心科学问题，促使基础研究成果走向应用。④"共性导向、交叉融通"是指科学问题源于多学科领域交叉的共性难题，具有明显的学科交叉特征，旨在产出重大科学突破，促进分科知识融通发展为知识体系。

第三，资助对象主要包括：①近期可望取得重大突破的研究；②针对一个综合性科学问题，紧密围绕项目总体目标，相互配合、有机联系的课题组成；③有学术造诣高、组织能力强、能率领研究队伍开拓创新的学术带头人和相应的研究团队，形成国家水平的研究队伍。

第四,资助特点:鼓励联合研究。

申报条件如下。

(1) 符合科学基金的资助范围,有重要科学意义,有重要应用前景。

(2) 研究项目的学术思想新颖,创新性强,立论依据充分,研究目标明确具体,研究方法和技术路线合理、可行,可获得新的科学发现或取得重要进展。

(3) 有稳定的研究队伍。

(4) 经费预算实事求是。

(5) 申请者必须是项目的实际主持人。

(6) 申请者和具有高级专业技术职务的项目组主要成员的申请不超过两项。

(7) 申请手续必须完备,所需资料必须齐全。

(8) 己承担的项目结题。

(9) 在读研究生、兼职科研人员不得作为申请项目负责人提出申请。

第二节 我国医学科技经费的来源

科研基金可以由国家,政府行业主管部门的科研计划部门或科研基金会提供,也可由集团或社会知名人士机构等设立的私有科研基金会提供。科研项目按照属性分为纵向课题(如国家、省部级或市级等)和横向课题(如国内外企业、事业单位委托项目或合作项目等)。

纵向课题按基金设立主要分为 3 类,包括国家级、省部级和厅局级。目前,我国各级政府基金会提供的科研基金仍占据主导地位。各种科研基金资助的侧重点、资助的对象和资助的强度也有所不同。

一、国家级科研项目

我国资助医学科研的机构主要包括科技部、国家自然科学基金委员会、教育部等。国家级项目主要包括:国家科技攻关项目、国家自然科学基金、国家"973"计划和"863"计划项目、国家科技部项目、国家计委项目、攀登计划项目等。

(一) 科技部

1. 国家科技支持计划 是国家经济建设的重要组成部分,医学领域的项目由卫生部组织论证、评审、选题、管理和验收。项目主要围绕解决危害人群健康的防治问题,解决提高人民健康素质和优生优育问题,面向社会公开招标,资助强度较大。可根据自己的科研工作,参照《招标指南》选择申请课题。

2. 高技术研究发展计划项目("863"计划) 1986 年,为了迎接全球新技术革命和高技术竞争的挑战，加快我国高技术及其产业发展，提出加速发展我国高科学技术的建议。于 1986 年 3 月，我国批准启动高技术研究发展计划（"863"计划）。经过三个五年计划的实施，"863"计划使我国的高技术研发水平和能力在整体上有了提高，为我国经济和社会向更高水平发展以及国防安全创造了条件。2001 年 4 月，国务院批准在"十五"期间继续实施"863"计划。"863"计划作为我国"十五"科技计划体系的三大主体计划之一，将继续发挥其重要的作用。

（1）"十五""863"计划的定位与目标："十五""863"计划旨在增强我国在高技术特别是战略性高技术领域的自主创新能力，在世界高科技技术领域占有一席之地，力争在一些关系国民经济命脉和国家安全的关键技术领域取得突破，并在我国有相对优势或战略必争的关键高技术领域实现技术的跨越发展，为实施现代化建设第三步战略目标提供高科技支撑。

"十五"期间，"863"计划将继续瞄准世界技术发展前沿，加强创新，实现从重点跟踪到突出跨越的战略转变。通过五年的努力，在选定的研究方向，显著增强我国高技术创新能力，提高重点产业的国际竞争力；重点掌握一批能在数年后形成产业、有自主知识产权的重大高技术；培育一批高技术产业生长点，带动我国产业结构的优化升级，形成中国高新技术产业的群体优势和局部强势；造就一批从事高技术研究开发及产业化的创新和创业人才。

（2）"十五""863"计划的重点任务："十五""863"计划以国家目标和市场需求为导向，重点解决一批具有战略性、前沿性和前瞻性的高技术问题，如：攻克支撑我国信息基础设施建设的关键技术；发展以提高人民生活质量为目标的生物、农业及医药关键技术；掌握以提高产业竞争力为目标的新材料和先进制造关键技术；突破以社会可持续发展为宗旨的资源、环保和能源关键技术。

（3）"十五""863"计划的发展重点："十五""863"计划按主题项目和重大专项两部分部署工作：主题项目以鼓励创新、掌握知识产权和攻克关键技术为导向，选择信息技术、生物和现代农业技术、新材料技术、先进制造与自动化技术、能源技术和资源环境技术 6 个高技术领域的 19 个对增强综合国力最具影响的主题方向作为发展重点。重大专项以重大系统和工程为核心，以市场、应用和国家重大战略需求为导向，集中力量，重点解决一批对未来我国高科学技术发展和参与国际竞争具有战略意义，对形成具有国际竞争力的高技术产业群和新的经济增长点有大的带动和示范作用，对提高我国重点产业竞争力和产业升级有重大影响，以及可以形成我国高技术特色、实现跨越发展的重大高技术问题。

"十五""863"计划继续坚持专家负责制，充分发挥专家的技术决策作用与对高技术发展动向的判断作用，同时进一步发挥政府的决策作用。"863"计划专家管理组织设领域专家委员会和主题专家组两层，领域专家委员会主要负责对本领域计划的执行情况进行监督、评价和咨询；主题专家组主要负责本主题的技术决策与课题的过程管理。

"十五""863"计划全面实行课题制管理，实行项目全额预算、全成本核算和课题负责人负责制。为了集中力量,突出重点,重大专项的管理采取总体专家组负责制。在经费的管理上,主题项目的研究开发经费主要由国家财政拨款资助,并实行课题经费预算制;重大专项的研究开发经费则实行政府、企业、社会多渠道筹措,以鼓励地方、行业、企业及全社会对高技术研究发展的投入。

"十五""863"计划采取了一系列措施来推动计划的顺利实施。①鼓励创新。在课题评审、验收等环节中,将是否具有自主知识产权作为一项考量的指标,鼓励和引导科技人员大胆创新。②提高企业创新能力,推动企业向技术创新主体的转变。面向应用研究类的课题,在课题的申请、评审以及验收指标等方面都采取了措施,以利于以企业为主承担课题。③加强知识产权管理和保护。加强了课题立项前与实施中的知识产权状况研究与分析,并明确了国家、课题承担单位在知识产权的使用、开发和利用等方面的权益。④加强与地方高技术发展的结合。设立了"863"计划引导项目,引导地方在高技术及其产业的发展,培育地方经济增长点。⑤鼓励国际合作。设立专项经费,与重大国际合作项目计划相结合,支持和鼓励"863"计划国际合作课题的开展。

(二)重点基础研究发展计划项目("973"计划)

基础研究是人类文明进步的动力,是科技与经济发展的源泉和后盾,是新技术、新发明的先导,也是培养和造就科技人才的摇篮。经济和社会的持续高速发展对基础研究提出了越来越高的要求,许多科学问题都迫切需要通过基础研究从深层次上探求解决办法。基础研究的重大突破,往往会引发经济和社会的重大变革。1997年6月4日,国家科教领导小组决定制定"国家重点基础研究发展规划"(简称"973"计划),加强国家战略目标导向的基础研究工作。"973"计划是实现我国经济、科技和社会发展的宏伟目标,提高科技持续创新能力,迎接新世纪挑战的重要举措。

1. **"十五""973"计划的定位**　"973"计划是在国家自然科学基金、基础研究重大项目前期研究专项等原有基础研究工作部署的基础上,组织实施的面向国家重大战略需求的基础研究重大项目计划。根据到2010年以及21世纪中叶,我国经济、社会和科技发展的目标和任务,围绕农业、能源、信息、资源环境、人口与健康、材料等领域可持续发展的重大科学问题,集中组织我国优秀科研力量,大力开展创新研究,为国民经济和社会可持续发展提供科学技术基础,通过计划的实施,培养和稳定一批优秀人才,建设一批高水平国家研究基地,从而增加我国原始性创新能力,在更深的层面和更广泛的领域解决国家经济与社会发展中的重大科学问题,以提高我国自主创新能力和解决重大科技问题的能力,为国家未来发展提供科学支撑。

2. **"十五""973"计划的重点任务**　从国家战略需求出发,继续加强对农业、能源、信息、资源环境、人口与健康、材料等重要领域的重大基础研究,针对具有战略性、前瞻性、基础性的生命科学、纳米科学、信息科学、地球科学等重大科学前沿,加强科学研究和创新,力争取得突破性进展。加强交叉综合研究和集成创新,不断形成新思想、新概念、新发明、新理论,为社会生产力的跨越式发展奠定基础。

基础研究队伍,培养一批创新人才。牢固树立"人才资源是第一资源"的战略思想,积极实施人才战略。切实用好和稳住关键人才，积极培育后备力量，加大对以中青年科学家为骨干的研究群体的支持力度。以项目为纽带、基地为依托、人才为核心，采取有效措施，营造以人为本、人才辈出的良好环境。积极引进海外人才，大力开展国际交流与合作，鼓励和扶持一批有突出成绩、有组织能力、有国际影响的科学家和研究骨干走向世界，提高我国国际科技地位与影响。

建立和完善有利于创新的科学评价体系与管理体系，克服追求短期绩效、急功近利等浮躁现象，鼓励科学家大胆探索新的研究领域，引导他们在国家需求和科学前沿的结合点上积极开展创新性研究。

3. "十五""973"计划的组织管理　在项目管理中实行首席科学家和课题组长负责制，在经费管理中实行分项目的全额预算、过程控制和全成本核算，实现项目管理模式和经费资助模式的有机结合，营造良好的创新环境和氛围。"973"计划成立高层次的专家顾问组，对"973"计划进行咨询、评议和监督，保证计划实施的科学性、民主性和公正性。"973"计划项目实行"2＋3"管理模式，即项目实施两年后，接受中期评估，根据评估结果确定后三年计划。按领域设项目咨询组，对项目的执行进行跟踪管理，向科技部提出咨询意见和建议，促使项目预定目标的顺利实现。

4. 遴选原则　"973"计划项目是对国家的发展和科学技术的进步具有全局性和带动性、需要国家大力组织和实施重大基础性研究项目。项目的立项要按照"统观全局，突出重点，有所为，有所不为"的指导思想，在现有基础研究工作部署的基础上，鼓励优秀科学家和研究集体面向我国未来经济建设和科学技术发展的需要，围绕农业、能源、信息、资源环境、人口与健康、材料等国民经济、社会发展及科技自身发展的国家需求和有重大影响、能在世界占有重要一席之地的重点学科领域，瞄准科学前沿和重大科学问题，开展多学科综合研究和学科交叉研究，提供解决重大关键问题的理论依据和形成未来重大新技术的科学基础。

"973"计划项目应结合我国经济、社会和科技发展的需要，统一部署，分年度组织实施。项目研究期限一般为五年。"973"计划项目按照专家评议、择优支持的工作方法和"择需、择重、择优、公开、公平、公正"的原则遴选，强调国家需求与重大科学问题的结合，原则要求为。

（1）围绕我国社会、经济和科技自身发展的重大需要，解决国家中长期发展中面临的重大关键问题的基础性研究。

（2）瞄准科学前沿重大问题，体现学科交叉、综合，探索科学基本规律的基础性研究。

（3）发挥我国的优势与特色，体现我国自然、地理与人文资源特点，能在国际科学前沿占有一席之地的基础性研究。

5. 国际合作　"973"计划进一步加强国际合作和国际学术交流。根据"中华人民共和国政府与欧洲共同体科学技术合作协定"，科学技术部已向欧盟开放了"973"计划的研究项目，欧盟国家的科学家可与中国科学家联合申请、承担973计划项目。973计划的大多数项目都在不同程度上建立了与世界各国的广泛、深入的交流与合作。

(三) 国家自然科学基金

国家自然科学基金是目前国内覆盖面最大、影响范围最广、资助经费适度的基金类型。20 世纪 80 年代初,中国科学院 89 位院士(学部委员)致函党中央、国务院,建议借鉴国际成功经验,设立面向全国的自然科学基金,于 1986 年 2 月 14 日,我国正式批准成立国家自然科学基金委员会(简称自然科学基金委,英文名称为 National Natural Science Foundation of China,缩写为 NSFC)。

国家自然科学基金委坚持以支持基础研究为主线,以深化改革为动力,确立了依靠专家、发扬民主、择优支持、公正合理的评审原则,建立了科学民主、平等竞争、鼓励创新的运行机制,健全了决策、执行、监督、咨询相互协调的管理体系,形成了以《国家自然科学基金条例》为核心,包括组织管理、程序管理、资金管理、监督保障在内的规章制度体系,形成了包括探索、人才、工具、融合四大系列组成的资助格局。国家自然科学基金聚焦基础、前沿、人才,注重创新团队和学科交叉,为全面培育我国源头创新能力做出了重要贡献,成为我国支持基础研究的主渠道。

深化科学基金改革将聚焦"明确资助导向、完善评审机制、优化学科布局"三大重点任务。一是明确资助导向,以及时支持新的科学思想和新概念为目标,以真正解决科学问题为准则,以区分和突出科学属性为依据,统筹推进各类科学属性的基础研究。具体而言,即将科研活动按科学属性分为"鼓励探索、突出原创;聚焦前沿、独辟蹊径;需求牵引、突破瓶颈;共性导向、交叉融通"四种不同类型。二是完善评审机制。着力推进项目申请和评审改革,根据上述四类科学属性,建立与资助导向相适应的评审方法。充分利用信息技术特别是人工智能等现代手段,实现评审专家与项目申请的科学匹配。建立科学家积极参与的"负责任、讲信誉、计贡献"的评审机制,提升支持基础研究的精准度、公正性和绩效水平,持续提高资助效能。三是优化学科布局。按照知识体系内在的逻辑和结构,构建真正实现重大需求与知识体系统一相融、基础理论与应用研究贯通的学科布局,切实解决研究内容重复、学科相互隔离等问题。

自然科学基金委要坚持以习近平新时代中国特色社会主义思想为指导,全面贯彻党的十九大和十九届二中、三中全会精神,增强"四个意识"、坚定"四个自信"、做到"两个维护",树立对科学严谨、求实、寻真,对同志正直、诚恳、守信,对工作认真、负责、担当的工作作风,以勇于担当的责任感、只争朝夕的紧迫感和严谨的科学精神,扎实推进科学基金各项改革工作,力争未来 5~10 年建成理念先进、制度规范、公正高效的新时代科学基金体系,努力为实现前瞻性基础研究、引领性原创成果重大突破,增强我国源头创新能力和夯实世界科技强国建设的根基作出根本性贡献。

为了适应当前医学科学前沿发展的趋势,国家自然科学基金委员会于 2009 年将医学科学从生命科学部独立出来,成立了医学科学部,进一步推进医学科学研究的不断进步。国家自然科学基金对医学类的资助包括各类基础研究和临床应用研究,资助额度和范围在不断扩大。与医学科学有关的国家自然科学基金项目包括了面上项目、重点项目、重大项目、国家杰出青年科学基金项目、青年科学基金项目、地区科学基金项目、创新研究群体科学基金、海外及港澳学者合作研究基金、国家基础科学人才培养基金、国际（地区）合作与交流项目、联合资助基金项目和专项项目等多个层次。其中，面上项目是国家自然科学基金研究项目体系中的主要部分，其定位是全面均衡布局，瞄准科学前沿，促进学科发展，激励原始创新。支持从事基础研究的科学技术人员在国家自然科学基金资助范围内自由选题，开展创新性科学研究，鼓励开展具有前瞻性，勇于创新的探索性研究工作。

二、省部级科研项目

（一）教育部

1. **高等学校博士点科研基金**　为使科研工作与高级专门人才培养密切结合，教育部设立了博士点基金，资助部分大学博士点导师开展科研工作，以提高博士研究生科研和教学的培养质量。博士点基金主要用于资助学术思想新颖、创新性强、有重要应用前景的课题，主要资助基础性研究。

2. **霍英东教育基金会高等院校青年教师基金**　是由我国香港著名实业家霍英东先生与教育部合作成立的，鼓励中国高等院校青年教师脱颖而出和出国留学青年回国到高校任教，对从事科学研究，教学与科研中做出优异成绩的青年教师进行资助和奖励。该基金会设立的高等院校青年教师基金已备受我国高等教育界瞩目，资助 35 岁以下青年科技人才的基础性、应用基础性和哲学研究。

3. **回国留学人员科研启动基金**　为充分发挥广大回国留学人员在科技发展中的作用，支持回国后的教学和科研工作，教育部特设立留学回国人员科研启动基金。凡获得国内、外博士学位，在外留学 1 年以上，年龄 45 岁以下，回国后在教学和科研单位从事教学、科研工作的回国留学人员均可在回国后两年内提出申请。

4. **新世纪优秀人才支持计划**　是为了加强高等学校青年学术带头人队伍建设，加速培养造就创新人才，提升高等学校的学术水平和人才培养质量而设立，围绕国家重大科技工程问题、哲学社会科学问题和国际科学与技术前沿进行创新研究。自然科学领域申请者年龄一般不超过 40 周岁。

5. **高等学校全国优秀博士学位论文作者专项资金**　为支持全国优秀博士学位论文作者在高等学校不断做出创造性成果，特设立该专项。该资金资助申请者的基本条件为全国优秀博士学位论文作者并且申请者是在国内高等学校工作（包括在高等学校博士后工作站做博士后研究工作）。

6. **长江学者奖励计划**　1998 年，教育部和李嘉诚基金会共同启动实施了"长江学者奖励计划"，包括特聘教授、讲座教授岗位制度和长江学者等，旨在招揽海内外中青年学界精英，培养造就高水平学科带头人，带动国家重点建设学科赶超或保持国际先进水平。

（二）卫生部

1. **卫生部科研基金**　为提高防病治病能力和医学科学水平，卫生部科研基金面向全国卫生系统的医药卫生科技工作者进行招标，卫生部科学研究基金分为"课题基金"和

"项目基金"两种,每两年招标一次。在卫生部科学研究基金资助的课题中,基础和应用基础研究占 30％左右,应用研究占 60％左右,开发研究占 10％左右,资助范围包括基础医学、临床医学、预防医学、传染病及地方病、药物、新技术和新方法、社会医学及软课题研究、中西医结合研究等。目前是各级医学院校及各级医院医学科研经费资助的主要渠道之一。

2. 卫生部青年科学研究基金 为促进优秀青年工作者脱颖而出,使其在学术上崭露头角,造就新一代科技工作者及后备力量,卫生部于 1987 年设立了青年科学基金,用于资助全国医药卫生部门有创造精神和开拓能力的 35 岁以下优秀青年科学工作者在国内开展基础研究和应用基础研究工作。该基金每两年申报一次。

3. 国家中医药管理局项目 国家中医药管理局科研基金是指依据中医药事业发展规划安排实施,由个人或单位承担,在一定时间周期内进行的中医药科学技术研究开发活动,用于资助中医药基础研究类课题和中医药应用研究类课题。基金面向全社会进行招标,每两年集中受理一次,具有重大科学意义的研究课题可随时受理。

4. 博士后科学基金 国家拨款专款设立博士后科学基金,旨在资助博士后研究人员中的优秀者,以利于他们完成科研工作任务,并迅速成长为各类高水平专业人才,为我国的科技发展作出贡献。博士后基金在申请、评审和管理的各个方面中都营造了促进博士后"出人才"、"出成果"的良好氛围,发挥了对部分有科研潜力和杰出才能的年轻优秀人才进行鼓励和支持的作用。

5. 省科技厅科研项目基金 各省的基金项目和攻关项目强调为本地区经济和社会发展服务,强调应用目标产生经济和社会效益,主要资助应用研究和开发研究项目。因此,医学科研的申报方向应侧重于临床应用型研究等具有明显经济和社会效益的项目。

6. 其他 人事部项目,国家计划生育委员会项目,国家食品药品监督管理局项目等。

（三）自治区级科学基金

1. 内蒙古自治区自然科学基金 内蒙古自然科学基金设立于 1986 年,通过对自然科学基金项目、优秀学科带头人、重点实验室计划的牵引,培养和造就了一批自治区学科领军人才,极大提升了自治区的科研水平,推动了一些科学技术研究项目处于国际先进水平,对区域经济和社会发展发挥出了强劲的引领作用,为自治区经济腾飞注入不竭动力。自治区自然科学基金计划的实施,推动了自治区人才、技术的双赢局面。培养博士生、硕士生、科研工作人员,培养了一批进入国际、国内科技前沿的学科技术带头人,打造了一支高层次高水平的优秀科研队伍。自 2004 年自治区优秀学科带头人计划实施以来,已在新材料、生物技术、化工、生态保护、农牧业、基础理论等领域开展了优势学科建设和科学研究,并取得了良好成效。

2. 内蒙古自治区卫生厅项目 为了进一步落实科技兴蒙战略,推进卫生健康科技创新,加强卫生健康科技成果转化和适宜技术推广工作,促进基层医疗卫生健康服务水平的提高。内蒙古自治区卫生健康委员会于 2021 年组织各级各类卫生健康机构申报科技计划项目,得到全区卫生健康科技工作者的积极响应。

3. 自治区教育厅项目　高等教育科研项目在推动内蒙古自治区社会经济发展、提升人才培养质量和科技创新能力等方面发挥着重要的作用。近年来，内蒙古自治区高等教育科研项目取得了一系列成果，为内蒙古自治区的发展做出了积极的贡献。内蒙古自治区高等教育科研项目具有：紧密结合地方实际、多学科交叉与融合等特点，注重青年科研人才培养与引进，为鼓励创造力与创新精神提供了良好的科研环境和资源支持。

三、厅局级科研项目

各盟市科技主管单位以及卫生系统在科研项目的投入日益增加，包括基础研究及临床医用研究的投入。

除上述科研项目外，还有一些项目，如国外基金项目和个人自筹基金项目。国外基金项目主要有如下。

（1）世界卫生组织：世界卫生组织基金会为独立实体运营，为促进公众、主要捐助者和公司向世界卫生组织捐款，扩大世界卫生组织捐赠基础，获得更可持续和可预测的资金。基金会将为世界卫生组织和值得信赖伙伴解决最紧迫的全球卫生挑战提供资金支持，满足全球公共卫生需求，实现世界卫生组织五年战略计划中的"三个十亿"目标，包括保护 10 亿人免于突发卫生事件（伤害），将全民健康覆盖扩大到 10 亿人，并确保到 2023 年使 10 亿人拥有健康生活。

（2）联合国儿童基金会：致力于促进儿童权利的落实，为此助力政策发展和法律保障工作。联合国儿童基金会驻华办事处与中国政府和其他合作伙伴携手努力，确保最贫困的儿童也能够享受到国家发展红利。通过积累经验、收集依据和研究分析，联合国儿童基金会设计项目、开展活动、实施举措，为最有需要的地方提供支持。

（3）美国中华医学基金会：创始于 1914 年，是克洛菲勒基金会的第二大项目，并于 1928 年在纽约改组为一个独立的基金会。美国中华医学基金推动了公平、优质的医疗服务，秉承精诚合作的精神、立足于卫生公益事业的战略前沿，致力于专业教育、政策研究、全球卫生等领域的创新能力建设，为推动医学卫生事业做出了贡献。

今后 15 年是我国经济、社会发展的关键时期。国家将以医药生物技术为突破口，重点资助重点研究领域，包括：基因工程药物和疫苗；重要疑难病基因治疗技术；新药创新；疾病防治；污染控制；资源开发、防灾、减灾等。

第三节 | 科研项目的申报

科研项目申请书是参与科研竞争的重要载体，也是科研项目择优获得资助的关键。申请书的书写质量直接影响项目能否获批。评审专家根据申请者提交的申请书，遵循评审原则和相应标准进行评估，并据此提出是否资助的建议。因此，申请者在申请书中应着重阐明学术思想的新颖性和研究路线的可行性,尤其需要深入阐释拟开展研究工作的意义与课题的创新性。作为一名科研人员,熟练撰写高质量的申请书是开展科研工作的必备技能。

一、填写标书前的准备

充分占有文献资料,熟悉本领域的国内、外最新研究进展,结合自身特点,提出研究问题。要充分重视自身研究课题问题的创新性。请注意:课题名称所反映的内容必须和申报内容相符合。

(一) 课题名称的拟定

课题研究的题目恰似人的眼睛,是整个课题研究的点睛之笔,切不可等闲视之。拟定课题题目,本质上是将宽泛的研究方向精准转化为具体研究课题的过程;也是对课题选题进行深度细化,从中探寻研究创新点的过程;更是实现从一般性问题到专业研究课题跃升的关键所在。作为课题研究的"导航标",一个高质量的课题题目,对后续研究活动的顺利推进起着决定性作用。

项目的名称是研究目标、具体内容及特点的浓缩和集中体现,需满足"简明、具体、新颖"三大要求。在表述上,项目名称的字数不宜太多,应避免冗长繁复,力求用精准简练的语言,使评审人员迅速掌握项目的核心信息。

课题名称的拟定原则:简明、具体、新颖、醒目、规范,并能确切反映课题的研究因素、研究对象、研究内容、研究范围及相互之间的联系。

范例:《细胞凋亡与糖尿病视网膜病变发病机制》

研究因素:细胞凋亡。

研究对象:糖尿病。

研究内容:糖尿病视网膜病变发病机制。

研究范围:从细胞凋亡角度研究,属于基础性研究范畴。

此外,课题研究题目所用的词语及句型应规范、科学,符合语法结构,使用学术性、专业性的科研术语。通常情况下,课题名称中不可使用缩略语、简称、阿拉伯数字、拼音字母、英语单词等。题目必须准确表达出课题研究的主要信息,行文含义要明确,表述内涵要清晰,内容要聚焦,避免过于宽泛、笼统或表述含糊,且不得使用结论式、疑问式、口号式句型。

(二) 信息简表的填写

信息简表是申请书主要内容和特征的概括表达。经费概算必须合理,应尽量细化、准确、实事求是,且严格依照各基金项目管理办法进行预算编制与资金使用。

1. **申请者的基本信息**　包括负责人的姓名、学历、职称、主要研究领域、所在单位等,应真实反映实际情况。

2. **依托单位信息**　包括单位名称、单位代码、单位所在地、隶属关系、联系人、联系方式等。有合作单位的,应加盖单位公章,研究依托实验室平台信息等。

3. **研究项目基本信息**　包括项目名称、研究类型（基础研究、有广泛的应用前景的应用基础研究）、申报项目类别（各对口部门所公布的项目类别）、申报学科（填写申请项目所属的基础学科，确保申报学科要与申报课题的内容相符合；同时要了解申报学科的资助特点，主要的研究内容及资助对象，并填写相应的学科代码）、关键词（通常关键词的数量为3~5个）、研究年限（一般重点、重大项目研究年限为3~5年，其他可为4年，按申请项目类别规定年限填写）、研究属性、申请金额（根据项目指南填写项目金额，以万元为单位填写）等，各项信息应充分体现项目的特色和创新点。

4. **课题摘要**　包括研究内容和研究意义等，是整个课题的核心。摘要通常是评审专家最先阅读的内容，也是专家获取项目信息的首要渠道，高质量的摘要往往能给专家留下深刻印象。摘要的字数一般有严格限制，因此，应运用高度凝练的语言，清晰阐述研究现状、目的、构想、预期成果及科学意义，在规定字数内全面呈现项目的研究科学问题、科研假说、研究手段，以及项目完成后的科学价值。摘要应高度概括研究课题，确保内容完整。在评审过程中，摘要作为申请文件的指引，评审专家对其印象至关重要。一份简洁准确、富有说服力的摘要，既能吸引评审人兴趣，又能在有限时间内帮助项目从众多申请书中脱颖而出。因此，摘要撰写需逐字推敲，在有限篇幅内精准提炼项目精髓，展现项目特色。

5. **项目组主要成员**　科学研究项目的顺利开展离不开专业的研究团队。研究团队成员须具备相应的学科背景、实践经验与创新能力，以此推动项目稳步推进，保障项目高质量完成。项目组主要成员是对学术思想、研究技术路线制定与理论分析以及在项目执行过程中起着重要作用的人员（不包括项目申请者）。成员的年龄结构、职称结构、人员数量、工作分工都应合理，可以满足项目的实际需求。其中，在项目组成员分工中，应阐明项目组成员具体承担的工作与时间。注意团队结构的合理性，包括项目实验设计指导者以及具体实施者，要体现分工明确，各个项目组成员工作分配没有重复。项目标书通常需要项目组成员本人签章及身份证信息填写完整。

6. **经费预算**　科研项目经费支出分为直接费用和间接费用两部分。直接费用包括设备费、材料费、测试化验加工费、燃料动力费、差旅费、会议费、国际合作与交流费、出版/文献/信息传播/知识产权事务费、劳务费、专家咨询费、和其他支出等。间接费用包括承担课题任务的单位为课题研究提供的现有仪器设备及房屋，水、电、气、暖消耗，有关管理费用的补助支出，以及绩效支出等。

（1）直接费用中的材料费、测试化验加工费、出版/文献/信息传播/知识产权事务费、差旅费、会议费、国际合作与交流费、劳务费、专家咨询费、其他支出预算如需要调整，可以由课题承担单位（学院）审批。

（2）原则上设备费只可以调减，不可增加。如需调增，由科技处、社科处、产教融合发展中心等管理部门审批。

（3）原则上间接费用不得调整。

（三）立项依据的撰写

科学研究项目立项必须契合国家科学技术政策和发展战略，与国家的主要需求和战略规划保持一致,具有战略性和前瞻性,并能够为国家的经济和社会发展做出贡献。科学研究项目立项应遵循科学研究的基本原则和方法,以科学问题为起点,确定研究方向和目标,提出科学假设和实验计划,后续进行系统的科学实验和数据分析,并得出科学结论和结果。

立项依据需要结合科学研究的发展趋势来进行相应的论述,需要结合国民经济以及社会发展当中需要解决的科学以及技术问题来进行相应的论述。立项依据要有明显创新,可以了解问题的过去与现在,提出问题的关键,通过研究策略与角度,方法与手段的革新在可行性基础上进行风险性研究。立项依据应主要反映以下几点:申请者是否熟悉该领域的研究最新进展;是否真正理解所研究的核心问题;研究资料掌握的是否全面;学术思想是否广泛;所研究的立项依据是否可靠等。立项依据包含的内容通常为:研究背景,科学假设,研究科学意义,经济社会需求程度,国内、国外研究现状及发展动态及参考文献目录。

1. 研究背景　研究背景包括项目选题的学术背景和社会背景。在撰写标书开头时,通常都要交代所研究项目的背景,以便让评审专家全面、深入地了解课题的内容、研究方法、研究过程以及研究成果。一般而言,研究背景的撰写需要详细阐述课题的起源及相关背景,同时说明该课题值得深入研究的理由。从本质上来说,研究的最终目标就是为了解决现实中已存在的问题。

2. 研究意义　主要体现在重要科学价值与国民经济相关的重要科技问题解决上,选题本身在很大程度上决定了研究的科学意义。涉及学科的基本理论与应用问题,重大事件的形成机制,新理论与新方法。申请者在撰写研究意义时,要充分阐明拟开展本研究项目的充足理由以及理论和学术意义,即项目提出的依据、必要性和可能性,或围绕国民经济和社会发展中的重要科技问题,论述其应用前景。此外,申请者应掌握最新的文献资料,熟悉本研究领域的最新进展。

3. 国内外研究状况的分析　对国内外研究状况的了解程度,直接反映了申请者的科研阅历和科研能力。在申请项目前,申请者务必对该领域在国内外的研究现状进行广泛而深入的调研,不仅要系统论述国内外的研究成果和进展,更要提出目前存在的主要问题和研究难点。同时,应紧密结合已有的工作基础,针对性提出解决这些问题和突破难点的方法,为以此确立研究目标奠定基础。

介绍项目当前国内、国外研究的动向与趋势,结合自身研究内容及特点,表明自己的创新点,适当阐明使用何种研究技术与实验手段,同时对比国内外研究现状,指明在本课题中增加了哪些新知识点、学术理论或对国民经济和社会发展起到什么作用、具有多大价值等。

4. 主要参考文献　紧密结合研究内容,列出查阅文献中对形成研究课题理论依据有主要影响的参考文献。参考文献书写应规范,主要引用最近3～5年的文献,以体现本课题紧跟最新研究进展。

需注意,立项依据为整个项目申请书的核心,力求达到格式清晰、逻辑合理。对国内外研究现状的分析要全面、透彻;对提出的研究目标要合理、适当,避免内容太分散;对理论依据的推测和假设必须严谨、科学;语言表达要科学、准确,切忌模糊不清。

（四）研究方案的撰写

（1）研究目标：通过研究要达到的具体目的，是项目申请的精华所在。要求准确、具体、明确、可行。研究目标是课题的核心及导向，聚焦于课题要解决的关键问题，也是课题完成后具有显著价值的成果体现。设定研究目标时，应避免过于宽泛，既要具体、量化，又要清晰、明确，不要与研究成果混淆。常见错误包括：目标概念模糊；目标与选题脱节；目标内容表述不清、没有填写，或目标过多导致缺乏针对性，又或目标过大难以实现；忽视学术进步和科学价值的论述；社会效益空泛；经济效益计算不准确等。

（2）研究内容：课题研究的范围、内容和可供考核的指标。

注意如下几点：①你准备从哪几个方面的研究来论证提出的问题；②明确从哪个角度、哪些范围、哪个水平进行研究；③每个方面计划选择什么样的可供考核的技术或经济指标；④要表明研究对象的敏感性、特异性、稳定性及代表性等。正确评估样本量大小。临床样本诊断的标准及纳入标准、排除标准；选取的病例数量、分组及分组原则，各组命名的方法与依据方法；治疗的疗程与用药剂量，不良反应的控制和记录等说明。实验动物种属，品系来源、性别、体重、月龄及一般条件，分组的原则、命名和方法；造模方法及评估造模成功的标准；实验给药的方法；实验所用的药物剂量等都需重点说明。

（3）拟解决的关键问题：是整个研究过程中的主要技术环节，关乎实验成败。需明确区分科学问题与关键技术，所提出的科学问题要在研究中得到解决。

（4）研究方案和可行性分析：①研究方法：应以研究目的为前提，说明研究内容中涉及的观察指标所用的方法和技术。应尽量采用先进的方法和手段，将项目所涉及的技术和方法逐项具体说明。应注意的是撰写研究方法时需把握适度原则，既要避免过于简单或含糊不清，也不要过于烦琐，具体罗列大量的常规实验方法和步骤，喧宾夺主。②技术路线：是具体实验中的技术路线及进行实验的程序和操作步骤。是研究工作的内容与方法的结合，按照实验过程依次展示描述，也是科研设计基本思路的直观体现。列出研究的关键步骤、解决关键问题的方法和技术等，可采用流程图或示意图，直观、清晰地展示整个项目的流程和关键点。技术路线的拟定和展示在很大程度上反映申请人的逻辑思维能力。实验方法注意要根据研究内容分段说明，且要与研究路线保持一致，优先选择先进、主流的研究方法。在阐述关键技术时，应围绕研究内容与方法展开，重点突出、表述准确，简要说明解决方法；若存在技术保密点，可简要概述或向主管部门说明保密原因。③可行性分析：要阐述理论基础、技术条件、实验资源、工作依托平台，着重强调技术路线中的关键要点。"可行性分析"要求对整个项目的各方面的可行性进行阐述，包括立题的科学性，对课题立项依据的可行性和立项的必要性进行分析，阐明课题思路的创新性和科学意义。项目组成员的科研实力也需要简明扼要地介绍，包括主要成员的研究经历与经验、人员构成与分工的合理性，以及成员对相关理论和技术方法的掌握与运用能力。同时，本课题所涉及的实验条件和技术、实验所依托的单位或实验室的科研实力，满足实验所需的仪器设备、试剂和实验动物的需求可行性也可适当列出。

此部分撰写常出现以下问题：实验设计的对照组设计不合理，组间缺乏可比性；观察效应指标针对性不强;技术路线缺项或过于简单,或不具有可操作性;以保密为由,对关键技术避而不谈,或故弄玄虚,以假充真;实验方法设计陈旧,缺乏创新性,与研究内容不匹配,或者对新方法、新技术改进叙述不详细,或不能提供可行的信息;刻意掩饰可能出现的问题或提不出解决措施,缺乏科学性等。

(五) 项目的特色与创新之处

科学研究的核心就是创新,没有创新的项目是没有研究价值的,是否有创新性是重要的项目评议标准之一。因此,必须凝练项目的学术特色,阐明其学术价值。在选题、设计、方法、技术路线、成果、应用等方面的独到、与众不同之处,包括理论创新、方法创新、研究模式创新、研究材料创新等。

(六) 年度研究计划与预期研究成果

1. **研究计划** 每年的主要研究内容和可能产生的阶段性研究成果,申请人要按照项目的实际情况制定可行的研究总进度和年度计划进度,项目一旦获批,相应的管理部门每年会按对应的研究计划检查科研项目的完成情况,以此决定是否继续拨付经费给予资助。所以制定项目研究计划时应注意要根据课题技术路线对研究内容做出合理的阶段性安排,可以年度为单位,在一个工作单元可以并列安排不同的分题任务。注意要达到具体、可行、明确、客观的考核指标,做到层次分明,避免计划不合理,项目实施起来无法完成阶段性任务。

2. **预期成果** 是对本课题完成后预期达到的成果进行科学价值、经济效益和社会效益进行分析,包括科研论文的发表、新技术、新方法的推广使用,新药的研制开发以及人才培养成果等,另外还包括了研究过程中可能得到的新发现或其他有价值的结果等。预期成果要与研究目标和研究内容相吻合,客观、实际地进行预测。设定预期研究成果要与预期研究目标相互呼应。成果体现包括论文、人才培养、专利等。重要的是强调在学术上将解决什么问题,取得什么技术成果与学术观点。

(七) 研究基础与工作条件

1. **研究基础** 是指申请者和项目组成员能开展的与本项目有关的研究工作的积累。应介绍预实验、试验初始及准备工作情况和已取得的研究工作成绩,包括研究结果、研究论文、成果和专利等。应实事求是地阐述已取得的科研成果与申请项目之间的联系。在撰写此部分时要注意阐述与本项目相关的研究基础;课题组相关的工作积累与成果;与项目相关的技术方法、获得成绩等也需进行阐述。如已经完成的预实验,适当阐述获得的结果。

2. **工作条件** 包括已具备的实验条件,如实验场所、仪器、设备等,尤其是一些大型仪器应以表格的形式列出来。如果本单位尚缺少某些实验条件,应提出拟解决的途径,提倡利用国家重点实验室和部门重点实验室已有的实验条件。良好的工作条件是完成项目和取得高水平成果的保证,因此,应对本项目可利用的实验设施进行介绍。尚缺少的条件和拟解决的途径也是整个完整标书不可缺少的一部分,不可忽略,需详细阐明问题和拟解决办法。

3. **申请者简历** 应如实介绍包括申请者和项目组主要成员的学历和研究经历,近期发表的与本项目有关的主要论著、获得的学术奖励以及在本项目中承担的任务等情况，以反映研究团队的研究能力和技术水平。申请者简历是评审专家评估申请者是否可完成本项目的关键，也是展示自身能力和学术水平的重要点。

（八）申请者承担项目情况

主要指申请者和项目组主要成员正在承担的科研项目情况，应列出项目的名称及编号、课题来源、起止年月以及负责的内容等，有助于评审专家对申请者的科研能力以及从事本课题研究的时间精力做出综合判断。

以国家自然科学基金为例：应列出正在承担与本项目相关的科研项目情况（要求申请人和主要参与者正在承担的与本项目相关的科研项目情况，包括国家自然科学基金的项目和国家其他科技计划项目，需要注明项目的资助机构、项目类别、批准号、项目名称、获资助金额、已获项目起止年月日、与本项目的关系及负责的内容等）。同时，若已获得过国家自然科学基金还需阐明完成国家自然科学基金的项目情况，项目完成情况、后续研究进展及与本项目的关系加以详细说明，及项目研究工作总结摘要。

已承担的科研项目情况主要是指申请者和项目组主要成员已结题的科研项目情况，应如实反映项目的名称、编号、经费来源、起止年月，还要简要阐述项目的完成情况，必要时列出已发表的论文、论著，已取得的科研成果和奖励等。以往科研课题中取得的研究成果有助于提升申请者的科研竞争力，在众多项目中，一般可给予优先资助。

（九）经费预算的填写

一般的经费预算包括科研业务费；实验材料费；仪器设备费；实验室改装费；国际合作与交流费；协作费；劳务费等。经费的概算务必合理，应尽可能细化、准确、实事求是，并严格按照各基金项目的管理办法进行预算和使用。

1. **科研业务费**　包括测试和计算加工分析费，以及调研、学术会议、论文印刷、出版费，仪器有偿使用费等。

2. **实验材料费**　原材料费都包括在内，例如试剂、耗材、动物及饲养、细胞培养等。

3. **仪器设备费**　注意购置费用与总经费的比例。

4. **实验室改装费**　做小事情，避免做大的改装。

5. **协作费**　外单位协作费用。

6. **国际合作与交流费以及劳务费**　原则上要求不超过总经费的 10%。

7. **管理费**　不超过总经费的 5%。

常出现的问题：经费额度过高；预算项目过于简单或不全面；没有计算根据和理由；计算错误等。

二、同行评审

同行评审包括：①初步筛选；②同行评议；③综合与分类；④学科评审组评审；⑤领导审批。

三、范例分享

以糖尿病研究为例。

(一) 立论依据

1. **简介** 糖尿病视网膜病变(简称糖网病)是全球致盲的主要原因之一,其发病率在我国呈现逐年增长的趋势。

2. **目前的状况及自己的创新** 过去三十余年,国内外学者围绕糖网病中周细胞选择性死亡机制展开大量研究,但尚未取得重大突破,因此,在防治糖网病上仍束手无策。

3. **国内外的研究** 现有研究形成两大理论,即高糖引发的"可逆性代谢障碍"与"不可逆的代谢障碍"。这些理论虽能解释周细胞增殖活力降低及高糖记忆性损伤等现象,却无法阐释临床上快速控制血糖反而引发或加剧糖网病发展这一矛盾现象。

4. **本实验室最新的结果发现** 血糖的波动可引起周细胞死亡,而不是持续高糖引起周细胞死亡;另一方面,周细胞凋亡的程度与原高糖的程度和时间密切相关。更重要的是,发现蛋白合成抑制剂和生长因子可大大延缓周细胞凋亡的过程,展现了逆转周细胞死亡和治疗糖网病的前景。

(二) 研究目标、内容、拟解决的关键问题

研究内容和拟解决的关键问题如下。

(1) 高糖所造成的代谢紊乱是如何决定周细胞必然要进入凋亡程序,而在相同条件下为什么内皮细胞却得以存活。

(2) 比较周细胞与内皮细胞中多种信息传递通路和凋亡相关基因表达,从而解释选择性周细胞凋亡。

主要拟检测指标如下。

(1) 细胞内 Ca^{2+} 的变化。

(2) 蛋白激酶 C(PKC)和蛋白激酶 A(PKA)的活性。

(3) PKC 异构酶的表达。

(4) 凋亡抑制基因 *bcl - 2*、凋亡激活基因 *bax*、肿瘤抑制基因 *p53* 和 C - *myc* 的 mRNA 基因表达及其蛋白水平表达。

(5) 控制血糖浓度的波动,调控相应信息传递通路和凋亡相关基因,是防止周细胞死亡的有效方法。

(6) 合理地、缓慢地控制血糖水平的升降。

通过上述信息传递通路的调控,达到防治周细胞病变的目的。

(三) 拟采取的研究方法、技术路线、实验方案、可行性分析

视网膜毛细血管周细胞和内皮细胞培养,按以往实验方法进行;周细胞与内皮细胞共培养;细胞凋亡的形态学和生物化学指标按以往方法;NAD^+ 和 ATP 测定按 Grant 和 Ericson 法;胞内钙浓度按以往方法进行;PKC 活性和异构酶的测定按 Inoguch 和 King

法；cAMP-依赖性 PKA 按照 Kammer 法测定；凋亡相关基因 $bcl-2$、bax、$p53$ 和 C-myc 将用 RT-PCR 方法进行检测；Bcl-2、Bax 蛋白水平将用酶标法测定，抗血清购自 Bection，DickmsonLab。

以上实验方法在本实验室均已成熟，且周细胞、内皮细胞存活的病理模型已经建立。本实验室具有良好的设备，可以按计划完成本项目。

（四）创新之处

（1）首次建立了糖尿病条件下选择性周细胞死亡的病理模型，提出并验证了周细胞死亡方式是凋亡。

（2）第一次提出了"血糖波动"比"持续性高糖"对周细胞存活具有更大的危害。

（3）本课题一改过去国内外 20 余年只注意高糖毒副作用的研究方向。

（4）本课题是周细胞与内皮细胞的比较性研究，包括两种细胞复合培养。

（5）首次提出用调控血糖、调控凋亡相关的信息传递通路和凋亡相关基金表达等方法，揭示临床治疗早期糖网病的前景。

（五）项目年度研究计划、预期研究进展

本项目预计用三年时间完成。

（1）在高糖条件下两种细胞内的醛糖还原酶被激活，糖基化终末产物形成，同时 NAD^+ 和 ATP 水平、DNA 链断裂水平和 DNA 蛋白交联水平发生变化，但变化程度可能不同，这些将作为判断细胞"命运"的指标。

（2）血糖浓度骤然波动可能造成胞内钙离子浓度升高，有可能激活一系列钙离子依赖型酶的活性。

（3）与细胞死亡和细胞增殖相关的 PKC 和 PKA 是相互对立又相互关联的信息传递通路，血糖骤然波动后两种细胞内 PKC、PKA 通路的状况可能与细胞存活或死亡有关。

（4）凋亡相关基因的表达和蛋白表达水平—Bcl-2/Bax 蛋白的比例在两种细胞中可能不同，通常 Bcl-2/Bax 比例高则细胞不会死亡，我们预计根据 BCl-2/Bax 的比例可以解释一种细胞存活而另一种细胞死亡的现象。

（5）在上述（1）～（4）的各种条件下，使用信使（Ca^{2+}、PKC、PKA）抑制剂或激活剂，使用蛋白合成抑制剂，RNA 合成抑制剂以及生长因子，为"体外疗法"，同时观察上述指标，判断"体外疗法"治疗周细胞凋亡的效果。

第四节 科研项目的实施

科研课题立项后项目负责人应当按照项目计划任务书组织开展研究工作，组织研究队伍，合理安排时间、研究经费和实验场所，尽可能达到预期目标。在科研课题的实施过程中，应注意以下几个主要问题。

一、实验记录和原始数据

1. **实验记录的意义**　实验记录是科研工作者在科学实验过程中对原始资料的直接记载，是每位实验人员日常工作的重要组成部分。翔实的实验记录不仅有助于全面总结工作，还能帮助科研人员及时发现实验过程中的差错与漏洞；其中蕴含的实验细节，更能避免实验者在后续结果分析与总结时，因记忆缺失而遗漏关键信息。因此，养成详细记录实验过程的习惯，对每位实验者而言都至关重要。

2. **实验记录的内容**　实验记录内容涵盖多个关键方面，主要包括实验名称、目的、设计、方法，试剂溶液的配制过程，实验时间、条件，实验现象，以及原始实验数据或观察指标。实验结果则聚焦于原始数据收集、可视化呈现、数据整理，同时记录实验中出现的问题，并撰写实验小结。一份简短且有效的实验结果总结与解释，对后续研究具有重要指导意义。其内容主要涉及主要结论的提炼、现存问题的分析、改进方法的探讨，以及实验者的心得体会分享。

3. **实验记录的书写**　实验记录书写的基本原则是客观、及时、完整、实事求是，实验记录应具有真实性、客观性、完整性、系统性和时效性。实验记录不应用铅笔书写。

二、实验结果的观察和分析

在实验研究过程中，对实验结果进行科学分析是得出可靠结论的必要前提。合理分析实验结果，是整个实验流程中的关键环节。

在观察和分析实验结果时，必须恪守客观性与真实性原则。实验者不应选择性地取用符合预期的结果，而摒弃相悖的数据；也不可忽视意外出现的实验现象；更不能预先设定实验结果，强行用主观设想来解释客观数据。此外，关注实验结果的实时性与完整性同样重要，及时、全面地记录数据，才能确保分析依据的可靠性。

因此，科研工作者应着力培养科学的观察习惯，不断提升科学观察能力，从而从实验中挖掘更多有价值的信息，为得出科学、严谨的实验结论奠定坚实基础。

三、实验数据的整理和分析

实验数据处理是从数据获取到结论得出的系统性加工过程，其涵盖实验现象观察、数据记录、整理、计算、分析以及图表绘制等多个环节，是科研工作的核心组成部分。

在对实验资料进行统计整理时，科研人员需熟练掌握统计学分析方法，灵活运用各类专业软件对数据开展整理与分析工作，并通过严格的统计检验，确保得出科学、准确的结论。通过全面捕捉实验结果中的各类信息，深入分析与整理实验数据，进而对整个科研课题作出总结，最终形成课题进展汇报与结题报告，完整呈现科研工作成果。

第五节 科研课题的结题

科研课题的最后环节是撰写结题报告这要求研究者以客观、准确、实事求是的态度，全面总结课题的研究过程。在报告中，需详细介绍取得的研究成果，深入阐述其科学价值与实际意义；同时，围绕课题研究主线，合理提出后续研究设想，或对课题成果在社会经济等领域可能产生的影响进行科学展望。结题报告是课题研究所有材料中最为核心的部分，也是科研课题结题验收的关键依据。一般来说，课题的结题报告包括以下 3 个方面。

一、选题的背景及意义

这一部分要回答"为什么要选择这项课题进行研究"的问题，即项目提出的背景和研究此项课题的理论意义和现实意义。应简明扼要地阐述立项依据及课题的科学价值，包括前期实验基础、理论假设、课题的研究意义和研究前景等。

二、研究的过程

这一部分要回答"如何进行这项课题的研究"的问题，着重阐述研究的理论依据、目标、内容、方法、步骤。介绍研究的主要过程，主要包括研究目标和研究内容。应具体和明确地介绍研究目的和研究内容，清晰地表明研究所要达到的最终目的和采用的方法和手段，避免空洞或偏离主题。

三、研究结果和课题成果

这一部分要回答"课题研究取得哪些研究成果、课题存在哪些问题和今后设想"的问题，也是整个结题报告的主要内容。撰写时，应以研究内容为主线阐述研究结果，并对结果进行客观分析。研究结果一般图、表形式呈现，且必须以真实的原始实验数据为基础。课题成果是评价课题研究成败的关键，也是衡量课题预期目标是否实现的主要标准之一。主要包括以下：①实际成果，如研究论文、科研奖励、专利或人才培养情况；②理论成果，如项目产生的新发现、新观点、新认识和新方法等；③应用成果，指某些具有应用价值的成果，如新的药物、疫苗和技术等。此外，还应对课题实施过程中存在的主要问题和有待改进的事宜加以说明，并分析出现这些问题的原因和探讨解决这些问题的办法。同时，还应根据项目进展提出今后的工作设想，最后对课题研究成果的应用前景进行展望。

第六节 | 知识产权与科研成果申报

一、知识产权

(一)知识产权的概念

知识产权(intellectual property)是指权利人对其创造性智力劳动所产生的知识产品和商业标志及其他具有商业价值的信息依法享有的专有权利。知识产权是一种与物权、债权、人身权等并列的民事权利,是基于以创新性的智力劳动为主要形式的专有权利,是建立在创新性智力成果之上的专有权利,是依法律的规定或确认而赋予的专有权利,是著作权、专利权、商标权、商业秘密权等一系列权利的总称。

(二)保护知识产权的重要性

科学研究最重要的特征之一就是继承性和积累性,探索、创新、借鉴、继承是取得成果和创造知识的法宝,继承前人和借鉴他人的经验和成果能对研究工作起到事半功倍的作用。作为医学科研工作者,要学会善于继承、借鉴、吸收、运用别人的成果,但在运用这些成果的过程中,应特别注意避免侵犯他人的合法权益;同时,也要善于保护自己的研究成果和由此而享有的知识产权。创造知识产权就是创造生产力,保护知识产权就是保护自主创新。因此,重视知识产权的保护有助于培育自主创新能力,在竞争中求得生存和可持续发展。

(三)医学科研成果知识产权的保护措施

(1)理论成果的保护医学科研理论成果的主要表现形式多为研究报告、科研论文、专著等文字作品。这些形式的成果主要通过著作权(版权)形式获得保护。著作权是法律上规定的某一单位或个人对某项著作享有印刷出版和销售的权利,任何人要复制、翻译、改编或演出等均需要得到版权所有人的许可,否则就是对他人权利的侵权行为。

(2)诊断、治疗方法等技术成果的保护疾病的诊断、治疗、预防、康复、保健和优生优育等新方法、新技术等,属于知识产权的范畴,应从专利法、著作权法等途径获得保护。

(3)药品、医疗器械等物化类成果的保护药品、生物制品、医疗器械等物化类成果的保护形式主要有司法保护、行政保护、双轨制保护和技术秘密保护等。

(4)药用植物、中药新品种的保护优良的药用植物新品种具有巨大的社会效益和经济效益,可通过著作权法保护其技术思想的客观表现形式,通过商标法保护其申请注册的商标,另外,还可通过行政手段、技术秘密等途径加以保护。中药品种是我国的宝贵资源,保护中药品种,对于保证中药质量、保护中药生产企业的合法权益、保护我国的中药资源、提高中药的国际竞争力,都具有重要意义,可通过传统的保密、行政保护、专利保护和商标保护等形式进行保护。

二、专利

（一）专利的概念

专利（patent）通常是专利权的简称，是指一个国家或地区的专利行政部门对申请人就一项发明创造提出专利申请后，经依法审查合格，向申请人授予的在规定的时间内对该项发明创造享有的专有权。专利是世界上最大的技术信息源，约占世界科技信息量的95%。

（二）专利的类型

依据我国的专利法，专利包括发明（invention）专利、实用新型（utility model）专利和外观设计（design）专利。

（1）发明专利根据我国《专利法实施细则》第二条第一款的定义，该类专利是指对产品、方法或者其改进所提出的新的技术方案，是专利法保护的主要对象。其特点包括：①发明是一项新的技术方案，是利用自然规律解决生产、科研、实验中各种问题的技术方案，一般由若干技术特征组成。②发明分为产品发明和方法发明两大类型。产品发明包括所有由人创造出来的物品，方法发明包括所有利用自然规律通过发明创造产生的方法。发明专利保护的不仅是产品本身的结构、组分、配方等，还可以保护产品的生产工艺及产品制造方法。发明专利的保护期限为自申请日起20年。

（2）实用新型专利是指对产品的形状、构造或者其结合所提出的适于实用的新的技术方案。同发明专利一样，实用新型专利保护的也是一个技术方案。但实用新型专利保护的范围较窄，它只保护有一定形状或结构的新产品，不保护方法以及没有固定形状的物质。实用新型的技术方案更注重实用性，其技术水平较发明专利要低。多数国家实用新型专利所保护的都是一些比较简单的、改进性的技术发明。实用新型专利的保护期限为自申请日起10年。

（3）外观设计专利指对产品形状、图案或者其结合以及色彩与形状、图案的结合所做出的富有美感并适于工业应用的新设计。保护期限为自申请日起10年。

（三）医学科研中专利申请的重要性

生物医学研究具有高科技、高投入、高风险以及高效益的特点。因此，生物医学科研成果的专利申请就显得尤为重要。目前，生物医学领域的科研经费有一半以上来源于中央和地方政府资助的科研项目。专利的申请和授权情况只是项目结题和验收的内容之一，而专利的获得要经过较长时间的审批过程。对于那些有专利属性和产业化前景的研究结果如果以论文形式抢先发表，就等于主动放弃了法律赋予的权利，将国家资金投入和研究团队创造性工作换来的科研成果无偿地奉献给世界。对于单位本身来说，科研成果的申请专利与保护也十分重要。只有这样才能依法独占和享有专利带来的经济效益和丰厚利润，继续开展新的科研项目，形成良性循环。而对医学科研工作者来说，通过专利申请和授权后的依法公布达到实现自我价值、医学技术信息资源共享，避免重复研究和资源浪费的目的。

(四) 专利申请的步骤

1. **确定专利申请的类型**　由于 3 种不同类型专利的保护对象、审批方式、审批程序、保护年限有所不同,专利申请前要有针对性地认真选择专利申请的类型。专利代理人会提供有价值的建议。

2. **职务发明与非职务发明的界定**　根据我国《中华人民共和国专利法》第 5 条规定,执行本单位的任务或者主要是利用本单位的物质技术条件所完成的发明创造为职务发明创造。职务发明创造申请专利的权利属于该单位;申请被批准后,该单位为专利权人。而非职务发明创造,申请专利的权利属于发明人或者设计人;申请被批准后,该发明人或者设计人为专利权人。

3. **专利申请文件的撰写**

(1) 说明书:说明书应当对发明专利或者实用新型专利做出清楚、完整的说明,以使所属技术领域的一般技术人员能够按照说明书的描述不通过任何创造性劳动而实现。必要的时候,应当有附图。说明书摘要应当简要说明发明或者实用新型专利的技术要点。

(2) 权利要求书:权利要求书应当以说明书为依据,清楚、简要地限定要求专利保护的范围。权利要求书是申请人向国家申请保护其发明创造及划定保护范围的文件,一旦批准,就具有法律效力。权利要求书中体现了发明创造所有的新颖性和创造性内容,是判断发明创造所要求的保护范围的依据,是发明技术方案申请人的利益所在,因此是专利申请文件的核心。

(3) 请求书:请求书记载了发明的名称、发明人或者设计人的姓名、申请人姓名、地址及其他事项,它是发明创造的权利主体。

4. **专利申请与审批**　包括专利受理、初步审查、公布审查以及专利授权等。发明专利的申请流程通常是:申请、初步审查、公开、实质审查、授予专利权;实用新型和外观设计的申请流程则为:申请、初步审查、授予专利权。

(五) 专利的维护

(1) 专利保护期限:发明专利权的保护期限为 20 年;实用新型专利权和外观设计专利权的保护期限均为 10 年。专利权人应当自被授予专利权的当年开始缴纳年费。

(2) 专利权的终止:专利权终止是指专利权因某种法律事实的发生而导致其效力消灭的情形。专利权的终止有两种情形:因保护期限届满而终止,专利因其保护期限届满而终止其效力;另一种是专利权在保护期限届满前终止,如没有按照规定缴纳年费或专利权人以书面声明放弃其专利权的。

(六) 专利的转让方式

专利转让是指专利权人即转让方将其发明创造专利的所有权或将持有权移转受让方,受让方支付约定价款,并订立合同。通过专利权转让合同取得专利权的当事人,即成为新的合法专利权人,同样也可以与他人订立专利转让合同、专利实施许可合同。专利转让方式分主动许可方式和被动许可方式两种。

（1）主动许可方式又分为独家许可、独占许可、普通许可、分许可、交叉许可。

（2）被动许可方式则包括计划许可和强制许可。

三、科研奖励

（一）科技成果的概念

科学技术成果（achievements in science and technology）指的是科技成果，是指人们通过研究活动，如实验观察、调查研究、综合分析、研制开发、生产考核等一系列脑力、体力劳动所取得的，并经过同行专家评审或鉴定，或在公开的学术刊物上发表，确认具有一定的学术意义或实用价值的创造性结果。科技成果是科技工作者智力劳动的成果，具有一定的创造性、科学性、先进性和实用性，它是一种无形的资产，应努力通过各种方式和途径获得社会的承认或实践的检验。医学科技成果是指人们在医学科学研究中，通过调查分析、探索观察、实验研究、综合分析等一系列创造性活动后取得的，并经过同行专家鉴定或评审，或以其他方式得到社会公认的具有一定学术价值和社会、经济价值的研究结果。

（二）科研成果奖励的种类

（1）国家最高科学技术奖：该奖项于2000年由中华人民共和国国务院正式设立，由国家科学技术奖励工作办公室负责组织相关评选工作。它是中国五个国家科学技术奖中最高等级的奖项，授予在当代科学技术前沿取得重大突破或者在科学技术发展中有卓越建树、在科学技术创新、科学技术成果转化和高技术产业化中创造巨大经济效益或者社会效益的科学技术工作者。根据国家科学技术奖励工作办公室的官网显示，国家最高科学技术奖每年评选一次，每次授予不超过两名，由国家主席亲自签署、颁发荣誉证书、奖章和奖金。

（2）国家科学技术奖：该奖项包括国家最高科学技术奖、国家自然科学奖、国家技术发明奖、国家科学技术进步奖和中华人民共和国国际科学技术合作奖五项。国家科学技术奖是国务院为了奖励在科学技术进步活动中做出突出贡献的公民、组织，调动科学技术工作者的积极性和创造性，加速科学技术事业的发展，提高综合国力而设立的一系列奖项。国家技术发明奖授予运用科学技术知识做出产品、工艺、材料及其系统等重大技术发明的科技工作者。国家技术发明奖分为一等奖、二等奖2个等级。国家自然科学奖、国家技术发明奖、国家科学技术进步奖每年奖励项目总数不超过300项。国家技术发明奖每年评审一次，由国务院颁发证书和奖金。

（3）省（市）科技进步奖。

（4）中国高校科技进步奖。

（5）我国卫生系统设有中华医学会的"中华医学科技奖"。各地按照《中华医学科技奖奖励条例》和当年推荐项目数额分配表的通知，实行限额择优推荐。具体有两种推荐方式：①单位推荐；②科学家推荐。

汇总报送方式是：①京外高等学校、医疗、科研、预防机构等单位的推荐项目，经所在省、自治区、直辖市、计划单位市及副省级城市医学会审核汇总后统一报送全国中华医学会；②在京所属单位推荐的项目，可以直接报送全国中华医学会。已获得省、自治区、直辖市级科技奖励的项目，可以直接申报中华医学科技进步奖。

（6）其他社会科技奖励。目前我国还有以下医药科学技术奖励：中国中医药学会设立的"中华中医药学会科学技术奖"；中国医疗保健国际交流促进会设立的"华夏医学科技奖"等。

（三）医学科技成果的分类

由于医学科学研究的任务和目的不同，所取得的科技成果的表现形式、特点和评价标准也不尽相同。因此，应根据科技成果管理的不同需要对科技成果进行分类。目前国内外对于医学科研成果的分类并无统一标准，我国惯用的分类大致有以下几种方式。

1. **按功能分类**

（1）科学理论成果（achievement of science theory）：指为认知生命和疾病现象，探索医学自然现象、特征、规律及内在联系所取得的具有理论意义和学术价值的成果。科学理论成果分为基础理论研究成果和应用基础理论研究成果，其主要形式是论著或研究报告，具有普遍的指导意义和学术理论价值，但不能直接转化为现实生产力。

（2）应用技术成果（application technology achievement）：指在防病治病过程中所取得的具有新颖性、先进性和实用价值的研究成果，包括新技术、新疗法、新药物、新材料和新设计等。应用技术成果分为物化型和非物化型，前者能够进一步开发或直接应用于社会生产，转化为现实生产力；后者能够通过进一步完善或直接应用于社会发展和社会服务。医学应用技术成果多属于后者。

（3）软科学研究成果（soft science achievements）：指推动决策科学化和管理现代化，对促进科技、经济与社会协调发展起重大作用的研究成果。在医学领域，主要指研究医学与社会的协调发展并发挥实际效应的成果，并不直接转化为现实生产力，如卫生政策、医院管理、疾病预防体系的研究成果等。

2. **按性质分类的方法与我国科技奖励的种类相对应**

（1）科学发现：指的是在科学活动中对未知事物或规律的揭示，主要包括事实的发现和理论的提出。医学领域的科学发现是指人们发现、阐明人体及其疾病的现象、特征或规律的研究成果。任何对于疾病病因、病理变化或某些生理现象的首次发现都属于科学发现。科学发现通常是通过基础研究与应用基础研究获得的成果，属于人类认识活动的范畴，对于推动医学科技的进步和丰富科学理论知识具有重要意义。科学发现是一切科学活动的直接目标和科学进步的主要标志，但它不能直接应用于社会生产。

（2）技术发明：指的是应用自然规律解决技术领域中特有问题而提出创新性方案、措施的过程和成果，其特点是创造出过去没有的事物或者是发明在原理、结构，特别是功能上优于现有技术的新产品。医学领域中的技术发明分为两种：①预防、诊断、治疗、康复、优生优育等新方法和新技术等不可物化的发明；②药物、制剂、医疗器械与设备、医用高分子材料与制品、生物材料等及其制备方法、生产工艺等可物化的发明以及微生物菌种、生物材料与生物制品、保健用品等及其制备方法、加工技术和利用技术等的发明。技术发明是人类改造世界的主观行为，是在科学发现基础上，利用科学发现的成果，创造出自然界本不存在的物质，它可以转化为现实的生产力。

（3）其他分类方法医学科研成果按物化程度可分为可物化型成果和非物化型成果。前者指能够直接转化为生产力的一类应用技术成果，后者指不能直接转化为生产力的一类技术成果。按科学研究的体系分类，可把医学科研成果分为基础研究成果、应用研究成果和发展研究成果等。按学科专业分类，医学科研成果可分为基础医学成果、临床医学成果、预防医学成果、药学成果、中医药学成果和军事医学成果等。

（四）医学科研成果的内涵

1. 科研奖励的范围

（1）为解决医药卫生工作中的科学技术问题而取得的具有科学性、创新性（先进性）和实用价值的科学技术成果（包括新技术、新产品、新工艺、新材料、新设计、生物新品种等）。消化、吸收引进技术中取得的创造性成果。

（2）具有较高学术水平的医药卫生科学技术理论成果。

（3）杰出（优秀）的医药卫生科技著作（包括科技专著、科技教材和科普图书）。

（4）在推广、应用（转化）已有的科技成果工作中，做出突出贡献并取得显著社会和经济效益的项目。

（5）具有重大意义、涉及面广，在科研上有所创新，在应用中效果显著的卫生标准。

（6）为决策科学化与管理现代化做出突出贡献并经实践检验取得显著社会效益和经济效益的软科学研究成果。

2. 医学科研成果奖励的评价标准

（1）基础理论研究及应用基础研究项目，主要依据理论创新性学术水平、科学价值、研究的难度、对科技进步的贡献进行综合评定。

（2）应用研究及开发研究项目，主要依据技术（方法）创新性、科学技术水平和技术难度，社会效益和经济效益，对推动科技进步的作用进行综合评定。

（3）推广应用项目，主要依据推广项目的科技水平、推广的难度、推广应用的覆盖面，取得的社会效益和经济效益、对医药卫生工作的贡献综合评定。

（4）软科学研究项目，主要依据观点、方法和理论的创新性经济效益和社会效益、科学价值和意义、对决策科学化和管理现代化的作用和影响、研究难度和复杂程度、科研规模和效率等进行综合评定。

（5）科技著作项目，主要依据学术水平、科学价值、对推动科技进步的意义、在培养人才和提高全民科学素质方面的作用、编辑和印刷质量、出版次数及发行量、社会效益和经济效益等进行综合评定。

（五）医学科研成果申报的条件

1. 医学科研成果申报的条件

（1）全面完成科研合同、计划和任务书的各项要求，技术资料（指技术合同或计划任务书、研究报告等）完整、准确。

（2）完成科技成果鉴定、评估、检测。根据国家规定需要鉴定的项目应完成鉴定，对软科学研究成果应完成软科学研究评审。

（3）对于国家规定不需要进行鉴定的项目、推广应用项目、科技著作项目、卫生标准项目，申报奖励时应由五位以上具有高级技术职务的同行专家进行推荐并分别填写推荐书。

（4）科研成果没有知识产权方面的争议。

（5）反映申报成果项目主要技术内容的论文必须在该成果所属学科领域的全国性（核心）杂志上正式发表，其中基础理论和应用基础研究成果应正式发表1年以上，并被国内外同行引证。

（6）经过由国家卫生健康委员会或省、自治区、直辖市科委确定的"科技项目查新咨询单位"进行查新检索，并出具查新咨询的报告书。

（7）申报成果项目的原始技术资料应由所在单位档案部门归档并出具证明。

（8）凡涉及使用实验动物的项目，应提供清洁级以上医学实验动物和动物实验设施合格证明。

（9）应用性技术成果必须经过实际验证并具推广条件或已推广应用。

（10）以新药为研究目的的项目，一类新药应取得进入临床研究许可，二、三类新药应取得新药证书，四、五类新药原则上不得申报医药卫生奖项。

（11）新生物制品项目申报奖励，属我国首创、国外未批准生产的新生物制品，应取得临床研究许可证。

（12）中国学者与外国学者合作完成的项目，其主要学术思想为中国学者提出，科学技术研究工作是以国内完成为主，并提供有关书面材料后可以申报奖励。

（13）重大研究项目原则上应在全面完成后一次申报。

（14）技术标准项目应正式颁布并实施1年以上。

（15）科技著作应公开出版发行两年以上（含两年），科技教材须经两届以上（含两届）的学生使用。

2. 不能申报科研成果的情况

（1）未阐明医学意义的动物、植物，微生物品种、变种、株等。

（2）译著、综述、学术会议论文集、学位论文集、各类汇编年鉴、百科全书、用外国语言文字撰写的图书、医药卫生科技期刊、音像教材、非医药卫生范畴的图书，以及用于自学考试、成人教育、两授、夜大等方面的教材。

（3）已经获得过某奖励或申报过某奖项但未获奖的项目，没有取得重大进展的不得再次申报该奖励。

（4）不符合伦理学原则的。

（六）医学科研成果的申报方法

1. 科研成果申报的程序与途径

（1）按上报条件逐级报省、自治区、直辖市科委、国家科委。

（2）两个以上单位共同完成的科技成果，由第一完成单位组织联合上报该单位的主管部门。

（3）根据科研任务来源申报部门，或根据科技成果的特点确定申报部门。如基础研究成果申报教育主管部门，应用研究成果申报卫生主管部门。

（4）一般情况下，医学类成果需经单位初审、推荐，或经市、地卫生局评审、推荐，送市科委和省卫生厅评审、批准，报省（部）级科技进步奖。省（部）级评定二等奖以上的医学类成果，方可上报国家级评奖。

2. 申报资料 申报科研成果可以根据申报奖项的具体要求，从网上下载成果申报的文件与申报表格。按申报要求填表，并提交有关资料和计算机软盘。通常包括如下材料。

（1）成果《申报书》。

（2）鉴定证书、软科学研究成果评审证书、新药或新生物制品证书、专家推荐书。

（3）查新咨询报告书、医学实验动物和动物实验设施合格证明。

（4）科研论文、技术研究报告、专利证书、最新版本的科技著作样书、推广应用报告。

（5）产品项目的生产批准和市场准入文件，科技著作应提供由新闻出版机构的图书管理部门出具的图书成品质量证明。

（6）推广、应用及引证的证明材料，被他人引用情况的检索报告，其他证明。

（7）项目简介或项目摘要。

3. 科技成果申报要点

（1）及时了解有关政策和申报要求。

（2）掌握好申报的时机。

（3）选择适宜的申报途径。

（4）认真组织申报材料。

4. 成果申报需注意的问题

（1）申报材料书写常见问题：①重复报奖；②材料不全；③总结材料提炼不足；④项目名称不确切；⑤查新报告不准确。

（2）署名与版权等争议问题：①主要完成人数过多；②署名排序存在争议；③知识产权存在争议；④联合申报存在问题。

（徐亚楠　编写　苏秀兰　审校）

第十三章 医学科学发展的重大前沿领域

第一节 概 述

在科技不断进步的时代,科学发展的前沿领域引领着当下科学发展的主流和方向,起着带动全局的重大作用,并对人类社会发展和科学本身产生重要而深远的影响。医学作为人类生命健康的守护者,也在日益发展,不断进步。在此过程中,医学研究是促进医学发展的重要推动力。因此,关注医学发展的前沿热点领域,对推动我国医学科学的发展,以及前沿性医学研究课题的选择具有十分重要的意义。

一、人类基因组计划

人类基因组计划(human genome project,HGP)是由美国科学家于 1985 年率先提出,于 1990 年正式启动,由美国、英国、法国、德国、日本和中国科学家共同参与的研究计划。人类基因组计划是一项规模宏大,跨国跨学科的科学探索工程。21 世纪初人类基因组计划完成时提出了个性化治疗这个理念,旨在希望用测序得到的遗传标记来判断患者是否对药物有应答,使得治疗达到个体化。然而,疾病往往是多基因的,很难从一个简单的角度判断。

二、精准医学

一个建立在了解个体基因、环境以及生活方式基础上的新兴疾病治疗和预防方法。旨在利用人类基因组及相关系列技术对疾病分子生物学基础的研究数据,整合个体或全部患者临床电子医疗病历。最初于 2015 年 1 月 20 日,美国奥巴马总统在国情咨文演讲中提出了"精准医学(Precision Medicine)"计划,呼吁美国要增加医学研究经费,推动个体化基因组学研究,依据个人基因信息为癌症及其他疾病患者制定个体医疗方案。1 月 30 日正式推出"精确医学计划",提议在 2016 财年向该计划投入 2.15 亿美元,以推动个性化医疗的发展。精准医学的目标是根据每位患者的个体差异来调整疾病的预防和治疗方法,是一种根据不同患者进行医疗方法定制的医疗模型。不同于原有的"一刀切"的治疗方法,在这种模式下,精准医学的检查会深入到最微小的分子和基因组信息,医疗人员根据患者信息的细微不同来对诊疗手段进行适当的调整和改变。需要注意,精准医学并不意味着专门为某一个患者开发一种特殊的药物或治疗设备,而是通过这种方法,根据患者对某种疾病的感染性不同、对某种治疗手段的反应不同等,把不同的患者个体进行分类,区别选择和改变治疗方法。

三、基于分子表型的疾病新分类系统

该系统发展在精准医学中具有重要作用。因此,不同组学及组学的整合研究是开发疾病新分类系统的关键。不同组学平台的数据标准化尚未统一,组学整合研究进展受到一定阻碍。建立组学数据整合标准化模型迫在眉睫。精准医学的实现是植根不同基因组学的研究基础上的。精准医学是根据个体特征量体裁衣式地制定个性化治疗方案,是个性化医疗联合最新的遗传检测技术发展的策略。

第二节 人类基因组计划

一、人类基因组计划的目的

解码生命、了解生命的起源、了解生命体生长发育的规律、认识种属之间和个体之间存在差异的起因、认识疾病产生的机制以及长寿与衰老等生命现象、为疾病的诊治提供科学依据。该计划扩展为国际合作的人类基因组计划,其宗旨在于测定组成人类染色体(指单倍体)中所包含的 30 亿个碱基对组成的核苷酸序列,从而绘制人类基因组图谱,并且辨识其载有的基因及其序列,达到破译人类遗传信息的最终目的。基因组计划是人类为了探索自身的奥秘所迈出的重要一步。人类基因图谱是在 2000 年 6 月 26 日绘制完成的,美国、中国、英国、法国、德国、日本参与绘制。

二、人类基因组计划的研究内容及意义

HGP 的主要任务是人类的 DNA 测序,包括四张谱图,此外还有测序技术、人类基因组序列变异、功能基因组技术、比较基因组学、社会、法律、伦理研究、生物信息学和计算生物学、教育培训等目的。

(一)遗传图谱

遗传图谱又称连锁图谱(linkage map),它是以具有遗传多态性(在一个遗传位点上

具有一个以上的等位基因,在群体中的出现频率皆高于1%)的遗传标记为"路标",以遗传学距离(在减数分裂事件中两个位点之间进行交换、重组的百分率,1%的重组率称为1cM)为图距的基因组图。遗传图谱的建立为基因识别和完成基因定位创造了条件。意义:6 000多个遗传标记能够把人的基因组分成6 000多个区域,使得连锁分析法可以找到某一致病的或表现型的基因与某一标记邻近(紧密连锁)的证据,把这一基因定位于这一已知区域,再对基因进行分离和研究。对于疾病而言,找到致病基因,再细致分析基因是关键。

(二) 物理图谱

物理图谱是指有关构成基因组的全部基因的排列和间距的信息,它是通过对构成基因组的DNA分子进行测定而绘制的。绘制物理图谱的目的是把有关基因的遗传信息及其在每条染色体上的相对位置线性而系统地排列出来。DNA物理图谱是指DNA链的限制性酶切片段的排列顺序,即酶切片段在DNA链上的定位。因限制性内切酶在DNA链上的切口是以特异序列为基础的,核苷酸序列不同的DNA,经酶切后就会产生不同长度的DNA片段,由此而构成独特的酶切图谱。因此,DNA物理图谱是DNA分子结构的特征之一。DNA是很大的分子,由限制酶产生的用于测序反应的DNA片段只是其中的极小部分,这些片段在DNA链中所处的位置关系是应该首先解决的问题,故DNA物理图谱是顺序测定的基础,也可理解为指导DNA测序的蓝图。广义地说,DNA测序从物理图谱制作开始,是测序工作的第一步。

(三) 序列图谱

随着遗传图谱和物理图谱的完成,测序就成为重中之重的工作。DNA序列分析技术是一个包括制备DNA片段化及碱基分析、DNA信息翻译的多阶段的过程。通过测序得到基因组的序列图谱。

(四) 基因图谱

基因图谱是在识别基因组所包含的蛋白质编码序列的基础上绘制的结合有关基因序列、位置及表达模式等信息的图谱。在人类基因组中鉴别出占据2%~5%长度的全部基因的位置、结构与功能,最主要的方法是通过基因的表达产物mRNA反追到染色体的位置。

三、人类基因组计划对医学发展的重要意义

(一) HGP对疾病基因研究的贡献

人类疾病相关的基因是人类基因组中结构和功能完整性至关重要的信息。对于单基因病,采用"定位克隆"和"定位候选克隆"的全新思路,发现了亨廷顿舞蹈症等一大批单基因遗传病致病基因,为这些疾病的基因诊断和基因治疗奠定了基础。对于心血管疾病、肿瘤、糖尿病、神经精神类疾病(阿尔茨海默病、精神分裂症)、自身免疫性疾病等多基因疾病是目前疾病基因研究的重点。健康相关研究是HGP的重要组成部分,1997年相

继提出："肿瘤基因组解剖计划""环境基因组学计划"。基因诊断、基因治疗和基于基因组知识的治疗、基于基因组信息的疾病预防、疾病易感基因的识别、风险人群生活方式、环境因子的干预。

（二）HGP 对医学生物技术的贡献

（1）基因工程药物研发：如多肽激素，生长因子，趋化因子，凝血和抗凝血因子等及其受体开发。

（2）诊断和研究试剂开发：基因和抗体试剂盒、诊断和研究用生物芯片、疾病和筛药模型。

（3）对细胞、胚胎、组织工程的研究推动了胚胎和成年期干细胞、克隆技术、器官再造等研究领域发展。

（三）HGP 对制药工业的贡献

（1）筛选药物的靶点：与组合化学和天然化合物分离技术结合，建立高通量的受体、酶结合试验以知识为基础的药物设计：基因蛋白产物的高级结构分析、预测、模拟—药物作用"口袋"。

（2）基因组中仍有许多的区域未获得测序。首要原因是染色体的中心区域（着丝粒）含有大量重复 DNA 序列，测序难度较大。着丝粒中的大多数序列没有完全得到测序。第二个原因染色体末端区域（端粒）同样含有高度重复的 DNA 序列。而且在 46 条染色体中，其末端大都不完整，因此无法精确地知道在端粒前还有多少序列，很难测定这些序列。第三个原因每个人的基因组中都含有多个包含多基因家族成员的位点，这些位点的测序问题用霰弹枪测序法难以解决，而包含于这些位点中的多基因家族成员往往编码具有重要免疫功能的蛋白质。基于全基因组的大小的估计显示了 92％的基因组已经获得测定，但基因的确定并不能够完全指导治疗并最终治愈疾病，这只是开启了治疗疾病的研究历程。虽然基本完成人类基因序列的解析，但仍对大量的人类基因的功能一无所知；对多数已知基因的功能一知半解。我们对人类基因功能的了解尚远远不够，大量的人类新基因和蛋白有待于我们发掘。自从人类基因图谱绘制完成后，人类即进入了后基因组时代。

第三节 | 后基因组时代及前沿技术

一、组学

（一）组学定义与分类

自基因组（genome）和基因组学（genomics）两个名词诞生至今，现在已有成千上万的"组（omes）"和"组学（omics）"出现。"组学"在生物学中已经发展到了无处不在，其包含了很多个具体的组学技术,英文词根"-ome"表示一类个体的系统集合。由于单次分析能观察到数万级的生化指标的变化,组学技术在疾病诊断和生物标志物的发现方面已经变得不可或缺,逐步占据主流的研究领域,其应用前景是令人瞩目的。但需要认识到的是,它的实质就是一种科研工具,并非万能! Omics 是组学的英文称谓,它的词根'-ome'表示一些种类个体的系统集合,例如 Genomics(基因组学)是构成生物体所有基因的组合,这门学科就是研究这些基因以及这些基因间的关系。随着科学研究的进展,人们发现单纯研究某一方向(基因组,蛋白质组,转录组等)无法解释全部生物医学问题,因此科学家提出从整体的角度出发去研究人类组织细胞结构、基因、蛋白及其分子间相互的作用,通过整体分析反映人体组织器官功能和代谢的状态,为探索人类疾病的发病机制提供新的思路。组学主要包括基因组学(genomics)、蛋白质组学(proteomics)、代谢组学(metabonomics)、转录组学(transcriptomics)、脂类组学(lipidomics)、免疫组学(immunomics)、糖组学(glycomics)和 RNA 组学(RNomics)等。

(二) 基因组学

《科学》(Scinence)上《第三次技术革命》一文中提出:"下一个伟大时代将是基因组革命时代,它正处于初期阶段"。基因组学是研究生物基因组和如何利用基因的一门学问。用于概括涉及基因作图、测序和整个基因组功能分析的遗传学分支。该学科提供基因组信息以及相关数据系统利用,试图解决生物,医学,和工业领域的重大问题。

(三) 结构基因组学与功能基因组学

大规模的全基因组测序计划正产生越来越多的序列信息,相对于基因组测序而言,要了解所有基因的功能仍需更深层次的研究,而理解这些信息的关键是理解基因产物——蛋白质的功能。科学家将研究重心从开始的揭示生命的所有遗传信息,转移到在分子整体水平对功能的研究,以完善全基因组测序为目标的结构基因组学,这是基因组计划的重要延续,而以基因功能鉴定为目标的功能基因组学,又被称为后基因组(postgenome)研究,二者都是系统生物学的重要研究方法。结构基因组学代表基因组分析的早期阶段,以建立生物体高分辨率遗传、物理和转录图谱为主,是基因序列在测序后的重要延伸。功能基因组学代表基因分析的新阶段,是利用结构基因组学提供的信息相同地研究基因功能,它以高通量、大规模实验方法及统计计算机分析为特征。

基因是遗传信息的携带者,而生命功能的执行者却是蛋白质,它有自身的活动规律,阐明由基因转录和翻译出蛋白质的过程,才能真正揭示生命的活动规律。结构基因组学是一门用结构生物学方法研究整个生物体、整个细胞或整个基因组中所有的蛋白质和相关蛋白质复合物的三维结构的学科。主要利用实验方式(X 射线晶体学、核磁共振谱学和电子显微学)来测定蛋白质结构,同时结合同源建模(homology modeling)这一计算方式来推测蛋白质结构,所测定的蛋白质结构通常是功能未知的蛋白质。科学家创立了结构生物信息学,利用三维结构信息来预测蛋白质功能。结构基因组学重视快速、高通量(high throughput)的蛋白质结构测定。已有约 70% 的蛋白用 DNA 序列数据作为起始信息推演出了结构。

1. **结构基因组学** 结构基因组学研究具有巨大的科学意义，也具有明显的应用前景和社会，经济效益。在生物学领域，由于生物大分子晶体结构的解析进而在原子水平上深入认识了细胞功能活动，助于理解全基因组测序计划产生的大量功能未知蛋白。生物大分子的改进和基于结构的合理药物设计都依赖于生物大分子的三维空间结构的精细测定。三维结构信息可以获知未知蛋白质可能具有的辅基、金属配体、酶的催化位点，调节区域等。根据结构特征，可能推断出酶的催化机制，蛋白和蛋白间的结合，蛋白和核酸的相互作用。这种对新蛋白的结构特性分析可以从结构上为其归类，根据其结构同类家族的功能特征确定其未知功能，为功能研究提供新的视野。以重大疾病相关基因和功能基因的蛋白质表达谱为主要对象的结构基因组学的开展，在目前的条件下具有更现实和重要的意义。

2. **功能基因组学** 随着后基因组计划的进行，近年来已衍生出许多新的名词和概念，助于我们更好地理解今后该领域的进展。

（1）功能基因组学研究内容。人类基因组计划当前的整体发展趋势是什么？一方面，在顺利实现遗传图和物理图的制作后，结构基因组学正在向完成染色体的完整核酸序列图的目标奋进。另一方面，人类基因组计划已开始进入由结构基因组学向功能基因组学过渡、转化的过程。在功能基因组学研究中，可能的核心问题有：基因组的表达及其调控、基因组的多样性、模式生物体基因组研究等。

在获取并确定了生命活动中重要组成及行使功能的蛋白质的结构后，依旧面临不了解各个蛋白质是如何发挥其功能的问题。由此，开启了功能基因组学。利用结构基因组所提供的信息和产物，发展和应用新的实验手段，通过在基因组或系统水平上全面分析基因的功能，使得生物学研究从对单一基因或蛋白质的研究转向多个基因或蛋白质同时进行系统的研究。这是在基因组静态的碱基序列弄清楚之后转入对基因组动态的生物学功能学研究。鉴定基因功能最有效的方法是观察基因表达被阻断或增加后在细胞和整体水平所产生的表型变异。基于基因组图谱和测序基础上，利用模式生物基因组与人类基因组之间编码顺序上和结构上的同源性，克隆人类疾病基因，揭示基因功能和疾病分子机制，阐明物种进化关系，以及基因组的内在结构，并对已知的基因和基因组结构进行比较，了解基因的功能、表达机理和物种的进化过程。此研究过程中模式生物的运用，对于基因机制的研究起到了关键的推动作用。

功能基因组学的具体研究内容包括：人类基因组 DNA 序列变异性研究、基因组表达调控的研究、模式生物体的研究和生物信息学的研究等。①基因组表达及调控的研究。在全细胞的水平，识别所有基因组表达产物 mRNA 和蛋白质，以及两者的相互作用，阐明基因组表达在发育过程和不同环境压力下的时、空的整体调控网络。②人类基因信息的识别和鉴定。要提取基因组功能信息，识别和鉴定基因序列是必不可少的基础工作。基因识别需采用生物信息学、计算生物学技术和生物学实验手段，并将理论方法和实验结合起来。基于理论的方法主要从已经掌握的大量核酸序列数据入手，发展序列比较、基因组比较及基因预测理论方法。识别基因的生物学手段主要基于以下的原理和思路：

根据可表达序列标签(STS);对染色体特异性 cosmid 进行直接的 cDNA 选择;根据 CpG
岛;差异显示及相关原理;外显子捕获及相关原理;基因芯片技术;基因组扫描;突变检测
体系等。③基因功能信息的提取和鉴定。包括:人类基因突变体的系统鉴定;基因表达
谱的绘制;"基因改变-功能改变"的鉴定;蛋白质水平、修饰状态和相互作用的检测。
④在测序和基因多样性分析。人类基因组计划得到的基因组序列虽然具有代表性,但是
每个人的基因组并非完全一样,基因组序列存在着差异。基因组的差异反映在表型上就
形成个体的差异,如黑人与白人的差异,高个与矮个的差异,健康人与遗传患者的差异
等。出现最多基因多态性就是单核苷酸多态性(SNPs)。⑤比较基因组学。将人类基因
组与模式生物基因组进行比较,这一方面有助于根据同源性方法分析人类基因的功能,
另一方面有助于发现人类和其他生物的本质差异,探索遗传语言的奥秘。

(2) 组学的"百家争鸣"时代。随着研究的深入,对于基因的进一步认识,功能组学仍
不能够很好的挖掘、阐述基因的本质。此外,生命活动中的其他小分子、脂类等的作用也
逐步引起关注。由此,针对不同研究手法、不同研究目标的各类组学,如代谢组学、转录
组学、脂类组学、免疫组学、糖组学和 RNA 组学。

1) 蛋白质组学研究:蛋白质组学一词,源于蛋白质与基因组两个词的杂合,意指"一
种基因组所表达的全套蛋白质",即包括一种细胞乃至一种生物所表达的全部蛋白质。
蛋白质组本质上指的是在大规模水平上研究蛋白质的特征,包括蛋白质的表达水平,翻
译后的修饰,蛋白与蛋白相互作用等,由此获得蛋白质水平上的关于疾病发生,细胞代谢
等过程的整体而全面的认识。蛋白质组的研究不仅能为生命活动规律提供物质基础,也
能为多种疾病机理的阐明及攻克提供理论依据和解决途径。

早期蛋白质组学的研究范围主要是指蛋白质的表达模式(expression profile),随着
学科的发展,蛋白质组学的研究范围也在不断完善和扩充。蛋白质翻译后修饰研究已成
为蛋白质组研究中的重要部分和巨大挑战。蛋白质-蛋白质相互作用的研究也已被纳入
蛋白质组学的研究范畴,而蛋白质高级结构的解析即传统的结构生物学,虽也有人试图
将其纳入蛋白质组学的研究范围,但目前仍独树一帜。蛋白质组学的研究包括:①蛋白
质鉴定:可以利用一维电泳和二维电泳并结合 Western 等技术,利用蛋白质芯片和抗体
芯片及免疫共沉淀等技术对蛋白质进行鉴定研究。②翻译后修饰:很多 mRNA 表达产
生的蛋白质要经历翻译后修饰如磷酸化,糖基化,酶原激活等。翻译后修饰是蛋白质调
节功能的重要方式,因此对蛋白质翻译后修饰的研究对阐明蛋白质的功能具有重要作
用。③蛋白质功能确定:如分析酶活性和确定酶底物,细胞因子的生物分析/配基-受体
结合分析。可以利用基因敲除和反义技术分析基因表达产物-蛋白质的功能。另外,对
蛋白质表达后在细胞内的定位研究也在一定程度上有助于蛋白质功能的了解。荧光蛋
白表达系统是研究蛋白质在细胞内定位的一个很好的工具。对人类而言,蛋白质组学的
研究最终要服务于人类的健康,主要指促进分子医学的发展。如寻找药物的靶分子。很
多药物本身就是蛋白质,而很多药物的靶分子也是蛋白质。药物也可以干预蛋白质-蛋
白质相互作用。

蛋白质组学研究是从整体水平上研究蛋白质的表达水平和修饰状态。在基础研究方面，近两年来蛋白质组研究技术已被应用到各种生命科学领域，如细胞生物学、神经生物学等。在研究对象上，覆盖了原核微生物、真核微生物、植物和动物等范围，涉及各种重要的生物学现象，如信号转导、细胞分化、蛋白质折叠等等。

在应用研究方面，蛋白质组学将成为寻找疾病分子标记和药物靶标最有效的方法之一。在对癌症、早老性痴呆等人类重大疾病的临床诊断和治疗方面蛋白质组技术也有十分诱人的前景。

在技术发展方面，蛋白质组学的研究方法将出现多种技术并存，各有优势和局限的特点，而难以像基因组研究一样形成比较一致的方法。发展新方法更强调各种方法间的整合和互补，以适应不同蛋白质的不同特征。另外，蛋白质组学与其他学科的交叉日益凸显重要，特别是蛋白质组学与其他大规模科学如基因组学，生物信息学等领域的交叉，所呈现出的系统生物学（systems biology）研究模式，将成为未来生命科学最令人激动的新前沿。

2）转录组学是分子生物学的分支，负责研究在单个细胞或一个细胞群的特定细胞类型内所产生的 mRNA 分子。转录组广义上指在相同环境（或生理条件）下的一个细胞、组织或生物体中出现的所有 RNA 的总和，包括信使 RNA（mRNA）、核糖体 RNA（rRNA）、转运 RNA（tRNA）及非编码 RNA；狭义上则指细胞所能转录出的所有 mRNA。转录物组学的研究，也被称为"表达谱"，研究在一个特定的细胞群内的基因表达水平，通常采用基于 DNA 芯片技术的高通量技术。使用新一代测序技术研究在核苷酸水平的转录物组，被称为"RNA-Seq"。

不同细胞类型（如皮肤细胞和肾脏细胞）之间的区别只是基因表达的不同。所有细胞所含的 DNA 都是一样的，是这些 DNA 生产出的蛋白质决定了细胞的类型和行为。负责传达蛋白质合成指令的是 RNA，而 RNA 检测能够为他们揭示不同组织、发育阶段和疾病中特征性的基因表达差异。RNA-seq 技术能够对没有参考基因组或无 DNA 芯片产品的物种直接进行研究。与 DNA 芯片相比 RNA-seq 具有更多优势，它提供的动态范围比芯片更宽，可以轻松检测到低丰度的转录本。DNA 芯片是在荧光强度的基础上报告表达的相对值，RNA-seq 能够一边读取一边对转录本进行计数，直接测出转录本的丰度。总之，RNA-seq 不仅能够揭示转录本结构和剪切事件，还能够识别融合基因、等位基因特异性突变等等。

有效的数据分析非常重要。RNA-seq 这一新兴技术在这一方面还面临着一些障碍。基因组 DNA 测序的目的主要是组装基因组或者检测基因突变，而 RNA-seq 的目标往往是检测转录本的量。RNA-seq 数据分析首先要将读序与参考序列比对，而这里就存在两种不同途径，与参考基因组比对或者与转录组比对。

研究基因转录表达不仅是为了获得全基因组表达的数据，也作为数学聚类分析的基础，关键问题是要解析控制整个发育过程或反应通路的基因表达网络的机制。网络的概念对于生理和病理条件下的基因表达调控十分重要。一方面，大多数细胞中基因的产物都是与其他基因的产物互相作用的;另一方面,在发育过程中大多数的基因产物都是在多个时间和空间表达并发挥其功能,形成基因表达的多效性。在一定意义上,即每个基因的表达模式只有放到它所在的调控网络的大背景下,才会有真正的意义。

3) 代谢组学:代谢组是指某一生物或细胞在一特定生理时期内所有的低分子量代谢产物,代谢组学则是对某一生物或细胞在一特定生理时期内所有低分子量代谢产物同时进行定性和定量分析的一门新学科。它是以组群指标分析为基础,以高通量检测和数据处理为手段,以信息建模与系统整合为目标的系统生物学的一个分支,是对生物体内所有代谢物进行定量分析,并寻找代谢物与生理病理变化的相对关系的研究方式,是系统生物学的组成部分,其研究对象大都是相对分子质量 1 000 以内的小分子物质。先进分析检测技术结合模式识别和专家系统计算分析方法是代谢组学研究的基本方法。

基因与蛋白质的表达紧密相连,而代谢物则更多地反映了细胞所处的环境,这又与细胞的营养状态,药物和环境污染物的作用,以及其他外界因素的影响密切相关。比尔·莱斯利教授指出:基因组学和蛋白质组学告诉你什么可能会发生,而代谢组学则告诉你什么确实发生了。与基因组学和蛋白质组学相比,代谢组学的研究侧重于相关特定组分的共性,最终是要涉及研究每一个代谢组分的共性、特性和规律,目前距离这个目标相距甚远。与基因组学和蛋白质组学相比,代谢组学与生理学的联系更加紧密。疾病导致机体病理生理过程变化,最终引起代谢产物发生相应的改变,通过对某些代谢产物进行分析,并与正常人的代谢产物比较,寻找疾病的生物标记物,将提供一种较好的疾病诊断方法。

代谢组学研究涉及生命科学、分析科学以及化学统计学 3 方面的专业知识,这些知识的综合运用促进了诸多生物、医学问题的研究,使得代谢组研究在疾病诊断、药理研究以及临床前毒理等研究中发挥了极为重要的作用。代谢组学研究使得代谢物含量变化与生物表型变化建立直接相关性,极大促进了后基因组学研究的发展。

4) 免疫组和免疫组学:1999 年 Pederson 教授提出的免疫组学定义只局限于研究抗体和 T 细胞抗原受体(T cell receptor, TCR)区分子结构与功能,随着人类基因组计划的完成,免疫组学的概念已远远超出了抗体和 TCR 的范畴,其新定义是研究免疫相关的全套分子库,它们的作用靶分子及其功能。免疫组学包括了免疫基因组学,免疫蛋白质组学和免疫信息学三方面的研究,特别强调在基因组学和蛋白质组学研究的基础上,充分利用生物信息学、生物芯片、系统生物学、结构生物学、高通量筛选等技术,大规模开展免疫系统和免疫应答分子机理研究,发现新的免疫相关分子,为全面系统了解免疫系统和免疫应答提供基础。免疫组学的问世,为这一领域研究提供了新的有力武器,有可能成为揭开免疫之谜的突破口。免疫组学研究涉及的范围很宽,关键问题就是如何开展免疫相关功能基因的过程研究。

研究意义:免疫组学的开展有助于进一步从分子水平了解免疫的生理和病理过程,有助于免疫相关疾病的发病机理研究,有助于发现疾病基因和抗病基因。此外,根据遗传特点,重点关注免疫相关疾病包括单基因遗传病和多基因复杂性疾病,特别是一些我国特有的单基因遗传病家系，可提供良好的基础，发现新的致病基因。单基因遗传病特别是免疫相关遗传病的研究，对于研究免疫应答的分子机理具有重要的意义。免疫组学为免疫研究开拓了新的视野，提供了新的研究工具，强调将免疫系统看作一个整体，重视系统免疫学的研究。

5）微生物基因组计划（microbial genome program）：微生物功能基因组学的研究主要集中在解析微生物的基因组信息，了解微生物的功能和代谢途径，对于医学研究具有重要意义。在传染病管理和预防方面，通过对感染性病菌的基因组完全解析，可以精准消灭病菌并控制病情传播。此外，利用系统生物医学学科的理论和技术，深度挖掘和分析代谢组、蛋白组、基因组等多领域的数据，可以推断出病原生物感染过程中的致病机制，为寻求有效的治疗方法和研制新型制剂提供了理论基础。当前，对病毒基因组的研究已进入后基因组研究阶段，即基因功能的研究阶段，研究重点已从基因组结构转至对病毒与宿主细胞相互作用的功能性研究。微生物基因组结构及功能的研究，为医药及工农业领域中的创新性理论研究和应用研究提供了机遇。

（3）后基因组研究在医药领域的发展和应用：未来的基因组和后基因组学研究将把医疗保健带入一个崭新的时代：医疗方面，将由目前主要依赖经验转向以特异的分子病理学为依据；治疗方面，不断地把患病后高成本、低疗效的治疗转变为以患病前预测疾病为依据的预防式治疗。

1）基因诊断：人类基因组计划为正常的人类基因组提供了一个序列参考，在后基因组研究中，新的基因变异将不断被发现，而通过检测有关疾病的发病基因，可以诊断和预测疾病的发生。如 P53 基因与近一半肿瘤的发生有关。

2）基因治疗：基因治疗最明显的应用是治疗遗传性基因疾病。1990 年，美国国立卫生研究所（NIH）首次对一名患有腺苷脱氨酶缺乏症的 4 岁女孩进行了基因治疗，标志着人类的基因治疗正式开始。

3）生物芯片：即缩小了的生化分析器，通过芯片上微加工获得的微米结构与生化处理相结合，将成千上万个与生命相关的信息集成在一块厘米见方的氧化硅、玻璃或塑料等材料上而制成。包括 DNA 芯片、抗原芯片、抗体芯片、细胞芯片和组织芯片等。狭义上生物芯片是 DNA 芯片的代名词，其中的 DNA 微点阵（DNA 有序排列）包括直径为 $200\,\mu m$ 或更小的数百至数千个点。目前研究和应用最多的生物芯片是 DNA 芯片，抗体等芯片仍在发展之中。

4）基因重组药物：自 1982 年世界上第一个基因重组药物"人胰岛素"在美国上市以来，至今已有 60 种左右的产品问世，另有 300 多个品种处于临床试验阶段。随着后基因组研究的推进，有望开发出具有自主知识产权的基因重组药物。

广义的基因重组药物（生物技术药物）还包括重组疫苗和诊断或治疗用的单克隆抗体。植物和动物基因工程药物也属于基因重组药物，只是表达重组 DNA 的方式不同而已，且发展相对缓慢些，是未来制药工业的重要发展领域。

| 第四节 | 基因芯片与药物研发

研究基因在生命过程中所担负的功能成为全世界生命科学工作者共同的课题。建立新型杂交和测序方法以对大量的遗传信息进行高效、快速地检测、分析凸显重要。基因芯片(又称 DNA 芯片、生物芯片)技术是顺应这一科学发展要求的产物,它的出现为解决此类问题提供了光辉的前景。

一、基因芯片原理

基因芯片(gene chip)的测序原理是杂交测序方法,即通过与一组已知序列的核酸探针杂交进行核酸序列测定的方法。在一块基片表面固定了序列已知的核苷酸的探针。当样本溶液中带有荧光标记的核酸序列,与基因芯片上对应位置的核酸探针产生互补匹配时,通过确定荧光强度最强的探针位置,获得一组序列完全互补的探针序列。据此可重组出靶核酸的序列。

二、基因芯片的主要类型

基因芯片又称为 DNA 微阵列(DNA microarray),可分为三种主要类型。

(1)固定在聚合物基片(尼龙膜,硝酸纤维膜等)表面上的核酸探针或 cDNA 片段,通常用同位素标记的靶基因与其杂交,通过放射显影技术进行检测。优点是所需检测设备与目前分子生物学所用的放射显影技术相一致,相对比较成熟。但芯片上探针密度不高,样品和试剂的需求量大,定量检测存在较多问题。

(2)用点样法固定在玻璃板上的 DNA 探针阵列,通过与荧光标记的靶基因杂交进行检测。这种方法点阵密度可有较大的提高,各个探针在表面上的结合量也比较一致,但在标准化和批量化生产方面仍有不易克服的困难。

(3)在玻璃等硬质表面上直接合成的寡核苷酸探针阵列,与荧光标记的靶基因杂交进行检测。该方法把微电子光刻技术与 DNA 化学合成技术相结合,可以使基因芯片的探针密度大大提高,减少试剂的用量,实现标准化和批量化大规模生产,有着十分重要的发展潜力。

三、基因芯片的应用

基因芯片已被应用到生物科学众多的领域之中。它以其可同时、快速、准确地分析数以千计基因组信息的本领而显示出了巨大的威力。这些应用主要包括基因表达检测、突变检测、基因组多态性分析和基因文库作图以及杂交测序等方面。在实际应用医学研究领域，生物芯片技术可广泛应用于疾病诊断和治疗、药物筛选、司法鉴定等许多领域，为人类认识生命的起源、遗传、发育与进化和人类疾病的诊断、治疗和预防开辟全新的途径，为生物大分子的全新设计和药物开发中先导化合物的快速筛选和药物基因组学研究提供技术支撑平台。

（一）药物筛选和新药开发

由于所有药物（或兽药）都是直接或间接地通过修饰、改变人类（或相关动物）基因的表达及表达产物的功能而生效，而芯片技术具有高通量、大规模、平行性地分析基因表达或蛋白质状况（蛋白质芯片）的能力，在药物筛选方面具有巨大的优势，可缩短药物筛选所用时间，提高效率，降低风险。

随着人类基因图谱的绘就，基因工程药物将进入一个发展时期，在基因工程药物的研制和生产中，生物芯片也有着较大的市场。以基因工程胰岛素为例，把人的胰岛素基因转移到大肠杆菌细胞后，仅需要用某种方法对工程菌的基因型进行分析，以便确证胰岛素基因是否转移成功。过去人们采取的方法为限制性片段长度多态性，这种方法烦琐复杂，被芯片技术取代是必然的趋势。

（二）疾病诊断

基因芯片作为一种先进、大规模、高通量检测技术，应用于疾病的诊断，其优点有以下几个方面：一是高度的灵敏性和准确性；二是快速简便；三是可同时检测多种疾病。如应用于产前遗传性疾病检查，抽取少许羊水就可以检测出胎儿是否患有遗传性疾病，同时鉴别的疾病可以达到数十种甚至数百种，这是其他方法所无法替代的，有助于"优生优育"这一国策的实施。而针对病原微生物感染诊断，目前的实验室诊断技术所需的时间比较长，不全面，医生往往只能根据临床经验做出诊断，降低了诊断的准确率，如果在检查中应用基因芯片技术，在短时间内可了解患者是哪种病原微生物感染；而且能测定病原体是否产生耐药性、对哪种抗生素产生耐药性、对哪种抗生素敏感等等，可以有的放矢地制订科学的治疗方案；另外，利用基因芯片技术有利于开展对高血压、糖尿病等疾病家族史的高危人群、接触毒化物质人群、恶性肿瘤普查工作，同时将提高对心血管疾病、神经系统疾病、内分泌系统疾病、免疫性疾病、代谢性疾病早期诊断率，减少误诊率，同时有利于医生综合地了解各个系统的疾病状况。

（三）研究领域

1. **基因表达检测**　芯片技术可检测基因表达及其敏感性、特异性，易于检测大量的mRNAs，并能敏感地反映基因表达中的微小变化。

2. **寻找新基因**　在缺乏任何序列信息的条件下，基因芯片也可用于基因的发现，如HME基因和黑色素瘤生长刺激因子就是通过基因芯片技术发现的。

3. **DNA测序**　人类基因组计划的实施促进了更高效率、自动化操作的测序方法的发展，芯片技术中杂交测序技术及邻堆杂交技术即是一种新的高效快速测序方法。

4. **核酸突变的检测及基因组多态性的分析**　DNA芯片技术可快速、准确地研究大量患者样品中特定基因所有可能的杂合变异,以及对人类基因组单核苷酸多态性的鉴定、作图和分型,人线粒体 16.6 kb 基因组多态性的研究等。随着遗传病与癌症相关基因发现数量的增加,变异与多态性分析日益重要。

四、基因芯片应用中存在问题

尽管基因芯片技术已经取得了长足的发展,目前仍然存在着许多难以解决的问题,例如技术成本昂贵、复杂、检测灵敏度较低、重复性差、分析范围较狭窄等问题。这些问题主要表现在样品的制备、探针合成与固定、分子的标记、数据的读取与分析等几个方面。

(一) 样品制备

在标记和测定前要对样品进行一定程度的扩增以便提高检测的灵敏度。

(二) 探针的合成与固定

使用光导聚合技术每步产率不高(95%),难以保证聚合效果。应运而生的其他很多方法,如压电打压、微量喷涂等多项技术,虽然技术难度较低方法也比较灵活,但也存在问题,包括难以形成高密度的探针阵列,所以只能在较小规模上使用。

(三) 目标分子的标记

目标分子的标记是一个重要的限速步骤,如何简化或绕过这一步现在仍然是个问题。目标分子与探针的杂交常出现一些问题:首先,由于杂交位于固相表面,所以有一定程度的空间阻碍作用,如何减小这种不利因素的影响是需要解决的问题。

(四) 信号的获取与分析

当前多数方法使用荧光法进行检测和分析,重复性较好,但灵敏仍然不高。正在发展的方法有多种,如质谱法、化学发光法等。基因芯片上成千上万的寡核苷酸探针由于序列本身有一定程度的重叠因而产生了大量的丰余信息。这一方面可以为样品的检测提供大量的验证机会,但同时,要对如此大量的信息进行解读,目前仍是一个艰巨的技术问题。

第五节 免疫疗法与细胞治疗

一、概述

免疫疗法和细胞治疗作为近年来医学领域的两大热门研究方向,已经在多种疾病的治疗中展现出显著效果,尤其在肿瘤治疗方面,被视为潜在的革命性疗法。

免疫疗法,又称为免疫治疗,是一种通过调节或增强人体自身免疫系统来对抗疾病的治疗方法。其基本原理是利用人体自身的免疫机制来识别、清除、抑制病原体和癌细胞等异常细胞。免疫疗法不是直接杀死癌细胞，而是通过恢复和增强机体免疫功能，间接达到清除微小残留病灶或抑制癌症细胞增殖的目的。主要类型：①免疫检查点抑制剂：如 PD-1/PD-L1 抑制剂，通过阻断癌细胞对免疫细胞的抑制信号，使免疫细胞能够重新识别并攻击癌细胞。②细胞因子治疗：通过给患者输入细胞因子来刺激免疫系统，增强抗肿瘤反应。③抗体治疗：使用特异性抗体来中和癌细胞表面的抗原，阻止其生长和扩散。④疫苗治疗：通过注射疫苗来激活免疫系统，产生针对特定病原体的免疫反应。

细胞治疗是一种利用活细胞来修复、替代或改善受损组织、器官功能的治疗方法。在肿瘤治疗中，细胞治疗通常涉及从患者体内提取免疫细胞，在体外进行培养、扩增和激活后，再回输到患者体内以攻击癌细胞。主要类型：①干细胞移植：将健康的干细胞移植到患者体内，以替代受损或病变的细胞。在肿瘤治疗中，干细胞移植可用于重建受损的免疫系统。②CAR-T 细胞疗法：一种新兴的精准靶向治疗技术，通过基因工程技术改造患者的 T 淋巴细胞，使其能够特异性地识别并攻击癌细胞。③树突状细胞疫苗：利用树突状细胞作为抗原呈递细胞，将癌细胞抗原呈递给免疫系统，从而激发抗肿瘤免疫反应。

二、免疫疗法

（一）免疫检查点抑制剂

免疫检查点分子（immune checkpoint molecules）：是位于效应 T 淋巴细胞上的一类具有激活和抑制功能的受体，它们充当着调节开关的角色。激活可以使得 T 淋巴细胞处于效应状态，抑制可以使得 T 淋巴细胞处于沉默状态。是免疫细胞表面参与免疫调节的分子。而 T 细胞激活的双信号：①第一信号来自 TCR 识别 MHC/抗原肽复合物，传递抗原特异性刺激信号；②第二信号由抗原提呈细胞（Antigen-presenting cell，APC）的共刺激分子提供，为非特异性协同刺激信号。共刺激分子包括：CD28、CTLA-4、CD80、CD86，4-1BB 和 4-1BBL，CD40 和 CD40L，PD-1 和 PD-L1 等。

免疫检查点抑制剂是通过抑制免疫检查点的活性，重新激活 T 细胞对肿瘤的免疫应答效应。其靶点包括细胞毒性 T 淋巴细胞相关蛋白 4（CTLA-4）、程序性死亡 1（PD-1）、T 细胞上的淋巴细胞活化基因-3（*LAG-3*）以及癌细胞和抗原递呈细胞（APC）上的程序性死亡配体 1（PD-L1）。

（二）细胞因子治疗

细胞因子是一类重要的生物活性分子，由活化的免疫细胞（如单核细胞、巨噬细胞、T 细胞、B 细胞）或非免疫细胞（如血管内皮细胞、表皮细胞、成纤维细胞、某些肿瘤细胞）合成分泌的可溶性生物活性分子，通过与靶细胞上的受体结合发挥免疫应答、免疫调节、介导炎症反应等作用，细胞因子受到刺激后产生迅速且半衰期短，包括白介素、干扰素、肿瘤坏死因子、趋化因子和生长因子等。在免疫治疗中，细胞因子是肿瘤微环境中信号传递的重要媒介,具有促进和抑制肿瘤的多重效性,可以直接给予调节免疫细胞的反应,从而用于治疗癌症等疾病。细胞因子和其他免疫分子一样,也是"双刃剑",既可参与免疫应答,发挥抗感染、抗肿瘤、诱导凋亡等功能,又可在一定条件下参与多种疾病的发生。

细胞因子风暴(cytokine storm)也称高细胞因子血症,表现为短期内机体大量分泌多种细胞因子,引发全身炎症反应综合征,严重者可导致多器官功能障碍综合征。在异常情况下,机体促炎细胞因子和抗炎细胞因子之间的平衡失调,体液中迅速、大量产生多种促炎细胞因子,包括 TNF-α、IL-1、IL-6、IL-12、IFN-α、IFN-β、IFN-γ、MCP-1、IL-18 等,形成细胞因子风暴。

细胞因子的研究不仅限于直接治疗疾病,它们还被用于开发新药。

(三) 抗体治疗

抗体治疗技术作为现代医学领域的重要进展,在疾病治疗与医学研究中发挥着不可或缺的作用。

1. **单克隆抗体技术** 具有高特异性、高亲和力等特点,能够精确锁定病变细胞,减少对健康组织的损害。

2. **人源化抗体** 为解决鼠源抗体在人体内的免疫原性问题,科学家们开发了人源化抗体技术,通过基因工程技术将鼠源抗体的可变区与人源抗体的恒定区结合,降低了免疫反应的发生率。

3. **重组多克隆抗体** 第三代抗体治疗药——重组多克隆抗体,模拟天然免疫方式,能与任一抗原的数种不同表型结合,提高了治疗的灵活性和有效性。

4. **抗体定向疗法** 抗体定向疗法是一种利用嵌合抗体治疗肿瘤等疾病的方法。通过将人工合成的抗体与肿瘤细胞的表面分子特异性结合,阻止肿瘤细胞的生长和扩散。这种疗法具有高度的特异性和靶向性,能够减少对正常组织的伤害。

(四) 抗体在医学研究中的应用

1. **免疫学研究** 抗体在免疫学研究中被广泛应用,用于检测和鉴定特定抗原、研究免疫细胞、分析免疫反应等。ELISA、免疫印迹、流式细胞术等技术都依赖于抗体进行特定抗原的检测和鉴定。

2. **疾病机制研究** 通过制备特定的单克隆抗体,研究人员可以深入研究疾病的发生和发展机制,为药物开发和疾病治疗提供理论基础。

3. **药物开发** 抗体药物作为生物技术药物领域的研究热点,具有特异性高、性质均一、可针对特定靶点定向制备等优点。例如,在肿瘤治疗中,抗体药物已成为一种重要手段。

4. **疾病诊断** 抗体在临床诊断中发挥着重要作用,通过高度特异性的结合,抗体能够帮助医生发现微小的病原体和疾病标志物,为准确诊断提供可靠依据。

5. **蛋白质研究** 抗体在蛋白质研究中也有重要应用,用于检测和纯化特定蛋白质。例如,免疫印迹技术就是利用抗体来检测特定蛋白质的技术。

三、疫苗治疗

基因疫苗常被称作"裸"DNA疫苗，是由来源于病原体的一个抗原编码基因及作为其载体的质粒DNA组成。通过注射或粒子轰击等途径将基因疫苗导入人体后，这段基因可在活体细胞中合成抗原蛋白，从而引起机体免疫反应。目前，基因表达文库免疫技术是发现免疫活性基因的最系统和客观的手段，也是研发基因疫苗的一项主要工作。

（一）细胞治疗

1. 干细胞　分化后的细胞，往往由于高度分化而完全丧失了再分化的能力，这样的细胞最终将衰老和死亡。然而，动物体在发育的过程中，体内却始终保留了一部分未分化的细胞，即为干细胞，干细胞的衰老是机体衰老和人类衰老的重要因素，因而，人体干细胞移植（或注射）对阻止人类衰老意义重大。干细胞又称为起源细胞、万用细胞，是一类具有自我更新和分化潜能的细胞。动物体通过干细胞的分裂来实现细胞的更新，从而保证动物体持续生长发育。

（1）干细胞定义与分类如下。

1）干细胞定义：一类具有自我复制能力（self-renewing）的多潜能细胞，在一定条件下，它可以分化成多种功能细胞。干细胞在形态上具有共性，通常呈圆形或椭圆形，细胞体积小，核相对较大，细胞核多为常染色质，并具有较高的端粒酶活性。

2）干细胞分类：根据干细胞的发育潜能分为三类：全能干细胞（totipotent stem cell，TSC）、多能干细胞（pluripotent stem cell）和单能干细胞（unipotent stem cell）。根据干细胞所处的发育阶段分为胚胎干细胞（embryonic stem cell，ES细胞）和成体干细胞（somatic stem cell）。

3）胚胎干细胞：是早期胚胎（原肠胚期之前）或原始性腺中分离出来的一类细胞，是指着床前囊胚内细胞团或早期胚胎的原始生殖细胞，它具有体外培养无限增殖、自我更新和多向分化的特性。无论在体外还是体内环境，ES细胞都能被诱导分化为机体几乎所有的细胞类型。因此，它们是一类未分化的全能性干细胞，具有可塑性、无限增殖和多向分化的潜能。各种哺乳动物的ES细胞都具有与早期胚胎相似的形态结构特征：细胞体积小；核大，核质比高，多为常染色质；胞质较少，结构简单；具一个或多个核仁，且大；胞质内细胞器成分少，但游离核糖体较丰富，且有少量的线粒体；用碱性磷酸酶染色，ES细胞呈棕红色，而周围的成纤维细胞呈淡黄色；其超微结构显示未分化的外胚层细胞特性。ES细胞的全能性指ES细胞在解除分化抑制的条件下能参与包括生殖腺在内的各种组织的发育潜力，即ES细胞具有发育成完整动物体的能力，可以为细胞的遗传操作和细胞分化研究提供丰富的试验材料。

通过对人胚胎干细胞体外分化和定向分化的研究，将其用来修复或替换丧失功能的组织和定向分化的研究，可识别某些靶基因，为人类新基因的发现及其功能的研究提供新方法。人胚胎干细胞最为深远的潜在用途是通过定向分化诱导产生各种特化的细胞和组织,将其用来修复或替换丧失功能的组织和器官,从而治疗许多疾病,如帕金森病、阿尔茨海默病、脊髓损伤、脑卒中、烧伤、心脏病、糖尿病、白血病、骨关节炎等。经过遗传工程改造的人胚胎干细胞,还可为人类疾病的基因治疗开辟更广泛的应用前景。

4) 胚胎干细胞的伦理问题:干细胞研究就像一个硬币的两面,一面是人胚胎干细胞的研究有着巨大的医学应用潜力,一面具有严重的伦理道德问题。这些问题主要包括人胚胎干细胞的来源是否合乎法律及道德,应用潜力是否会引起伦理及法律问题。从体外受精人胚中获得的 ES 细胞在适当条件下能否发育成人? 干细胞要是来自自愿终止妊娠的孕妇该如何办? 为获得 ES 细胞而杀死人胚是否道德? 是不是良好的愿望为邪恶的手段提供了正当理由? 使用来自自发或事故流产胚胎的细胞是否恰当? 有人鼓励开展成人体干细胞研究而应放弃胚胎干细胞研究。

5) 成体组织干细胞的生物学特性:成体干细胞是指存在于一种已经分化组织中的未分化细胞,这种细胞能够自我更新并且能够特化形成组成该类型组织的细胞。成体干细胞存在于机体的各种组织器官中。成年个体组织中的成体干细胞在正常情况下大多处于休眠状态,在病理状态或在外因诱导下可以表现出不同程度的再生和更新能力。

成体组织干细胞普遍存在于人体的各种器官,为利用成体干细胞治疗疾病提供了可能。成体干细胞有两个特征。第一,能在很长的一段时间内准确地复制自己;这种增殖能力是指长期自我更新。第二,能分化成体的细胞类型,具有一定的形态特征和特定的功能。

成体干细胞非常少。它们的主要功能是在一定程度上维持细胞功能的动态平衡,也就是稳定状态,代替由于损伤或疾病死亡的细胞。例如,估计在骨髓 10 000~15 000 个细胞中只有一个是造血干细胞。而且成体干细胞遍布成体动物体内,根据它们周围环境,功能截然不同。成体干细胞不仅对其所在组织器官有修复和重建功能,还具有分化为其他组织细胞的可塑性特征。不仅可跨系分化,甚至还能够跨胚层分化。骨骼内主要有两类干细胞群体,造血干细胞和间充质干细胞。最近研究表明成体骨髓也有血液血管特征的干细胞存在。

与胚胎干细胞相比,成体干细胞具有许多优势。①成体干细胞可从患者自身获得,不存在组织相容性的问题,治疗时可避免长期应用免疫抑制剂对患者的伤害。此外,少量的骨髓切除治疗有助于形成部分造血嵌合,可使异体成体干细胞的治疗成为可能。②目前尚不能控制胚胎干细胞在特定的部位分化成相应的细胞,容易导致畸胎瘤。相对而言,成体干细胞不存在上述问题,例如骨髓移植实验并不引发畸胎瘤。③成体干细胞也具有类胚胎干细胞的高度分化能力。

随着对成体干细胞可塑性研究的不断深入和临床应用研究的不断扩展,成体干细胞最终走向临床应用的希望越来越大。

6) 诱导性多功能干细胞(induced pluripotent stem cells, iPS):其研究进步是生命科学发展的重要里程碑。iPS 细胞是通过基因转染技术将某些转录因子导入动物或人的体细胞,使体细胞直接重构成为胚胎干(embryonic stem,ES)细胞样的多潜能细胞。iPS

细胞不仅在细胞形态、生长特性、干细胞标志物表达等方面与 ES 细胞非常相似，而且在 DNA 甲基化方式、基因表达谱、染色质状态、形成嵌合体动物等方面也与 ES 细胞几乎完全相同。iPS 细胞和 ES 细胞除了不能生成胚胎以外，可以产生所有的细胞。与经典的胚胎干细胞技术和体细胞核移植技术不同，iPS 技术不使用胚胎细胞或卵细胞，因此没有伦理学的问题。利用 iPS 技术可以用患者自己的体细胞制备专有的干细胞，所以不会有免疫排斥的问题。

iPS 细胞建立的过程主要包括：①分离和培养宿主细胞；②通过病毒介导或者其他的方式将若干多个多能性相关的基因导入宿主细胞；③将病毒感染后的细胞种植于饲养层细胞上，并于 ES 细胞专用培养体系中培养，同时在培养中根据需要加入相应的小分子物质以促进重编程；④出现 ES 样克隆后进行 iPS 细胞的鉴定（细胞形态、表观遗传学、体外分化潜能等方面）。今后，研究人员将就添加化合物是否会使遗传基因产生变异展开研究，以在提高制造效率的同时保证安全性。

iPS 细胞的建立具有重要理论与实际意义。在基础研究方面，在多能性的调控机制有了突破性的新认识。细胞重编程是一个复杂的过程，除了受细胞内因子调控外，还受到细胞外信号通路的调控。利用 iPS 细胞作为实验模型，只操纵几个因子的表达，这更会大大加速对多能性调控机理的深入研究。在实际应用方面，iPS 细胞的获得方法相对简单和稳定，不需要使用卵细胞或者胚胎。这在技术上和伦理上都比其他方法更有优势，iPS 细胞的建立进一步拉近了干细胞和临床疾病治疗的距离，iPS 细胞在细胞替代性治疗以及发病机理的研究、新药筛选方面具有巨大的潜在价值。

当前，面临许多亟待突破的瓶颈和需要深入研究的领域：①研究 iPS 细胞自我复制、增殖和分化等的调控机制及 iPS 细胞体外定向诱导分化机制；②充分评价 iPS 细胞临床应用的安全性；③建立无遗传修饰的 iPS 细胞制备方法（如仅利用蛋白或小分子化合物即将人的细胞重编程为 iPS 细胞）。

7）肿瘤干细胞：肿瘤治疗的目标是尽可能杀死所有肿瘤细胞。但实际上大部分肿瘤经过一段时间缓解期后会复发。根据干细胞理论，这种传统的治疗方法并没有将肿瘤干细胞完全杀死，仍具有无限增殖能力。越来越多的学者提出肿瘤治疗应该针对肿瘤干细胞，即使肿瘤体积没有缩小，但由于其他细胞增殖能力有限，肿瘤将逐渐退化萎缩，也许人类能够真正治愈肿瘤。

癌干细胞，也称肿瘤干细胞（tumor stem cell，TSC）是指癌组织中"存在的"为数不多的具有自我更新能力、分化潜能的细胞。肿瘤组织由异质性的细胞群体组成。其中，很小部分细胞具有干细胞特性，这些特性决定了肿瘤的发生、侵袭、转移、播散以及对各种治疗的敏感性；而其他大部分细胞则在经过有限的几次增殖后衰亡，失去形成肿瘤的能力。

肿瘤干细胞的发现，以及肿瘤干细胞起源于干细胞的突变，这些新概念的确立对肿瘤的研究治疗带来了革命性变化。肿瘤的生长和转移是受一小群肿瘤干细胞驱动的，这有助于阐明肿瘤发生、发展的机制，并可解释为什么目前针对消灭实体癌细胞的治疗会失败。抗肿瘤药物的疗效有限,不能明显延长患者的生存期,原因之一是癌细胞的抗药性,另一方面是没有有效地杀灭肿瘤干细胞。有效地杀灭肿瘤干细胞是达到治愈肿瘤目的的重要途径,也改变了传统的杀灭大多数瘤细胞的观点,有助于减少治疗中的副作用。目前,已有一些利用肿瘤干细胞特性治疗肿瘤的方法和思路,例如通过寻找肿瘤干细胞特殊标记可以更早检查出肿瘤的发生,为治疗赢得宝贵的时间。此外,有些肿瘤干细胞表面抗原还可以提示预后。

目前肿瘤干细胞的研究处于初级阶段,分选技术尚未成熟。采用的分选技术为两种:其一是流式分选技术,其二是磁式分选技术,其中流式分选技术被广泛应用。目前,难以从形态学角度对肿瘤干细胞进行鉴定,只能从功能学方面进行分析。鉴定方法一般包括以下两个方面。①利用肿瘤干细胞的生物学特性在体外培养进行初步的鉴定即体外培养的肿瘤干细胞是否呈悬浮球状生长、是否具自我更新和增殖能力、是否具多向分化的潜能。肿瘤干细胞易呈悬浮球状生长并且可连续传代,在传代的后期更易出现悬浮球状生长且增殖速度加快;此外,通过有限稀释实验和亚克隆培养分析发现所有亲本肿瘤球制成的细胞悬液都再次形成肿瘤球,且与亲本肿瘤球完全相同,提示肿瘤干细胞具有自我更新和增殖能力;干细胞具有多向分化潜能。②测定体外克隆形成能力鉴定肿瘤干细胞。

肿瘤干细胞导致的耐药是肿瘤化疗失败和复发的根源。肿瘤干细胞的耐药机制有多种,与其本身具有的以下特征密切相关:①表达多药耐药蛋白;②多处于静息期;③有效的 DNA 修复;④凋亡逃逸。目前认为内在性 ABC(ATP binding cassette)转运蛋白家族介导的多药耐药是最重要、最关键的途径。此外,肿瘤干细胞龛是处于静息期肿瘤干细胞的调节器。肿瘤干细胞龛有两种类型:一种维持静息期,另一种维持细胞的增殖状态。

肿瘤干细胞与干细胞具有很多相似的特点,如二者都具有自我更新、可以产生大量分化细胞以及拥有一些共同的细胞表面抗原标记。所不同的是干细胞在有序的调控下发挥自己的功能,而肿瘤干细胞分裂与分化是失控的,通过不断自我更新与分化,最终产生大量的肿瘤细胞,持着肿瘤的生长与异质性。

2. CAR 细胞疗法

(1)嵌合抗原受体 T 细胞疗法(chimeric antigen receptor T-Cell immunotherapy,CAR‐T):一种新型肿瘤免疫疗法,是将人的 T 细胞经过基因工程手段体外修饰改造后,回输患者体内。改造后的 T 细胞,可识别体内肿瘤细胞,并通过免疫作用释放大量多种效应因子,它们能高效地杀灭肿瘤细胞,从而达到治疗恶性肿瘤的目的。

(2)CAR‐NK 治疗:利用基因工程给自然杀伤细胞(natural killer cell,NK 细胞)加入一个能识别肿瘤细胞,并且同时激活 NK 细胞杀死肿瘤细胞的嵌合抗体。嵌合抗原受体能显著提高 NK 细胞疗效特异性。这个思路和 CAR‐T 的构建类似。NK 细胞的活性取决于刺激和抑制信号的平衡,而非抗原特异性。这些信号激活衔接蛋白,释放穿孔素和颗粒酶,并控制细胞因子的产生。NK 细胞的另一种杀伤机制,涉及抗体依赖性细胞介导的细胞毒性。

CAR-NK 细胞的特点：起效快，NK 细胞不需要抗原呈递，起效更快速，具有更广谱的抗肿瘤作用。由于不需要肿瘤特异性识别，且不会被细胞表面的主要组织相容性复合体（MHC）抑制活性限制。

（3）CAR 修饰的巨噬细胞（CAR-Macrophage，CAR-M）被认为是一种有前途的细胞类型。与 CAR-T 和 CAR-NK 细胞相似，CAR-M 细胞由识别特定肿瘤抗原的细胞外信号传导域、跨膜区域和细胞内激活信号区域组成。与 T 细胞和 NK 等免疫细胞比较，巨噬细胞在免疫抑制性微环境中更容易浸润肿瘤，为肿瘤免疫治疗提供了新的机会。肿瘤相关巨噬细胞（tumor-associated macrophage，TAM）在肿瘤侵袭、转移、免疫抑制和血管生成中起着重要作用。CAR-M 能降低 TAM 的比例，影响 TAM 的细胞表型，对肿瘤的治疗有积极作用。CAR-M 除了具有吞噬肿瘤细胞的作用外，还具有促进抗原提呈能力和增强 T 细胞杀伤的作用。与 CAR-T 相比，CAR-M 的循环时间有限，非肿瘤靶向毒性较小。

3. 树突状细胞疫苗　是一种免疫治疗手段。其工作原理是利用人体免疫系统的特定部分——树突状细胞（dendritic cell，DC），这些细胞在人体内起着"哨兵"的角色，当它们检测到入侵的病原微生物时，会捕获并处理这些微生物的抗原，然后迁移至淋巴结处激活 T 细胞，引发针对特定病原的免疫反应。预防、治疗癌症转移与复发是树突细胞疫苗最大的特点。

第六节 | 测序技术

快速和准确地获取生物体的遗传信息对于生命科学研究具有十分重要的意义。对于每个生物体来说，基因组包含了整个生物体的遗传信息。测序技术能够真实地反映基因组 DNA 上的遗传信息，进而比较全面地揭示基因组的复杂性和多样性，因而在生命科学研究中扮演了十分重要的角色。DNA 测序技术到目前为止已经发展到了第三代测序技术。

第三代测序技术与一代、二代测序技术比较，具有以下优势。

（1）它能够体现 DNA 聚合酶自身的反应速度优势，一秒可以测 10 个碱基，测序速度是化学法测序的 2 万倍。

（2）它能够体现 DNA 聚合酶自身的延续性（DNA 聚合酶一次可以合成很长的片段），一个反应就可以检测非常长的序列，为基因组的重复序列的拼接提供了非常好的条件。

（3）它的精度非常高，达到 99.999 9%。其优势还包括：一是能够直接测 RNA 的序列，这将大大降低体外逆转录产生的系统误差；二是能够直接测甲基化的 DNA 序列。

第七节 人工智能在医学领域的应用

人工智能在医学领域的应用广泛且深远,涵盖医学影像诊断、临床数据分析、基因序列分析、药物研发等,涉及从诊断辅助到治疗个性化的多个方面。通过智能分诊、AI 辅助诊疗系统,医疗过程变得更加便捷。人工智能技术如语音录入病历、医疗影像辅助诊断、药物研发、医疗机器人等,不仅提高了医疗服务水平,还极大地提升了医生的工作效率。

(一) 智能分诊和 AI 辅助诊疗系统

可以实现快速准确的疾病诊断,减轻医生的工作负担,提高诊疗效率。

(二) 语音录入病历和电子病历

利用语音识别技术,医生可以更快速地记录病历,同时患者也可以通过虚拟助理获得医疗咨询和导诊服务。

(三) 医疗影像辅助诊断

通过计算机视觉技术,人工智能可以快速读取和分析医疗影像,帮助医生发现病灶,提高诊断的准确性和效率。

(四) 基因检测和个性化治疗

人工智能可以分析基因序列,为患者提供更准确、个性化的治疗建议,同时减少数据误差和样本偏差。

(五) 药物研发

人工智能可以加速新药的研发过程,通过模拟和预测药物的效果和副作用,缩短研发时间和成本。

(六) 医疗机器人

包括手术机器人在内的各种医用机器人,可以提高手术的精准度和安全性,减少医生的物理负担。

此外,人工智能在中医药领域展现出广阔的应用前景,通过现代化信息技术助推智慧中医药建设。人工智能可以帮助医生更好地理解患者的健康状况和疾病趋势,提供更准确、更个性化的诊断和治疗建议,同时降低医疗成本并缩短治疗周期。

(师迎旭　杜华　编写　苏秀兰　审校)

第十四章 生物学和医学涉及的机制与功能研究

第一节 机制研究概述

一、概述

　　机理和机制是两个经常容易被混淆的概念,从字义上理解,机理重点在"理"上,表示原理、道理、理论等;而机制重点在"制"上,表示相互关系、条件、约束等。机制研究及意义:指生物机体结构组成部分的相互关系,以及其间发生的各种变化过程的物理、化学性质和相互关系,用于解释某种特征是如何产生的。

　　生物学和医学通过类比借用此词。生物学和医学在研究一种生物的功能(如光合作用或肌肉收缩)时,常说分析它的"机制"。当中,"机制"这个概念用以表示有机体内发生的生理或病理变化时,各器官之间相互联系、作用和调节的方式。

　　理解机制这个概念,把握2点。一是事物各个部分的存在是机制存在的前提,因为事物有各个部分的存在,就有一个如何协调各个部分之间的关系问题。二是协调各个部分之间的关系一定是一种具体的运行方式;机制是以一定的运作方式把事物的各个部分联系起来,使它们协调运行而发挥作用的。机制的概念在生理和病理生理学领域有着重要的应用和体现。正常人体在没有病理改变时,自身就有一套稳定内环境、排出异己(免疫)的系统,"机制"就是现代医学将这些系统进行总结归纳,形成的可用来解释生理现象的规律。比如:为何在40℃高温或者10℃的低温中,人体的体温都能保持在36~37℃的正常水平,其实就是温度传导至高级中枢,高级中枢再发出指令使人体排汗(或者产热)来调节,这就是一套机制。同样,在病理生理学的范畴,"机制"是针对各种致病因素来说的,比如:吃了不干净的东西为什么要拉肚子? 致病的机制之一就是细菌进入肠道,可以通过释放外毒素引起一个肠道麻痹或者痉挛,从而导致腹泻,这就叫"机制"。

　　疾病发生的基本机制是指参与很多疾病的共同机制。其中涉及神经机制、体液机制、细胞机制和分子机制四方面。

(一) 神经机制

神经机制参与了大多数疾病的发病,有些因素直接损害神经系统,如流行性乙型脑炎病毒。另一些致病因子可通过神经反射引起相应器官组织的功能代谢变化,或者抑制神经递质的合成、释放和分解,促进致病因子与神经递质的结合,减弱或阻断正常递质的作用。最常见者为早期精神紧张、焦虑、烦恼导致大脑皮质功能紊乱,皮质与皮质下功能失调,导致内脏器官功能障碍。

(二) 体液机制

疾病中的体液机制主要是指致病因素引起体液的质和量的变化,体液调节出现障碍,最终导致内环境紊乱,导致发生疾病。体液调节紊乱常由各种体液因子(humoral factor)数量或活性变化引起,它包括各种具有全身性作用的体液性因子(如组胺、去甲肾上腺素、前列腺素、激活的补体、活化的凝血与纤溶物质等)和局部作用的体液因子(如内皮素、某些神经肽等)以及细胞因子(cytokine),如白介素(interleukin, IL)、肿瘤坏死因子(tumor necrosis factor,TNFα)等。体液因子常通过以下三种方式作用于靶细胞:①内分泌(endocrine):体内一些特殊的分泌细胞分泌的各种化学介质,如激素,通过血液循环输送到身体的各个部分,被远距离靶细胞上的受体识别并发挥作用;②旁分泌(paracrine):由某些细胞分泌的信息分子由于很快被吸收破坏,故只能对邻近的靶细胞起作用,采用这种方式的有神经递质(如神经原之间的突触传递)及一些生长因子等;③自分泌(autocrine):细胞能对它们自身分泌的信息分子起反应,即分泌细胞和靶细胞为同一细胞,许多生长因子能以这种方式起作用。

在很多疾病中,体液调节紊乱主要通过内分泌激素发挥作用,而内分泌腺的功能活动又受神经机制的调节。疾病发生发展中体液机制与神经机制常常同时发生,共同参与,故常称其为神经体液机制。

(三) 细胞机制

致病因素作用于机体后可以直接或间接作用于组织、细胞,造成某些细胞功能代谢障碍,从而引起细胞的自稳调节紊乱。致病因素引起的细胞损伤除直接的破坏(如外伤、肝炎病毒侵入肝细胞等)外,有时可表现为细胞膜功能障碍和细胞器功能障碍。细胞膜功能障碍中目前对膜上的各种离子泵如钠泵即 Na^+ - K^+ ATP 酶、钙泵即 Ca^{2+} - Mg^{2+} ATP 酶等最为重视,当这些泵功能失调时造成细胞内 Na^+、Ca^{2+} 大量积聚、细胞水肿,甚至死亡,这是导致有关器官功能障碍的重要机制。细胞器的功能障碍,例如:线粒体功能障碍主要表现为氧化还原电位下降,辅酶 II 不能再生,各种酶系统受抑制,特别是丙酮酸脱氢酶系统催化过程发生障碍,阻碍丙酮酸脱氢、脱羧生成乙酰辅酶 A,抑制葡萄糖、脂肪及酮体进入三羧酸循环,此时因能量不足,造成严重的细胞功能障碍。此外,ATP 生成减少使依赖 cAMP(第二信使)的激素不能发挥其调节作用,最终导致细胞死亡。

(四) 分子机制

各种病因引起疾病,都会以各种形式表现出分子水平上大分子多聚体与小分子的异常,反之,分子水平的异常变化又会在不同程度上影响正常生命活动。近年来,从分子水平研究疾病发生机制的学科逐渐发展，出现了分子病理学或分子医学。广义的分子病理学研究所有疾病的分子机制，狭义的分子病理学主要研究生物大分子（主要是核酸与蛋白质）在疾病中的作用。所谓分子病（molecular disease）是指由于 DNA 遗传变异引起的一类以蛋白质异常为特征的疾病。它主要分成以下几类。

（1）酶缺陷所致的疾病主要是指 DNA 遗传变异引起的酶蛋白异常所致的疾病。如 I 型糖原贮积病，它是由于编码 6-磷酸-葡萄糖脱氢酶的基因发生突变，致该酶缺乏，使 6-磷酸-葡萄糖无法酶解为葡萄糖，经可逆反应转化为糖原，并沉积于肝。

（2）血浆蛋白和细胞蛋白缺陷所致的疾病如镰刀细胞性贫血，它是由于血红蛋白的珠蛋白分子中在 β-肽链氨基端第六位的谷氨酸被缬氨酸异常取代，以致血红蛋白的稳定性破坏，表现为血氧分压降低的情况下容易形成棒状晶体，使红细胞扭曲呈镰状，故容易破坏，发生溶血。

（3）受体病由于受体基因突变使受体缺失、减少或结构异常而致的疾病称为受体病。它又可分为遗传性受体病（如家族性高胆固醇血症等）和自身免疫性受体病（如重症肌无力等）两种。

（4）膜转运障碍所致的疾病这是一类由于基因突变引起的特异性载体蛋白缺陷而造成膜转运障碍的疾病。目前了解最多的是肾小管上皮细胞转运障碍，表现为肾小管重吸收功能失调，例如，胱氨酸尿症患者的肾小管上皮细胞对胱氨酸、精氨酸、鸟氨酸与赖氨酸转运的载体蛋白发生遗传性缺陷而发生转运障碍，氨基酸不能被肾小管重吸收，随尿排出，形成胱氨酸尿症。

某些疾病（如糖尿病、高血压等）相关基因（disease-associated gene）或易感基因（susceptibility gene）也已找到，因此出现了基因病（gene disease）的新概念。基因病主要是指基因本身突变、缺失或其表达调控障碍引起的疾病，如果由一个致病基因引起的基因病称为单基因病（mono-gene disease or single gene disorder），如多囊肾，主要是常染色体 16p13.3 处存在有缺陷的等位基因 PKD1 多变所引起的显性遗传。如由于多个基因共同控制其表型性状的疾病称多基因病。此时多个基因的作用可以相加、协同或相互抑制。由于这些基因的作用也受环境因素的影响，多基因病也称多因子疾病。高血压、冠心病、糖尿病等均属此类疾病。

第二节 机制研究涉及的方法

一、蛋白质、RNA 的分析

蛋白质和 RNA 的提取和分析是机制研究的基础，本部分将介绍酶联接免疫吸附剂测定、蛋白质免疫印迹（Western blot）、TRIZOL 法提取 RNA 以及 RNA 变性琼脂糖凝胶电泳等常规操作方法。

（一）酶联接免疫吸附剂测定

1. 背景知识　酶联接免疫吸附剂测定法（enzyme-linked immunosorbnent assay, ELISA）是继免疫荧光和放射免疫技术之后发展起来的一种技术，广泛应用于检测各种细胞因子、趋化因子、可溶性分泌蛋白等抗原和半抗原。它具有快速、简便和经济等特点，因此，广泛应用于机制研究中。其基本原理是将待检测的抗原或抗体吸附于固相载体表面，再加入酶标记的抗体或抗原，使抗原-抗体反应在固相表面进行，待反应完成后用洗涤法将液相中的游离成分洗除，最后采用酶显色或者荧光的方法进行定量分析。

根据具体的检测方法，ELISA 又可以分为直接法、间接法、竞争法以及双抗夹心法。在这些方法中，直接法和竞争法应用较少，应用最多的是双抗夹心法，后者在敏感性和特异性上有明显的优势。直接法是将抗原固定于 ELISA 检测板上，然后用酶标抗体直接测抗体。间接法是将抗原固定于 ELISA 板上，然后加入检测抗体与抗原特异性结合，随后加入酶标二抗进行检测。夹心法是将被检测的抗原包被在两个抗体之间，其中一个抗体将抗原固定于载体上，另一个则是检测抗体，此抗体可用酶标记后直接测定抗原的量，或者通过酶标记的二级抗体来进行定量。竞争法是预先将抗原包被在固相载体上，并加入酶标记的特异性抗体，实验时，加入待检抗原（或抗体），如果待检物是抗原，则待检抗原与预先包被在固相载体上的抗原竞争结合酶标抗体，如果待检测物是抗体，则待检抗体就与系统中原有的酶标抗体竞争结合包在再固相载体上的抗原，通过洗涤洗掉被竞争结合的酶标抗体，最后加底物显色分析。

2. 操作流程（以双抗夹心法为例）

（1）标本的处理：标本处理是 ELISA 的第一步，在研究中，常见的样本包括血清、血浆、尿液、细胞培养上清液以及组织标本等。

1）血清样本。将样本置于室温凝固 10～20 分钟，离心 20 分钟（2 000 转/分钟），收集上清液。

2）血浆样本。根据标本的要求加入乙二胺四乙酸（ethylene diamine tetraacetic acid，EDTA）或柠檬酸钠作为抗凝剂，混合 10～20 分钟后，离心 20 分钟左右（2 000 转/分钟），收集上清液，如有沉淀形成，应再次离心并收集上清液。

3）尿液样本。将收集好的标本离心 20 分钟左右（2 000 转/分钟），收集上清液，保存过程中如有沉淀形成，应再次离心。胸腹水、脑脊液也可采取类似的方法。

4）培养的细胞或者细胞培养上清液。检测细胞培养上清液中的分泌成分时，用无菌管收集上清液体，离心 20 分钟（3 000 转/分钟）后，收集上清液。若检测细胞内的成分时，收集细胞后，用 PBS 缓冲液将细胞稀释呈悬液，使细胞浓度达到 100 万个/毫升左右，将细胞悬液放置于低温冰箱反复冻融，以使细胞破坏并放出细胞内成分，然后离心收集上清液。

5）组织标本。取得标本后，加入一定量的磷酸盐缓冲液（phosphate buffered solution，PBS），用液氮迅速冷冻保存备用，标本融化后加入一定量的 PBS，于 4℃条件下使用匀浆器将标本充分匀浆,离心 20 分钟左右(3 000 转/分钟),收集上清液;若有沉淀,可以再次离心收集上清液。

标本采集后应尽早进行提取,提取完成后需尽快开展试验。倘若不能马上进行试验,则可将标本置于－20℃保存,同时要注意避免反复冻融。

(2) ELISA 检测的操作步骤(以双抗夹心法为例)。

1) 先将抗体加入操作板中,使抗体牢固地吸附并固定在载体表面;

2) 再加待检测样品,样品中的目标抗原会与已固定在板上的抗体特异性结合,从而形成抗原-抗体复合物;

3) 加入酶标二抗;

4) 最后加入酶促反应底物,发生显色反应,利用酶标仪测定显色数值,显色的深浅与待测抗原的量成正比。

【说明】

PBS 缓冲液配制:磷酸二氢钾(KH_2PO_4),0.27 g;磷酸氢二钠(Na_2HPO_4),1.42 g;氯化钠(NaCl),8 g;氯化钾(KCl),0.2 g;加入去离子水约 800 mL 充分搅拌溶解,然后加入浓盐酸调 pH 至 7.4,最后定容到 1 L。

(二) Western blot 实验

1. 背景知识　Western blot 实验,也称为 Western blotting、Western 印迹、蛋白质免疫印迹等。该方法是一项通过凝胶电泳按照分子量大小分离蛋白,然后再利用特异性抗体识别目标蛋白的技术。Western blot 可以用于蛋白质半定量研究,是分子机制研究最常用的研究方法之一。

2. 操作流程

(1) 收集蛋白样品:收集待检测的细胞或者组织样本。根据样本量加入适量的细胞裂解液。重悬振荡或者超声裂解细胞 10～20 分钟,于 4℃离心 30 分钟(12 000 转/分钟)。收集上清液即为蛋白样品。然后利用蛋白定量的方法检测每个蛋白样品的总蛋白浓度。

(2) 蛋白电泳:

1) 十二烷基硫酸钠-聚丙烯酰胺凝胶电泳(sodium dodecyl sulfate-polyacrylamide gel electrophoresis,SDS-PAGE)凝胶制备:根据目标蛋白的分子量大小配置相应浓度的 SDS-PAGE 凝胶(分离胶及浓缩胶)。

2) 样品处理:在收集的蛋白样品定量后,取适量的总蛋白(一般为 50 μg),加入 SDS-PAGE 蛋白上样缓冲液。例如 2× 或 5× 的 SDS-PAGE 蛋白上样缓冲液。混匀后,将样品放置于沸水浴加热 5～10 分钟,以充分变性蛋白。

(3) 上样与电泳:

1) 冷却到室温后,把蛋白样品直接上样到 SDS-PAGE 胶加样孔内即可。为了便于观察电泳效果和转膜效果,以及判断蛋白分子量大小,最好使用预染蛋白质分子量标准。所使用的蛋白凝胶浓度取决于目标蛋白的大小如表 14-1 所示。

表 14‑1　不同分子量蛋白所需要的凝胶浓度

蛋白分子量	凝胶百分比
4～40 kD	20%
12～45 kD	15%
10～70 kD	12%
15～100 kD	10%
25～100 kD	8%

2) 在进行蛋白电泳时,通常推荐在浓缩胶时使用低电压恒压电泳,而在溴酚蓝进入分离胶时使用高电压恒压电泳。对于标准电泳装置,低电压可以设置在 80～100 V,高电压可以设置在 120 V 左右。通常电泳时溴酚蓝到达胶的底端处附近即可停止电泳,或者可以根据预染蛋白质分子量标准的电泳情况,预计目的蛋白已经被适当分离后即可停止电泳。

3) 蛋白转膜:接下来需要将 PAGE 凝胶分离后的蛋白转移到膜上,方便后续操作。使用较多的膜有聚偏二氟乙烯膜(polyvinylidene fluoride,PVDF)和硝酸纤维素膜(nitrocellulose filter membrane,NC)。NC 膜比较脆,在操作过程中特别是用镊子夹取等过程中容易裂开;PVDF 韧性更好,易于操作。膜的使用请参考生产商的推荐使用步骤。通常如果使用标准湿式转膜装置,可以设定转膜电流为 300～400 mA,转膜时间为30～60 分钟。也可以在 15～20 mA 转膜过夜。转膜所需要的时间根据目的蛋白的大小而定,目的蛋白的分子量越大,需要的转膜时间越长;目的蛋白的分子量越小,需要的转膜时间越短。转膜结束后,转膜的效果也可以用丽春红染色液进行染色,以观察实际的转膜效果。

(4) 封闭:

1) 转膜完毕后,立即把蛋白膜放置到预先准备好的 Western 洗涤液中,漂洗 1～2 分钟,以洗去膜上的转膜液。从转膜完毕后所有的步骤,一定要注意膜的保湿,避免膜的干燥,否则极易产生较高的背景。

2) 加入 Western 封闭液(5% 的脱脂牛奶或者 BSA 溶液),在摇床上缓慢摇动,室温封闭 60 分钟。对于一些背景较高的抗体,可以在 4℃ 封闭过夜。

(5) 一抗孵育:

1) 参考一抗的说明书,按照适当比例用 Western 一抗稀释液稀释一抗。

2) 封闭结束后,立即加入稀释好的一抗,室温或 4℃ 在摇床上缓慢摇动孵育 1 小时。如果一抗孵育 1 小时效果不佳,可以在 4℃ 条件下孵育过夜。

3) 回收一抗。加入 Western 洗涤液(PBST 溶液),在摇床上缓慢摇动洗涤 10 分钟,共洗涤 3 次。如果结果背景较高可以适当延长洗涤时间并增加洗涤次数。

(6) 二抗孵育:

1) 参考二抗的说明书,按照适当比例用 Western 二抗稀释液稀释辣根过氧化物酶(horseradish peroxidase,HRP)标记或者荧光标记的二抗。

2) 一抗洗涤结束后,立即加入稀释好的二抗,室温或 4℃在摇床上缓慢摇动孵育一小时。

3) 回收二抗。加入 Western 洗涤液,在床上缓慢摇动洗涤 10 分钟,共洗涤 3 次。如果结果背景较高可以适当延长洗涤时间或增加洗涤次数。

(7) 蛋白检测:若二抗是 HRP 标记抗体,采用 ECL 发光液进行蛋白检测;若二抗是荧光素标记抗体,可以采用专用成像仪检测。

(三) RNA 提取(Trizol 法)

1. 背景知识　RNA 的提取是机制研究最常用到的一种方法,不同种类及来源的 RNA 有不同的提取方法。根据原理划分,RNA 提取比较常见的方法包括梯度密度离心法、氯仿抽提法(TRIZOL 法)、离子交换法、盐析法以及硅胶膜法等方法。在众多提取方法中,TRIZOL 法(异硫氰酸胍-苯酚法)是最为常用的提取方法。强变性剂异硫氰酸胍-苯酚会使细胞裂解,并将其中的蛋白质变性。在特定 pH 条件下,DNA 和 RNA 因溶解度不同而被分离,DNA 位于中间相,RNA 位于水相,再有机溶剂来沉淀 RNA 即可得到纯度较高的 RNA。

2. 操作流程

(1) 样品收集和处理

1) 若为培养细胞。根据细胞生长特性的差异,可收获 $(1\sim5)\times10^7$ 细胞后,加入 1 mL TRIZOL 试剂后,颠倒数次,使之充分混匀;室温静置 5 分钟,使核酸蛋白质充分分离。

2) 若为组织样本。取 $50\sim100$ mg 组织(新鲜或 $-70℃$ 及液氮中保存的组织均可),加入 1 mL TRIZOL 试剂后充分匀浆,室温静置 5 分钟,使核酸蛋白质充分分离。

(2) 静置完成后,加入 0.2 mL 三氯甲烷,剧烈振荡 $15\sim30$ 秒,静置 $2\sim3$ 分钟。

(3) 将试管置于 4℃离心机中,离心 15 分钟(12 000 转/分钟)。样品分为三层,最底层为红色有机相,上层为无色水相和一个白色中间层。RNA 主要在水相中,水相体积约为 600 μL。

(4) 小心吸取上清液至一新的 DEPC 处理过的 1.5 mL Eppendorf 管(简称 EP 管)中(如要分离 DNA 和蛋白质可保留有机相),加入等体积异丙醇,将管中液体轻轻混匀,室温静置 10 分钟。

(5) 静置结束后,4℃离心 10 分钟(12 000 转/分钟)。离心结束后,在管侧和管底出现胶状白色沉淀。

(6) 弃上清液,于沉淀中加入 1 mL 75%乙醇(冰冷),振摇,充分洗涤沉淀。然后,于 4℃离心 5 分钟(12 000 转/分钟)。

(7) 弃上清液,短暂离心,小心吸取弃去上清液。

(8) 加入适量(20 μL)DEPC 水溶解 RNA(可放入 55℃溶剂 5 分钟,以促进溶解)。

(9)测定 RNA 浓度,然后取 2 μL 进行电泳,其余 $-80℃$ 保存。

(四) RNA 的琼脂糖凝胶检测

1. 背景知识　RNA 电泳可以在变性及非变性两种条件下进行。非变性电泳使用

1.0％～1.4％的凝胶,不同的 RNA 条带也能分开,但无法判断其分子量。只有在完全变性的条件下,RNA 的泳动率才与分子量的对数呈线性关系。因此,测定 RNA 分子量,一定要用变性凝胶电泳。在需快速检测所提总 RNA 样品完整性时,配制普通的 1％琼脂糖凝胶即可。

2. 操作流程(变性凝胶电泳)

(1) 将制胶用具用 70％乙醇冲洗一遍,晾干备用。

(2) 配制琼脂糖凝胶:

1) 称取 0.5 g 琼脂糖,置干净的 100 mL 锥形瓶中,加入 40 mL 蒸馏水,微波炉内加热使琼脂糖彻底溶化均匀。

2) 待胶凉至 60℃ 左右时,依次向其中加入 9 mL 甲醛、5 mL 10×MOPS(4-Morpholinepropanesulfonic acid, 4-(2-羟乙基)-1-哌嗪乙磺酸)缓冲液和 0.5 μL 溴化乙啶,然后混合均匀。

3) 灌制琼脂糖凝胶。

(3) 样品准备:

1) 取 DEPC 处理过的 500 μL 小离心管,依次加入如下试剂:10×MOPS 缓冲液 2 μL,甲醛 3.5 μL,甲酰胺(去离子)10 μL,以及适量的待检测 RNA 样品,然后混匀。

2) 将离心管置于 60℃水浴中保存 10 分钟,再置冰上 2 分钟。

3) 向管中加入 3 μL 上样染料,混匀。

(4) 将样品加入凝胶孔中,上样。

(5) 然后向电泳槽内加入 1×MOPS 缓冲液,于 7.5 V/mL 的电压下进行电泳。

(6) 电泳结束后,在紫外灯下检查结果。

【说明】10×MOPS 缓冲液配制:MOPS,41.86 g;乙酸钠,4.1 g;EDTA 0.5 mol/L(pH 值为 8.0),20 mL;定容至 1 L;用 2 mol/L NaOH 调整 pH 至 7.0。分装后,加入 0.1％ DEPC,室温振荡过夜,高压处理(115℃,15 分钟)。

二、蛋白质相互作用研究方法

蛋白质是细胞内执行功能的重要大分子之一。蛋白质与蛋白质的相互作用是蛋白质互相调节的基础,也是细胞内信号传递的基础。研究蛋白质之间的相互作用方式是机制研究的重要部分。常见的蛋白质相互作用研究方法包括:1)体外 GST pull-down 实验;2)蛋白质免疫共沉淀实验;3)细胞免疫荧光共定位实验;4)荧光共振能量转移技术等。

(一) GST pull-down 实验

1. 背景知识　谷胱甘肽-S-转移酶(glutathione-S-transferase,GST)可以与谷胱甘肽(glutathione,GSH)结合。GST pull-down 实验是验证蛋白与蛋白结合的有效方法之一。其基本原理是利用重组技术将诱饵蛋白 A 与 GST 进行融合,然后将 GSH 固定于琼脂糖珠，形成 GSH-琼脂糖珠，进而将融合蛋白结合到固定化的 GSH 载体上，此时，当环境中存在与蛋白 A 相互结合的蛋白 B 时，就会被吸附，形成琼脂糖珠-GSH-GST-A-B 的复合物，与 A 蛋白互作的蛋白 B 即可被吸附分离，在 Western blot 实验进行后续检测（如图 14-1）。

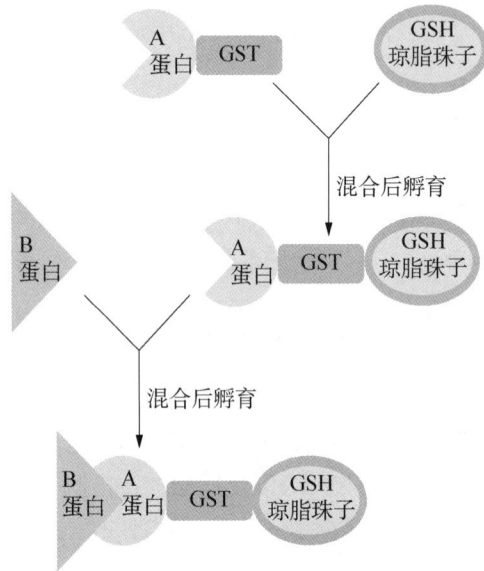

图 14-1　GST pull-down 原理示意图

2. 操作流程

（1）GST-A 融合蛋白的表达：

1）将目的蛋白与 GST 重组的质粒转入 BL21 菌株中。

2）挑单克隆于 4 mL LB 细菌培养基（加入 4 μL Amp+），37℃培养箱中摇菌过夜。

3）将菌液转移至 500 mL LB 培养基中（加入 500 μL Amp+），37℃培养箱中摇菌培养。

4）取少许菌液测定 OD 值，当 OD 值在 0.6 左右时，加入适量 IPTG（异丙基-β-D-硫代吡喃半乳糖苷，Isopropyl β-D-1-thiogalactopyranoside），在 20℃摇菌培养 2～4 小时。

5）收取细菌，将菌液分装至 50 mL 离心管；于 4℃条件下，5 000 转/分钟离心 10 分钟，弃上清液，收集菌体，如暂时不用，可存放于－80℃中。

6）每管加入 5 mL PBS 缓冲液，重悬后离心 5 分钟，弃上清液。

7）加入相应的 PBS（PBS 中加入新鲜的蛋白酶体抑制剂），涡旋振荡，使菌体沉淀充分溶解于 PBS 溶液中。

8）冰浴条件下超声破碎，4℃离心，12 000 转/分钟，10 分钟，取上清液。

（2）GST-A 融合蛋白的纯化：

1）在裂解液上清液中加入适量体积谷胱甘肽-琼脂糖凝胶 4B,4℃摇床上缓慢摇动 1 小时。

2）放置于 4℃中,2 500 转/分钟离心 5 分钟,弃去上清液。

3）加入 200 μL 预冷的 PBS 溶液(含 0.1％的 Triton－X 100),轻晃悬浮珠子,洗涤一次;放置于 4℃中,2 500 转离心 5 分钟,弃去上清液,重复此步骤 3 次。

4）吸走珠子表面的液体,但注意不要吸走珠子,即可获得结合 GST－A 的琼脂糖凝胶。

（3）GST－Pull Down 实验:

1）获取 His 标签融合表达的蛋白 B。

2）将 B 蛋白加入 GST－A 的琼脂糖凝胶中,用结合缓冲液重悬,将混合物在 4℃旋转混匀孵育过夜。

3）过夜后,在 4℃条件下 2 500 转/分钟离心 5 分钟,弃去上清液后,用预冷结合缓冲液进行洗涤,重复三次。

4）吸干琼脂糖凝胶上方的水层后,加入 1×蛋白电泳上样缓冲液,将蛋白样本变性后,进行 western blot 实验检测 A 蛋白与 B 蛋白的结合情况;也可暂时冻存于－80℃冰箱,后续继续进行实验。

（二）蛋白质免疫共沉淀

1. **基本介绍** 免疫共沉淀淀(Co-Immunoprecipitation,Co－IP)是研究蛋白质-蛋白质相互作用的常用技术,通常用于测定两种已知蛋白质能否在细胞内结合产生相互作用,以及用于确定与某种特定蛋白质具有相互作用的未知蛋白质。Co－IP 实验的最大优点就是蛋白质处于天然状态,蛋白质的相互作用可以在天然状态下进行。Co－IP 的原理,都由特异抗体与待检样品中相应的特异抗原结合形成抗原-抗体免疫复合物,然后将复合物吸附于固化了蛋白 A 或 G 的支持物上(蛋白 A 或 G 具有吸附抗体的能力),相应的抗原分子也同时被吸附。免疫复合物被吸附到支持物上的过程即为沉淀(precipitation)。没有被沉淀的蛋白质随着缓冲液的流洗而被除去。在免疫共沉淀中,与靶抗原一起被沉淀的还有靶抗原结合的其他蛋白质。最后,采用 Western blot 检测靶蛋白以及与靶蛋白结合的其他蛋白,以证实二者在细胞内的相互作用。

2. **实验流程**

（1）细胞总蛋白提取:

1）细胞样品准备。将细胞悬液于 3 000 转/分钟离心 5 分钟,收集细胞。然后用 PBS 漂洗一次。向收集的细胞沉淀中加入适量细胞裂解液(50 mM Tris－HCl pH＝7.4、1％ NP40、0.25％去氧胆酸钠、150 mM NaCl、1 mM EDTA、1 mM Na_3VO_4、1 mM NaF、1 mM PMSF、1×蛋白酶抑制剂 cocktail),重悬后于冰上裂解 30 分钟,然后于 4℃,12 000 转/分钟离心 20 分钟,收集上清液,即为总蛋白。

2）组织样品准备。取适量组织,PBS 漂洗后,加 5 倍体积预冷的细胞裂解液于冰上充分匀浆,约 5 分钟。然后于 4℃,12 000 转/分钟离心 20 分钟,收集上清液,即为总蛋白。

（2）取少量上清液以备 Western blot 分析，剩余上清液加 1 μg 相应的抗体，于 4℃下缓慢摇晃孵育过夜。

（3）蛋白 A 珠子(protein A beads)预洗。取 10 μL protein A beads，用适量 RIPA 缓冲液洗 3 次，每次 3 000 转/分钟离心 3 分钟，并弃去上清液，再用细胞裂解液调整成体积比为 50％混悬液。

（4）将预洗的 10 μL protein A beads 加入 2)中和抗体孵育过夜的细胞裂解液，于 4℃缓慢摇晃孵育 2～4 小时，使抗体与 protein A beads 充分耦连。

（5）4℃条件，3 000 转/分钟离心 3 分钟，弃上清液，1 mL RIPA 缓冲液洗 3～4 次；加入 15 μL 的 2×SDS 上样缓冲液，高温变性。

（6）采用 Western blot 分析，确定两种蛋白之间的结合；或者采用质谱分析，以寻找已知蛋白 A 结合的潜在蛋白。

（三）细胞免疫荧光共定位分析

1. 背景知识　荧光素所发的荧光可在荧光显微镜下检出，荧光素受激发光的照射而发出明亮的荧光，可以看见荧光所在的细胞或组织，因此，利用荧光抗体可以检测细胞内蛋白质的定位，也可进行表达量分析。利用不同荧光素标记的两种抗体检测细胞中的两种蛋白，再利用激光共聚焦显微镜拍摄两种蛋白在细胞内的定位，即可分析两者是否存在共同定位，间接证明两者存在相互作用。

2. 操作流程

（1）取洁净盖玻片于 75％乙醇中浸泡，无菌超净台内吹干，将玻片置于 6 孔板内，种入细胞培养过夜。

（2）按照特定的实验目的处理细胞后，弃去细胞培养液，用 PBS 缓冲液洗两次，加入固定液(4％的多聚甲醛溶液)，室温固定 15 分钟。

（3）弃去固定液，用 PBS 漂洗 3 次，每次 5 分钟，可放置于摇床上轻轻摇动。

（4）漂洗完成后，用 0.2％ Triton X－100 室温处理 5 分钟，然后用 PBS 漂洗 3 次，每次 5 分钟，可放置于摇床上轻轻摇动。

（5）滴加封闭液(5％～10％的山羊血清)，于 37℃条件下封闭 60 分钟。

（6）吸去封闭液(勿洗)，加入一抗于 37℃条件下孵育 60 分钟或在 4℃条件下过夜孵育。

（7）过夜后去除一抗，用 PBS 缓冲液漂洗 3 次，每次 5 min，可放置于摇床上轻轻摇动。

（8）漂洗完成后，加入稀释过的荧光二抗，室温避光孵育 1 小时。

（9）回收荧光二抗，用 PBS 漂洗细胞 3 次，每次 5 分钟，此过程应注意避光操作，防止荧光淬灭。

（10）滴加 DAPI(4′,6－二脒基－2－苯基吲哚,4,6-Diamidino-2-phenylindole, dihydrochloride,细胞核染料)，避光孵育 5 分钟，然后用 PBS 漂洗 4 次，每次 5 分钟。

（11）用滤纸吸干多余液体，滴加1滴防荧光猝灭封片液于载玻片上，盖上贴有细胞的盖玻片，此过程中应注意避免产生气泡，使细胞完全浸没于封片液中，在荧光显微镜下观察相关蛋白的共定位。

（四）荧光共振能量转移

1. 背景知识　共振能量转移（fluorescence resonance energy transfer，FRET）是一种采用物理方法检测分子间相互作用的技术。FRET适用于在细胞正常生理条件下，验证已知分子间是否存在相互作用。此方法的检测原理如下。

将待检测的蛋白（如图14-2的X和Y），分别与荧光物质D和A进行偶联，D和A分别作为供体（donor）和受体（acceptor）。当使用430 nm的紫光激发与D偶联的蛋白X时，它会发出490 nm的蓝色荧光；若用490 nm的蓝光激发与A偶联的蛋白Y，蛋白Y则产生530 nm的黄色荧光。若蛋白X与Y之间不存在相互作用，两者空间距离超过10 nm，融合蛋白X和Y会各自发出对应荧光并被检测到。而当蛋白X与Y相互作用时，二者空间距离缩短至10 nm以内，此时用紫光激发融合蛋白X，其产生的蓝光会被融合蛋白Y吸收，进而产生黄色荧光，细胞内便无法检测到蓝色荧光，这正是能量从蛋白X转移至蛋白Y，实现了荧光共振能量转移的过程。

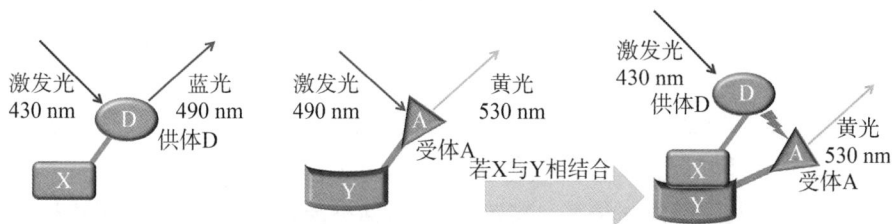

图 14-2　FRET 原理示意图

2. 操作流程

（1）细胞培养。根据实验需要培养特定的细胞。

（2）质粒转染。构建质粒载体CFP-A和YFP-B，将检测的AB蛋白分别偶联上荧光蛋白CFP和YFP，并将两个质粒共转染到培养的细胞内。

（3）检测FRET。质粒载体CFP-A和YFP-B转染细胞一定时间后进行检测，利用荧光显微镜检测是否发生FRET。

（4）FRET图像采集。确定FRET配对的激发波长，蓝光被调谐分别用于探测最大和最小的供体和受体信号，最大供体信号和最小受体信号对应的波长用于收集双表达细胞的FRET信号。调整激光参数，以便获取最大CFP信号和最小YFP信号的激发光波长，采集供体和受体图像，收集FRET信号。

（5）FRET数据处理。去除FRET信号中DSBT和ASBT的光谱串色信号；受体通路的FRET信号需要针对供体受体光谱灵敏度的变化、自发荧光和光学噪声进行矫正；利用矫正系数对双标定细胞进行像素匹配矫正。

三、蛋白质翻译后修饰研究方法

蛋白质翻译后修饰（protein translational modifications，PTMs）是指蛋白质翻译后发生的化学修饰，这些修饰对蛋白质的功能如酶活性、细胞定位以及稳定性等有着重要调节作用。这些修饰包括泛素化、磷酸化、糖基化、亚硝基化、甲基化、乙酰化和脂质化等，几乎影响正常细胞生物学和发病机制的所有方面。因此，识别和理解 PTM 在细胞生物学和疾病治疗及预防的研究中至关重要，PTM 的研究是机制研究的重要组成部分。PTM 种类很多，本书着重介绍泛素化和磷酸化的研究方法。

（一）细胞内泛素化修饰实验

1. 背景知识　泛素-蛋白酶体系统是细胞内调节蛋白稳定性的重要系统。泛素化过程的主要成分包括：泛素分子、泛素激活酶 E1、泛素结合酶 E2、泛素连接酶 E3，以及去泛素化酶。靶蛋白的泛素化降解是经过几个连续的化学反应来完成的，主要分为四步。

（1）E1 类酶激活泛素，该过程需要 ATP（三磷酸腺苷）提供一定能量；

（2）泛素激活酶 E1 将活化的泛素分子传递给 E2 类酶；

（3）泛素连接酶 E3 将结合 E2 的泛素连接到靶蛋白上；

（4）被标记的蛋白质分子尾端形成一小段泛素分子链。

2. 操作流程

（1）使用 MG132（蛋白酶体的抑制剂）处理待研究的细胞，MG132 对细胞的处理可以使泛素化的蛋白不被蛋白酶体识别和降解。

（2）通过免疫共沉淀方法将某一特定蛋白（包括被泛素化的该蛋白）富集出来。

（3）将免疫沉淀复合物进行 Western blot 分离，使用泛素抗体检测目标蛋白的泛素化水平。这一方法可以明确具体是哪个蛋白发生了泛素化修饰。

（二）蛋白质半衰期实验

1. 背景知识　蛋白质的稳定性与蛋白质的功能密切相关。蛋白质半衰期测定实验是用于衡量蛋白质稳定性的常用方法。放线菌酮（cycloheximide，CHX）是一种真核生物蛋白质合成抑制剂，它通过与核糖体结合，抑制蛋白质合成过程中肽链延伸的移位步骤（即核糖体沿着 mRNA 移动一个密码子的过程），从而阻止翻译的进行。放线菌酮阻断法的基本原理是应用放线菌酮阻断细胞合成新蛋白，于一定时间后收集细胞，提取总蛋白进行 SDS - PAGE 和免疫印迹。根据免疫印迹不同时间点结果的灰度扫描密度值计算出待测蛋白质的半衰期。

2. 实验流程

（1）培养待检测细胞，使细胞达到 $80\% \sim 90\%$ 汇合度。

（2）向细胞中加入放线菌酮。

（3）进行 Western blot 实验，检测不同时间点目的蛋白的表达量，并计算蛋白质的半衰期。

(三) 亚细胞定位分析

1. **背景知识**　蛋白质的定位是其发挥功能的基础。蛋白质定位的常用研究方法有细胞免疫荧光染色、细胞器分离等。本书主要介绍核浆分离实验,该实验主要用于鉴定蛋白质是细胞质定位还是细胞核定位。

2. **实验流程**

(1) 取 $(5\sim10)\times10^6$ 个细胞,在 $4℃$,$500\times g$ 条件下离心 3 分钟,小心吸取培养基,尽可能吸干,收集细胞。

(2) 用冷 PBS 洗涤细胞 2 次,每次洗涤后尽可能吸干上清液。

(3) 在细胞沉淀中加入 $400\ \mu L$ 冷的提取液 A,吹打混匀,置冰上振荡 $20\sim30$ 分钟。

(4) 在 $4℃$ 条件,$1\,200\times g$ 离心 5 分钟。

(5) 将上清液吸入另一预冷的干净离心管,即得到胞浆组分,请置冰箱保存备用或直接用于实验。

(6) 沉淀用 PBS 缓冲液重悬后,在 $4℃$ 条件下,$2\,000\times g$ 离心 5 分钟,弃上清液。

(7) 沉淀为细胞核组分,将沉淀用 $200\ \mu L$ 细胞核裂解液 B 重悬后,置于冰上孵育 10 分钟。于 $4℃$ 条件下,$12\,000\times g$ 离心 30 分钟。吸取上清液,保存备用或直接用于下游实验。

(四) 体外磷酸化实验

1. **背景知识**　在细胞的发展过程及其各种重要功能中,可逆的蛋白质磷酸化扮演了重要的角色,细胞内的激酶是使蛋白质磷酸化的关键酶。因此,在机制研究过程中证明蛋白质体外磷酸化的实验经常用到。

2. **实验流程**

(1) 蛋白准备:表达和纯化待研究的蛋白和激酶。

(2) 磷酸化反应:将适量的蛋白底物、激酶以及同位素标记的 $ATP(\gamma-{}^{32}P-ATP)$ 放置于磷酸化反应的缓冲液中,配置体系。混匀后,将体系置于 $30℃$ 水浴中,反应 45 分钟。

(3) 磁珠分离底物蛋白:反应结束后,用磁珠分离底物蛋白。

(4) 洗游离的 $\gamma-{}^{32}P-ATP$:用 $1\times PBS$(含 0.1% 的 Triton-X 100)漂洗 4 次,最后一次将残余液体吸干,只保留与珠子结合的底物蛋白。

(5) 洗脱、变性蛋白质:将入 SDS 上样缓冲液,利用高温变性蛋白质。

(6) SDS-PAGE 凝胶电泳:将变性的蛋白质进行 SDS-PAGE 凝胶电泳。

(7) 干胶、放射自显影:待电泳结束后,采用干胶仪进行干胶,并利用放射自显影鉴定蛋白质是否被磷酸化。

四、基因转录调控的研究方法

转录调控是基因表达过程中的基础机制。本部分将介绍转录调控研究的常用方法,包括双荧光素酶报告基因实验和染色质免疫共沉淀。

（一）双荧光素酶报告基因实验

1. 背景知识　荧光素酶生物检测技术自 1990 年诞生以来，已发展成为研究基因转录的成熟技术。从单荧光素酶检测系统发展到双荧光素酶检测系统，为科研人员提供了更为严谨的实验手段。双荧光素酶报告基因检测系统在原有的基础上引入了海肾报告基因，可排除不同组之间细胞生长状况、细胞数目以及转染效率带来的干扰，起到校正作用，使实验结果更为准确（图 14 - 3）。

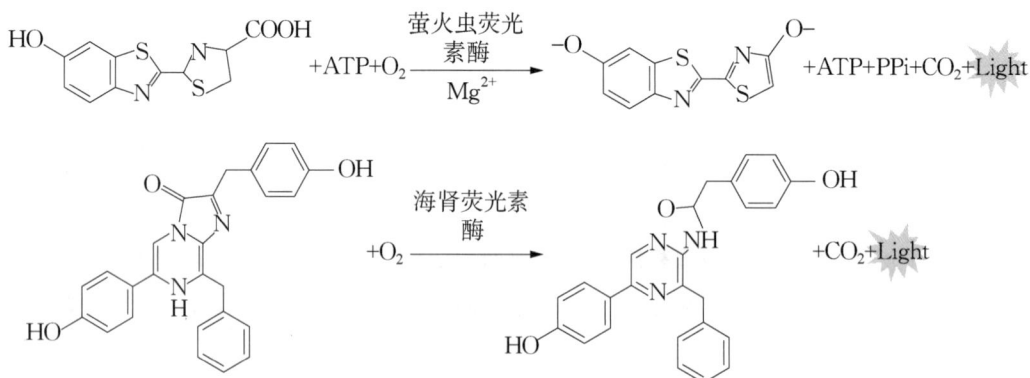

图 14 - 3　双荧光素酶报告基因原理示意图

2. 实验流程

（1）克隆带有拟研究序列的重组质粒。

（2）共转染：将荧光素酶质粒和参照质粒（常用海肾荧光素酶质粒）进行共转染。

（3）细胞裂解：

1）对于贴壁细胞，吸尽细胞培养液，加入适量的细胞裂解液。

2）对于悬浮细胞，离心弃去上清液，在细胞沉淀中加入裂解液。混匀后冰上孵育 5 分钟，充分裂解细胞。12 000 转/分钟离心 1 分钟，收集上清液。

（4）荧光检测（使用含有生物发光或化学发光模块的酶标仪）：取 $20\,\mu L$ 细胞裂解液，加至酶标板中。加入 $100\,\mu L\,1\times$ 萤火虫荧光素酶反应液，震板混匀，检测萤火虫荧光素酶的活性；加入 $100\,\mu L\,1\times$ 海肾荧光素酶反应液，检测海肾荧光素酶的活性。两个反应最好都在 30 分钟内完成。

（5）数据分析：通过参考基因的表达量标准化各组的荧光素酶活性。

（二）染色质免疫共沉淀

1. 背景知识　染色质免疫共沉淀（chromatin immunoprecipitation）是检测转录因子等蛋白与 DNA 之间相互作用的主要实验方法之一。其基本原理是，在活细胞内使用甲醛将 DNA 和与之结合的蛋白交联，使用超声将染色质切成很小的片段，并利用特异性抗体把 DNA -蛋白质结合复合物沉淀下来。再分离和纯化 DNA 片段。通过定量 PCR 检测使用特异性引物对蛋白可能结合的 DNA 进行扩增并检测。

2. 实验流程

(1) 细胞交联与超声破碎。待培养的细胞长到 70% 融合度时,根据实验目的进行细胞处理。收取细胞,在细胞沉淀中加入 5 mL PBS 缓冲液,加入甲醛至终浓度为 1%,室温置于摇床上轻轻晃动 20 分钟。加入 2.5 mol/L 的甘氨酸溶液至终浓度 0.125 mol/L 终止交联反应。在 4℃ 条件下,轻轻晃动 10 分钟。然后在 4℃ 条件下,100×g 离心 5 分钟。弃上清液,加入 10 mL 预冷的 PBS 洗两次,离心去除上清液,收集细胞沉淀。

(2) 在细胞沉淀中加入细胞裂解液后重悬细胞。冰上孵育 15 分钟,每隔 5 分钟振荡一次细胞悬液。

(3) 超声破碎:使用超声仪在中档,冲击 13 秒,冰上放置 45 秒,共 6 次。于 4℃ 条件下,12 000 转/分钟离心 10 分钟除去不溶解的沉淀。收集上清液,取 50 μL 细胞裂解液进行电泳检测基因组 DNA 是否被打断至 2 kb 以下。

(4) 取 50 μL 的上述细胞裂解上清液,加入 450 μL 的稀释液,加入特异性抗体,并设置阴性对照,然后加入 20 μL 的 Protein A 珠子。

(5) 混匀后,于 4℃ 条件下旋转孵育过夜。

(6) 孵育完成后,2 000 转/分钟离心 2 分钟,轻轻去除上清液。

(7) 分别利用低盐清洗缓冲液、高盐清洗缓冲液、LiCl 清洗缓冲液、TE 缓冲液分别漂洗 1 次,每次 5 分钟;漂洗结束后,2 000 转/分钟离心 2 分钟,收集沉淀。

(8) 加入解交联溶液,于 65℃ 下反应 2~4 小时。

(9) DNA 纯化:采用 DNA 纯化试剂盒纯化 DNA。

(10) 测序或者定量 PCR 检测:通过 DNA 测序进行高通量分析,或采用定量 PCR 检测特定基因序列的含量。

第三节 | 机制研究实例

【范例一】去泛素化酶 USP22(泛素特异性蛋白酶 22,Ubiquitin specific protease 22)通过稳定 PPARγ(过氧化物酶体增殖物激活受体,peroxisome proliferator-activated receptor γ)促进肝癌进展的机制研究

去泛素化是泛素化的逆向反应。去泛素化过程中的关键酶是去泛素化酶,是一类数量很大的蛋白酶家族。它主要通过水解泛素羧基末端的酯键、肽键或异肽键,将泛素分子特异性的从连接有泛素的蛋白质或者前体蛋白水解下来。USP22 是一个去泛素化酶,它能促进肿瘤进展。2022 年,一篇发表在《自然-通讯》(*Nature Communications*)的文章揭示了 USP22 促进肝癌进展的机制。文章首先通过转录组测序实验鉴定了敲低 USP22 的肝癌细胞中基因的变化。发现敲低 USP22 可降低脂质代谢相关基因 *ACLY*、*ACC* 的表达并进一步通过荧光实时定量 PCR 实验验证发现敲低 USP22 降低 ACLY 和

ACC 的 mRNA 水平；进一步通过 Western blot 实验研究发现敲低 USP22 降低 ACLY 和 ACC 的蛋白水平，过表达 USP22 则增加 ACLY 和 ACC 的水平。

研究人员进一步研究了 USP22 调节 ACLY 和 ACC 表达的分子机制。首先通过免疫共沉淀-蛋白质谱分析了 USP22 潜在结合蛋白，发现了转录因子 PPARγ 与 USP22 结合。PPARγ 属于过氧化物酶体增殖物激活受体（peroxisome proliferators-activated receptor，PPAR）家族，它能够通过转录激活下游基因的方式调节细胞脂质代谢。因此，研究人员进一步通过 Co-IP 实验确认 USP22 与 PPARγ 之间的结合，发现 USP22 只特异性地结合 PPARγ，而不结合 PPAR 家族其他成员，如 PPARα、PPARδ。GST pull-down 实验证明了 USP22 与 PPARγ 直接结合。免疫荧光实验则证明了 USP22 与 PPARγ 在细胞核内发生结合。

USP22 结合 PPARγ，那么，它是否发挥去 PPARγ 泛素化的作用呢？为了探究这一问题，作者进行了泛素化实验。分析 USP22 是否是 PPARγ 的去泛素化酶。首先，通过细胞内泛素化实验，研究人员发现敲低 USP22 后，PPARγ 泛素化水平增加。接下来，研究人员进行了体外泛素化实验，即将纯化的 USP22 蛋白、泛素化的 PPARγ 加入合适的缓冲液中反应一段时间后，发现 USP22 在体外可以直接去泛素化 PPARγ。PPARγ 泛素化介导 PPARγ 的降解，因此，USP22 促进 PPARγ 去泛素化是否增加 PPARγ 的稳定性呢？于是，研究人员进行了蛋白质半衰期实验，发现 USP22 敲低降低 PPARγ 的半衰期。这些结果表明，USP22 通过去泛素化 PPARγ 进而促进 PPARγ 的稳定性。

深入研究：研究人员进一步通过 ChIP 实验分析了 USP22 是否影响 PPARγ 对 ACLY 和 ACC 启动子区域的结合。结果表明，敲低 USP22 减少 PPARγ 对 ACLY 和 ACACA 启动子区域结合。并且，在 PPARγ 敲低的细胞中，USP22 过表达不能增加 ACLY 和 ACACA 的表达，说明 USP22 调节脂质代谢基因的表达依赖于 PPARγ。通过上述实验，研究人员阐明了 USP22 通过去泛素化 PPARγ，进而促进 PPARγ 对 ACLY 和 ACC 的转录激活作用，以促进脂肪酸的从头合成，促进肝癌细胞的增殖和生长。

【范例二】MAP4K（丝裂原活化蛋白激酶，mitogen-activated protein kinase）家族激酶磷酸化 LAST1/2（大肿瘤抑制基因 1/2，large tumor suppressor 1/2）调节 Hippo 通路的激活

Hippo 信号通路在器官发育以及肿瘤发生中发挥重要作用。Hippo 信号通路是由 MST1/2（哺乳动物 ste20 样蛋白激酶，mammalian sterile 20-like kinase）、LAST1/2 以及 YAP/TAZ（组成的磷酸化级联反应通路。Hippo 信号通路上游的膜蛋白受体感受到胞外环境的生长抑制信号后，激酶 MST1/2 激活，进而促进 LAST1/2 磷酸化并激活，磷酸化的 LAST1/2 促进 YAP 的磷酸化，YAP 磷酸化后容易被泛素化并进入蛋白酶体降解；而当上游信号被抑制时，MST1/2、LAST1/2 的酶活性相继被抑制，YAP 磷酸化减少从而稳定性增加，此时，YAP 进入核内结合 TEAD 等转录因子，促进细胞增殖和生长的基

因表达,最终促进细胞生长和增殖。在 2015 年发表于《自然—通讯》(*Nature Communications*)的文章发现 MAP4K 家族激酶也能促进 LAST1/2 磷酸化进而调节 Hippo 通路的激活,并阐明了有关机制。

该论文中,研究人员首先是发现了在 MST1/2 敲除的细胞中,LAST1/2 依然能被磷酸化(pLAST - HM 表示 LAST1/2 的泛磷酸化),这说明存在其他激酶磷酸化 LAST1/2。于是进行了激酶筛选实验,发现 MAP4K 家族激酶(MAP4K2/4/6)参与磷酸化 LAST1/2。进一步通过体外磷酸化实验,证明了 MAP4K2/4/6 可以直接磷酸化 LAST1/2。

研究人员进一步研究了 MAP4K2/4/6 对 Hippo 通路的调节作用。YAP 过表达可以促进 TEAD 的转录活性,而 MST1/2 通过磷酸化 LAST1/2 抑制 YAP 的作用。双荧光素酶报告基因实验表明,MAP4K4 也具有抑制 YAP 的作用。在无血清培养条件下,LAST1/2 被磷酸化进而促进 LAST1/2 的激酶活性,从而使 YAP 磷酸化并降解。而在血清充足条件下,LAST1/2 被抑制进而导致 YAP 稳定,YAP 进入细胞核内发挥功能。因此,作者通过免疫荧光定位实验分析了 MAP4K 对 YAP 定位的影响。结果发现,在对照组细胞中,无血清条件下,YAP 几乎无核定位;敲低 LAST1/2 细胞,无血清处理不能改变 YAP 的核表达;说明 YAP 的核定位调节依赖于 LAST1/2。而在敲低 MST1/2 细胞中,无血清处理仅能减少部分 YAP 核定位;敲低 MAP4K 家族激酶之后,无血清处理得到类似的结果。

第四节 | 功能研究

一、功能研究的概念

功能研究是指在生物医学等领域中,针对特定的干预因素,如基因敲除、基因过表达、药物处理、环境因素(例如饮食)等,探究其对细胞或者机体功能的影响。通过功能研究,将明确特定基因、药物或者环境因素对细胞或者机体生物学行为的调节作用。

二、功能研究的意义

功能研究在生物医学领域具有十分重要的意义。在分子生物学领域,通过功能研究,能够明确某个基因对细胞或者机体生物学行为产生何种调节作用。例如,抑癌基因 p53 敲除小鼠罹患癌症的肿瘤概率显著增加,而 p53 敲除的细胞具有抵抗凋亡、增殖加快等特性。这些功能研究的结果都证实了 p53 具有抑制肿瘤发生的作用。在医学研究中,功能研究除了能明确特定基因与疾病发生和进展的关系外,还能广泛应用于药物的研发,以及明确环境因素与疾病发生和进展的关系。例如,通过建立高脂饮食的动物模型,能够研究高脂饮食在心血管疾病发生和进展中的作用。功能研究与机制研究相辅相成，功能研究是机制研究的基础，而机制研究则是功能研究的深入。

三、功能研究常用方法与技术

功能研究的方法多样，不同的研究领域，如肿瘤、发育生物学、衰老、心血管、神经、传染病等研究领域，都有其独特的功能研究模型和方法。本部分仅介绍肿瘤研究领域主要的研究方法。

（一）动物模型

小鼠是肿瘤研究最常用的模式动物，因其繁殖速度快、易于饲养和操作，且小鼠肿瘤在诸多方面与人类肿瘤具有较大的相似性。

1. **自发性肿瘤动物模型**（spontaneous tumor animal models） 指实验动物未经任何有意识的人工处置，在自然情况下所发生肿瘤的模型。该模型具有以下优点：①动物自发性肿瘤近似人类肿瘤发生过程，发病进程更类似人类肿瘤；②可用于观察遗传因素在肿瘤发生上的作用和药物的抗肿瘤效果。模型所具有的缺点：①由于个体之间肿瘤生长差异较大，很难在限定时间内获得大量生长均匀的荷瘤动物；②实验周期相对较长；③需要的动物数也多，耗费大，故较少用于抗肿瘤药物的常规筛选。

2. **诱发性肿瘤动物模型**（experimental tumor animal models） 在实验条件下，利用物理、化学和生物的致癌因素作用于动物，诱发动物发生肿瘤。最常见的化学致癌因素主要包括苯并芘、甲基胆蒽、联苯胺、亚硝胺类、黄曲霉毒素类等。该模型具有的优点：①该模型诱发因素和条件可人为控制，诱发率远高于自然发病率；②该法常应用于验证可疑致癌因素的作用以及在肿瘤病因学及肿瘤预防研究。模型所具有的缺点：①诱导时间长（3～5个月，甚至1～2年）；②成瘤率不高，动物死亡率高；③肿瘤出现的时间、部位、病灶数等在个体之间表型不均一等。

3. **肿瘤细胞系移植模型**（cell-line-derived tumor xenograft，CDTX模型） 将肿瘤细胞系移植到同种或异种动物体内形成肿瘤。肿瘤细胞系移植模型是抗肿瘤药物筛选最常用的体内方法，也是研究肿瘤相关基因功能的常用体内方法。该模型具有的优点：①肿瘤细胞系移植瘤保持着原发肿瘤的大部分生物学特性；②几乎所有类型人类肿瘤均能在免疫缺陷动物体内建立可移植性肿瘤模型；③动物个体成瘤差异较小，成瘤率高；④实验周期短，实验花费少。模型存在的缺点：①肿瘤增殖时间短，与人体肿瘤不同；②部分人类肿瘤细胞系不能在小鼠体内成瘤；③一般需选用免疫缺陷动物，不能用于观察免疫系统对肿瘤的调控作用；④移植的细胞系较为单一，不能用于研究肿瘤微环境对肿瘤的影响；⑤肿瘤细胞系在传代过程中，容易产生遗传变异。

4. **人源肿瘤组织异种移植模型**（patient-derived tumor xenograft，PDTX模型） 该方法是直接用患者新鲜肿瘤组织接种于免疫缺陷小鼠建立模型。人源肿瘤组织异种移植模型最大程度避免了体外处理，可以更好地反映肿瘤真正的生物学特征。模型具有的优点:①最大优点是保留了患者肿瘤的基质异质性和组织学特性,能为肿瘤的研究提供体内模拟环境(癌细胞形态、基质富集、淋巴和血管系统以及坏死区域等);②能更客观和全面地反映肿瘤的发展以及对于药物作用的反应。缺点:①种植的肿瘤出现转移的情况比较少;②成本和周期长,一个具有个体化的肿瘤异种移植模型的建立至少需要2个月;③技术难度较大且成瘤率相对较低,操作相对较为复杂,部分癌种难以建立 PDX 模型。

5. **基因修饰肿瘤模型(gene-modified tumor model)** 该模型是利用转基因、基因打靶和条件性基因打靶等技术敲除或插入特定基因,从而诱发动物产生肿瘤的模型。一般主要用于癌前病变以及肿瘤发生发展过程的研究。模型所具有的优点:①为环境因素与遗传背景相互作用的研究提供了很好的材料;②对于研究肿瘤发生机理、肿瘤免疫逃避,转基因模型有很大的优势。缺点:①模型建立过程较长;②费用较高等;③小鼠基因和人类基因存在物种差异。

不同肿瘤动物模型在其肿瘤学方面的性状存在差异,在进行实验前,我们应根据具体的实验目的,选择最合适的动物模型,并制订合适的实验方案,才能得到科学的结论和理想的实验结果。

(二) 细胞模型

1. **RNA 干扰技术** 近年来的研究表明,将与 mRNA 对应的正义 RNA 和反义 RNA 组成的双链 RNA(dsRNA)导入细胞,可以使 mRNA 发生特异性的降解,导致其相应的基因沉默。这种转录后基因沉默机制被称为 RNA 干扰(RNAi)。基本操作流程包括如下。

(1) siRNA 设计与合成。从转录本(mRNA)的 AUG 起始密码开始,寻找"AA"二联序列,并记下其 3′端的 19 个碱基序列,作为潜在的 siRNA 靶位点。设计好 siRNA 后,由 RNA 合成公司合成纯化的 siRNAs。

(2) 细胞转染。将细胞种植于培养皿中,待细胞汇合度达到 70% 时用于转染操作。将稀释的 siRNA 和稀释的转染试剂(Lipofectamine 2000),混匀后在室温下孵育 20 分钟。孵育结束后,将转染试剂-siRNA 复合物加入细胞培养皿中。继续培养 24～48 小时。

(3) Western blot 实验鉴定敲低效应。收取细胞,提总蛋白,采用 Western blot 实验鉴定蛋白敲低的效果。

2. **CRISPR/Cas9 基因编辑技术** CRISPR-Cas9 技术包含两种重要的组分,一种是行使 DNA 双链切割功能的 Cas9 蛋白,而另一种则是具有导向功能的 gRNA(guide RNA)。CRISPR-Cas9 技术利用一段与靶序列互补的 gRNA 引导 Cas9 核酸酶对特异靶向 DNA 进行识别和切割,造成 DNA 的双链或单链断裂,然后,细胞会利用自身具备的两种 DNA 修复机制对断裂的 DNA 进行修复。导致基因读码框被破坏,进而不再表达相应蛋白质,达到基因敲除的目的。实验流程包括如下。

(1) 设计并合成 sgRNA。sgRNA 是一种小 RNA 序列,用于指导 Cas9 蛋白切割

DNA，以达到敲除目标基因的目的。为了设计一个有效的 sgRNA，需要在目标基因中选择一个适当的区域，通常选择的区域是编码区域或靠近外显子的区域。然后，需要使用专门的软件来设计一个合适的 sgRNA 序列，以确保其具有高度的特异性和准确性。

（2）表达 Cas9 和 sgRNA。向细胞中转染 Cas9 蛋白和 sgRNA。一旦 Cas9 和 sgRNA 成功进入细胞，Cas9 将与 sgRNA 结合并切割目标基因的 DNA 序列。Cas9 通常在 sgRNA 中指定的引物序列周围切割 DNA。这可能会导致基因完全敲除或在目标位点产生突变。

（3）筛选克隆。经过基因编辑的细胞将被分离并分选，以便筛选出成功敲除目标基因的克隆。这通常涉及将单个细胞分离到孔板中，并进行培养。通常在 Cas9 表达质粒上添加荧光蛋白或者抗性基因，以用于后续筛选实验。

（4）鉴定基因编辑的结果。可以提取基因组 DNA，并对编辑区域 DNA 进行 PCR，采用测序检测编辑效果；也可以通过 western blot 实验确认蛋白表达是否被完全抑制或显著降低来确认基因编辑效果。

3. 细胞增殖实验　快速增殖是肿瘤细胞的典型特点。因此，细胞增殖实验是肿瘤研究常用的方法。目前，细胞增殖实验包括 EdU 掺入实验、MTT 法和 CCK8 法等。以 MTT 分析法为例。MTT 分析法以活细胞代谢物还原剂 3-(4,5)-dimethylthiahiazo(-z-y1)-3,5-di-phenytetrazoliumromide，MTT（噻唑蓝）为基础。MTT 为黄色化合物，是一种接受氢离子的染料，可作用于活细胞线粒体中的呼吸链，在琥珀酸脱氢酶和细胞色素 C 的作用下 tetrazolium 环开裂，生成蓝色的 formazan 结晶，formazan 结晶的生成量仅与活细胞数目成正比（死细胞中琥珀酸脱氢酶消失，不能将 MTT 还原）。

实验流程如下。

（1）接种细胞。将细胞制备成单细胞悬液，以每孔 1000 个细胞接种到 96 孔板，每孔体积 200 μL。

（2）培养细胞。同一般培养条件，培养 2～3 天（可根据试验目的和要求决定培养时间）。

（3）显色。在细胞处理完成后，每孔加用 PBS 配制的 MTT 溶液（5 mg/mL）20 μL。继续孵育 4 小时后，终止培养，小心吸弃孔内培养上清液，对于悬浮细胞需要离心后再吸弃孔内培养上清液。每孔加 150 μL DMSO，振荡 10 分钟，使结晶物充分溶解。

（4）比色。选择 570 nm 波长，在酶联免疫检测仪上测定各孔光吸收值，记录结果，以时间为横坐标，吸光值为纵坐标绘制细胞生长曲线。

（5）结果分析。以时间为横轴，光吸收值为纵轴绘制细胞生长曲线或计算细胞生长抑制率、细胞相对增殖率等。

4. 细胞凋亡实验　细胞凋亡（apoptosis）是一种有序的或者程序性的细胞死亡方式，是细胞受到特定基因调控后的主动性死亡过程，也是正常的细胞生理应答反应，凋亡的细胞最终将被体内吞噬细胞处理。细胞凋亡的激活主要是两种途径：一种是内源性的由细胞内应激反应或是内部凋亡信号引起线粒体释放细胞色素 C（Cytochrome C），进而激活凋亡相关裂解酶Caspase家族诱发细胞凋亡；另一种是外源性的由细胞表面的受体接收凋亡信号后激活Caspase家族从而诱发细胞凋亡。凋亡包括一系列特征性变化，如细胞皱缩、核固缩、核碎裂、凋亡小体形成等形态学变化以及DNA特征性片段化、新基因表达、某些生物大分子合成等生物化学变化。基于细胞凋亡的这些变化，发展出了多种检测方法，如电镜进行形态学检测、Caspase酶活性检测、Annexin V/PI染色检测、TUNEL检测法等。

细胞在发生凋亡时会激活DNA内切酶，这些内切酶可以使染色体DNA双链断裂或单链断裂从而产生大量的黏性$3'-OH$末端。脱氧核糖核苷酸末端转移酶可以将脱氧核糖核苷酸和荧光素、过氧化物酶、碱性磷酸酶或生物素形成的衍生物标记到DNA的$3'-$末端，使$3'-OH$末端被标记。接下来可以通过荧光显微镜或者流式细胞仪对凋亡细胞进行检测，这类方法称为脱氧核糖核苷酸末端转移酶介导的缺口末端标记法（terminal-deoxynucleotidyl transferase mediated nick end labeling，TUNEL）。

TUNEL实验流程如下。

（1）将细胞种于玻片上，按照相应的实验条件处理后，弃去培养液，用PBS洗涤1次细胞爬片；

（2）用4％多聚甲醛固定细胞30～60分钟；

（3）用PBS漂洗1次；

（4）加入含0.1％ Trition X-100的PBS，孵育5分钟；

（5）用PBS洗涤2次；

（6）滴加50 μL TUNEL检测液，37℃避光孵育60 min（孵育时需注意在周围用浸足水的纸或药棉等保持湿润，以尽量减少TUNEL检测液的蒸发）；

（7）PBS洗涤3次，每次5分钟，洗涤过程中应注意避光；

（8）用抗荧光淬灭封片液封片后荧光显微镜下观察。

5. 克隆形成实验　细胞克隆形成实验是用来检测细胞增殖能力、侵袭性、对杀伤因素敏感性等的重要技术方法。贴壁后的细胞不一定每个都能增殖和形成克隆，而形成克隆的细胞则是贴壁并且具有增殖活力的细胞。克隆形成率反映细胞群体依赖性和增殖能力两个重要性状。主要实验流程包括：

（1）将处于对数生长期的细胞胰酶消化后，完全培养基（基础培养基＋10％胎牛血清）重悬成细胞悬液，并计数。

（2）接种细胞。将细胞接种于6孔板中，接种细胞数量为400～1 000个/孔（具体数量可根据细胞生长特性确定，通常为700个细胞/孔）。

（3）继续培养，直至培养到第14天或绝大多数单个克隆中细胞数大于50，中途每隔3天进行换液并观察细胞状态。

（4）克隆完成后，在显微镜下对细胞进行拍照，然后PBS洗涤1次，每孔加入1 mL 4％多聚甲醛固定30～60分钟，PBS洗涤1次。

（5）每孔加入结晶紫染液1 mL，染细胞10～20分钟，将形成紫色细胞克隆。

（6）PBS 洗涤细胞数次，晾干；拍照，并统计每孔克隆数量。

6. 细胞划痕实验　细胞迁移在许多复杂的生理和病理过程中起着重要作用，肿瘤细胞迁移能力是肿瘤转移的基础。细胞划痕实验是研究体外细胞迁移的简单方法。

实验流程如下。

（1）铺板。处于对数生长期的细胞，用胰蛋白酶消化成单细胞悬液，接种于 6 孔培养板；接种数量原则为过夜后融合率达到 100%。

（2）铺板完成后，细胞培养 37℃、5%CO_2 培养箱中培养 24 小时。

（3）划痕。第二天用 200 微升枪头比着 6 孔板盖子或直尺，平行或垂直于背后的横线划痕，枪头要垂直，不能倾斜。

（4）清洗。用 PBS 冲洗细胞 3 次，去除划下的细胞或者细胞碎片，加入无血清培养基。

（5）观察和拍照。每隔一段时间（例如 0、4、8、16 小时）观察细胞划痕的愈合情况，并拍照记录。

（6）结果分析。使用 Image J 软件计算细胞间距离的均值或者划痕面积均值。

（7）计算各组的细胞迁移率。细胞迁移率（伤口愈合率）＝（初始划痕面积－t 时刻划痕面积）/初始划痕面积。

7. Transwell 细胞迁移/侵袭实验　把 Transwell 小室置于培养板内，小室内部为上室，培养板内空间为下室，上下层培养液以聚碳酸酯膜相隔，将研究的细胞种在上室内，由于聚碳酸酯膜有通透性，下层培养液中的成分可以影响到上室内的细胞，应用不同孔径和经过不同处理的聚碳酸酯膜，就可以进行共培养、细胞趋化、细胞迁移、细胞侵袭等多种方面的研究。

（1）细胞迁移实验的实验流程如下。

1）待测细胞培养至对数生长期，消化细胞，用 PBS 和无血清培养基先后洗涤一次，用无血清培养基悬浮细胞，将细胞浓度调整为 $2×10^5$/mL。

2）在下室（即 24 孔板底部）加入 600 μL 含 10% 血清的培养基，上室加入 100～150 μL 细胞悬液，继续在孵箱培养 24 小时。

3）用镊子小心取出 Transwell 小室，吸干上室液体，移到预先加入约 800 μL 甲醇的孔中，室温固定 30 分钟。

4）取出 Transwell 小室，吸干上室固定液，用 PBS 漂洗 2 次，移到预先加入约 800 μL 结晶紫染液的孔中，室温染色 15～30 分钟。

5）轻轻用清水冲洗浸泡数次，取出 Transwell 小室，吸去上室液体，用湿棉棒小心擦去上室底部膜表面上的细胞。

6）晾干后在显微镜下拍照，取 9 个随机视野计数，统计分析结果。

（2）细胞侵袭实验主要流程如下：

1）将基质胶放置在 4℃ 过夜融化。

2）用 4℃ 预冷的无血清培养基稀释基质胶至终浓度 1 mg/mL，冰上操作。

3）在 Transwell 上室底部中央垂直加入 $100\,\mu L$ 稀释后的基质胶,37℃温育 4～5 小时使其干成胶状。

4）后续步骤同迁移实验(1～6)。

四、功能研究实例

(一) PDLIM1 具有抑制肝癌转移的作用

PDLIM1 是一个细胞骨架相关蛋白。2020 年发表于《肝脏病学》($Hepatology$)的一篇文章报道了 PDLIM1 具有抑制肝癌细胞转移的作用。文章采用了细胞划痕、Transwell 转移/侵袭实验等方法。通过划痕实验,作者发现,敲低 PDLIM1(shPD)后,细胞划痕愈合显著加快。并且,Transwell 细胞迁移和侵袭实验表明,敲低 PDLIM1 后,肝癌细胞转移和侵袭能力明显增强。

(二) USP22 促进肝癌生长

在机制研究部分,我们曾介绍发表于《自然—通讯》($Nature\ Communications$)文章。该文章研究了 USP22 在肝癌进展中的作用,研究人员采取了裸鼠致瘤实验,研究 USP 在肝癌生长中的作用。在肝癌细胞系中敲低 USP22,并将 USP22 敲低细胞系接种于裸鼠中,观察肿瘤生长的速度。结果表明,敲低 USP22 显著抑制肝癌细胞的生长。

（北京大学医学部:刘小锋 编写 苏秀兰 审校）

第 十 五 章　医学实验动物

第一节 | 实验动物的基本概念

一、实验动物

实验动物是指经人工繁育,遗传背景明确或来源清楚,对其携带的微生物及寄生虫实行控制,质量符合国家标准(GB 14922 - 2022),用于科学研究、教学、生产、检定及其他科学实验的动物。

(一)实验动物与普通动物的区别

实验动物(表 15 - 1)与普通动物在遗传背景、微生物控制、环境控制和应用范围等方面存在显著区别。

表 15‑1　实验动物与普通动物的区别

区分维度	实验动物	普通动物
遗传背景	近交系(>20 代全同胞交配)、封闭群(非近交≥4 代)等,品系标准化(如 C57BL/6J 小鼠)	遗传异质性高,未系统培育
微生物控制	分 4 级:CV、CL、SPF、GF(GB14922 - 2022)	仅排除人兽共患病
应用场景	疾病建模、药物筛选(95%临床前研究依赖小鼠)	农业、宠物等非科研用途

(二)常用医学实验动物

在生命科学研究中,常用的实验动物品种有小鼠、大鼠、豚鼠、仓鼠、兔、犬、猕猴等。

1. **小鼠**　小鼠是目前应用最为广泛的一种实验动物,常用的小鼠品系包括,KM 小鼠(昆明小鼠)、C57BL/6J 小鼠、BALB/c 小鼠和 Nude 小鼠(无胸腺裸鼠)等。

2. **大鼠**　常用的大鼠品系包括:Wistar 大鼠、SD 大鼠和 Fisher 344 大鼠等。

3. **豚鼠**　豚鼠又名荷兰猪或天竺鼠,常用品系包括英国种豚鼠和 FMMU 白化豚鼠。

4. **地鼠** 地鼠(仓鼠)作为实验动物主要有两种,即金黄地鼠(又名叙利亚地鼠)和中国地鼠(又名黑线仓鼠)。

5. **兔** 我国比较常用的实验兔品种有日本大耳白兔、新西兰白兔、青紫蓝兔和中国白兔。

6. **犬** 比格犬(Beagle)是实验动物犬中最为常见的品种之一,其他医学研究中使用的品系包括四系杂交犬和墨西哥无毛犬等。

7. **猴** 猴是一种极为珍贵的实验动物,现在专用的实验猴一般都是猕猴属的猴包括:食蟹猴、恒河猴和红面猴等。

(三) 实验动物、模式动物与疾病动物模型的定义

1. **实验动物** 经人工培育或定向改造,遗传背景明确、微生物控制严格,专门用于科学研究、教学、生物制品测试或疾病模型构建的动物。

2. **模式动物** 是生物学家通过对选定的动物物种进行科学研究,用于揭示某种具有普遍规律的生命现象(如基因功能、发育机制等),这种被选定的生物物种就是模式动物。

3. **疾病动物模型** 通过基因编辑、物理/化学诱导或生物感染等手段,模拟人类疾病病理特征或生理异常的动物,用于疾病机制研究或治疗干预评估。

二、医学实验动物的分类

(一) 按遗传背景分类

根据遗传特点的不同,实验动物分为近交系、封闭群、杂交群。

1. **近交系** 近交程度相当于 20 代以上连续全同胞或亲子交配,近交系数达 98.6% 以上、群体基因达到高度纯合和稳定的动物群。

2. **封闭群** 以非近亲交配方式进行繁殖生产的一个实验动物种群,在不从其外部引入新个体的条件下,至少连续繁殖 4 代,称为一个封闭群,亦称远交群。

3. **杂交群** 由不同品系或种群之间杂交产生的后代称为杂交群。

(二) 按微生物控制等级分类

1. **普通级动物**(conventional animal, CV) 不携带所规定的人兽共患病病原和动物烈性传染病的病原。

2. **清洁动物**(clean animal, CL) 除普通动物应排除的病原外,不携带对动物危害大和对科学研究干扰大的病原。

3. **无特定病原体动物**(specific pathogen free animal, SPF) 除清洁动物应排除的病原外,不携带主要潜在感染或条件致病和对科学实验干扰大的病原。

4. **无菌动物**(germ-free animal, GF) 是指不能检出任何活的微生物和寄生虫的动物。

三、实验动物在医学研究中的价值

实验动物在医学研究中具有不可替代的核心价值，具体表现在如下三个方面。

1. **在疾病机制研究方面**　实验动物（如基因编辑啮齿类、灵长类）通过病理表型精准模拟人类疾病进程，为揭示复杂生理系统动态交互（如神经血管单元在脑卒中再灌注中的时空响应）提供活体研究平台，其整体器官层次的多维度数据无法被体外模型完全替代。

2. **在药物开发领域**　动物模型是临床前研究的金标准，通过跨物种药效学验证（如毒理测试、药代动力学评估），系统性识别潜在治疗靶点并优化候选化合物（如抗血栓药物的出血风险预测），尤其对血脑屏障渗透性、免疫原性等复杂生物屏障的评估具有决定性意义。

3. **在安全性评价中**　国际监管体系（如美国食品药品监督管理局、欧洲药品管理局）强制要求动物实验数据，因其能揭示药物或疗法在完整生物系统中的急慢性毒性（如心脏毒性 QT 间期延长）、致畸性及剂量反应曲线，这些整体性风险无法通过离体细胞或计算模型准确预测。尽管替代技术持续发展，但实验动物在模拟人类疾病多器官互作网络和动态代偿机制方面仍具不可逾越的科学必要性。

四、医学实验动物学的发展史

医学实验动物学的发展史是一部科学与伦理交织的探索历程。其起源可追溯至古希腊时期，亚里士多德通过解剖动物提出"动物阶梯"理论，奠定了比较生物学基础。盖伦（Galen）则利用猪、猴等活体动物模拟人体生理，开创实验医学先河。至 16 世纪，维萨里（Vesalius）通过人体解剖修正动物模型局限性，哈维（William Harvey）在犬类实验中揭示血液循环机制，标志着实验动物从类比工具升华为机制研究载体。19 世纪，巴斯德（Pasteur）以家兔验证狂犬疫苗，科赫（Koch）用豚鼠建立结核病模型，正式确立动物实验在病原学研究中的基石地位。

20 世纪迎来医学研究技术革命，1909 年，克拉伦斯. 库克. 利特尔（Clarence Cook Little）建立首个小鼠近交系 DBA，消除遗传异质性干扰，使癌症与遗传学研究迈向标准化；1974 年"基因敲除"技术由马里奥·卡佩奇（Mario Capecchi）、马丁·埃文斯（Martin Evans）和奥利弗史密斯（Oliver Smithies）突破，推动精准疾病建模；1982 年转基因小鼠，如携带人类癌基因的 Oncomouse 诞生，为肿瘤靶向治疗提供关键平台；2012 年 CRISPR‑Cas9 技术实现高效基因编辑，使灵长类动物（如帕金森病食蟹猴模型）成为复杂神经疾病研究的"黄金标准"。

现代医学高度依赖实验动物，据《自然》（Nature）统计，超过 95％ 的临床前药物筛选依赖小鼠模型，如在 COVID‑19 疫苗研发过程中，仓鼠与恒河猴的呼吸道感染模型加速了中和抗体验证。尽管当前因倡导动物福利,欧盟《2010/63/EU 指令》强制要求非人灵长类实验需伦理豁免证明,而类器官与器官芯片能够部分替代毒性测试,但生物体系统对神经环路、免疫互作等整体生理的不可模拟性,仍使实验动物在可预见的未来不可或缺。

第二节 | 医学实验动物模型

一、医学实验动物模型的构建原理

（一）动物模型的定义与分类

1. 动物模型的定义 动物模型是指医药学研究中建立的具有人类疾病模拟表现的动物实验对象和相关材料。其目的是通过模拟人类疾病的发生、发展过程,为研究疾病的机制、治疗策略以及药物筛选等提供理论依据。

2. 动物模型的分类

（1）自发性模型与诱发性模型：

1）自发性模型：是指动物在自然生长发育过程中,不施加任何人为干预因素而发生的疾病模型。例如,AKR 小鼠白血病发生率可达 90%,C3H 小鼠自发乳腺癌发病率达90%。该类模型的优点是疾病的发生发展过程较为自然,与人类疾病相似度高,但其缺点是成本高、周期长,并且难以控制疾病的发生时间和严重程度。

2）诱发性模型：是通过人为的方法,如物理、化学、生物等致病因素,使动物产生特定的疾病表现。例如,使用盐酸阿霉素对小鼠进行腹腔注射,可以诱导心脏功能障碍,建立心力衰竭模型。该类模型的优点是可以根据研究目的精确控制疾病的类型和程度,但其缺点是可能存在与人类疾病不完全一致的情况。

（2）物理模型、化学模型和基因工程模型：

1）物理模型：是通过物理手段,如手术、辐射等,造成动物组织、器官的损伤或功能改变。例如,通过结扎血管来模拟心肌梗死模型。

2）化学模型：是利用化学物质诱导动物产生疾病。如使用高脂饲料喂养小鼠,建立动脉粥样硬化模型。

3）基因工程模型：是通过基因编辑技术,如 CRISPR/Cas9,对动物的基因进行修饰,使其表现出特定的疾病特征。例如,载脂蛋白 E（ApoE）基因敲除小鼠是研究动脉粥样硬化的常用模型。

（二）动物模型的选择原则

1. 物种匹配性 不同种类的动物在解剖结构、生理功能、代谢特点等方面存在差异,因此在选择动物模型时,应考虑其与人类的相似性。例如,小鼠和大鼠通常是实验的首选动物，具有成本低、繁殖快、遗传背景清晰等优点，与人类的基因相似度极高，达到80％以上，适用于许多疾病的研究；犬的生理指标和代谢特性与人类较为接近，常用于心血管疾病等研究；非人灵长类动物在神经系统、免疫系统等方面与人类高度相似，是研究高级神经活动和传染病等的理想模型。

2. **疾病表型可重复性与临床相关性**　理想的动物模型应能稳定地呈现出与人类疾病相似的表型，并且这种表型在重复实验中具有高度的一致性。同时，模型的病理生理过程应与人类疾病密切相关，这样才能确保研究结果具有可靠的临床参考价值。例如，在研究阿尔茨海默病时，选择的动物模型应能表现出认知功能障碍、大脑β-淀粉样蛋白沉积等与人类疾病一致的特征。

二、常用医学实验动物模型

（一）心血管疾病模型

1. **高血压模型**　自发性高血压大鼠（Spontaneously Hypertensive Rats，SHR）模型：这是一种经典的自发性高血压动物模型，其血压升高具有遗传性，且伴有心脏、血管等靶器官的损伤，与人类原发性高血压的病理生理过程相似。

2. **肾动脉狭窄性高血压模型**　通过手术结扎大鼠或小鼠的一侧肾动脉，造成肾脏缺血，激活肾素-血管紧张素系统，从而引起血压升高。该模型可用于研究肾性高血压的机制和治疗。

3. **动脉粥样硬化模型**

（1）高脂饮食诱导模型：使用含有高胆固醇、高脂肪的饲料喂养小鼠或大鼠，可诱导其发生动脉粥样硬化病变。例如，纯系C57BL/6小鼠在高脂饲料喂养16周后，主动脉、冠状动脉等部位会出现明显的动脉粥样化斑块。

（2）基因工程模型：如ApoE基因敲除小鼠和低密度脂蛋白受体（low density lipoprotein receptor，LDLR）敲除小鼠，这些小鼠在正常饮食下也会自发地发生动脉粥样硬化，是研究该疾病的重要模型。

（二）肿瘤模型

1. **诱发性肿瘤模型**　诱发性肿瘤模型是指通过特定的诱发因素，如化学物质、物理因素、生物因素等，诱导正常细胞发生恶性转化，从而形成肿瘤的模型。这种模型在肿瘤研究中具有重要的应用价值，可以用于研究肿瘤的发生机制、药物筛选和评价、免疫治疗研究等方面。

（1）化学致癌剂诱导：用化学物质干扰小鼠正常生理、生化过程，比如用二甲基苯蒽诱发小鼠乳腺癌。

（2）物理因素诱导：借助射线、机械损伤等物理因素，诱导小鼠机体产生肿瘤改变，例如用X射线照射小鼠胸部，诱导肺部肿瘤形成。

2. **移植性肿瘤模型**　移植性肿瘤模型是一种在肿瘤研究中广泛应用的模型，它通过将肿瘤组织或细胞移植到动物体内,使其生长和转移,从而形成肿瘤模型。这种模型具有接种后生长速率较一致、个体差异较小、接种存活率近 100% 等优点,易于客观判断疗效,且可在同种或同品系动物中连续移植,长期保留供试验之用。

(1)异位移植瘤模型:将肿瘤细胞或组织移植到免疫缺陷动物的皮下等部位,如将人肺癌细胞系移植到裸鼠皮下。

(2)原位移植瘤模型:将肿瘤细胞移植到相应的器官部位,如将肺癌细胞通过支气管内注射或肺内注射等方式移植到小鼠肺部,使其在原位生长。

3. 转基因肿瘤模型　转基因肿瘤模型是通过将特定的外源基因(如癌基因、促进肿瘤发生发展的基因、肿瘤血管生成调控基因等)导入动物体内,使其在特定组织或细胞中表达,从而诱导肿瘤发生的一种模型。这种模型能够帮助研究人员研究癌基因活性及肿瘤的发生机制和发展过程,并为肿瘤治疗提供实验依据。

(1)单基因或多基因操纵:通过激活癌基因或失活抑癌基因来构建肿瘤模型,如 Kras 基因突变的肺癌模型、Pten 基因敲除的前列腺癌模型等。

(2)基因工程小鼠模型:如 Pdx1 - Cre 的胰腺癌小鼠模型。

(三)神经系统疾病模型

1. 阿尔茨海默病模型

(1)转基因模型:常用的模型包括 APP/PS1 双转基因小鼠,其会随着时间的推移逐渐出现大脑 β-淀粉样蛋白沉积、神经原纤维缠结、认知功能障碍等表型,与人类阿尔茨海默病有相似的病理变化。

(2)化学诱导模型:使用特定的化学物质,如使用 D-半乳糖诱导小鼠出现学习记忆障碍等阿尔茨海默病样症状。

2. 帕金森病模型

(1)基因编辑模型:通过基因编辑技术,如 CRISPR/Cas9,敲除或修饰与帕金森病相关的基因,构建疾病模型。如 PDGF - B、Thy - 1 转基因动物。

(2)化学诱导模型:使用 1 -甲基- 4 -苯基- 1,2,3,6 -四氢吡啶或 6 -羟基多巴胺损伤动物的黑质多巴胺能神经元,诱导小鼠或猴产生帕金森病样的症状,如运动迟缓、震颤等运动障碍和神经病理改变。

(四)代谢性疾病模型

1. 糖尿病模型

(1)自发性 1 型糖尿病动物模型:非肥胖糖尿病小鼠(nonobese diabetes)NOD 小鼠模型,来自 ICR 品系小鼠,雌鼠发病率高,12 周左右出现显性糖尿病,30 周龄雌鼠发病率可达 80%;BB 大鼠,Bio-breeding 糖尿病大鼠,由于自身免疫性破坏胰腺 β 细胞引发胰腺炎及胰岛素缺乏,在 12 周龄时发生体重减轻,多饮多尿,中度高血糖和胰岛素抵抗。

(2)链脲佐菌素(Streptozotocin, STZ)诱导模型:STZ 是一种特异性胰岛 β 细胞毒性药物,通过腹腔注射 STZ 可破坏大鼠或小鼠的胰岛 β 细胞,使其出现高血糖、胰岛素分泌减少等糖尿病特征,是研究 1 型糖尿病的常用模型。也可通过小剂量多次注射 STZ 诱导 2 型糖尿病。

（3）基因工程模型:ob/ob 小鼠、db/db 小鼠等,这些小鼠因基因缺陷导致肥胖和糖尿病。其中 db/db 小鼠模型,这是一种肥胖型糖尿病模型,因瘦素受体基因缺陷,导致小鼠出现肥胖、胰岛素抵抗和高血糖等 2 型糖尿病的症状,可用于研究 2 型糖尿病的发病机制和药物治疗。

2. 肥胖症模型

（1）高脂饮食诱导模型:长期喂养高脂饲料可使小鼠或大鼠出现体重增加、脂肪组织增多等肥胖表现,模拟人类因不良饮食习惯导致的肥胖症。

（2）自发性肥胖和 2 型糖尿病模型:肥胖 Zucker 大鼠,出生 4～5 周后出现糖尿病和肥胖,还常伴发高血脂,高血压和高胰岛素血症。

（3）药物诱导模型:MSG(谷氨酸钠)法诱导,给乳鼠每天皮下注射 3 mg/kg MSG,连续 5 天,乳鼠会出现肥胖、高血糖、高脂血症和胰岛素抵抗。

（4）基因编辑模型:通过基因编辑技术,敲除或修饰与肥胖相关的基因,构建肥胖模型。如 ob/ob 小鼠,纯合 ob/ob 小鼠不能合成有生物活性的瘦素,2 周龄时可出现肥胖表型。

（五）感染性疾病模型

1. **病毒性感染模型** 通过感染流感病毒构建小鼠流感模型,研究病毒的致病机制、免疫反应以及疫苗和药物的疗效。

（1）甲型肝炎模型:将甲型肝炎患者的大便滤液或悬液静脉注射到非人灵长类动物体内,如食蟹猴、恒河猴等,诱导其感染甲型肝炎病毒。

（2）乙型肝炎模型:通过感染乙肝病毒建立模型,如使用人乙肝病毒受体转基因小鼠,使其容易感染乙肝病毒。

2. **细菌性感染模型** 用于研究细菌感染引起的炎症反应和免疫防御机制。

（1）大肠杆菌感染模型:如大肠杆菌诱导的肾盂肾炎模型,将大肠杆菌注射到小鼠肾脏,引发感染。

（2）幽门螺杆菌感染模型:将幽门螺杆菌感染到小鼠胃内,模拟人类胃部感染幽门螺杆菌的情况。

3. **寄生虫感染模型** 例如感染血吸虫的小鼠模型,可用于研究血吸虫病的病理生理过程、免疫逃避机制以及药物治疗效果。

（六）消化系统疾病模型

1. 肝纤维化模型

（1）胆汁淤积性肝纤维化模型:通过结扎胆管或注入硬化剂等方式,造成胆汁淤积,引发肝纤维化。

（2）化学损伤性肝纤维化模型:使用四氯化碳、硫代乙酰胺等化学物质,通过腹腔注射、皮下注射或灌胃等方式给药,诱导产生肝脏纤维化。

2. 胃溃疡模型

（1）应激性胃溃疡模型：通过水浸应激、幽闭束缚等方式，使动物处于应激状态，引发胃溃疡。

（2）药物诱导性胃溃疡模型：使用乙醇、阿司匹林等药物，通过灌胃等方式给药，诱导胃黏膜损伤，形成胃溃疡。

（七）免疫相关疾病模型

1. **银屑病模型**　转基因模型：如 *Jak3* 基因剔除小鼠，是研究 *Jak3* 基因对单核细胞调节、免疫因子、肿瘤免疫、自身免疫病、病原免疫等的小鼠模型。

2. **类风湿关节炎模型**　胶原诱导性关节炎模型：将Ⅱ型胶原蛋白与佐剂混合后注射到大鼠或小鼠体内，诱导其产生免疫反应，引发关节炎。

八、泌尿生殖系统疾病模型

1. 膀胱癌模型

（1）化学致癌剂诱导模型：使用 N-丁基-N-（4-羟丁基）亚硝基胺，通过饮水或灌胃诱导膀胱癌。

（2）移植性膀胱癌模型：将膀胱癌细胞系或患者膀胱癌组织移植到免疫缺陷小鼠的膀胱内，使其在原位生长。

2. 前列腺癌模型

（1）转基因模型：如 TRAMP 模型，是通过转基因技术使小鼠前列腺上皮细胞特异性表达 SV40 大 T 抗原，从而诱导前列腺癌发生。

（2）移植性前列腺癌模型：将前列腺癌细胞系移植到免疫缺陷小鼠的皮下或前列腺部位，使其生长成肿瘤。

九、呼吸系统疾病模型

1. 哮喘模型

（1）过敏原诱导模型：如使用卵清蛋白、尘螨提取物等过敏原，通过气道吸入的方式，诱导小鼠产生过敏反应，模拟哮喘发病过程。

（2）化学诱导模型：如使用香烟烟雾提取物，通过气道吸入或腹腔注射诱导小鼠出现气道炎症和哮喘样症状。

2. 慢性阻塞性肺疾病模型

（1）香烟烟雾诱导模型：将小鼠或大鼠暴露于香烟烟雾环境中，长期吸入香烟烟雾，使其肺部出现慢性炎症、气道重塑等慢性阻塞性肺疾病样病理改变。

（2）化学诱导模型：使用如氧化亚氮等化学物质，通过吸入或注射的方式诱导肺部损伤和炎症反应。

十、皮肤疾病模型

1. 特应性皮炎模型

（1）化学诱导模型：如使用 2,4 -二硝基氯苯等化学物质，通过皮肤涂抹或皮下注射诱导小鼠产生特应性皮炎样皮肤病变。

（2）银屑病模型：

1）咪喹莫特诱导模型：在小鼠背部皮肤涂抹咪喹莫特，连续数天，诱导小鼠出现银屑病样皮损。

2）转基因模型：如 Pten 阴性小鼠模型，其皮肤会出现过度增生和炎症反应，类似于人类银屑病。

2. 皮肤癌模型

（1）诱发型皮肤癌动物模型：如 DMBA/TPA 诱导小鼠皮肤鳞状细胞癌，UVB 诱导小鼠皮肤鳞状细胞皮肤癌模型。

（2）移植型皮肤癌模型：如黑色素瘤皮下移植和黑色素瘤转移模型。

（3）转基因皮肤癌动物模型：如 $Tyr - NrasQ61K$，$Cdkn2a^{-/-}$，$Tyr - CreERT2$，$BrafCA$，$Ptenlox/lox$ 黑色素瘤突变基因模型。

第三节 | 实验动物伦理与福利

一、实验动物伦理要求

实验动物伦理是研究人和动物之间关系以及人应当如何对待动物的道德理论。其实质就是，强调各种动物拥有独立于人类的内在价值，以及人类必须尊重的"生存权利"。其核心在于平衡科学研究需求与动物福利保护，具体要求如下：

（一）尊重生命与减少痛苦

实验动物应被视为具有内在价值的生命体，而非单纯的研究工具。实验设计需尽量避免或减轻动物的疼痛、痛苦和应激反应，必要时采用麻醉、镇痛或安乐死技术。

（二）伦理审查与规范操作

所有涉及动物的实验必须通过伦理审查委员会的批准。例如，大部分的中国医学科研人员认为申请动物实验项目时需提供伦理批件，但部分科研人员对此持保留态度，需加强制度落实。

（三）教育与培训

科研人员需接受系统的动物伦理培训，特别是对"3R 原则"的掌握。研究发现，参加伦理讲座次数越多,对"3R 原则"的认知水平越高。

二、"3R 原则"(替代、减少、优化)的实践意义

(一) 替代

替代(replacement)是指使用其他方法而不用动物所进行的试验或其他研究课题,以达到某一实验目的,或者使用没有知觉的试验材料代替以往使用神志清醒的活的脊椎动物进行试验,或使用低等动物替代高等动物进行试验的一种科学方法。替代技术的发展推动了生物医学研究的创新,同时降低伦理争议。

(二) 减少

减少(reduction)是指在科学研究中,使用较少量的动物获取同样多的实验数据或使用一定数量的动物来获取更多实验数据的科学方法。减少原则的推广需结合科研人员的主动意识与政策约束,不仅能够降低动物实验的伦理争议,还会提升科研效率与数据质量。

(三) 优化

优化(refinement)是指在符合科学原则的基础上,通过改进条件,善待动物,提高动物福利;或完善实验程序和改进实验技术,避免或减轻给动物造成与实验目的无关的疼痛和紧张不安的科学方法。优化原则强调实验的全过程中伦理责任,例如欧盟规定禁止重复使用遭受严重痛苦的动物。

三、国际、国内法规与指南

(一) 国际法规

欧盟 Directive2010/63/EU 规定,扩大保护范围至脊椎动物胚胎及鱼类,禁止黑猩猩实验,其他非人灵长类仅限重大医学研究。强化机构监管,要求建立动物福利组织,定期回溯评估实验项目,并强制共享动物组织以减少重复实验。设立欧洲替代方法验证中心(ECVAM),协调替代技术的开发与验证。

美国机构动物管理与使用委员会要求,所有动物实验需经审查,确保符合《动物福利法》和《公共卫生署政策》。强调"疼痛分级管理"和实验必要性证明。

(二) 国内法规与指南

《实验动物管理条例》旨在加强实验动物管理,确保其质量,满足科研、教学等需求。条例涵盖实验动物的饲育、检疫、应用、进出口管理及人员管理等内容,明确实验动物分为四级,规定其饲养、运输、检疫等要求,强调保障动物福利,规范从业人员行为,对违规行为进行处罚,以促进实验动物科学管理和合理应用。

《实验动物福利伦理审查指南》规定了实验动物生产、运输和使用过程中的福利伦理审查和管理要求,涵盖审查机构、原则、内容、程序、规则和档案管理等。其核心是保障实验动物福利,遵循 3R 原则,确保实验必要性、合理性,规范实验动物管理,维护从业人员

和公共环境安全,促进实验动物科学、人道使用。

四、实验动物福利保障技术

(一) 动物饲养环境标准化(温度、光照、笼具设计)

1. **温湿度与通风**　根据物种特性精准调控(如啮齿类适宜温度 20～26℃,湿度 40%～70%),避免极端环境导致的应激反应。欧盟 Directive2010/63/EU 要求实时监测并记录环境数据。

2. **光照周期**　模拟自然昼夜节律(如小鼠 12 小时明/暗循环),避免长期光照干扰动物内分泌与行为。

3. **笼具设计**　笼具需满足动物活动需求(如欧盟规定小鼠最低笼高 12 cm),并提供社交分组(灵长类需群体饲养)。通过玩具、隧道、筑巢材料等模拟自然栖息环境,减少刻板行为(如转圈、啃咬栏杆)。例如,国际实验动物评估和认证委员会强制要求啮齿类笼具配备啃咬块和藏匿设施。

(二) 疼痛管理与安乐死技术

1. **疼痛管理**

(1) 疼痛分级工具:采用标准化量表(如啮齿类"Grimace Scale"面部表情评分)量化疼痛程度,指导镇痛方案。

(2) 药理学干预:根据疼痛等级选择麻醉(如异氟烷吸入)与镇痛药物(如布洛芬、阿片类),并优化给药途径(缓释贴片减少频繁注射应激)。

(3) 非药物干预:通过温控垫、术后隔离静养等物理措施辅助缓解不适。

2. **安乐死技术规范**　当动物遭受不可逆痛苦或实验目标达成时,需及时实施安乐死。例如,美国兽医协会指南强调"先麻醉后处死"的分步操作。其中啮齿类动物采用二氧化碳渐进吸入(浓度梯度控制,避免窒息感)或过量麻醉剂注射的方式麻醉,大型动物(如犬、猪)采用静脉注射巴比妥类药物的方式麻醉。

第四节 | 动物实验操作技术与方法

一、动物实验设计原则

动物实验是科学研究中常用的一种手段,其设计原则至关重要,主要包括随机、对照和盲法原则,这些原则有助于提高实验结果的科学性、可靠性和可重复性。

(一) 随机原则

1. **目的**　随机是指在实验中将实验对象(动物)分配到不同实验组和对照组时,采用随机化的方法,使每个个体被分配到任何一组的机会均等。目的是减少选择偏差,避免人为因素对实验分组的影响,确保各组动物在基本特征(如年龄、性别、体重、健康状况等)上具有可比性。此外,增加结果的代表性,随机化可以使实验结果更好地反映总体情况,而不是仅适用于某一特定群体。

2. **实施方法**　有随机数表法,使用随机数表来分配动物到不同组别;抽签法,将动物编号写在纸条上,放入容器中,通过抽签的方式分配到不同组别;计算机随机软件,利用计算机软件生成随机序列,按照序列分配动物。按体重随机分组法是动物实验中常用的随机分组方法。

3. **体重随机分组法**　是动物实验常用的随机分组方法。按照动物体重大小均分到各个组别后,通过单因素方差分析分析对分组后各组的体重数据进行统计检验,组间体重应无显著性差异。具体分组实施方法可参考图 15 - 1。

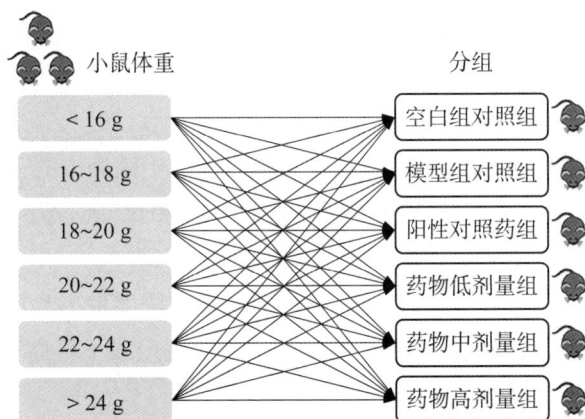

图 15-1　小鼠按体重随机分组示意

(二) 对照原则

实验设计中,设置一个或多个对照组,以便与实验组进行比较,从而确定实验因素对实验对象的影响。

1. **目的**　确定因果关系,通过比较实验组和对照组的结果,判断实验因素是否对动物产生了影响;排除干扰因素,对照组可以帮助排除其他非实验因素对结果的干扰,使实验结果更加准确。

2. **常见的对照类型**

(1) 空白对照:不给予任何处理的对照组,用于比较实验因素的基本效应;

(2) 阳性对照:使用已知有效的方法或药物作为对照,用于验证实验方法的可行性和有效性;

(3) 安慰剂对照:给予外观与实验处理相似但无实际作用的物质,用于排除心理因素或动物对处理的反应;

(4) 自身对照:同一动物在不同时间或不同部位接受不同处理,自身作为对照,减少个体差异的影响。

（三）盲法原则

盲法是指在实验过程中，使实验者和数据分析者等相关人员对实验分组情况或实验处理情况不知情，以减少主观因素对实验结果的影响。

1. 目的　可减少主观偏倚，避免实验者或动物对实验结果产生主观影响，确保实验结果的客观性；提高结果可信度；通过盲法可以减少因心理暗示等因素导致的偏差，使实验结果更具说服力。

2. 实施方法

（1）单盲：仅实验动物不知道自己分配到哪个处理组，但实验者和其他相关人员知道分组情况。

（2）双盲：实验者和实验动物都不知道分组情况，通常由第三方人员负责分组和干预方式分配。

（3）三盲：实验者、实验动物和数据分析者均不知情，这种方法在动物实验中较少使用，但在一些复杂的人体临床试验中较为常见。

（四）三者之间的关系

1. 相互补充　随机、对照和盲法是动物实验设计中相辅相成的三个原则。随机化保证了实验对象的分配公平性和代表性；对照提供了比较的基础，帮助确定实验因素的效应；盲法则进一步减少了主观因素的干扰，确保结果的客观性。

2. 共同作用　只有同时遵循这三个原则，才能最大限度地提高实验结果的科学性和可靠性。任何一个原则的缺失都可能导致实验结果的偏差或不可靠。

二、动物实验中的药物剂量换算

（一）在动物实验中给药剂量的设计应遵循以下原则

1. 根据文献预估剂量　查阅文献中是否有相似药物的给药剂量，如果结构相似、用途相似，或者处方相似、提取工艺相似，则可作为参考，估算受试药物的合理剂量范围。

2. 参考该药物在其他动物身上的使用量　若该药物在其他物种动物身上使用，可根据不同动物品系对药物的耐受性进行剂量换算。一般来说，动物的耐受性比人大，也就是动物的单位体重用药量比人要大。若按单位体重的剂量来算，如大鼠、小鼠的等效剂量分别相当于人的 6.3 和 9.1 倍。

3. 根据药物急毒的 LD_{50} 和长期毒性的剂量设计　原则是药效学实验的剂量不应高于毒理学实验剂量。通过急毒实验的药物的半数致死量 LD_{50} 的值，可用其 1/101/201/30 或 1/40 的相似剂量作为药效学实验的高、中、低剂量组。

4. 根据预期量进行设计　若无相应参考，我们可使用初始低剂量，若动物也没有中毒的表现（体重下降、精神不振、活动减少或其他症状），则可继续按照 2 倍、3.3 倍或者 5 倍剂量递增，增加剂量。一般 2～4 次可以达到预期剂量；如出现中毒现象，作用也明显，则应减少剂量再次试验。药物的初始剂量一般根据经验确定,动物种属、给药途径不同,初始剂量也不同,如小鼠口服给药剂量定为 10 mg/kg,静脉给药剂量定为 1 mg/kg。

(二) 动物实验中药物剂量换算方法

根据 1958 年 Pinkle 氏的报告,6 - MP 等抗肿瘤药物在小鼠、大鼠、狗和人身上的治疗剂量,按 mg/kg 计算时差距甚大,但若改为按 mg/m^2 体表面积计算,就都非常接近。此后,按体表面积计算剂量的概念逐渐为药理学家接受,被认为尤其适用于不同动物之间剂量的换算。目前常采用的换算方法是参考徐叔云教授主编的《药理实验方法学》一书(如表 15 - 2)。

表 15 - 2　人和动物间按体表面积折算的等效剂量比值

项目	小鼠	大鼠	豚鼠	兔	猫	猴	狗	人
小鼠	1.0	7.0	12.25	27.8	29.7	64.1	124.2	387.9
大鼠	0.14	1.0	1.74	3.9	4.2	9.2	17.8	56.0
豚鼠	0.08	0.57	1.0	2.25	2.4	5.2	10.2	31.5
兔	0.04	0.25	0.44	1.0	1.08	2.4	4.5	14.2
猫	0.03	0.23	0.41	0.92	1.0	2.2	4.1	13.0
猴	0.016	0.11	0.19	0.42	0.45	1.0	1.9	6.1
狗	0.008	0.06	0.10	0.22	0.23	0.52	1.0	3.1
人	0.0025	0.018	0.031	0.07	0.078	0.06	0.32	1.0

具体的换算方法如下。

人的临床剂量为 X mg/kg,换算成大鼠的剂量:

大鼠的剂量＝X mg/kg×70 kg×0.018/200 g＝6.3X mg/kg

换算获得的结果代表,按单位体重的剂量来算,大鼠的等效剂量相当于人的 6.3 倍。依此类推,我们可以算出小鼠、豚鼠等其他动物剂量与人的比值。小鼠的剂量＝9.1X mg/kg、豚鼠的剂量＝5.42X mg/kg、兔的剂量＝3.27X mg/kg、猫的剂量＝2.73X mg/kg、猴的剂量＝1.05X mg/kg、狗的剂量＝1.87X mg/kg。

由此获得不同实验动物剂量比值,总结如表 15 - 3。

表 15 - 3　不同动物之间药物剂量比值

动物种类	小鼠	大鼠	豚鼠	兔	猫	猴	狗
剂量比值	9.1	6.3	5.42	3.27	2.73	1.05	1.87

三、常规操作技术

实验动物的常规操作技术是动物实验研究中的重要环节,下述为相关具体操作技术。

（一）给药途径

给药途径主要有口服给药、注射给药等。其中灌胃法是常用的口服给药方法，可通过使用灌胃器将药物直接送入动物胃内。将药物混入饲料或水的喂食法比较温和，适用于长期给药实验，如慢性毒性试验。然而，药物的摄入量可能会受到动物食欲和饮水量的影响，难以保证精确的剂量。

注射给药则包括皮下注射、肌内注射、腹腔注射、静脉注射。其中，皮下注射选择动物的皮肤松弛部位，如小鼠的颈部、豚鼠的背部等；肌内注射常选择动物的肌肉发达部位，如小鼠的后腿股部肌肉、家兔的后腿股部肌肉等；静脉注射对于小鼠，常选择尾静脉；对于家兔，常选择耳缘静脉；腹腔注射是将药液注入动物的腹腔内。操作相对简单，但应注意操作不当可能会引起腹膜炎等并发症。

（二）采血

采血的方法主要有眼眶静脉丛采血、尾静脉采血、腹主动脉采血和心脏采血。眼眶静脉丛采血适合需要在不同时间点采集少量血液的情况；尾静脉采血常用于大鼠、小鼠血糖水平检测；腹主动脉采血和心脏采血适用于需要采集大量血液的情况。

（三）麻醉

麻醉主要有注射麻醉和吸入麻醉。其中腹腔注射麻醉适用于一些短时间的手术。例如，用戊巴比妥钠腹腔注射麻醉小鼠，进行简单的组织切片手术；静脉注射麻醉起效快，需要准确控制剂量，否则容易导致动物死亡；吸入麻醉起效快，深度容易控制，适用于需要较长时间手术的动物实验。

（四）组织取材

在动物安乐死后，立即进行组织取材。首先用生理盐水或 PBS 灌流冲洗至内脏无血色；对需要做流式细胞、原代细胞培养的新鲜组织切取后立即放置于冰上保存，备下一步处理；病理切片的组织用 4% 多聚甲醛固定；用于 qPCR、Western blot 实验的组织立即置于液氮或干冰速冻，然后转移至 $-80^{\circ}\mathrm{C}$ 冰箱保存。

第五节　基因编辑技术在动物模型中的应用

一、CRISPR/Cas9 技术原理

CRISPR/Cas9 是一种源自细菌的免疫防御机制，近年来被广泛应用于基因编辑领域。其核心原理是通过引导 RNA（gRNA）与 Cas9 核酸酶的结合，实现对目标基因的精准切割和编辑。

（一）CRISPR/Cas9 的基因编辑机制

在基因编辑中，研究人员设计的 gRNA 能够特异性地结合目标基因序列，引导 Cas9

蛋白到达目标位点。Cas9 在目标位点上切割双链 DNA,形成双链断裂(double-strand break,DSB)。细胞会通过两种主要途径修复这种断裂:非同源末端连接(non-homologous end joining,NHEJ)和同源重组(homology directed repair,HDR)。NHEJ 途径会导致插入或缺失突变,从而实现基因敲除;HDR 途径则可用于引入特定的基因序列,实现基因敲入或修复。

(二)优势与应用

CRISPR/Cas9 技术具有高效、精准、操作简便等优点,能够快速实现基因的敲除、敲入和条件性编辑。它在动物模型中被广泛应用,尤其是在小鼠模型中,可用于研究基因功能、疾病机制以及开发新的治疗策略。

二、基因敲除、敲入与条件性基因编辑模型

(一)基因敲除模型

基因敲除(gene knock-out)是指通过基因编辑技术使特定基因失去功能。在小鼠模型中,CRISPR/Cas9 技术被广泛用于基因敲除。例如,通过设计针对目标基因的 gRNA,引导 Cas9 切割目标基因,利用 NHEJ 途径引入突变,从而实现基因敲除。这种模型可用于研究基因在胚胎发育、生理功能和疾病发生中的作用。

(二)基因敲入模型

基因敲入(gene knock-in)是指将外源基因插入到目标基因位点。利用 CRISPR/Cas9 技术,可以在目标基因的特定位置切割 DNA,并通过 HDR 途径引入外源基因序列。例如,在小鼠模型中,可以将报告基因或特定的突变基因敲入目标基因位点,用于研究基因表达调控和功能。

(三)条件性基因编辑模型

条件性基因编辑是指在特定时间和特定组织中实现基因的敲除或敲入。这种模型在研究基因在不同发育阶段和组织中的功能时尤为重要。例如,通过结合 Cre/LoxP 系统和 CRISPR/Cas9 技术,可以在特定组织中特异性地激活或抑制基因表达。Cre 重组酶在特定组织中表达后,会识别 LoxP 位点并切割目标基因,从而实现条件性基因编辑。

通过 CRISPR/Cas9 技术,研究人员能够高效地构建基因敲除、敲入和条件性基因编辑的小鼠模型,为基因功能研究和疾病机制探索提供了强大的工具。

第六节 实验动物在药物开发中的应用

一、新药安全性评价

在药物开发过程中,通过实验动物对新药的安全性进行评价是至关重要的环节,通

过毒理学试验来评估药物对实验动物的潜在毒性。毒理学试验主要包括：急性毒性试验、亚急性/亚慢性毒性试验、慢性毒性试验、生殖毒性试验、遗传毒性试验、致癌性试验。几种毒理学试验的具体类型见表 15-4。

表 15-4　几种不同的毒理学试验的具体类型

试验	目的	动物模型	方法	观察指标
急性毒性试验	评估单次给药后药物的毒性反应，确定半数致死量或最大耐受剂量	通常使用小鼠或大鼠	通常使用两种以上的动物物种（如小鼠和大鼠），通过不同途径（口服、注射等）给药，观察 14 天内的毒性反应和死亡率	包括死亡率、体重变化、行为异常、器官损伤等
亚急性/亚慢性毒性试验	估药物在较长时间内（通常为 14~90 天）重复给药后的毒性反应	大鼠、犬或猴	通常持续 28 天，使用 2 种以上的动物物种，通过不同途径给药，观察体重变化、血液学、生化指标和组织病理学变化	包括血液学、生化指标、组织病理学变化等
慢性毒性试验	评估药物在长期给药（通常为 6 个月至 2 年）后的毒性反应，特别是对靶器官的潜在损害	大鼠、犬或猴	通常持续 2 天，使用 2 种以上的动物物种，通过不同途径给药，观察体重变化、血液学、生化指标和组织病理学变化	包括肿瘤发生率、器官功能损伤、免疫系统影响等
生殖毒性试验	评估药物在长期给药（通常为 6 个月至 2 年）后的毒性反应，特别是对靶器官的潜在损害	大鼠或兔	包括生育力试验、胚胎-胎仔发育试验和围产期发育试验，使用两种以上的动物物种，通过不同途径给药，观察生育力、胚胎发育和子代发育情况	包括交配行为、胚胎死亡率、胎儿畸形等
遗传毒性试验	评估药物是否具有致突变性，通常通过 Ames 试验、染色体畸变试验等来进行	体外细胞培养或小鼠	包括 Ames 试验、染色体畸变试验和微核试验，使用体外和体内模型，评估基因突变、染色体畸变和 DNA 损伤	包括基因突变、染色体畸变等
致癌性试验	评估药物是否具有致癌性，通常通过长期给药（2 年）来观察肿瘤的发生率	大鼠或小鼠	通常持续 2 年，使用两种以上的动物物种，通过不同途径给药，观察肿瘤发生率	包括肿瘤类型、发生率、潜伏期等

二、药效学研究中的动物模型选择

药效学研究旨在评估药物的治疗效果和作用机制。选择合适的动物模型是药效学研究的关键。

（一）动物种属的选择

选择与人类在生理、代谢和免疫系统上相似的动物种属，可以提高实验结果的外推性。不同动物种属在药物代谢、药代动力学和药效学方面可能存在显著差异，因此需要根据研究目的和药物特性选择合适的动物。

小鼠常用于免疫学、肿瘤学、遗传学和神经科学等研究；大鼠常用于心血管疾病、代谢性疾病和神经毒性研究;常用于药物的药代动力学研究和毒理学评价;猴常用于毒理学、药代动力学和中枢神经系统疾病研究。

(二) 实验设计的合理性

实验设计应科学合理,以确保实验结果的可靠性和可重复性。需要考虑动物的性别、年龄、体重等因素,并设置合理的对照组。

1. **性别**　通常使用雌雄各半的动物,以评估性别对药效的影响。某些疾病可能在特定性别中更为常见或严重,因此需要分别研究。

2. **周龄**　根据研究目的选择幼年、成年或老年动物。不同年龄阶段的动物在生理和代谢方面存在差异,可能影响药物的疗效和安全性。

3. **伦理和福利**　在动物实验过程中,应遵循动物伦理原则,尽量减少动物的痛苦和不适。这不仅是道德责任,也是确保实验结果可靠性的必要条件。尤其在麻醉和镇痛中,应使用适当的麻醉和镇痛措施,以减轻动物的痛苦。

4. **人道终点**　在实验过程中应设定人道终点,避免动物遭受不必要的痛苦。当实验动物出现严重痛苦或濒临死亡时,应提前终止实验。如在肿瘤生长实验中,当肿瘤体积达到一定大小或动物出现严重不适时,应终止实验并进行人道处理。

第七节　未来发展的趋势与挑战

一、新技术对实验动物科学的冲击

(一) 类器官与器官芯片的替代潜力

类器官是利用干细胞或成体细胞在体外培养形成具有类似器官结构和功能的三维组织模型。其优势在于能够模拟人体器官的生理结构和功能,具有较高的生物活性和稳定性,且来源广泛、培养周期短,可为医学研究提供更接近人体真实情况的模型。

器官芯片是一种在微芯片上模拟人体器官的生理功能、力学特性及病理反应的创新技术。它通过精确控制微环境,使细胞在芯片上形成具有功能的组织结构,从而实现对器官功能的模拟和研究。

类器官与器官芯片技术在实验动物科学领域展现出了显著的替代优势:①减少90%以上药物毒性筛选的动物使用;②实现个性化医疗模型构建(如肿瘤患者特异性类器官)。

然而,类器官与器官芯片技术也存在一些局限性:①无法完全模拟神经-内分泌-免疫网络调控;②批次差异影响实验结果可重复性;③如何确保类器官的稳定性和功能代谢的准确性,也是研究人员不断追求的目标。

未来,随着生物工程、人工智能和材料科学的交叉融合,类器官与器官芯片技术将不断成熟完善,有望在更多领域实现对传统动物实验的替代,为医学研究和药物研发带来更高效、更准确、更符合伦理的研究手段。

（二）人工智能在动物实验数据分析中的应用

人工智能（artificial intelligence，AI）深度参与实验动物数据库构建与数学模型开发，实现从微观分子特征到宏观图像、行为及生理指标的多维度智能分析。

1. **核心优势**

（1）高效精准：秒级处理海量复杂数据，挖掘潜在规律；

（2）客观可靠：规避人为偏差，保障结果可重复性；

（3）动态优化：基于机器学习的模型自适应迭代升级。

2. **具体应用**

（1）动物行为学分析：AI 视频追踪替代人工观察（如啮齿类抑郁模型）。

（2）组学数据整合：机器学习预测毒性反应与剂量效应关系。

（3）实验方案优化：数字孪生技术降低预实验动物消耗。

二、实验动物学的社会争议与科学发展平衡

（一）公众对动物实验的认知误区

1. **公众认知误区与科学现实的冲突**

（1）对动物实验必要性的低估：

1）误区表现：部分公众认为类器官、计算机模拟等技术可完全替代动物实验，忽视监管要求的活体验证环节（如美国食品药品监督管理局要求疫苗必须通过灵长类动物试验）。

2）复杂生理机制（如神经-免疫互作、血脑屏障研究）仍需依赖动物模型。

3）替代技术局限性：类器官无法模拟多系统交互，器官芯片在长期毒性测试中可靠性不足。

4）转化医学依赖动物实验，90％以上疾病研究需实验动物模型过渡至临床阶段。

（2）对动物福利的过度简化认知：

1）误区表现：将实验动物与宠物福利等同，误认为"动物实验＝虐待动物"，忽视伦理规范（如 3R 原则）和镇痛措施。

2）国际实验动物评估和认可委员会认证体系对疼痛等级分类管控。

3）《实验动物福利伦理审查指南》（GB/T35892－2018）明确麻醉、人道终点设计。

4）实验环境标准化：饲料、笼具、垫料均需符合等级质量要求。

（3）忽视动物实验的科学贡献：

1）典型案例：胰岛素发现（犬模型）、COVID－19 疫苗开发（恒河猴试验）、抗生素研发（小鼠感染模型）。

2）认知偏差：公众割裂基础研究与临床应用，低估动物实验在药物审批中的不可替代性。

（二）伦理与科研创新的协同发展路径

1. 严格遵循"3R 原则"的技术升级

（1）替代：

1）推广类器官、器官芯片用于毒性筛选。

2）教学领域应用虚拟解剖软件（如 BioDigital Human）替代动物牺牲。

（2）减少：

1）统计学优化实验设计（如交叉对照实验减少样本量）。

2）共享实验动物数据库避免重复研究。

（3）优化：

1）改进麻醉技术（如吸入式异氟烷替代注射麻醉）。

2）微型猪糖尿病模型采用无创血糖监测技术。

2. 强化伦理审查与标准化监管

（1）多学科审查机制：伦理委员会纳入兽医、伦理学家及公众代表，分级评估实验必要性（如禁止化妆品动物测试）。

（2）动态监管体系：

1）依据 GB/T35892－2018 规范动物生产、运输及操作流程。

2）定期审计实验室环境（温湿度、噪声控制）及从业人员资质。

3. 公众参与透明化沟通

（1）科普行动：

1）设立"实验动物纪念日"强化伦理共识。

2）GLP 实验室开放日展示人道饲养环境（如 SPF 级小鼠设施）。

（2）数据公开：

1）建立实验进展共享平台，公示伦理审查结果。

2）发布纪录片（如《动物科学之路》）解析实验必要性及福利措施。

4. 政策支持与国际协作

（1）立法完善：制定福利分级标准，禁止非必要高痛苦实验。

（2）技术研发扶持：政府与企业联合资助 AI 药物筛选、类器官芯片研发。

（3）全球协同：

1）适配欧盟《动物实验指令》优化本地法规。

2）参与国际 3R 中心推动技术共享。

（王敏杰　编写　苏秀兰　审校）

第十六章　循证医学

　　循证医学指遵循证据的医学,是现代医学领域一种新兴发展的临床医学模式。目前认为,循证医学的核心是任何医疗决策的确定都应基于临床科学研究所获得的客观证据。循证医学倡导以"最可靠的证据"来指导临床医疗实践,其目的是为患者提供现代医学证实的最理想的医疗服务。

　　循证医学是以患者为中心,基于最新、最可靠的临床研究证据,结合临床医生的专业知识和经验,制订最佳医疗方案的医学模式,也是指导临床医疗进行科学诊治决策的方法学,其本质上属于临床医学的一门基础学科。与传统的经验医学模式不同,它强调医学决策应基于当前最好的科学证据,而非传统经验或者医生的个人意见。

　　在循证医学模式下,医生需要对现有的临床研究进行批判性的评估,选择最可靠的证据来指导治疗决策,并将治疗效果进行评估和监测。循证医学的目的是提高医疗质量,减少医疗风险,提高患者的满意度和治疗效果。

第一节　循证医学的发展简史

一、流行病学到循证医学的发展轨迹

　　20 世纪科技迅猛发展,至 20 世纪中叶,现代流行病学开始兴起,作为研究医学实践的方法论,其后几十年的发展、应用和取得的成果,成为循证医学萌芽的始动因素。循证医学的核心思想就是利用流行病学研究结果来指导医学实践,强调使用最新的科学研究证据来支持临床决策和治疗方案的制定,以提高医疗的质量和效果,推动了医学实践的科学化和标准化。正如抗生素的发现对医学的冲击一样,循证医学的发展正在潜移默化地改变着基于经验的传统医学实践模式,是一场触动医学实践基础的革命。

　　流行病学(epidemiology)是关于疾病流行的学问,主要研究疾病的传播规律及其对人群健康的影响。该学科起源于对传染病的研究,是人类在与传染病斗争过程中最早形成的学科之一。如今,其研究范畴已拓展至非传染性疾病及其他健康领域。1854 年,英

国麻醉医生约翰·斯诺(John Snow)对伦敦霍乱暴发原因的调查,是现有详细记载的早期流行病学调查范例。通过对比不同特征人群,探寻影响疾病流行的外部环境因素,这正是古典流行病学的核心思想。1948年一篇题为"链霉素治疗肺结核的随机对照试验"的文章发表于《英国医学杂志》,标志着随机对照试验的诞生。这种研究设计通过随机分配患者到不同的比较组,并对比较组之间的治疗效果进行比较,有效排除了其他影响疾病转归的因素,实现了对干预措施效果的准确评估。RCT的诞生与1953年发现DNA双螺旋结构,共同成为20世纪生物医学领域两项最重大的科学突破。随机对照试验迅速获得医学界认可,被奉为评估医学干预疗效的金标准。

20世纪70年代,临床各个学科采用随机对照试验来评估治疗措施的效果,积累了大量高质量的科学证据。英国流行病学家阿奇·科克伦(Archie Cochrane)指出:这种方法可以减少偏见和干扰因素的影响,提供高质量的科学证据。科克伦提出建议,即建立一个系统的、可靠的、可访问的总结随机对照试验证据的数据库,以便医生和决策者可以更好地了解治疗措施的效果,从而指导医学实践。他的建议得到了广泛的关注和支持。科克伦的观点和建议促使医学实践更加科学化和证据化,将科学证据应用于医学实践和决策,为医疗卫生服务提供了更可靠的依据。至此,循证医学的思想萌芽已经形成。

群体思想和群体研究方法的渗透促成了临床流行病学的诞生,并标志着现代流行病学的形成。20世纪后叶,临床流行病学逐步成熟,它将流行病学的理论和方法应用于研究临床实践问题,如疾病发生、治疗效果、预后等问题;通过群体研究方法,如队列研究、病例对照研究等,探究临床问题的规律和影响因素。现代流行病学也随之逐步成熟,成为研究健康、疾病和医学实践一般规律的方法论。它通过群体研究方法,收集和分析大量流行病学数据,以此了解疾病的发生、传播和控制,以及医学干预的效果。现代流行病学的发展为循证医学的诞生发挥了巨大的推动作用。

二、循证医学的诞生、发展和演变

1992年,加拿大McMaster大学的临床流行病学学者在《美国医学会杂志》发表了一篇题为"循证医学:医学实践教学新模式"的文章,标志着循证医学的正式提出和阐释:循证医学为"将最佳的外部证据与个体临床经验相结合,以制定决策和管理患者的方法"。这篇文章还强调了循证医学的核心原则,包括:①以患者为中心:循证医学将患者的价值观和偏好纳入临床决策的考虑因素,强调医疗决策应该以患者的利益和期望为导向。②基于最佳的外部证据:循证医学强调医疗决策和治疗方案应该基于最新的、最可靠的科学证据,而不是基于经验、传统或个人观点。③结合个体临床经验:循证医学认识到临床医生的个体临床经验在决策过程中的重要性,将个体临床经验与外部证据相结合,以制定最适合患者的治疗方案。循证医学的概念和原则在医学界的影响逐渐扩大并得到了广泛的认可和应用,并对医学教育、临床实践和医学研究产生了深远的影响。

数千年来，传统医学实践强调从经验中学习，医生的知识和权威主要基于其从业时间和经验的累积。然而，循证医学认为单纯依赖经验是不可靠或不全面的，不足以有效地指导医学实践而不犯错误，唯有有组织的严谨的科学研究才是可靠方法。循证医学强调临床决策必须基于证据，但并不是说证据就等于决策，证据只是决策必须考虑的重要因素之一，但不是唯一的因素。

英国在循证医学的发展和实践方面一直处于前沿地位，牛津大学循证医学中心在英国循证医学的发展中起着核心的作用。1996年，牛津大学循证医学中心首任主任大卫·萨基特（David Sackett）教授和牛津大学卫生科学研究院院长缪尔·格雷（Muir Gray）爵士在《英国医学杂志》发表的编者按对循证医学作了新的定义："循证医学是有意识地、明确地、审慎地利用现有最好的证据制订关于个体患者的诊治方案。实施循证医学意味着医生需综合参考研究证据、临床经验和患者意见进行实践……"。这一定义被广泛传播，对循证医学的理解和实践产生了深远影响。新的定义首先把循证医学的核心放在基于证据进行医学实践上，进而用"有意识地、明确地、审慎地"来回应早期对循证医学的质疑，最后明确强调临床经验是医学实践不可缺少的部分。

第二节 循证医学与医疗卫生及科学研究的关系

循证医学必须通过宏观决策者和个体医生的日常实践活动来实现，涉及两大领域，一方面是针对个体患者的循证临床实践：医生在与患者一对一的临床情境中，根据最佳的外部证据、个体临床经验和患者的价值观，制定个体化的诊断和治疗方案；另一方面是针对群体的循证决策：需要基于最佳的外部证据，在宏观层面上，制定适用于整个群体的政策、指南和流程，对整个群体的医疗护理进行管理和决策。这些群体决策涉及医疗卫生政策和法规、公共卫生措施、医疗卫生技术准入、基本医疗目录、统一操作流程、临床实践指南、新药审批、医疗采购、医疗保险计划等方面。

循证医学是一门新的交叉学科，其核心是基于证据进行医学实践和医学决策，医学（如临床医学和预防医学）是循证医学的基础，其他密切相关的学科包括流行病学、医学信息学和决策学。

理性科学决策是循证医学实践中的关键因素之一。循证医学实践者需要对临床问题进行深入的研究和分析，以便从大量的研究证据中找到最佳的治疗方法。同时，他们也需要考虑到患者的特殊情况和需求如伦理、经济和社会因素，制定出最适合患者的治疗方案。因此，循证医学实践者需要掌握科学决策的相关理论和方法、基本的经济学和伦理学知识，以便在临床实践中做出决策。证据只是决策需要的信息之一，现有资源和价值取向是影响决策的另外两大因素。循证医学的基础是医学，尤其是预防医学和临床医学。做好任何医学实践，决策者都必须能够具备分析和识别医学实践问题的素养，必须具备收集患者信息的能力，必须具备与患者沟通的能力，必须具备实施干预措施的能力。

科学研究可为医学决策提供必需的证据，但是科学研究活动本身不是循证实践。科学研究是通过系统性的方法和程序，收集、分析和解释数据，以回答特定的研究问题。科学研究产生的科学证据，可以用于评估治疗效果、预测疾病风险等，是循证医学的重要基础，提供了循证医学所需的科学证据。然而，循证医学不仅仅是进行科学研究。循证医学的核心在于将科学证据与医生的临床经验和患者的价值观相结合，以制定个体化的诊疗方案和决策。循证医学强调医生需要有意识地、明确地、审慎地运用最好的证据，考虑其他影响临床决策的因素，并根据患者的具体情况做出决策。循证医学在医学研究领域的广泛应用，有助于推动医学科学的发展。

循证医学强调医疗决策应该基于最新的临床研究成果和医学进展。在循证医学的实践中，医生需要定期关注医学文献和临床指南，以了解最新的研究成果和治疗方法。需要不断更新自己的知识和技能，以便为患者提供最有效的治疗方案。另一方面，患者也应该了解循证医学的概念和实践，并积极参与医疗决策。他们可以通过阅读可靠的医学信息，了解不同治疗选项的优缺点，并与医生进行讨论，共同制定最适合自己的治疗计划。循证医学的实践强调医生和患者之间的合作和共同努力：医生提供准确和可靠的医学信息，帮助患者理解治疗选项和风险，患者则需要积极参与决策过程，表达自己的需求和关注点。通过医生和患者之间的合作，循证医学可以更好地为患者服务，提供个性化和有效的医疗护理。

第三节 | 循证医学的方法学基础

一、临床经验与研究证据

临床医生的宝贵临床经验对循证医学的实践非常重要。临床经验可以帮助医生更好地理解患者的病情和病史，以及对查体的观察和判断。这些观察和判断是循证医学的基础，因为循证医学需要建立在准确的诊断基础上。没有来自患者正确的第一手信息（包括患者的病史、症状、体征、实验室检查结果等）可能导致错误的诊断。

此外，医生如果缺乏临床实践经验，即使得到了最佳的证据，可能也不会正确地使用，忽视临床经验是一种对待循证医学不正确的态度。临床经验可以提供重要的背景信息，但临床经验不应该取代科学证据。循证医学强调的是将最新的临床研究成果和医学进展与临床经验相结合，以制定最佳的治疗决策。循证医学强调在使用最佳的临床证据时，必须将其与每个具体患者的临床资料相结合，并进行取舍。每个患者的情况是独特的，治疗决策应该基于个体化的考虑。这样的决策过程可以使临床决策更加规范和有序，以最大程度地满足患者的需求和期望。这是医生对生命尊重的高度体现。

科学研究产生证据，循证医学证据的获得，强调从待解决的临床实际问题出发，开展系统全面的文献检索，以获取最新的研究成果，并对相关研究进行科学的评价。

强调证据分级，不同类型的研究具有不同的可靠性和证据水平，随机双盲对照试验、前瞻性研究和 Meta 分析等高质量的研究被认为是最可靠的证据来源。医生需要根据证据的分级来评估其可靠性和适用性。

评价疗效的指标是循证医学的重要内容：患者的最终结局，如生存率、重要临床事件的发生率、致残率、生命质量、临床及经济学指标等。这些指标可以帮助医生评估治疗的效果和潜在的风险。

二、循证医学实践的基本流程

1. 提出临床问题　医生首先需要明确自己面临的临床问题，并按照 PICO 原则（Patient/Population，Intervention，Comparison，Outcome）明确问题的关键要素。这有助于确定需要寻找的相关证据。

2. 寻找证据　医生需要进行全面的文献检索，以获取与临床问题相关的最新研究成果和证据，包括检索各种数据库和相关文献，以确保获得最全面和可靠的证据。

3. 评价证据　医生需要对找到的证据进行科学评价，包括评估研究设计、方法学质量和结果的可靠性，有助于确定证据的可靠性和适用性，并对其进行分级。

4. 应用证据　基于评价的证据，医生可以制定最佳的诊治方案，并将其应用于实际的临床实践中。包括与患者进行充分的沟通，共同制定个性化的治疗计划。

5. 后效评价　医生需要追踪和再评估实施的结果，以了解治疗效果和潜在的改进空间。如果需要，医生可以修正错误，寻找更好的方法，并不断改进临床实践。

这五个步骤帮助医生将循证医学原则应用于实际的临床实践中，以提供最佳的医疗护理。这种系统化的方法有助于保证医疗决策的科学性和可靠性，并提高患者的治疗效果和满意度。

三、循证问题的构建及方法

临床问题的构建非常重要，它是循证医学的第一步，也是整个临床诊疗实践的关键所在。在构建循证问题时，需要考虑以下几个方面。

1. 病因及危险因素问题　病因和危险因素是导致疾病发生的原因，通过研究和回答这些问题，可以帮助我们更好地理解疾病的发生机制和预防措施。

2. 诊断问题　在临床实践中，对患者的疾病进行准确诊断的问题。通过回答这些问题，可以提高诊断的准确性和精确性。

3. 防治问题　对患者的疾病进行治疗和管理的问题。通过回答这些问题，可以找到最有效和安全的治疗方法,提高患者的治疗效果。

4. 预后问题　对患者的疾病预后进行评估和预测的问题。通过回答这些问题,可以帮助医生和患者更好地了解疾病的发展和可能的结果。

在构建循证问题时,需要根据患者的具体情况和需求,结合现有的科学知识和研究证据,找到最相关和有意义的问题。只有找准了患者的临床问题,才能进行有效的循证医学实践,并取得有意义的研究结果。临床循证问题的构建运用 PICO 原则,包括 4 项基本内容。

P:患者/人群(patient/population),患者或者人群及其临床特征,这包括患者的年龄、性别、疾病类型等。

I:干预措施或暴露(intervention or exposure),明确描述干预措施或治疗方法。这可以是一种药物、手术、治疗方案或暴露因素等。

C:对照组(comparison),明确描述干预措施或者暴露因素与对照组(如传统治疗、安慰剂等)进行比较的内容。这有助于评估干预措施的有效性。

O:临床结局(outcome):描述暴露或处理措施导致的患者相关结局,需要评估的结果。这可以是患者的生存率、症状缓解程度、不良事件等。

四、证据检索与收集

循证医学中的证据确实是指通过科学研究获得的知识和信息,证据可以分为如下不同的层次和类型。

1. 临床试验　这是最可靠和直接相关的证据来源。临床试验通过随机分组和对照组设计,评估特定干预措施的效果和安全性。其中,随机对照试验是最具有科学严谨性的试验类型。

2. 系统评价和荟萃分析　这是对多个研究进行综合分析的方法,以获得更可靠和全面的证据。系统评价和荟萃分析可以提供更高水平的证据,因为它们结合了多个研究的结果。

3. 病例对照研究和队列研究　这些研究类型通过观察患者的发病和暴露历史,评估干预措施与结果之间的关联性。虽然它们没有随机分组,但仍然可以提供重要的证据。

4. 专家共识和指南　这些是由专家组织或学术机构制定的指导性文件,基于对现有证据的综合评估和专家意见。尽管它们可能受到主观因素的影响,但仍然是重要的决策参考。

需要注意的是,不同类型的证据在可靠性和与医学实践的相关性方面存在差异。在评估和应用证据方面,医生和决策者需要综合考虑证据的质量、方法学偏倚、适用性和患者的特定情况。这有助于确保最佳的医学实践和决策。一旦确定了临床问题,下一步就是制定检索策略,并应用电子检索数据库和期刊检索系统来检索相关证据。

制定检索策略涉及确定主题词和关键词，这些词汇将用于检索相关文献。主题词通常是由专门的主题词表（如医学主题词 MeSH）提供的标准词汇，用于描述特定主题的文献。关键词则是自由选择的词汇，用于描述临床问题的不同方面。在检索过程中，使用主题词和关键词进行检索，可以提高检索的准确性和覆盖范围。也可以使用布尔运算符（如 AND、OR、NOT）来组合不同的词汇，以进一步细化检索结果。

在应用电子检索数据库和期刊检索系统时，可以使用主题词和关键词进行检索。常用的电子检索数据库包括 PubMed、Embase、Cochrane Library 等，而期刊检索系统则可通过各期刊的网站或文献数据库进行搜索。

通过检索相关证据，可以找到与临床问题密切相关的资料。这些资料将用于进一步的分析和评价，以回答临床问题。在筛选文献时，可以根据预先设定的纳入和排除标准进行初步筛选，然后对纳入的文献进行详细阅读和评价。

注意检索到的文献可能包括不同类型的证据，如临床试验、系统评价、病例对照研究等。对于每种类型的证据，都需要根据其质量、方法学偏倚和适用性进行评价，以确定其可靠性和适用性。

基于上述检索和筛选过程，可以获取与临床问题密切相关的证据，为进一步的分析和评价提供基础。这有助于在循证医学实践中使用最佳的可用证据来指导医学决策。

临床实践指南、系统综述或评价等综合了大量相关的原始研究结果，且经过了专家的加工和提炼，是可靠的高级别证据。如果不能获得与待解决临床问题密切相关的类似证据时，可以尝试寻找可靠的原始研究文献。查阅已经找到的文献的参考文献，可以找到更多相关的研究论文。在检索原始研究文献时需要有系统性和筛选性，同时也要关注文献的质量和可信度。

五、严格评价证据

循证医学强调对证据的相关性和质量的认知和评价。文献检索应从可能的最高质量的证据开始。例如，在寻找疗效证据时，应该首先检索随机对照试验的系统综述。如果最高质量的证据不可得时，可以逐步向下寻找低一级质量的证据，直到找到适用的证据为止。所以，被找到的证据就是"现有最好的证据"。实践和决策应基于最好的证据。

（1）证据的真实性评价贯穿于整个研究的各个环节。对证据的真实性进行评价。这包括评估研究设计的健全性、样本规模、数据收集和分析的可靠性及研究结果的一致性等。医生需要判断研究是否具有足够的方法学质量，以确保结果的可靠性和有效性。

（2）证据的重要性评价需要考虑研究的论证强度和结果的临床意义。论证强度可以根据研究设计的类型和质量来评估，如随机对照试验的证据级别较高，结果的临床意义可以通过评估效应的大小和统计学的显著性来确定。

（3）证据的适（实）用性评价需要考虑研究对象的特征和研究结果的一般性。研究对象的特征包括年龄、性别、疾病特点等,需要评估研究结果是否适用于目标人群。研究结果的一般性可以通过评估研究样本的代表性和研究结果的外部效度来确定。

如果证据的真实性、重要性和适(实)用性都较高,且结果支持某一假设或治疗效果,则可以得出结论支持该假设或治疗效果的结论。

六、应用最佳证据,指导临床决策

不同的临床问题可能需要不同类型的研究设计来获取证据,因此,证据级别和研究重点也会有所不同。在综合评价证据时,可以根据临床问题的特点,选择适当的评价工具和方法进行评价。

(1)在进行证据评价时,可以参考临床流行病学的严格评价原则和方法。这包括对研究设计的评估,如随机对照试验的证据级别较高;对研究结果的评估,如效应的大小和统计学的显著性;对研究对象的评估,如研究样本的代表性和研究结果的外部效度等。对证据的真实性、重要性和适用性进行逐一评价。通过综合严格评价,可以得出对证据的具体评价和结论。这样的综合评价可以更加全面地了解证据的质量和可信度,从而为临床实践和决策提供更有力的依据。

(2)将最佳证据应用于临床决策时,必须遵循个体化的原则。每个患者的情况都是独特的,因此需要根据患者的个体特点和具体情况进行分析和判断,而不是简单地生搬硬套研究结果。除了个体化原则,还需要考虑患者的价值观和医疗环境及技术条件。患者的价值观包括其对健康状况、治疗效果和副作用等方面的关注和偏好。医疗环境和技术条件则包括医疗资源的可用性、医疗团队的专业水平和技术手段等。这些因素都会对最佳决策的实施和效果产生影响,因此需要综合考虑。只有将个体化原则、患者的价值观和医疗环境及技术条件有机统一起来,才能制定出最适合患者的决策,并且能够在实践中取得预期的效果。

七、经验总结与后效评价

循证医学的理论和方法可以帮助医生做出更科学、更有效的临床决策。在将循证医学应用于临床实践后,无论决策的结果是成功还是不成功,都可以从中获得宝贵的经验和教训。及时、认真地总结经验教训对于临床医生个人的学术和医疗水平的提升非常重要。总结成功的经验,可以进一步巩固和提高自己的临床技能和知识水平;总结不成功的经验,可以发现问题所在,进一步改进和优化临床决策的过程。同时,总结经验教训也有利于同行之间的互相交流和学习。医生之间可以通过分享自己的经验和教训,相互借鉴和学习,提高整个医疗团队的综合水平,促进医疗质量的提升和医疗实践的不断改进。

第四节 | 证据产生的方法论——流行病学

一、流行病学

医学实践所需的证据可以来自逻辑推理、实践经验和科学研究，这三者之间存在密切的关系。循证医学实践重要的证据来源之一是系统的有组织的流行病学研究。流行病学是研究人群中健康、疾病和医疗服务规律的学科。它通过对人群的观察、调查和实验，收集和分析大量的数据，从而得出关于疾病的发生、分布、风险因素和预后等方面的结论。这些结论可以直接应用于医学实践，指导医生在临床决策中的选择和判断。

循证医学需要医生掌握流行病学的基础知识和技能，以理解和评估流行病学研究的可靠性和适用性。医生需要学习如何设计和进行流行病学研究，以及如何解读和应用流行病学研究的结果。通过掌握流行病学的方法和原理，医生可以更好地理解和应用循证医学的证据，从而提高临床决策的科学性和准确性。

医学领域的科学研究可以大致分为基础研究、转化型研究和应用型研究三类。基础研究是在分子、细胞、动物等水平上进行的研究，旨在探索生命、健康和疾病的物质基础、原理和机制等理论层面。基础研究的目的是产生有效的诊断和防治方法，为临床实践提供理论依据。转化型研究是试图将基础研究的成果转化为医疗干预方法的过渡性研究。这类研究的目标是将基础研究的发现应用于药物开发、新的诊断方法的开发等，以便更好地应用于临床实践。应用型研究是在人群中评估诊治方法实际应用效果及其大小的一类研究。与基础研究注重理论探索不同，应用型研究关注的是实际临床实践中的效果，不关心中间的机制。这类研究更加注重临床结局的直接影响，通常不涉及对疾病机制的深入研究。实践经验可以看作是一种应用型研究，它是医生在临床实践中积累的经验和观察。虽然实践经验缺乏系统性和科学严谨性，但它是产生新的研究假设的重要途径。实践经验可以为后续的科学研究提供线索和启发，促进医学的不断进步。可见，基础研究、转化型研究和应用型研究在医学领域各自发挥重要作用，相互补充，共同推动医学的发展和进步。

二、研究设计

如何知道研究的观察值是否反映了真实值？确保研究的观察值反映真实值的唯一可行方法是通过研究的程序进行判断。控制偏倚的方法在研究中起着重要的作用，控制偏倚的方法越多、越严谨，研究的结果就越接近真实。偏倚是指研究中可能引起结果偏离真实值的程序或方法。控制偏倚是通过采用适当的研究设计和方法来减少或消除偏倚的影响。研究设计是控制偏倚最有效的方法之一。例如,随机对照试验是一种常用的研究设计,可以通过随机分配和对照组设计来减少偏倚的影响。循证医学对证据真实性的评估就是对研究偏倚程度的评估。通过评估研究设计的质量、控制偏倚的方法和措施,可以判断研究结果是否受到了偏倚的影响。流行病学的主要研究设计类型包括如下。

1. **病例系列研究** 收集一组患有特定疾病的个体的信息,描述其特征和病程,以了解疾病的自然史和发展趋势。

2. **病例对照研究** 选择一组已经患有疾病的个体(病例),并与一组没有患病的个体(对照)进行比较,以确定可能导致疾病的因素。

3. **队列研究** 选择一组没有患病的个体,根据暴露因素的存在与否将其分为两组,随后进行长期的随访观察,以评估暴露因素与疾病之间的关系。

4. **随机对照试验** 将参与者随机分配到接受不同干预措施的组别,以评估干预措施对疾病发生、发展或治疗效果的影响。

5. **系统综述** 对已有的研究进行全面而系统的评估和总结,以综合各项研究结果,提供更可靠的证据来回答特定的研究问题。

病例对照研究和病例系列研究是观察性研究设计中的两种较低可信度的方法。病例对照研究可以回顾性地比较患病个体和对照个体的暴露情况,但存在选择偏倚和回忆偏倚的风险。病例系列研究只能提供描述性信息,无法进行比较分析。

队列研究是一种观察性研究设计,其可信度通常低于随机对照试验和系统综述。尽管队列研究可以追踪参与者的暴露和结果,但由于无法随机分配,存在较大的偏倚风险。

随机对照试验被认为是证据可信度最高的研究设计。通过随机分配参与者到不同的处理组和对照组,可以最大程度地降低干扰因素的影响,从而确保研究结果的可靠性。然而,随机对照试验也存在一些限制和挑战。例如,有时难以进行双盲设计,可能存在研究对象的选择偏倚,以及实施随机对照试验的成本和时间等问题。因此,在实践中,研究人员需要综合考虑随机对照试验的优缺点,并结合其他研究设计和证据来做出综合评估和决策。

单个随机对照试验的可信度通常高于其他观察性研究设计,但低于系统综述。虽然随机分配可以降低干扰因素的影响,但由于样本量较小,可能存在较大的随机误差。

系统综述通常采用系统性的方法进行文献搜索、筛选和评估,以确保研究的可信度。

需要注意的是,虽然研究设计的可信度有一般规律,但具体情况还取决于研究的质量和偏倚控制的程度。因此,在评估研究结果时,还需要综合考虑研究设计的可信度以及其他因素,如样本量、偏倚风险和一致性等。

三、提高研究可信度的核心原则

保证观察从暴露到结局的时间走向、设立对照组以及保证比较组间的可比性是提高研究结果可信度的核心原则。不同的研究设计在处理这些问题上的方法和程度有所不同，从而导致了研究设计的差异。

通过长期的随访观察或者在研究开始时就收集暴露和结局的数据有助于更好地理解暴露与结局之间的关系；通过设立对照组，研究人员可以比较暴露组和非暴露组之间的结局差异，从而评估暴露因素对结局的影响；研究设计应该采取措施来平衡潜在的干扰因素，确保组间可比性。随机对照试验通过随机分配参与者到不同组别来实现可比性，而观察性研究则需要通过匹配、调整或者分层分析等方法来控制干扰因素。随机对照试验在处理这些问题上具有较高的可信度，其能够通过随机分配来平衡干扰因素，并确保观察从暴露到结局的时间走向。观察性研究也可以采取一些方法来尽量减少偏倚，但由于无法随机分配，其可信度相对较低。

在不同研究结果不一致的情况下，需要权衡各种因素，应以最可信的研究类型提供的证据为准，并谨慎解释结论，以确保最终的结论是基于可靠的证据。

研究的目的、资源和方法确实对研究结果的实践意义、可行性和真实性起着决定性的作用。同时，我们也要意识到任何研究都无法观察到绝对的真实结果，因为研究中存在各种偏倚。

不可比的组间特征可能引起混杂偏倚，而纳入研究对象的方法和程序不当可能引起选择偏倚，信息的不准确、不可靠或不一致也可能引起信息偏倚。因此，在设计和执行研究时，我们需要采取措施来尽量减少这些偏倚的影响。

增加样本量可以提高结果估计的稳定性，但并不能减少偏倚。因此，除了增加样本量，还需要采取其他方法来控制和减少偏倚的影响。这包括选择合适的研究设计、采取适当的数据收集和分析方法、进行严格的质量控制和校正等。

流行病学研究结果的可信度首先取决于研究的设计框架，包括选择合适的研究类型和设计方法。其次，通用的流行病学研究方法可以帮助控制偏倚，如随机分配、匹配、调整、分层分析等。此外，不同类型的研究设计还可以采取特定的偏倚控制措施，如双盲设计、回顾性数据收集、追踪观察等。

综上分析，确保研究设计框架的合理性、采用通用的偏倚控制方法以及特定类型研究设计的偏倚控制措施，可以提高流行病学研究结果的可信度。然而，我们也应该意识到研究结果的解释和应用需要综合考虑多个因素，包括研究设计的可信度、偏倚的影响以及其他相关因素。

第五节 循证证据检索

一、医学文献检索方法学概论

循证医学是一门重要的实践性医学，旨在解决临床问题并评估当前最佳文献。循证医学方法学的目标是提供一种有效的指导方法,通过大胆怀疑和小心求证的理论过程来指导医学实践。这个理论过程主要包括五个主要方法,包括产生临床证据的方法、寻找和提出临床问题的方法、获取和检索临床证据的资源方法、循证医学实践方法以及循证医学实践中的统计学方法。

医学研究、文献资料、临床实践和现况调查是产生临床证据的四大基本方法,其中医学研究是最重要的源泉。在寻找和提出临床问题的方法中,可以从患者实际情况出发,也可以从临床科研中找到问题。但需要确定临床问题的重要性,并确定临床问题应具备的条件、类型和构建形式。在资源及检索方法方面,需要对证据进行分类和分级,并确认证据的来源,可以是一级或二级证据来源,同时对网络数据库在内的证据资源进行检索。这是循证医学的实践方法。在统计学方法方面,首先要明确临床证据的数据资料类型,并判断数据资料的质量。然后选择正确的统计学方式,从而获取证据的统计学意义及临床意义。最后对多项研究证据进行综合量化分析,全面评估研究结果,并从中得出结论。

循证医学所涉及的文献检索可以根据检索目的分为两类。第一类是为制作循证证据而进行的检索,其目的是全面检索现有的原始文献,为系统评价、Meta 分析或卫生技术评估提供素材。第二类是为循证临床实践而进行的检索,其目的是检索当前最佳的文献证据以供临床决策。这两类检索存在着很大的差异。首先,它们的目标数据库不同。前者主要是检索原始文献数据库,而后者主要是检索二次文献数据库。其次,它们的检索策略的侧重点也不同。前者强调查全率,后者强调查准率。

二、常用检索数据库及使用检索平台

在进行检索时,首先考虑使用计算机辅助决策系统(System)和循证证据整合库(Summaries)、系统评价的精要数据库(Synopses of syntheses)、系统评价数据库(Syntheses)以及原始研究的精要数据库(Synopses of studies)来获取相关信息,这五类数据库被归类为"二次文献数据库"。如果无法获取相关证据,可以考虑检索原始研究数据库(Studies),例如 MEDLINE、EMBASE、CINAHL 等。

计算机辅助决策系统(System)深度整合患者的个体信息与研究证据,自动链接电子病历中患者的临床特征与当前可获得的循证证据,并在临床诊疗过程中自动提醒医护人员相应的信息。作为循证临床决策的理想工具,计算机辅助决策系统目前仍处于探索阶段。然而,Zynx Health 系列产品(包括 ZynxCare、ZynxEvidence、ZynxOrder、ZynxAnalytics、ZynxAmbulatory)是其中的佼佼者。不过国内目前尚未推出相应的产品。

循证证据整合库(Summaries)是一种将不同临床主题证据进行总结的数据库。这类数据库按照 PICOS 原则进行分解,旨在为临床问题的处理提供支持。专业的检索专家会进行文献检索,方法学专家会进行文献质量评价,最后由临床专家撰写并提供分级推荐意见。

因此,这类数据库检索到的证据通常可以直接应用于临床,读者无须再自行检索、筛选和阅读大量的原始文献，也无须评估研究的质量和可靠性，从而极大地节约了临床医生的时间。循证证据整合库也被称为"新型循证医学数据库"，是循证医学与临床紧密结合的产物。近年来，越来越多的此类产品问世，如 UpToDate、DynaMed、ACP Smart Medicine 等。这一类型的数据库是进行循证临床实践应该优先选用的数据库。

"传统循证医学数据库"是指包括 Cochrane library、ACP Journal Club 等的系统评价的精要数据库(Synopses of syntheses)、系统评价数据库(Syntheses)和原始研究的精要数据库(Synopses of studies)的合称。这些数据库提供的循证证据质量较高，但与"新型循证医学数据库"不同，它们没有提供分级的推荐意见。内容比较零散，需要读者具备循证医学背景知识才能正确解读。

以上五种数据库均属于"二级文献数据库"。若这些数据库无法提供相关证据，则考虑搜索"原始研究数据库"，例如 MEDLINE、EMBASE、CINAHL 等。但是读者需要自行筛选和阅读原始研究，评估研究的质量和可靠性，以最终决定是否将其用于临床实践。因此，在进行循证临床实践时，只有当上述五种类型的数据库无法获得或检索到目标证据时，才考虑原始研究数据库。实际上，MEDLINE 和 EMBASE 等数据库不仅可以搜索原始研究，还可以搜索系统评价、Meta 分析和系统评价摘要等与循证医学相关的内容。如果无法访问上述的"传统循证医学数据库"，相关内容也可以通过 PubMed 搜索。除了上述六类循证医学资源之外，还存在一些综合性数据库或检索平台，能同时提供原始研究、系统评价、循证临床指南等内容，且检索结果更加精准。包括 ACCESSSS、TRIP、SUMSearch、Clinical Key 等，临床工作中应优先考虑使用它们。

（一）循证证据整合库

1. **UpToDate 数据库**　是一款知名度高的循证医学数据库，广泛应用于全球。目前涵盖了 21 个专科，包括 10 000 多个临床专题和 5 000 多种药物的相关信息，能够方便地查询药物相互作用。UpToDate 数据库采用国际流行的 GRADE 分级法，将证据级别分为高质量证据(Grade A)、中等质量证据(Grade B)和低质量证据(Grade C)，同时给出了两级推荐意见：强推荐(Grade 1)和弱推荐(Grade 2)。UpToDate 数据库的一大优势在于目前已经支持中文检索界面。此外，该数据库的部分内容已经有中文版本提供，并在不断完善和更新。UpToDate 数据库的特色内容之一是 PCUs，其中汇总了每次更新时可能改变临床决策的最新证据。对于某些热点的健康问题，UpToDate 数据库还提供免费的全文下载。此外，UpToDate 的患者教育内容别具特色，分为"基础患者教育信息"和"更专业的患者教育信息"，临床医师可酌情选用。

2. **DynaMed 数据库**　是成立于 20 世纪 90 年代的循证医学数据库。目前，DynaMed 数据库提供了 3 200 多个临床主题的证据汇总，可通过全文检索或按题目或临床学科浏览内容。根据严格的 7 步流程评估研究内容，确保内部真实性和外部真实性，并将证据质量分为三级。一级证据为以患者为中心的最有效研究结论；二级证据为虽然不满足一级证据要求，但运用了科学方法且具有一定可靠性的证据；三级证据为非科学研究结论，例如病例报告和专家观点。此外，DynaMed 数据库还提供了 ABC 三级推荐意见,A 级推荐意见:有一致且高质量的证据支持;B 级推荐意见:证据不一致或有限;C 级推荐意见:缺乏直接证据。DynaMed 数据库的独特优势在于每天更新,最新的研究成果会被及时整合到数据库中。此外,DynaMed 数据库还支持按题目字顺浏览或临床专业浏览的方式查找内容,并提供简单的检索功能。

3. Clinial Evidence 数据库 是英国医学会下属 BMJ 出版集团于 1999 年推出的循证临床实践证据资源。作为第一个有中文版的国外循证医学数据库,Clinical Evidence 不仅是一个在线数据库,还将其核心内容编辑成图书在全球发行。Clinical Evidence 数据库涵盖了 700 多个临床主题汇总,支持布尔逻辑运算符、截词符和优先检索等常见的检索方式。用户还可以通过按专业浏览的方式查找相关文献证据。除整合的循证证据外,用户可以通过输入关键词来获取与自己感兴趣的主题相关的最相关结果。此外,Clinical Evidence 还提供系统评价、相关引文和循证医学的相关工具,方便用户更好地利用该数据库。

4. Best Practice 数据库 是由 BMJ 出版集团于 2009 年推出的一款循证医学数据库。它的独特之处在于综合了 Clinical Evidence 数据库中的证据,并进一步增添了权威学者和临床专家的撰写内容。因此,Best Practice 数据库被医学界普遍认可,被视为重要的资源之一。该数据库提供了以个体疾病为核心的循证医学内容,包括了基础、预防、诊断、治疗和随访等关键环节。其中收录了超过 660 个临床主题,700 多种治疗方法,3 000 多项诊断性检测以及 4 000 多篇诊断及治疗指南的内容。这些丰富的内容为医疗领域提供了宝贵的知识资源。Best Practice 数据库提供中文检索界面,但检索词和内容都是英文的,用户可以在检索框内录入关键词进行检索,也可按疾病浏览内容。Best Practice 数据库的检索功能较弱,仅支持词组检索和布尔逻辑运算符,不支持优先检索、截词检索和字段检索。然而,由于该数据库内容按照疾病编排,用户可以采用简便的方法,只需要检索疾病名称,然后点击感兴趣的部分即可浏览相关内容。

5. ACP Smart Medicine 数据库 是由美国医师协会开发的循证医学数据库。该数据库分为"疾病(Diseases)""筛查和预防(Screening/Prevention)""补充和替代医疗(CAM)""伦理和法律(Ethnical/legal)"和"临床操作(Procedures)"5 大板块。"疾病"板块为核心内容,提供数百种疾病的最新临床诊疗证据,这些证据都经过了严格的同行评议。每种疾病都按照结构化的方式进行编排,包括"要点""预防""筛查""诊断""咨询""治疗""患者教育""随访""表格""图片""参考文献""核心词汇表"以及"编辑提示",使得内容丰富且查询方便,为用户提供了优秀的循证医学资源。ACP Smart Medicine 支持检索功能,也能按临床专业浏览内容,同时还为临床医师提供相应的继续教育内容。

6. First Consult 数据库 是由爱思唯尔出版集团制作的新型循证医学数据库,目前包括 1 500 多个临床主题。用户可以通过 Clinical Key 医学信息平台检索 First Consult 数据库。该数据库完全基于循证医学理念,通过全面检索相关文献数据库,并对文献证据进行严格评价,最终整合而成。然而,First Consult 数据库目前还没有报告证据级别或推荐意见分级。目前 First Consult 数据库已完全整合至 Clinical Key 医学信息平台。

7. Essential Evidence Plus 数据库　是 Wiley Inter Science 公司出版的新型循证医学数据库,包含若干子数据库,如:EE＋最主要的数据库(Essential Evidence Topics)、Cochrane 系统评价数据库、POEMs 研究概要、循证临床指南数据库(EBMG)、EBMG 证据概要、临床决策工具库、临床计算器等内容。其中 POEMs(Patient-oriented Evidence That Matters)文献的核心是关注终点指标,如死亡率、致残率、发病率、生活质量等,是专门针对患者的证据,以人体研究为基础,能够真实地回答患者的临床问题,对临床决策具有重要意义。

8. MicroMedex 数据库　是一种整合循证证据的临床医药数据库。它是由美国一家公司开发的,主要包含综述文献。该数据库汇集了全世界 2 000 余种医药学期刊文献,经过分类、收集和筛选,以满足临床应用的需求,其使用对象主要是专业人士。该数据库提供了药物、毒物、疾病、检测以及另类辅助医学等方面的完整信息,用户可以通过其进行检索。MicroMedex 数据库主要提供药物相关的循证信息,包括以下子数据库:药物安全知识库、健康与疾病管理知识库、毒物知识库、患者教育知识库、辅助与替代医学知识库。

9. PEPID 数据库　整合了循证文献证据和药物资料电子资源。主要包括:急症医学、家庭医学、临床护理、肿瘤临床护理、危重症临床护理、药典、临床计算器等子数据库。提供了广泛的临床信息,尤其适合于急诊医师、家庭医师、护理人员和药师使用。

(二) 系统评价的精要数据库

1. Cochrane Library 数据库　是由著名循证医学组织 Cochrane 协作网推出的产品,由 Wiley InterScience 公司发行,包括多个重要的子集:疗效评价文摘库(Database of Abstracts of Reviews of Effects, DARE)、英国国家医疗服务体系卫生经济学评价数据库(NHS Economic Evaluation Database, NHSEED)、卫生技术评估数据库(Health Technology Assessment Database, HTA)、Cochrane 系统评价数据库(Cochrane Database of Systematic Reviews, CDSR)、系统评价方法学数据库(Cochrane Methodology Register, CMR)、临床试验数据库(Cochrane Center Register of Controlled Trials, CENTRAL)。

DARE 数据库收集并整理了英国国家医疗服务体系(National Health System, NHS)的非 Cochrane 系统评价文献,这些文献经过了严格的方法学质量等方面的评价,以规定的格式生成结构化的信息文档,其中包括系统评价的文献题录、作者目的、干预措施类型、研究设计、检索策略、结果评价、作者结论以及该中心的研究人员对该系统评价的结论等。通过使用 DARE 数据库,用户可以获取更加全面和多样化的信息资源。

在 Cochrane Library 主页点击"Advance search"进入高级检索界面,Cochrane Library 检索功能强大,支持各种常用的检索功能,可以任意增减检索字段。点击"Add to Search Manager"可将当前检索式添加到检索管理界面,以便进行逻辑组配等更复杂的操作。Cochrane Library 还支持主题词检索功能,点击"Medical Terms(MeSH)"即可。点击"Search Limits"可进一步限制子数据库,检索日期以及 Cochrane 专业组等内容,以优化检索结果。

2. Cochrane Summaries 数据库　是 Cochrane 协作网的另一产品,主要涵盖了 Cochrane 系统评价的精要信息,为临床决策提供了可靠的证据支持。其检索功能较为简单,支持词组检索、布尔逻辑运算符和截词检索,但不支持字段检索功能。

3. NHS Centre for Reviews and Disseminaion　前面已经介绍,Cochrane Library-DARE 数据库的内容来源于英国医疗服务体系(NHS)评价与传播中心(Centre for Reviews and Dissemination,CRD)。用户除检索 DARE 数据库外,也可直接检索 NHS‐CRD 网站获取相同的内容。通过该网站还可以检索 Cochrane 系统评价、NHSEED 以及 HTA 数据库。NHS‐CRD 网站支持字段检索、布尔逻辑运算符、截词检索、词组检索等常用检索功能。

4. ACP Journal Club　是由美国医师学会于 1991 年创立的期刊。该杂志专注于内科医学领域的重要进展,定期搜索 130 多种核心医学杂志,并挑选出方法学完善且临床相关性强的临床研究或系统评价,并为其撰写精辟的结构性文摘和临床价值点评。该杂志包括了系统评价和单个临床研究的精要内容。此外,用户也可通过 OVID 检索平台的检索 EBM Reviews-ACP Jourmal Club 子数据库。

5. Health Evidence 数据库　是 McMaster 大学建立和注册的数据库,主要为公共卫生领域的卫生决策提供循证概要。通过高级检索还可以实现字段检索和逻辑组配等功能,并可按日期、人群、临床专业、出版类型等内容对检索结果进行精练。

6. Evidence-based 系列杂志　既发表系统评价的精要,也发表单个原始研究的精要。用户可以通过各杂志的网站检索相关内容,也可通过 MEDLINE 或 EMBASE 数据库检索这些杂志的题录。

(三) 系统评价数据库

1. Cochrane Library　是包括多个子数据库的综合平台,其核心内容是 Cochrane 系统评价数据库(Cochrane Database of Systematic Review,CDSR)。CDSR 已被证实是目前质量最高的系统评价,方法学严谨,纳入的原始研究全面。CDSR 由研究方案库和系统评价全文库组成,主要收录干预性研究的系统评价,近年来也逐渐开始收录诊断性研究和方法学研究的系统评价。检索 CDSR 数据库的常用方式有两种:

(1) 在 Cochrane Library 官方网站的高级检索界面,通过"检索限制"功能进入 CDSR 子数据库,用户通过这种方式可以免费检索;

(2) 通过 OVID 检索平台(http://www.ovidsp.com),选择 CDSR 子数据库。此外,还可以通过其他多种途径检索 CDSR。

2. EPC Evidence Reports　是美国医疗保健研究与质量局(AHRQ)下属循证实践中心提供的一系列高质量的系统评价。用户可通过该组织网站(http://www.ahrq.gov/research/findings/evidence-based-reports/index.html)按临床专业或字母顺序浏览内容,目前还没有提供检索功能。

（四）原始研究的精要数据库

1. ACP Journal Club　包含了系统评价和单个临床研究的精要内容。通过阅读 ACP Journal Club 的内容，可以直接获取该文献的精华，无须再花费时间阅读和评价全文，能够更高效地获取和应用最新的临床研究成果，大大节约了临床医生的时间。

2. Evidence-based 系列杂志　是获取原始研究精要的主要来源。

（五）原始研究数据库

当存在上述数据库都无法解决临床问题时，则需要检索一些常用的医学相关的原始研究数据库，例如：MEDLINE、Embase、CINAHL、CENTRAL 等，这些数据库可以提供相关的原始研究信息。但检索到的原始研究不能直接用于临床，还需要对文献的真实性、可靠性和重要性进行评价。在直接检索这些原始研究数据库时，可能会得到许多与临床相关性不强的结果，筛选过程费时费力。为提高查准率，许多原始数据库设计了用于筛选临床相关研究的检索筛选器，还有些数据库或检索平台专门提供了与临床相关性更强的子数据库，如：PubMed Clinical Queries。或采取 PICO 检索方式，这些方法的本质也是将用户输入的检索式与特定的检索筛选器配合使用，以提高查准率。

（六）综合性医学信息平台

1. ACCESSSS 检索平台　是 McMaster 大学建立的循证医学综合信息检索平台。该检索平台可以同时检索循证证据整合库（Summaries）、系统评价的精要数据库（Synopses of syntheses）、系统评价数据库（Syntheses）、原始研究的精要数据库（Synopses of Studies）、原始研究数据库（Studies）5 类资源的多种数据库，并在同一界面显示结果，使用简便，可作为循证临床实践的首选检索平台。其循证证据整合库包括 UpToDate、DynaMed、ACP Smart Medicine，但获取全文需拥有相应数据库的权限。

2. TRIP 网站　是整合了多种医学资源的免费检索平台，始建于 1997 年。目前该检索平台整合的医学资源多达 80 多种，包括：系统评价（systematic reviews）、临床问题（clinical questions）、临床指南（guidelines）、循证概要（evidence-based synopses）、医学电子图书（electronic textbooks）、临床计算器（clinical calculators）、医学图片（medical images）、患者教育（patient information leaflets）、MEDLINE 等内容。TRIP 网站从 2013 年开始整合了 DynaMed 数据库的内容。

TRIP 数据库检索功能强大，提供多种检索模式，包括简单检索模式、高级检索模式、PICO 检索模式和快速检索模式，并可通过检索历史对不同检索式进行逻辑组配。由于 TRIP 数据库资源丰富，检索功能全面，检索结果按照循证证据的等级罗列，可作为循证临床实践的首选数据库之一。

3. Epistemonikos 网站　是一个新的医学信息检索平台。该网站整合了循证概要、系统评价、系统评价概要和原始研究等多种来源的循证医学证据。该网站的特色在于不仅按上述 4 种分类给出相关证据，而且用图表的形式给出证据之间的相互关系。Epistemonikos 网站支持使用包括中文在内的 9 种语言检索。

4. SUMSearch 数据库　是由美国 Texas 大学医学中心建立的非营利网站，可以同时检索美国国立临床诊疗指南数据库（National Guideline Clearinghouse，NGC）、Cochrane-DARE 数据库和 MEDLINE。SUMSearch 数据库支持优先检索、布尔逻辑运算符、词组检索等常用的检索方法，还支持主题词检索，但不支持字段检索。此外，用户可以根据自己的需求，限制研究类型（例如干预性研究或诊断性试验）、年龄范围（成人或儿童）等内容，以便更精确地筛选和获取所需的信息。

5. OVIDMD 检索平台 是由 Wolters Kluwer Health 出版集团下属 OVID 公司出版的临床数据库。OVIDMD 的检索结果均为临床相关内容，通过该平台还可以使用医学计算器和图片数据库。通过 OVIDMD 可以同时检索 Ovid MEDLINE、循证临床指南、UpToDate 数据库和 Current Opinion 系列期刊。

6. Clinical Key 是全球最大的医学出版商爱思唯尔公司建立在原 MD Consult 数据库基础上的跨数据库医学信息平台。该平台整合了爱思唯尔原有的七个以上数据库及第三方资源，成为全球最大的医学信息资源库，涵盖了所有医学专科。Clinical Key 的内容除了前面介绍的循证医学数据库 First Consult 外，还包括有 MEDLINE、床旁治疗、全文期刊、电子图书、操作视频、影像图片、医学视频、药物专论、诊疗指南、临床试验、患者教育等其他 12 个子数据库。其中全文期刊库收录了 530 多种医学期刊；电子图书库收录了 1 100 多种医学图书；操作视频数据库包括了 300 多个临床操作视频；医学视频数据库包含 17 000 多个涵盖内、外、妇、儿各医学专科及教学、实验视频；临床试验数据库收录 140 000 多个美国国立卫生研究院（NIH）在全球范围内注册的临床试验；药物专论数据库包含 2 900 多个以药物为主题的专论；影像图片数据库收录 1 200 多万张医学影像、图片、图表、照片等；诊疗指南数据库提供 5 000 多个来源于欧美专业学会的权威诊疗指南；患者教育数据库提供了 9 000 多份患者教育讲义。

（七）循证临床指南数据库

临床指南可以分为两种：一种是应用循证医学的方法，是基于广泛检索文献证据并进行整合制作的，称为循证临床指南，循证临床指南的证据级别较高，有学者认为循证临床指南属于"循证证据整合库"的范畴；另一种是基于专家的意见或临床经验而编写的指南（也称为"共识"），这类指南的证据级别则较低。循证临床指南可以在一些知名的综合型医学信息平台如 TRIP、OVIDMD、Clinical Key 和 SUMSearch 上下载。此外，通过MEDLINE、Embase 等原始文献数据库也可以检索相关临床指南。除上述资源外，一些著名的循证临床指南网站也可以提供丰富的相关资源。

1. 美国国立临床诊疗指南数据库（National Guideline Clearinghouse，NGC）NGC 是美国一个提供循证临床实践指南和相关证据的免费数据库，目前收录了来自全世界 300 多个机构发布的 2 500 余篇指南，是目前最大的循证临床指南数据库，其特色之一在于编辑人员对原指南分析归纳后的指南概要，而不直接提供指南原文。同时 NGC 还对于一些常见疾病提供多个指南的整合概要。通过 NGC，用户可以点击"比较指南（Compare Guidelines）"选择需要比较的指南，从标题、发表日期、主要推荐意见、指南目标、来源、目标用户等多方面对选中的指南进行比较。总的来说，NGC 可作为检索循证临床指南的首选网站。

2. 英国国家健康与临床优化研究所（National Institute for Health and Clinical Excellence, NICE）　NICE 是隶属于英国卫生部的国际著名循证指南制作组织。通过该组织网站可以检索相关的临床指南，并提供全文下载。

3. 苏格兰校际指南网络（Scottish Intercollegiate Guidelines Network, SIGN）　SIGN 也是国际著名的循证指南制作组织。该组织的网站提供循证临床指南全文下载，同时可以进行简单地检索，通过字母或专业顺序浏览查找指南。

三、证据检索的步骤

循证医学检索的步骤主要包括以下七个环节：①明确临床问题并将其转化为适合检索的形式，②选择合适的数据库，③明确需要的检索词，④编写检索策略，⑤进行初步检索，⑥根据检索结果调整策略，⑦输出检索结果。其中选择数据库、确定检索词和编制检索策略可以影响到检索的准确性和有效性，是特别关键的环节。

（一）分析和转化临床问题

构建一个具体临床问题时，常采用 PICOS 原则，它由 5 个元素组成：P（population/participants）指需要研究的对象人群或代表与研究对象相关的问题；I（intervention/exposure）指对研究人群采用的治疗干预措施或观察指标；C（comparison/control）指对照组或另一种可用于比较的干预措施；O（outcome）指结局；S（study design）研究类型：即研究设计是队列研究、病例对照还是横断面研究。结合利用 PICOS 原则，提出临床问题并加以充实和完善，进而转化成便于检索的形式。

（二）选择适当的数据库

为快速准确地解决临床问题，循证临床实践时检索文献证据主要从二次文献数据库获取。循证临床实践所涉及的数据库及如何选择适当的数据库详见前文。

第六节 | 证据/研究质量评估

一、基本原理

（一）基本概念

1. 质量　在进行系统评价、Meta 分析或临床循证实践时，对证据的质量评估是必不可少的。在系统评价中，证据质量主要反映了对疗效评估和准确判断的可信度水平。其中，研究设计是决定证据质量好坏的重要制约因素，需要仔细考虑才能确保评价的证据质量的可信度和准确性。

2. **真实性** 证据质量评估的关键在于结论的真实可靠性,即研究结果与真实值的接近程度。真实性可分为外部真实性和内部真实性。外部真实性与研究问题的合理性和研究目的紧密相关,而内部真实性则涉及研究是否准确地回答了研究问题。外部真实性关注研究问题和目的,而内部真实性关注研究结果是否准确。在评估证据质量时,需要综合考虑外部和内部真实性,以确保结论的可靠性。只有真实可靠的结论才能对临床实践和决策产生积极的影响。

3. **误差、随机误差与系统误差** 研究结果通常存在误差,即与真实情况存在一定差值,这是由于各种原因所导致的。误差可以分为绝对误差和相对误差。绝对误差是实际测量值(一次或多次测量值的平均值)与真值之间的差异。相对误差则是绝对误差与真值的比值。相对误差更能精确地反映测量的可信度。在进行数据分析和解释研究结果时,需要注意考虑误差的存在,以确保对研究结论的合理解读和应用。误差按来源分为系统误差和随机误差(也称为机会误差)。机会误差是在抽样时出现的随机误差,无法精确预测或消除,但可以通过限制其影响来处理。需要注意的是,测量对象的真值是不可确定的,我们只能通过连续多次测量取得的结果的平均值来接近真值。系统误差是指在特定的重复性条件下,对同一测量对象进行无限次测量所得结果的平均值与真实值之间的差异。了解误差的来源和特征有助于我们评估测量的准确性和可靠性,并为数据分析和研究结果的解释提供指导。

4. **偏倚和偏倚风险** 偏倚是一种系统性错误,指研究的结果与真实值偏离的现象。这种误差贯穿整个研究过程,从研究的设立、执行、数据收集到结果分析,每个环节使用不正确的方法都会导致结果系统性偏离真实值。根据偏倚出现的时机,我们可以将其分为选择性偏倚、信息偏倚和混杂偏倚。在进行研究时,需要采取合适的方法来减少偏倚的影响,以获得更准确和可靠的研究结果。

(二) 证据质量评估

1. **证据质量评估目的和程序** 研究质量评估的目的是多方面的。

(1)要确定一个最低质量阈值或研究设计阈值,以便筛选出符合标准的原始研究。

(2)通过评估研究质量差异,可以解释研究结果的异质性。

(3)研究质量评估能够给予 Meta 分析研究中结果质量不同的权重,确保高质量研究对结果的影响更大。

(4)研究质量评估也可以指导结果的解释过程,并辅助决定推论的强度。

(5)研究质量评估还可以为进一步制定研究的推荐意见提供指导,帮助确定研究的方向和重点。

拥有一定水平的研究报告需要提供明确的有效性对比,其中包括对证据质量评估的整个过程进行详细报告。证据质量评估程序通常包括如下:制定研究方案、预实验与培训、证据质量评估、解释与报告。通过这样的研究报告,决策者能够更好地理解研究的可靠性,并基于评估结果做出明智的决策。

2. **证据质量评估工具** 质量评估工具主要有四类:单个质量条目、核查式质量清单或量表、质量评分及证据等级描述。后3类工具均包含提前确定的关键质量条目群来评估每项研究。基于不同的适用研究对象，又可将质量评估工具分为通用性或普适性工具、设计专表及域专用量表。

（1）条目：是构成量表最基本的要素，也是实施评分的最基本构成单位，无法再进行分割，将所有备用的有关条目结合起来，被称为条目池，其表现形式包括叙述性描述或提问。单个质量条目法主要对研究方法学中具有与效果估计偏倚可能相关的某些方面如随机分配隐藏、盲法等方法进行评估，该方法较少单独使用，常为构建后续评估工具的基础。

（2）质量清单或量表法：评估研究中每个质量条目的完成水平，表示为"是""否"或"不清楚"，可获得每项研究中某个质量条目总体完成结果评估，该方法在所有 Cochrane 综述中被采用。

（3）质量评分法：给予每项质量条目主观性质量评估数值评分，最后累计获得总评分，一般根据赋予所有质量条目相同的权重或根据其主观重要性赋予不同权重来评分。

（4）证据水平法：主要根据清单的方法，最后根据该研究是否符合预先确定的质量条目集来给出证据水平或分级，包括"是""否"二分类或多分类。该方法多用于包含有多种研究设计类型研究证据的指南制定。

二、系统评价/Meta 分析质量评价

（一）基础概念

1. **系统评价**　系统评价是对特定问题进行全面收集相关科学研究文章的方法，通过严格评价，筛选出与学术质量较为符合的文献，并进行定性或定量合成，从而得出最优水平的结论。由于系统评价主要对原始文献资料进行二次综合分析和综合评价，其质量受到初始文献质量、系统评价方法、评价者本人的专业水平和认知经验等因素的限制。因此在进行系统评价时，需要考虑这些限制因素的影响。

2. **Meta 分析**　Meta 分析是一种科学过程，包括提出研究问题、检索相关文献、确定纳入和排除的标准、收集研究对象的基本资料信息，并进行定量统计分析等阶段。其目的是将多个具有相同属性的研究主题紧密结合起来，进行定量综合分析。系统评价和 Meta 分析两个概念经常被混用，但它们并不完全相同。系统评价不一定包括 Meta 分析过程，而 Meta 分析也不一定就是系统评价。因此，在进行相关研究时，我们应准确理解 Meta 分析的定义和步骤才能更好地利用 Meta 分析的科学方法，为研究主题提供可靠的定量分析结果。

（二）系统评价/Meta 分析的质量评价

1. **评价系统评价的原则**　系统评价和 Meta 分析的数量呈现明显增长的趋势，方法也变得更加复杂，这对于临床医生和卫生决策者产生了重要的影响。但并非所有的系统评价都是高质量的证据。因此在指导临床实践时，我们必须严格评价其方法和程序，以

确保评价结论的真实可靠性和结果的临床重要性和适用性,这样才能更有效地处理临床问题。

2. 系统评价质量评估工具 系统评价/Meta 分析的质量评价分为方法学质量评价和报告质量评价。常用质量评估工具包括 CASP 清单、NICE 方法学清单、SIGN 方法学清单、系统评价偏倚风险评估(risk of bias in systematic reviews,ROBIS)、评价系统评价方法学质量量表(AMSTAR)及其 2.0 版本(AMSTAR 2)。

(1) AMSTAR2 工具:2017 年 9 月发布了 AMSTAR 2。AMSTAR 2 适用于评估基于随机对照试验、非随机干预性研究或两者兼有的系统评价;不适用于基于诊断性试验的系统评价、个体原始数据的 Meta 分析、网状 Meta 分析、概况性评价和现实主义评价。因此,我们需要根据具体领域的系统评价选择评价工具,以确保评价结果的准确性和可靠性。

(2) ROBIS 工具:主要目标是评估多种系统评价中存在的偏倚风险。该工具适用于干预性、诊断性、病因性和预后性系统评价,能够综合分析和评估偏倚风险。ROBIS 工具还用于研究和评价系统评价与实际应用者所面临的实践问题之间的关联性。还可以在系统评价研究设计阶段作为参考,有助于减少评价过程中的偏倚,提高系统评价的质量。

(3) CASP 清单:牛津大学循证医学中心文献严格评价项目组推出了一系列可以用来评价研究方法学质量标准的清单,即"CASP"清单。该系列清单由三部分组成:研究结果是否可靠、研究结果是什么、研究结果是否适用。

第七节 系统评价/Meta 分析基础知识

循证医学是基于最新可靠的科学证据,结合临床经验和患者偏好来做出临床决策的一种方法。而系统评价和 Meta 分析则是产生高质量证据的重要工具。那么究竟什么是系统评价/Meta 分析?

一、定义

系统评价(systematic review):是指将某一特定领域的研究进行严谨的筛选、评估和综合,以回答一个明确的临床问题的过程。它采用预先设定的严格方法,从各种可获得的研究中选取最佳的研究,并对其进行质量评估,然后将这些研究的结果进行综合和分析,以得出更具有说服力和可靠性的结论。

Meta 分析(Meta analysis):是对系统评价中所选取的研究结果进行统计合并的过程。通过将多个研究的结果进行汇总和分析,Meta 分析能够提供更精确、可靠的估计结果。它可以帮助揭示研究结果之间的一致性和差异,并对特定的研究问题做出更准确的定量总结。

传统的文献综述可能只是对一些研究进行简单的总结和描述，而系统评价和Meta分析则要求明确的研究流程、预定义的研究目标和准则、全面的文献搜索和筛选方法、详细的质量评估和数据分析等。

二、系统评价目的

进行系统评价的目的在于提供一种系统性、客观和全面的方法来总结和分析当前已经发表的研究证据。通过系统评价，可以回答一个特定的研究问题，评估某种干预措施对特定人群或特定疾病的效果，并对相关的治疗决策提供科学依据。

1. 信息时代的挑战　随着信息化和大数据时代的到来，各种数据信息呈爆炸式增长。面对庞大的信息量，如何有效处理信息，使其为我们服务而不是干扰我们，是一个迫切需要解决的问题。系统评价提供了一种有效方法来处理海量信息。它通过综合和二次分析现有的相关研究结果，得出综合性结论。应用系统评价可以节省医生花费大量时间搜索和分析复杂的原始研究信息，为医护人员节省宝贵时间。

2. 科研质量参差不齐　可靠的研究成果是临床决策的先决条件。然而，由于研究者的水平和其他原因的限制，临床研究的质量参差不齐，大量临床研究不符合基本的要求和标准。系统评价采用统一、科学的评价标准，能够筛选出可靠的研究结果，并在此基础上得出结论，为临床决策提供可靠依据。

3. 研究结果不一致　针对未知问题的研究结果常常不一致甚至矛盾，单个研究不能代表全部证据。系统评价通过增大样本量、减少误差和偏倚，得出更科学可靠的结论，有助于医生增强对证据应用的信心。

4. 及时转化和应用研究成果　现代医学不断发展，新发现和技术层出不穷。系统评价要求结论能随着新的临床研究结果的出现及时更新，促进新的研究成果及时应用于最佳的临床决策中。

三、系统评价的特征

（1）明确研究题目和目的。

（2）采取全面综合的检索策略。

（3）明晰研究的纳入和排除标准。

（4）列出所有符合纳入标准的研究。

（5）清晰地描述每个纳入研究的特点，并对其方法学质量进行分析。

（6）阐明所有排除研究的原因。

（7）如果可能，对符合条件的研究进行Meta分析合并结果。

（8）如果可能，对合并的结果进行敏感性分析。

（9）采用统一的格式报告研究结果。

四、撰写系统评价与 Meta 分析的主要部分

撰写系统评价和 Meta 分析的过程有一定的规范和要求。

（1）需要明确研究问题和目标，并制订详细的研究计划和方法。

（2）进行系统的文献搜索和筛选，从包括数据库和灰色文献在内的多个来源中获取相关的研究。对选取的研究进行质量评估，并提取数据。

（3）进行 Meta 分析并解释和总结结果，得出结论并讨论其临床意义和应用。

（4）需要注意的是，在撰写时，应参考和遵循相关的指南和规范。同时，也应当注意可能存在的偏差和限制，并提供充分的解释和讨论。总之，系统评价和 Meta 分析通过严格的研究筛选、质量评估和数据分析，能够提供更可靠和准确的临床决策依据。

撰写系统评价与 Meta 分析的包含以下几个部分。

1. 题目 概述文章所做的工作；PRISMA 规范要求题目申明研究为系统评价和 Meta 分析。

2. 摘要 是文章的浓缩版；要求精简而全面，一般包括以下几部分。

（1）背景（Background）：1～2 句话讲明背景。

（2）目的（Objective）：1～2 句话讲明系统评价/Meta 分析的目的。

（3）方法（Method）：用最精简的话描述检索方法，包括所用数据库和检索时间；符合 PICOS 原则的纳入标准；数据收集、分析方法等。

（4）结果（Result）：要求与 Method 对应，文中用了什么方法就要得到对应结果，需要说明结果是否有意义，如有 GRADE 评价结果，需在这一部分阐述。

（5）结论（Conclusion）：用几句话阐明结论，确保简明扼要，并避免重复结果的叙述。

3. 前言 干净利落，直奔主题，突出创新性与重要性。撰写时应注意以下几点。

（1）用 1～2 句话对面临的问题进行简单描述。首先描述疾病的背景及现状，然后引出临床治疗的迫切性。

（2）用 2～3 句话描述干预措施，体现研究的内容存在争议性。临床治疗现状可以引用已经发表的文献讲述以下各种治疗方法及疗效，或各自的特点，亦可简单分析其潜在机制或原因。在引用文献时，请注意应涵盖正反两方面的观点。

（3）进一步由争议性引出本研究的主要目的及内容，阐明 Meta 分析的价值与意义。比如，可以通过 Meta 分析来综合评价两种药物的效果，并叙述此次研究得出的新结果和结论。请注意，避免掺有结果性的描述。如果之前已经有相关方面的 Meta 分析发表，应主动引用并指出本次研究相对于前人工作的创新之处和增加的内容。

（4）前言部分需要既不抢夺主题的重要性，也不能对其掠过。在中文文章中，通常只有一段话简明扼要地介绍研究的背景和意义，而在英文文章中，通常需要三段以上。写作时要注意语句精练简洁，逻辑清晰，以引导读者进入后续内容。此外，引用的文献要公正中肯，不得引用错误或偏向一方的文献。具体前言的篇幅仍需根据后续的结果和讨论

来确定，一般认为前言不应超过结果和讨论部分的长度。

4. 方法　在撰写系统评价和 Meta 分析的方法部分时，通常需要包含以下内容。

（1）纳入标准：详细描述纳入研究的特征和报告的特征。例如，使用 PICOS（研究人群、干预措施、对照组、结局指标和研究类型）的特征来确定纳入研究的范围，以及设定随访期限等细节要求，并提供合理的说明，解释为何选择这些纳入标准。

（2）检索策略：应采取一种全面的文献检索策略，从资料库中收集相关的文献，与作者联系获取相关的信息，并且详细阐述各种检索策略的使用，以便让读者更好地理解，从而验证和重现我们的研究成果。

（3）文献筛选和资料提取：确保透明度和准确性很重要。文献筛选的步骤：初筛→合格性鉴定→纳入。资料提取的方法可以根据研究需求进行灵活选择，常见的方法包括：预提取表格、独立提取、重复提取。

（4）文献质量评价：依据文献类型选择对应的质量评价标准。常用的文献质量评价工具包括 AMSTAR（用于系统评价）、Jadad 评分（用于临床试验研究）等。这些评价标准通常涉及研究设计、样本选择、结果报告等方面的内容，帮助评估可能导致数据综合结果偏倚的因素。具体操作中还应考虑研究目的和方法的特点，确保整个过程的科学性和可靠性。

（5）统计学方法：评价单个研究偏倚的方法通常可以分为研究或结局水平的评估。常见的方法包括如下。

1）研究水平：包括随机分配、盲法、样本大小和完整性等方面的评价，用于判断研究的内部有效性。

2）结局水平：包括选择性报道、测量工具可靠性等方面的评价，用于判断研究结果的可靠性。这些评价方法在数据综合过程中会被考虑和利用，以降低单个研究偏倚对综合结果的影响。综合结局指标是综合研究结果的主要指标，常见的指标包括 OR、MD 等。这些指标用于衡量不同研究中的效应大小，对于评估干预效果非常重要。

3）结果综合的方法通常使用 Meta 分析，其中包括以下步骤。①效应量提取：从每个单个研究中提取效应量的估计值和其对应的方差。②效应量汇总：选择一个模型将单个研究的效应量进行汇总。③异质性检验。④在综述中还可以使用敏感性分析、亚组分析和 Meta 回归分析等方法来进一步探究异质性来源，包括研究结果的稳健性和潜在影响因素。

4）需要注意的是，统计学方法的选择和应用要基于综述的研究问题和数据，使用时要充分考虑方法的假设和限制，并保持透明和准确的结果呈现方式。

5. 结果　结果部分需要与前面的方法部分呼应，准确而翔实地展示相关的结果，以确保研究的科学性、可信度和可重复性。以下是一些建议来满足这个要求。

（1）展示文献检索的结果：包括检索到的文献数量、从不同数据库中检索到的文献数量等信息。具体的检索策略和关键词也可以在这里附上，以便读者能够了解其文献检索过程，且应同时给出纳入文献的流程图。详见 PRISMA 声明（参考 www. prismastatement. org. 或参考 PMID:21603045)。其中流程图的模板可以归纳为如下。

1) 检索:通过数据库和其他资源途径获取的相关文献数量。

2) 初筛:去除重复的文献后,标注保留下来的文献和被排除的文献数量。

3) 纳入:经过全文质量评价后,标出纳入的文献数量,同时对被排除的文献的数量及原因进行标注。

4) 综合:被纳入定性分析和定量分析(Meta 分析)的文献数量。

(2) 文献质量评价结果:介绍所采用的文献质量评价方法,并提供评价结果的总结。可以根据文献类型选择相应的评价工具,在评价结果中指出每个研究的偏倚风险和质量等级等方面的信息。其文献质量评估方法如 Cochrane,Jadad,GRADE 等,这些结果可以以表格或其他形式进行展示,以便读者能够清晰地了解每个研究的质量。

(3) 结局指标的分析结果:根据所选的结局指标,展示每个研究的结果。具体的结果可以通过文字描述、图表或表格等形式进行呈现,以便读者能够理解每个研究在结局指标上的差异。可使用效应量估计值,置信区间,统计显著性,森林图、漏斗图的绘制解读等信息来说明结果的可信度。

此外,避免提供不准确、片面或夸大的结果。为了准确性,建议多位研究者独立进行数据提取和结果呈现,以进行交叉核对和审查。在撰写时要遵循科学写作的规范,使用明确、简洁的语言,提供足够的信息以便读者能够理解和评估你的结果。适当地使用图表和统计指标等可视化工具,有助于更直观地呈现结果。

6. 讨论　对文章的主要结果进行总结,讨论结果解决的问题。在撰写时注意以下几点。

(1) 精简汇总几个方面的结果,然后比较前人在这方面的结果一致或不一致。

(2) 总结主要结果后阐释产生该结果的原因。

(3) 与已经发表的 Meta 分析进行比较和讨论差异或一致性的重要性。

(4) 可从机制入手讨论,从而增加研究深度。

(5) 进行亚组分析及敏感性分析等。

(6) 在讨论局限性时,应使用委婉的措辞。撰写时可以分别提出进一步工作或启示的建议,例如为减小这些局限性所做的工作,以及对临床试验设计的启示。

7. 结论　对研究结果进行综合和总结,同时描述文章对实践可能的影响和对未来研究的展望。要注意使用简洁的语言准确概括研究的重要成果,并引导读者对这一领域的未来研究进行深入思考,避免重复之前已经提及的内容。该部分应重点突出以下几点。

(1) 强调主要结果:总结和重申主要研究结果,提及实验或分析对于解决问题或回答研究问题的重要性。

(2) 实践意义:讨论该研究对实际应用的可能影响,例如如何改善临床实践、指导决策制定或提供新的思路和方向。

(3) 未来研究展望:探讨该研究为未来研究提供的启示和建议。指出可能存在的研究空白或未解决的问题,并提出下一步的研究方向,以促进相关领域的进一步发展。

五、撰写系统评价与 Meta 分析的基本步骤和方法

（一）确定系统评价题目

1. **系统评价的选题原则** 在确定系统评价的选题时,应考虑以下几个方面。

（1）选题应遵循"三有一无"的原则,即选择具有意义、有争议、有研究价值,同时尽量避免重复已有的系统评价或 Meta 分析。

（2）在确定研究题目之前需要进行全面、系统的检索,了解是否已经存在或正在进行针对同一临床问题的系统评价或 Meta 分析,不重复进行已经有人在进行的研究,从而节省时间和资源。同时,这也可以确保我们的研究具有独特性和科学性,不仅为现有的研究添加新的视角,还为我们的研究提供了更坚实的基础。

（3）如果已经存在,还需要考虑其质量如何以及是否已经过时。

（4）如果现有的系统评价或 Meta 分析已经过时或质量评分低,就可以考虑进行更新或重新开展一个新的系统评价。

2. **系统评价问题的主要组成部分** 构建一个系统评价问题时,应包含 PICOS 要素。

P:Patients/Participants(研究人群):研究人群或参与者的描述,包括患者的特征、疾病类型等。

I:Interventions(干预措施):描述要评价的干预措施,可以是药物、手术、治疗方法等。

C:Comparisons(对照措施):与干预措施进行比较的对照措施,可以是安慰剂、其他治疗方法等。

O:Outcomes(结局指标):包括所有重要的结局指标,包括主要结局和次要结局,以及严重的不良反应等。

S:Study Design(研究类型):描述所期望的研究设计类型,例如随机对照试验、队列研究等。

提供更多细节有助于避免偶然性。利用 PICOS 要素构建系统评价问题能够确保评价的问题明确、具有可操作性,以促进科学研究的高质量进行。

（二）制定方案和注册

确定系统评价题目后,制定详细的研究方案,并在适当的阶段进行注册工作,对于进行 Meta 分析研究非常重要,可以确保研究的科学性和可信度。建议在具体实施过程中,咨询相关领域的专家或机构,以获得更准确和专业的指导。

（1）在进行文献检索时,合理选择包括数据库、搜索词和时间范围等,以确保所涵盖的研究丰富而全面。同时,建立明确的纳排标准,筛选符合的文献,防止研究结果受到选择偏倚影响。

（2）在文献质量评价方面,使用适当的工具和方法对纳入的研究进行质量评价,以确保所纳入研究的可靠性和有效性。

（3）在数据收集和分析方面,需要制定清晰的数据提取计划。在数据分析过程中,采用适当的统计方法,以确保得出可靠的研究结果和结论。包括对收集到的数据进行合理的描述和整理,选择适当的统计方法,进行数据的比较、相关性分析或者回归分析等,以得出有力的研究结论。通过正确的统计方法,可以增加研究的可信度和科学性。

（4）注册工作也是重要的环节。通过在特定的研究平台或注册数据库中注册研究方案,可以确保研究的计划和设计在公众和同行中的透明性,并避免重复研究和结果偏见。

（5）在进行 Meta 分析时,要注意合理解释和推断结果,识别研究之间的异质性,并考虑潜在的影响因素和偏倚。

（三）文献检索

系统评价中的文献检索是指从信息集合中寻找所需信息的过程,相当于信息的查询。通过有效的文献检索,可以迅速、准确地获取所需的文献资料,从而为研究工作提供有力的支持。在文献检索过程中,选择合适的检索工具和关键词是关键,并需要不断积累经验以提高检索效果。文献检索应遵循的原则:客观、全面、可重复。

1. **文献检索途径**　文献的检索可以依据其外表特征进行,常用的检索途径包括文献名途径、著者途径、序号途径和其他途径。在文献名途径中,可以通过刊名、书名、篇名等关键词进行检索,以找到相关的文献资源。著者途径则是通过作者、编者、译者等身份信息来查找文献。同时,序号途径也是常用的检索方式,可以利用文献出版时所编的号码,如专利号、报告号、文摘号、标准号等来准确定位文献。此外,其他途径也可以辅助检索,如出版日期、出版类型、国别、文种等信息。通过综合利用这些途径,可以更加准确地找到所需的文献资源。

文献检索方法包括①直接法;②追溯法;③循环法,又称分段法或综合法,是一种综合使用"追溯法"和"直接法"的检索方法,通过不断循环这两种方法,直到满足检索要求为止。循环法的优点是当检索工具书刊缺少某些期次或卷次时,仍然能够持续获取所需年限内的文献资料线索,从而确保连续性。

2. **文献筛选**　是研究中重要的步骤,指在研究方案中明确的纳入和排除标准的指导下,从收集到的大量文献中筛选出能够回答研究问题的关键文献资料。为了制订科学合理的纳入标准,研究人员通常会根据研究题目和构成研究问题的基本要素(如 PICOS)来制定相应的标准。通过有效的文献筛选,研究人员能够筛除不相关或低质量的文献,并选择最相关、可信度高的文献来支持和解决研究问题,从而提高研究的可靠性和可信度。文献筛选步骤包括如下。

（1）初筛:根据预定的纳入标准,对所有检索到的文献进行初步筛选。通常是根据标题和摘要来确定是否进一步进行合格性鉴定。

（2）合格性鉴定:对初筛通过的文献进行全文阅读,根据纳入标准的详细要求判断是否符合研究目的。这一步骤需要多位研究者独立进行,以降低主观偏差。

（3）纳入:将符合纳入标准的文献纳入综述中,作为后续数据提取和分析的基础。需要记录下被纳入的文献的相关信息,如作者、标题、出版年份等。

3. 质量评价

（1）质量评价应包含以下几方面内容，综合考虑各个方面的评估，可以对研究质量进行综合评定，从而判断研究的可靠性和科学性。

（2）研究设计的评估：是否科学合理，包括随机分组、对照组的设置、盲法的应用等。

（3）样本特征的评估：是否具备代表性，是否具备足够的样本量，以及是否存在样本选择偏倚等问题。

（4）数据收集和处理的评估：是否可靠、准确，并且是否有完整的数据记录和处理过程。

（5）结果的统计分析和解释的评估：是否正确、妥当，并且是否对结果进行了合理的解释和讨论。

（6）结果的可信度和适用性的评估：评估研究结果的可信度，包括真实性以及结果是否适用于实际应用的情境。研究中的真实性或效度（validity）是评估数据、分析结果和结论与实际情况的一致性的度量标准。真实性可以从内部和外部两个方面进行考量。内部真实性关注研究方法的严谨性、数据的准确性以及分析结果的可信度，确保研究在其自身范围内是可靠的。而外部真实性则衡量研究结果是否能够推广到其他场景或群体，以评估研究的外部适用性和普遍性。确保研究的真实性对于保证研究结果的可信度和质量至关重要。通过有效地评估和提高真实性，研究人员可以增加研究的可靠性，并使其结果更具实践意义。

影响结果解释的因素：时间因素，选择因素，回归因素，失访，测试或观察因素等。

4. 常用的质量评价工具

（1）随机对照试验的质量评价工具，常用的主要包括：①Cochrane 偏倚风险评估工具；②PEDro 量表；③Delphi 清单；④CASP 清单；⑤Jadad 量表；⑥Chalmers 量表；⑦CONSORT 声明。

（2）观察性研究的质量评价工具，常用的主要包括：①纽卡斯尔-渥太华量表；②CASP 清单；③AHRQ 横断面研究评价标准；④STROBE 及 STREGA 声明；⑤ROBINS-E（Risk of Bias in Non-randomized Studies-of Exposure）工具。

（四）数据提取

资料提取的方法可以根据研究需求进行灵活选择，常见的方法包括如下。

1. 预提取表格 在进行全文筛选的同时，提前设计好数据提取表格，包括想要提取的变量和相关信息。在提取数据时，按照制定好的资料提取表提取相应的信息，保证数据的一致性和准确性，提取的信息包括如下。

（1）基本信息：文献 ID、作者、期刊、基金情况等。

（2）研究特征：研究对象的诊断标准、基线特征、研究设计方案、干预措施、对照措施、偏倚风险评价结果等。

（3）结局测量：随访时间、各组样本量、事件发生率、效应量等。

2. 独立提取：多位研究者独立进行数据提取，以降低主观偏差。在完成提取后，将不同研究者的提取结果进行比对和讨论,解决不一致的问题。

3. 重复提取:对一部分文献进行重复提取,确保提取结果的一致性和准确性。

(五) 资料分析

分析收集到的资料,具体包括以下内容。

1. **变量类型** 如表 16 - 1 所示。

表 16 - 1 分类变量与数值变量关键指标汇总

变量类型	缩写	全称	定义	计算方法	要点总结	应用场景
分类变量	RR	相对危险度	比较两组的风险患病率,即事件发生率的比值	分别计算两组发生事件的比例,然后将其相除	1. 相对危险度(RR)是一个定向性指标,用来比较两组中哪一组的风险更高或更低 2. 如果 RR 值大于 1,表示暴露组的事件发生率比对照组更高,表明暴露与事件之间可能存在关联 3. RR 值越大,表示暴露的效应越大,暴露与结局的关联强度越大 4. 需要注意的是,RR 值只能表明关联的强弱,并不能证明因果关系	通常用于研究中比较两组参与者的风险差异。它常用于流行病学研究,特别是在观察性研究中,比较暴露和非暴露组(例如吸烟与非吸烟者)的风险
	OR	比值比	比较两组的疾病患病概率,即疾病患病率的比值	将两组疾病患病情况构建成 2×2 列联表,然后计算患病组和非患病组之间的比值	1. 比值比(OR)没有明确的定向性,只是表明两组的疾病发生比例之间的比值 2. 在病例对照研究中,比值比表示病例组中暴露与非暴露人数之比和对照组中暴露与非暴露人数之比的比值 3. 在队列研究中,比值比表示暴露组中患病与非患病者之比和非暴露组中患病与非患病者之比的比值 4. 比值比可以用于估计相对危险度,但不能证明因果关系	常用于病例对照研究,研究人群中有疾病的人(病例)与没有疾病的人(对照组)之间的比较。它可用于评估疾病和暴露因素之间的关联性,如匹配病例对照研究、横断面研究等
	AR	特异危险度	暴露组发病率与非暴露组发病	基于 RR 计算为 AR = (RR - 1)/RR,	1. 特异危险度(AR)用来说明危险特异地归因于暴露因素的程度,即	常用于公共卫生研究,如评估接种疫苗的

（续表）

变量类型	缩写	全称	定义	计算方法	要点总结	应用场景
数值变量			率相差的绝对值	基于 OR 计算为 AR =（OR－1）/OR	由于暴露因素的存在而使暴露组人群发病率增加或减少的部分 2. 如果特异危险度为正，表示由于暴露因素的存在，暴露组的发病率较高 3. 如果特异危险度为负，表示由于暴露因素的存在，暴露组的发病率较低	效果，预防措施的效果等
	MD	均数差	表示一组数据中各个数值与该组数据的平均值之间的差异程度	计算数据集中所有数值与其均值之差的绝对值的平均值	1. MD 直接反映了试验结果中的实际差异，单位与测量指标相同 2. 消除了绝对值大小对结果的影响，更准确地描述了两组之间的差异 3. 可用来衡量一组数据中数值的离散程度，即数值集中在均值周围的程度。若均数差较小，说明数据相对集中；若均数差较大，说明数据较为分散	均数差在比较两个样本或组之间的差异以及衡量实验效果大小方面非常有用，常适用于两个互不相关的群体
	WMD	加权均数差	是在计算均数差时，对每个数据的差值进行加权处理的一种方法。与普通的均数差相比，加权均数差考虑到了每个数据的重要性或权重	计算数据集中所有数值与其加权平均值之差的绝对值的加权平均值，需要考虑每个数值的权重	1. WMD 是针对符合条件的研究进行计算的，这些研究具有相同的连续性结局变量和测量单位 2. 通过对每个研究的均数差进行加权求和，得到 WMD 3. WMD 用于综合评估不同研究之间的差异	适用于含有权重信息的数据集，用于考察具有不同权重的观测值在整体差异中的贡献程度，通常在 Meta 分析中使用

（续表）

变量类型	缩写	全称	定义	计算方法	要点总结	应用场景
	SMD	标准化均数差	是一种对数据进行标准化处理后计算的均数差，用于比较不同数据集之间的差异性	两个均值之间的差值除以标准差	1. 标准化均数差（SMD）用于衡量不同研究中单位或测量方法的不一致性 2. 它通过将两组估计值的均数差（MD）除以平均标准差（SD）来计算 3. SMD 消除了某个研究中绝对值大小和测量单位的影响	常用于比较两个组别或条件之间的差异，能够考虑到不同变量的标准差，并且可以用于比较不同领域或研究中不同尺度的指标，适用于单位不同或均数相差较大的情况下分析数值资料

2. Meta 分析的统计学过程

（1）异质性分析：

1）在 Meta 分析中，当合并研究的效应大小在统计上显示出明显的变异性时，就可以认为存在异质性。

2）在 Meta 分析中，通常会使用统计方法来评估异质性，最常见的方法是使用 Q 检验和 I^2 统计量。Q 检验用于检验各个研究效应之间是否存在异质性，而 I^2 统计量则表示异质性的程度，其值介于 0～100%。较高的 I^2 值表明较大的异质性。

3）当存在明显的异质性时，可以考虑进行子组分析、敏感性分析或使用随机效应模型来处理异质性，以达到更准确和可靠的合并效应估计。

（2）合并效应量（Pooling Effect Sizes）的检验：在进行 Meta 分析时，合并效应量的选择对于二分类和连续性资料来说至关重要。

1）针对二分类资料，在考虑效应一致性时，研究表明 OR 和 RR 比 AR 更能保持一致性。虽然 OR 和 RR 在定性判别上通常一致，但在定量判别上存在差异。当 OR<1 时，OR 通常较 RR 小；当 OR>1 时，OR 通常较 RR 大。因此，使用 OR 值来解释 RR 值可能会导致错误的判断，产生大于实际情况的干预效应。只有在干预组和对照组的事件发生率较低时，才能合理使用 OR 来估计 RR；而在事件发生率较高时，使用 OR 来估计 RR 可能会引发巨大偏差。

2）在连续性资料的合并效应量选择中，主要考虑采用加权平均差（weighted mean difference，WMD）和标准化平均差（standardized mean difference，SMD）作为指标。对于 WMD 和 SMD，需要根据具体情况来选择合适的指标。这些选择都需要充分考虑数据的特性和研究目的，以获得准确和可靠的合并效应量。

（3）探讨异质性的来源的统计学方法：

1）亚组分析：亚组分析是 Meta 分析的重要组成部分，它可用于对异质性的来源进行分层分析，并为结果提供更具体、个性化的解释。通过将研究对象按照某种特征分成不同的亚组，来估计不同组别的效应值并进行比较。通过对不同亚组的 Meta 分析，可以看到不同亚组的合并效应估计值以及其置信区间，进而比较不同亚组之间的差异，有助于进一步理解研究结果的变异性，并为深入解释结果提供线索。

通常，亚组分析的结果以森林图的形式呈现，其中每个亚组被表示为一个垂直线，线的长度代表效应值的点估计，置信区间则用线的宽度来表示。通过比较不同亚组之间的效应估计和置信区间，可以直观地了解不同亚组的差异。其亚组分析是指以年龄、性别、疾病分组、研究类型等协变量为分组因素，将纳入研究进行适当的分层分析，通过对每个亚组进行 Meta 分析来探讨异质性的来源和影响因素。

2）敏感性分析：敏感性分析在 Meta 分析中的重要性在于通过改变关键因素，观察合成结果和异质性是否变化，以评估结果的稳定性，并发现主要影响因素及其原因，但在解释结果时需谨慎，因为不同因素变化可能对结果产生不同程度的影响，因此需要全面考虑多个因素并综合评估结果的稳定性，以更准确地理解和解释 Meta 分析结果。

3）发表偏倚（publication bias）是指对于一些具体研究结果的选择性报道或者发表，尤其是对于显著性结果的偏向性报道，而忽视了无显著性或者不支持研究假设的结果。这种偏倚往往会导致对于整体证据的失真，从而影响到系统综述和 Meta 分析的结论。发表偏倚可能由多种原因引起，包括研究作者、期刊编辑、审稿人或出版商的选择性倾向。例如，研究作者可能倾向于报告具有积极结果的研究，而忽视或隐藏负面或无效的结果。期刊编辑和审稿人也可能更倾向于接受具有显著结果的研究，从而引起发表偏倚；或者一些小样本研究和阴性结果不易发表也是其主要的原因。

为了减少发表偏倚的影响，研究人员在进行系统综述和 Meta 分析时通常采取一系列方法。例如，增加文献搜索的全面性，包括未发表的研究和灰色文献；进行发表偏倚的评估，以了解每个研究的发表偏倚风险；使用统计方法，如定量检测的 Beggs test、Eggers test；定性检测的漏斗图或灵敏度分析，来检验发表偏倚对于结论的影响程度。

尽管研究人员在系统综述和 Meta 分析中可以采取一些措施来减少发表偏倚的影响，但仍然需要谨慎解读和使用综述和分析的结果。在进行权衡决策或制定政策时，应该考虑到可能存在的发表偏倚，并结合其他证据进行综合评估。

（六）解释结果，撰写报告

解释和报告系统评价结果时必须基于研究结果，具体应包括以下几方面内容。

（1）主要结果总结：所有主要结局指标的结果，包括阳性与阴性结果。

（2）在提供证据时，需要明确指出适用的人群，并重点解释在特定环境下不适用的原因，同时考虑干预措施依从性的差异，以确保证据的完整性和适用性。

（3）证据质量结果。

（4）存在的偏倚或局限性：检索策略是否全面，质量评价是否严谨分析是否恰当等方法学问题。

（5）与其他研究或系统评价比较的不同点和解释。

第八节 | 常用的分析软件及展望

一、常用的分析软件

为了满足 Meta 分析的发展需求,人们开发了许多软件,可以分为需要编程和不需要编程的两类软件。这些软件为研究人员提供了便利,益于进行 Meta 分析(表 16-2)。

表 16-2 Meta 分析软件对比

项目	分类	性质	用户界面	功能和拓展性	社区支持和文档资源
编程软件	Stata 软件	Stata 是一款商业软件,需要购买授权才能使用,简单直观,具备较为完善的数据整理和清洗功能	基于 C 语言的统计分析软件,适合非编程背景的用户进行数据分析,同时也支持脚本编程	Stata 内置了丰富的统计分析功能和命令,适用于各类数据分析任务,包括描述性统计、回归分析、生存分析等	Stata 的用户社区相对较小,但官方提供了详细的文档和支持
	R 软件	R 是开源软件,可以免费获取和使用;数据处理更加灵活,但对于初学者来说,可能需要一些时间来习惯其数据处理方式	要通过命令行进行操作和编程,对编程背景的用户更加友好,是一种基于 S 语言的统计编程环境	R 具有强大的统计和图形功能,并且可以通过安装各种拓展包(packages)扩展其功能,满足特定研究需求	R 作为开源软件,有庞大的用户社区和丰富的文档资源,用户可以通过社区交流和获取帮助
非编程软件	Review Manager (Rev Man)	Rev Man 由致力于推进循证医学研究的国际组织的 Cochrane Collaboration 开发和维护,提供了特定的工具和功能,用于支持系统评价的各个环节	Rev Man 专注于特定领域的应用,用户友好的系统评价和 Meta 分析的图形界面,减少了使用门槛	提供了用于系统评价和 Meta 分析的特定工具和功能,包括整理研究文献、进行风险评估、计算效应量和进行统计分析等	Rev Man 拥有强大的官方支持、文档资源和用户交流社区,用户可以获取专业的指导和帮助
	Comprehensive Meta-Analysis (CMA)	CMA 由专注于生物统计软件开发 Biostat 开发和维护,可以整合和分析多个研究数据,并计算总体效应量,还能自动剔除敏感性分析和合并不同类型的数据	CMA 专注于 Meta 分析领域的应用,友好的图形界面减少了学习和操作的难度	CMA 提供报告、图形功能,帮助用户呈现和解释 Meta 分析结果,但不支持诊断试验的 Meta 分析	CMA 提供官方技术支持和更新,并提供用户手册、视频指导和用户论坛等资源

（续表）

	分类	性质	用户界面	功能和拓展性	社区支持和文档资源
	Meta-Analyst (MA)	MA是一款开源软件，用户可以免费获取和使用，重视概念模型，并提供工具和分析方法，帮用户综合和分析多个独立研究的结果，以评估效应量和效果大小	MA提供了友好的图形界面和向导，让非编程背景的用户能轻松进行Meta分析，简化了操作流程	MA提供丰富的可视化功能，帮助用户理解和解释Meta分析结果，还能生成详细的报告	开源特性使得用户可以自由修改、分享和贡献改进的代码，在学术界和研究领域受到欢迎
	Meta-Disc (MD)	MD是专门设计用于Meta分析的软件工具，其核心功能是合并和汇总多个研究的统计结果，支持搜索导入文献和整合不同数据源的研究结果分析，包括从其他软件或文件格式导入数据	MD简化了Meta分析过程，并增强了可视化效果。用户可以通过图形界面轻松进行数据输入、选择统计模型、执行分析和生成结果报告	MD是目前非编程软件中进行诊断性Meta分析的最佳选择，支持多种常见的统计方法和模型	选择使用MD取决于个人对Meta分析的需求和偏好
	Meta-analysis with Interactive eXplanations(MIX)	MIX是一个开源软件，可在Windows系统上运行但需要购买序列号激活后方能使用，基于贝叶斯框架，以概率分布表示参数的不确定性并提供不确定性分析工具	通过可视化效果和用户控制的功能，MIX帮助用户更好地理解和解释统计结果，以支持决策制定和推断	交互式解释的方式，让用户能够探索和解释Meta分析结果，并通过可视化效果和用户控制的功能，支持决策制定和推断	Meta分析领域拥有庞大的用户和开发者社区，支持贡献代码和功能扩展
	Meta Win (MW)	基于Windows系统的商业Meta分析专用软件，可直接检索研究文献并提供文献管理功能，轻松导入和整理数据，省时省力	MW提供直观友好的界面，使Meta分析更简单可视化。用户可以轻松导入数据、选择模型、执行分析和生成报告	MW是一款用户友好且功能丰富的Meta分析软件，具备直观界面、多种统计方法和模型支持，和方便的结果展示和报告功能	初学者和需要快速进行Meta分析的用户可根据个人需求、熟悉程度和所需功能统计选择使用

二、循证医学前景与展望

（一）临床证据的更新

循证医学与传统临床医学最重要的区别在于它所应用的临床证据。循证医学强调使用科学的标准来评估和分析临床证据,确保其真实性和临床重要性。这些证据是经过严格的研究设计和统计分析,以及经过同行评审的科学研究所得出的。循证医学的目标是使用这些真实可靠的证据来指导临床决策和治疗选择。

循证医学的另一个重要特点是持续更新。循证医学强调随着科学证据的不断进步和新的研究结果的出现,临床实践也应该不断更新和改进。这意味着医生需要持续关注最新的研究成果,不断更新自己的知识和实践,以提供最佳的医疗服务。

以人为本原则是循证医学实践的重要组成部分,也是提供最佳临床决策和取得最佳结局的关键。循证医学强调以患者为中心,尊重患者的价值观和意愿,构建和谐医患关系。通过循证医学的实践,医生可以更好地与患者进行沟通和共同决策。医生可以向患者提供最新的科学证据,解释治疗选择的利弊,并尊重患者的价值取向和个人意愿。同时综合考虑患者的个体特点、生理状况、心理需求和社会背景等因素。这种共同决策的模式能够增加患者的参与感和满意度,同时也提高了治疗的依从性和效果,改善患者的健康状况,实现患者的最佳结局。

(二) 新的机会与新的挑战

(1) 随着科技的发展,在 20 世纪末和 21 世纪初大数据和数字健康技术的应用使流行病学及循证医学更全面地了解疾病的流行病学特征、风险因素和治疗效果。医学研究和临床实践能够更好地收集、分析和利用大规模的数据集。这些数据可以来自临床试验、医疗记录、生物样本、健康调查和社交媒体等多个来源。通过对这些数据进行分析,可以揭示出更准确、更全面的疾病模式和治疗效果,并开发个性化的医疗干预。

(2) 个体化医疗和精准医学的发展为循证医学带来了新的机遇和挑战。个体化医疗强调将患者的个体特征、基因组信息、生活方式和环境因素等因素纳入临床决策的考虑。通过对个体基因组的分析,可以确定个体的遗传变异和易感性,从而预测患者对特定治疗的反应。这有助于制定更加个体化和精准的治疗方案。另一方面,生物标志物的研究也为循证医学提供了重要的指导。生物标志物是可以测量的生物学指标,如血液中的特定蛋白质、基因表达、代谢产物等。通过分析生物标志物的变化,可以了解疾病的发展和治疗效果。这些信息可以帮助医生更好地评估患者的疾病状态和治疗反应,并调整治疗方案。然而,个体化医疗和精准医学的应用也面临一些挑战,如技术的成本、数据的隐私和安全性、标准化的问题等。因此,循证医学需要与个体化医疗和精准医学密切合作,共同解决这些问题,并确保其在临床实践中的有效性和可靠性。

(3) 循证医学强调使用科学的证据来指导临床实践。然而,循证医学也承认医学知识的不确定性和局限性,承认我们的知识还存在盲区和不确定性。医学研究和临床实践都存在一定的不确定性,包括研究方法的局限性、样本的偏倚、数据的不完整等。循证医学鼓励研究人员和医生怀疑现有的做法和知识,避免过度解读和错误的推断,保持谦虚和审慎的态度。不断审视和评估其有效性和可靠性。这种怀疑的态度有助于发现和纠正错误的做法,推动医学的进步和改进。

(4) 现代医疗行业正处于快速发展和进步的阶段,许多新技术和新方法正在不断涌现如个性化医疗、远程医疗、人工智能、虚拟现实和机器人技术等,为医生提供更准确的诊断和治疗工具,提高医生的工作效率和准确性,同时也为患者提供更便捷和高效的医疗服务、改善医疗服务质量和安全性。我们应该持乐观态度看待医疗行业的未来,相信循证医学借助科技的发展和医学的进步能够带来更多的福祉和健康。

（崔宏伟　孔令慧　杨雷　编写　苏秀兰　审校）

R参考文献
References

［1］(美)安·A.基斯林,(美)斯科特·C.安德森.人胚胎干细胞:科学和治疗潜力概论[M].章静波,译.北京:化学工业出版社,2005.

［2］贲长恩.医学科研思路方法与程序[M].北京:人民卫生出版社,2009.

［3］(美)本杰明·卢因.基因Ⅷ[M].余龙,江松敏,赵寿元,译.北京:科学出版社,2005.

［4］陈世耀,刘晓清.医学科研方法[M].2版.北京:人民卫生出版社,2022.

［5］陈英.干细胞研究进展与未来[M].北京:人民卫生出版社,2003.

［6］陈元芳,邱仁宗.生物医学研究伦理学[M].北京:中国协和医科大学出版社,2003.

［7］陈竺.和而不同:生命伦理的世界性与民族性[J].中国医学伦理学,2006,22(4):3-4.

［8］(美)丹尼尔 R.马沙克,(英)理查德 L.甘德,(美)大卫·戈特利布.干细胞生物学[M].刘景生,张均田,译.北京:化学工业出版社,2004.

［9］段民孝.基因组学研究概述[J].农业新技术,2001,19(2):6-10.

［10］桂晓苗,陈玉顺.医学信息检索与利用[M].武汉:华中科技大学出版社,2020.

［11］郭继军.医学文献检索与论文写作.[M].5版.北京:人民卫生出版社,2018.

［12］贺佳.医学科研设计与统计分析[M].上海:第二军医大学出版社,2010.

［13］贺林.解码生命人类基因组计划和后基因组计划[M].北京:科学出版社,2000.

［14］黄清华.治理中国"干细胞治疗"乱象[J].科技导报,2012,30(25):1.

［15］李瑶.基因芯片技术:解码生命[M].北京:化学工业出版社,2004.

［16］李瑶.基因芯片与功能基因组[M].北京:化学工业出版社,2007.

［17］梁万年.医学科研方法学(供研究生用)[M].北京:人民卫生出版社,2002.

［18］刘民.医学科研方法学[M].3版.北京:人民卫生出版社,2020.

［19］钱俊生,孔伟,卢大振.生命是什么:人类基因组计划及其对社会的影响[M].北京:中共中央党校出版社,2000.

［20］(美)乔纳森·佩夫斯纳.生物信息学与功能基因组学[M].3版.田卫东,赵兴明,译.北京:化学工业出版社,2020.

［21］丘祥兴,胡庆澧,沈铭贤,等.干细胞研究与应用中伦理问题的再调查:结果与建议[J].医学与哲学:人文社会医学版,2010,31(2):19-22.

［22］丘祥兴,张春美,高志炎,等.治疗性克隆及人类胚胎管理伦理问题的调查和讨论[J].中国医学伦理学,2005,18(6):4-8.

［23］沈桂芳,丁仁瑞.走向后基因组时代的分子生物学[M].杭州:浙江教育出版社,2005.

［24］苏虹.医学科研方法[M].2版.合肥:安徽大学出版社,2021.

［25］苏秀兰. 医学科研方法［M］. 3 版. 北京：人民卫生出版社，2013.

［26］（英）T. A. 布朗. 基因组 III［M］. 袁建刚，译. 北京：科学出版社，2009.

［27］唐金陵. 循证医学基础［M］. 2 版. 北京：北京大学医学出版社，2016.

［28］王广成，张云秋. 医学信息检索与利用［M］. 3 版. 北京：科学出版社，2023.

［29］王吉耀. 循证医学［M］. 北京：人民卫生出版社，2014

［30］王家良. 循证医学［M］. 3 版. 北京：人民卫生出版社，2015.

［31］王太平，徐国彤，周琪，等. 国际干细胞研究学会《干细胞临床转化指南》［J］. 生命科学，2009,21(5)：747 - 56.

［32］王彤. 骨髓间充质干细胞临床研究进展［M］. 北京：人民卫生出版社，2010.

［33］（英）沃尔特·博德默尔，罗宾·麦凯. 人之书：人类基因组计划透视［M］. 顾鸣敏，译. 上海：上海科技教育出版社，2002.

［34］武珊珊，田金徽，杨智荣，等. 网络 Meta 分析研究进展系列（十八）：网络 Meta 分析的 GRADE 证据分级［J］. 中国循证心血管医学杂志，2021,13(11)：1284 - 1288.

［35］许国旺. 代谢组学——方法与应用［M］. 北京：科学出版社，2008.

［36］杨毅，张亮，陈慧. 分析生物技术和人类基因组［M］. 北京：科学出版社，2009.

［37］殷国荣，郑金平. 医学科研方法与论文写作［M］. 3 版. 北京：科学出版社，2015.

［38］曾庆红，饶子和. 结构蛋白质组学（结构基因组学）：本世纪的重大科学工程［J］. 中国基础科学，2001(1)：7.

［39］曾宪涛，黄伟，田国祥. Meta 分析系列之九：Meta 分析的质量评价工具［J］. 中国循证心血管医学杂志，2013,5(1)：3 - 5.

［40］詹启敏，王杉. 医学科学研究导论［M］. 2 版. 北京：人民卫生出版社，2015.

［41］詹启敏，赵仲堂. 医学科学研究导论［M］. 北京：人民卫生出版社，2010.

［42］郑晓飞. RNA 实验技术手册［M］. 北京：科学出版社，2004.

［43］周集中. 微生物功能基因组学［M］. 北京：化学工业出版社，2007.

［44］COLLINS F S, GREEN E D, GUTTMACHER A E, et al. A vision for the future of genomics research ［J］. Nature, 2003,422(6934)：835 - 847.

［45］FRIEND S. Thinking outside the genome ［J］. Scientist, 2011,25(10)：46 - 47.

［46］HUANG Z, ZHOU J K, WANG K, et al, PDLIM1 inhibits tumor metastasis through activating hippo signaling in hepatocellular carcinoma ［J］. Hepatology, 2020,71(5)：1643 - 1659.

［47］MENG Z, MOROISHI T, MOTTIER-PAVIE V, et al, MAP4K family kinases act in parallel to MST1/2 to activate LATS1/2 in the Hippo pathway ［J］. Nat Commun, 2015,6：8357.

［48］NING Z, GUO X, Liu X, et al. USP22 regulates lipidome accumulation by stabilizing PPARgamma in hepatocellular carcinoma ［J］. Nat Commun, 2022,13(1)：2187.

［49］BRATICEVIC M N, BABIC I, ABRAMOVIC I, et al. Title does matter: a cross-sectional study of 30 journals in the medical laboratory technology category ［J］. Biochem

Med (Zagreb), 2020,30(1):010708.

［50］ SINGER M, MATTHAY M A. Clinical review: thinking outside the box-an iconoclastic view of current practice ［J］. Critical Care, 2011,15(4):225 – 225.

图书在版编目(CIP)数据

医学科研方法/苏秀兰,杨宏新主编. -- 4 版.

上海:复旦大学出版社,2025.7. -- ISBN 978-7-309

-18113-5

Ⅰ. R-3

中国国家版本馆 CIP 数据核字第 2025NV9454 号

医学科研方法(第四版)

苏秀兰　杨宏新　主编

责任编辑/方　晶

复旦大学出版社有限公司出版发行

上海市国权路 579 号　邮编:200433

网址:fupnet@ fudanpress.com　http://www.fudanpress.com

门市零售:86-21-65102580　　团体订购:86-21-65104505

出版部电话:86-21-65642845

上海盛通时代印刷有限公司

开本 787 毫米×1092 毫米　1/16　印张 24.25　字数 517 千字

2025 年 7 月第 1 版第 1 次印刷

ISBN 978-7-309-18113-5/R · 2193

定价:68.00 元